제2판

한반도 건강공동체 준비

대표 편저자 전우택·김신곤

공동 저자

강민아 고상원 김석주 김석향 김소윤 김영훈 김재송
김지은 김진용 김희숙 민하주 박상민 박용범 박철휘
배그린 백유상 서원석 신나미 신보경 신현영 오영주
윤석준 이동현 이소희 이수경 이재훈 이정임 이혜원
전진용 정형선 최지원 추상희 하 신 함석찬 황나미

박영사

발간사

한반도의 통일은 가능할까? 통일이 아니더라도 한반도 공동체, 그중 건강 공동체라도 가능할까?

불가능하다고 생각하는 사람들에게 한반도 건강공동체 준비는 헛된 일로 보일 것이다. 그런데 불가능해 보이는 지평을 접근 가능한 영역으로 오늘 직시하는 것이 비전이다. 아직 오지 않은 미래를 지금 살아낼 현실로 상상하는 것이 믿음이다. 세상은 그런 비전너리(visionary)들의 믿음을 기반으로 진보해왔다. 비전은 꿈과도 다르다. 미래를 상상한다는 점에서는 같지만, 그 상상이 현실이 되게 하기 위한 성실한 준비와 부단한 노력이 수반된다는 측면에서 비전은 꿈과 구별된다. 37명의 저자들이 공유하고 있는 '한반도 건강공동체'라는 결코 포기할 수 없는 비전, 그 비전을 향한 생각의 담금질, 그 성찰을 글로 옮기기 위한 성실한 땀과 수고의 열매가 이 책이다. 한반도 건강공동체가 한낱 '개꿈'이 아닌 이유이다.

한반도 건강공동체 준비 2판을 통해서 다양한 저자들이 공통적으로 얘기하고자 하는 키워드는 '생명'이다. 건강공동체는 생명이 움트고 서로 소통하고 공존하며, 그래서 더불어 성장하고 발전하는 공동체이다. 생명의 소통은 공동체를 살리는 자양분이다. 오늘 지구 공동체가 코로나19에 맞서며 난관에 봉착한 것도 생명의 본질이 소통과 공존, 연대가 아닌 단절과 봉쇄, 각자도생을 통해 극복하려 했기 때문이다. 세계는 이미 초연결된 사회로 변모했는데도 코로나19에 대한 많은 나라의 대응은 초장벽의 강화였다. 세계화 시대에 목도하는 문명의 역진(逆進)이다. 이래선 몇 년이 지나도 팬데믹의 종식을 선언하기 어렵다.

지구상의 모든 생명은 잇대어 있다. 서로 이어져 있고 기대고 있다는 말이다. 사람과 사람이, 사람과 동물이, 그리고 환경까지도 잇대어 있다. 해서 서로를 연결하던 생명의 끈을 놓는 순간, 타자뿐만 아니라 우리의 존재도 위협받기 마련이다. 바이러스와 세균은, 미세먼지와 지진과 같은 재해는, 22만 평방킬로미터에 불과한 한반도의 남북을 가리지 않는다. 국내외 정세와 무관하게 남북의 전문가들이 머리를 맞대고 건강공동체 준비를 해야 하는 이유이다. 한반도는 아직도 전쟁이라는 반생명의 유산이 어슬렁거리고 있는 곳이다. 이제 우리는 또 다른 전쟁을 치르고 있다. 남북 모두를 압도하는 바이러스와의 전쟁이다. 이중적 전운의 기운이 지배하는 한반도에서 생명을 논하는 게 역설처럼 보일 수 있다. 그러나 남북이 직면한 상황이 어두울수록 생명의 끈을 놓지 말아야 한다. 그래야 생명이 반(反)생명을 넘어설 수 있다. 집요한 바이러스는 인류의 가장 취약한 곳을 공격하고, 그곳이 또 다른 아웃브레이크의 진원지가 되어 결국은 건강해 보이는 생명도 무너지게 한다. 팬데믹 시대, 남과 북이 보건안보의 측면에서 한반도 건강공동체를 고민해야 하는 이유이다.

이제 28개의 메뉴를 맛볼 차례이다. 보건의료의 내용만이 아니라 인문, 사회, 문화, 경제 등 다양한 영역들이 함께 어우러진 통섭의 식단이 이어진다. 술술 넘어가는 장도 있겠지만, 몇 번을 곱씹어가며 묵상해봐야 할 만큼 만만치 않은 주제도 있다. 저자들이 다양한 만큼 글의 색깔이나 논조, 분량, 난이 등에서 통일성이 없다고 느낄 수도 있다. 그러나 그것이 공동체의 묘미이다. 그런 다름의 어울림, 다양성에 대한 포용이 지속가능한 공동체의 특성이니 말이다. 지금은 한반도 아랫동네에서의 준비이지만, 머잖은 미래에 윗동네 사람들과 함께 서로 준비한 맛깔스러운 건강공동체의 식단을 나눌 수 있기를 간절히 기대해본다.

다채로운 식단을 만들어 주신 37명의 훌륭한 저자이자 우리 학회의 소중한 동료들에게 감사드린다. 우리가 힘을 모아 만들어낸 멋진 작품이라고 자긍할 만하다. 특별한 인사를 드려야 하는 분들이 있다. 전우택 통일보건의료학

회 초대이사장이 아니었으면 초판뿐만 아니라 2판 역시 빛을 보기 어려웠을
것이다. 그분의 비전과 소명감, 리더십, 추진력에 감탄하지 않을 수 없다. 신
보경 선생은 본 책자의 기획과 저자들의 회의, 원고 탈고 등에 큰 역할을 해
주었다. 그리고 통일보건의료학회의 양소영 간사가 실무적인 행정에서 수고
를 아끼지 않았다. 통일보건의료학회의 두 번째 출판에 대한 많은 관심과 격
려를 부탁드린다. 더욱 많은 분이 읽고 한반도 건강공동체에 관심 갖게 되는
것, 그것이 오늘 우리가 해야 할 가장 시급하고 중요한 준비라고 믿는다.

남과 북의 생명이 서로에게 더욱 간절한 2021년 8월
통일보건의료학회 이사장
김 신 곤 올림

제2판 **서문**

2018년 8월에 1판이 출간된 후 만 3년 만에 2판이 나오게 되었다. 일반적 관례에 비하면 짧은 기간 만에 2판이 나온 셈이다. 이렇게 된 이유는 다음과 같다.

첫째, 새로운 학문 및 전문 영역의 학자들이 통일보건의료학회에 속속 동참하시게 되면서, 1판에서 다루지 못한 학문 및 전문 영역들에서 한반도 건강공동체 준비를 이야기할 수 있게 되었기 때문이다. 고려의학이라는 이름으로 북한에서 매우 중시되고 있는 한의학(14장, 백유상), 북한의 열악한 식량 사정 등과 연관된 영양학(18장, 이수경), 북한과 공동 관심을 가지고 활동을 할 수 있는 가능성이 높은 보완대체의학(통합의학)(19장, 김진용 등) 등의 학문 분야들과 신장내과학(10장, 박철휘)과 같은 전문 영역이 2판에서 새로이 더해지게 되었다. 이에 따라 보건의료 분야의 더 다양한 부분들을 이번 2판에서는 포괄적으로 다룰 수 있게 되었다.

둘째, 통일보건의료 부분에서 새롭게 주목되는 중요한 이슈들이 있게 되어 그것을 다루는 것이 필요하게 되었기 때문이다. 북한의 핵무기로 인한 UN 제재 등 국제 대북 제재가 지속 되면서, 보건의료 영역에서도 UN의 대북 지원과 제재 등에 대한 더 정확하고 전문적인 지식이 필요하게 되었고(20장, 오영주, 강민아), 보건의료 분야에서 북한과 더 진전된 형태로서의 남북협력 방식에 대한 주목이 늘어나면서 그에 대한 내용을 다룰 필요가 있게 되었으며(21장, 박상민), 남북보건의료 협력의 미래를 위하여 법적인 측면을 더 정밀하게 들여다볼 필요가 있게 되었고(22장, 김소윤, 신형영 등), 이 책의 제목이

자 1판에서 소개하며 다루었던 '한반도 건강공동체'라는 개념의 좀 더 포괄적 이해가 필요하게 되었다(6장, 신보경). 그것들을 다루는 내용이 2판에 새로 추가되면서 책이 훨씬 더 다채롭고 깊어지게 되었다.

셋째, 1판이 출간되었던 2018년 8월은 평창 동계올림픽(2월 9일~25일) 에 이어 판문점 남북 정상회담(4월 27일), 싱가폴 북미 정상회담 (6월 12일) 이 잇달아 열리던, 남북관계가 가장 활성화되어 있던 시점이었다. 그러나 그 후 하노이 북미정상회담(2019년 2월 27~28일)을 기점으로 하여 급속히 냉각 되기 시작한 남북, 북미 관계는, 개성 남북공동연락사무소의 폭파(2020년 6월 16일)가 상징적으로 보여 주었듯이, 매우 어려운 시기를 가지게 되었다. 거기 다가 2020년 초부터 불어 닥친 전 세계적 COVID19 사태에 북한이 강력한 국 경 봉쇄로 대응하면서, 남북의 모든 교류는 완전히 멈추어 서게 되었다. 짧은 3년의 기간이었음에도 불구하고 한반도의 상황은 이렇게 극과 극을 달려온 것이었다. 그러나 남북 관계와 교류가 얼어붙어 있어 보이는 기간이, 사실은 "한반도 건강공동체 준비"를 위하여는 매우 중요한 시기이다. 활발한 활동 기 간 동안에는 바빠서 도저히 할 수 없는, 깊은 성찰과 더 치밀한 점검을 할 수 있는 시기가 바로 이 시기이기 때문이다. 이것은 마치 깊은 겨울 동안 나무들 이 더 단단해지면서 앞으로 푸르를 봄과 여름을 준비하는 것과 같은 이치일 것이다. 따라서 2판에서는 과거 이루어진 대북 보건의료 활동을 성찰해 보고, 향후 언젠가 다시 활발하게 이루어져 나갈 때의 원칙을 사전에 점검해 보는 글이 추가되었다(28장, 전우택, 박용범)

위와 같은 세 가지 이유로 1판이 나온 후 3년 만에 2판이 나오게 되었다. 1판은 <세종 도서>학술도서로 선정되는 영광과 기쁨도 누렸다. 그러나 그 보다 더 큰 기쁨은 이 책을 통하여 많은 연구자들이 연구의 아이디어를 얻었 고, 관련 정책 입안자들이 생각을 정리할 수 있었으며, 무엇보다도 미래 한반 도 건강공동체 준비의 주역이 될 학부 학생들과 대학원 학생들에게 통일과 남북관계, 한반도 공동체와 한반도 건강공동체에 대한 새로운 안목과 꿈을 줄 수 있었다는 것이었다. 그러기에 1판 공동저자로 나서 주셨던 22분 모두에게 감사드린다. 저자들께서는 2판을 위하여 본인들의 1판 집필 부분들을 다시 꼼꼼히 수정 보완하여 주시는 수고를 다시 한 번 하여 주셨다. 그리고 이번 2판에서는 15분의 저자들이 새로 참여하시어 새로운 내용들을 집필하여 주셨다. 총 37분의 저자들이 함께한 이번 2판이 이루어지도록 힘을 모아 주신 모든 저자 분들에게 다시 한번 깊이 감사드린다. 특히 새로운 신진학자들과 대학원생들이 저술에 함께 참여하면서, 이 책이 미래를 향하여 더 나아갈 것임을 분명하게 보여 준 것도 이번 2판이 가지게 된 새로운 힘이라고 생각한다.

1판 서문에서는 이 책의 앞날과 연관하여 세 가지 소망을 이야기한 바 있었다. 첫째, 향후 이 책의 개정판들이 통일보건의료학회를 통하여 지속적으로 만들어지기를 바라는 소망이었다. 이것은 학회가 매년 춘, 추계 학술대회를 성공적으로 개최하여 왔으며, 이번에 2판까지도 출간하게 됨으로써 이루어졌다고 할 수 있다. 둘째, 새로운 학자들의 참여로 더 세밀하고 다양한 영역을 다룰 수 있기를 소망하였는데, 이것도 2판에서 훌륭히 이루어졌다. 셋째, 북한 보건의료 전문가들의 참여를 소망하였다. 이것은 그 동안의 남북관계 어려움과 COVID19 상황에 따라 이루지 못한 소망이 되었다. 그러나 다음 3판이 출간될 때는 북한 보건의료 전문가들과 함께 이 책이 만들어질 수 있기를 소망한다. 한반도 건강공동체란 사람의 생명과 건강을 위한 공동의 틀이기에, 결국 이 일은 언제 가는 진행되어 나갈 수밖에 없는 것이고, 그러면서 남과 북의 전문가들은 함께 공동의 활동을 하게 될 것임을 우리는 믿는다.

COVID19는 결국 어느 시점에서 자연소멸 될 것이다. 그러나 COVID19보다 더 전염력과 치사율이 높은 바이러스와 세균들이 인류에게 지속적으로 위협이 될 것이다. 지구 온난화에 따른 기후 변화와 생태계의 파괴는 결국 신종 전염병이 창궐하게 되는 가장 강력한 원인이자 환경이 될 것이기 때문이다. 그런 의미에서 COVID19는 인류 역사상 가끔씩 있어 왔던 유행병 정도가 아닌, 앞으로 다가올 거대한 지구적 위험의 전령사라 할 수 있다. 이것을 인류가 함께 대응하여야 하고, 무엇보다도 남과 북이 함께 대응하여야 한다. 언어, 역사, 문화를 공유하고 있고 가장 인접한 국가로 위치하고 있는 남과 북이, 이 어려운 과제를 함께 슬기롭게 극복해 나갈 수 있기를 간절히 소망한다. 이것은 이제 우리 민족에게 선택 사항이 아닌, 절박한 필수 사항이다. 이번 <한반도 건강공동체 준비 2판>이 남과 북의 모든 보건의료인들과 학생들, 그리고 나아가 모든 남북의 사람들에게 한반도에 대한 새로운 사고 패러다임을 제시할 수 있기를 기대한다.

남과 북이 여전히 몹시도 더운 2021년 8월

저자들을 대표하여
전 우 택 올림

초판 서 문

민족의 치유를 향하여

이 책의 제목이 가진 의미

일제의 식민지하에서 큰 고통을 겪어야만 했던 우리 민족에게, 해방을 향한 꿈은 남북의 구분이 없었습니다. 그러나 해방과 동시에 시작된 남북의 분단은 6.25라는 민족 역사상 최악의 전쟁과 그 이후의 군사적 대치 상태를 겪으면서 우리 민족 전체의 신체와 정신에 엄청난 상처를 만들었습니다. 극단적인 상호 증오와 상호 의심은 한반도에서 "땅의 분단"보다도 더 심각하고 깊은 "사람의 분단"을 만들어 내었습니다. 서로에 대한 극도의 이질감, 결코 함께할 수 없다는 그 생각이 통일의 가장 큰 장벽이 된 채, 거의 70년의 세월이 넘게 흘렀습니다.

그런데 결코 변하지 않을 것으로만 보였던 한반도 상황에 이제 미세한 변화가 감지되기 시작하였습니다. 앞으로 갈 길은 여전히 멀고, 그 와중에 또 어떤 우여곡절이 발생할지도 아직은 잘 모릅니다. 그러나 이런 미세한 변화라도, 그 변화를 의미 있게 받아들이고, 이 작은 불꽃을 잘 키워내어, 한반도에 평화와 상생을 만들어 가는 일은 우리 시대가 지금 가진 가장 큰 과제라고 생각합니다.

그런 의미에서, 보건의료는 매우 특별한 의미를 가집니다. 남과 북이 정치적, 이념적 측면을 굳이 내세우지 않아도, 인간에게 가장 소중한 생명과 건강을 함께 다룰 수 있기 때문입니다. 자신과 자식들의 생명과 건강을 지키기 위하여 함께 일하게 되는 사람들보다 더 큰 상호신뢰를 가지게 되는 사람들이 또 어디 있겠습니까? 그런 의미에서 분단된 남과 북을 다시 하나로 만들어 가는 일에 있어 보건의료는 그 어떤 영역보다 강력하고 중요한 의미를 가집니다.

이런 생각을 하는 가운데 만들어진 책이 이 책입니다. 이 책은 다음과 같은 세 가지의 용어적 생각을 기반으로 만들어졌고 그것이 제목에 반영되었습니다.

첫째, "통일"이라는 용어가 아닌 "한반도 공동체"라는 용어를 사용하였습니다. 통일이라는 단어는 분단의 궁극적 극복 방법으로서 매우 중요한 단어인 것은 사실입니다. 그러나 동시에, 둘을 억지로라도 하나로 만든다는 무언가 공격적이고 강압적인 느낌을 주는 측면도 있습니다. 그러나 "한반도 공동체"라는 용어는 다릅니다. 굳이 두 개를 하나로 만들지 않아도, 서로를 인정하고 협력하여, 각자가 더 나은 사회를 만들 수 있도록 공동 노력한다는 의미가 더 크기 때문입니다. 그런 일들이 꾸준히 이루어져, 정말 서로가 기쁜 마음으로 최종적 "통일"에 합의하면 그것도 좋고, 설사 그런 일이 바로 이루어지지 않는다 할지라도 얼마든지 괜찮은 그런 여유 있고 평화적인 관계를 상정하도록 이 책은 만들어졌습니다.

둘째, "한반도 건강공동체"라는 용어를 사용하였습니다. 한반도 공동체는 향후 여러 영역에서 만들어져 나가야 할 것입니다. 한반도 경제공동체, 한반도 문화공동체, 한반도 교육공동체, 한반도 정치공동체, 한반도 복지공동체 등이 그것입니다. 그런데 그 중 가장 핵심적이고도 선도적인 성격을 가지는 것이 한반도 건강공동체의 형성입니다. 이것은 가장 먼저 시작할 수도 있으면서, 가장 큰 심리적, 사회적 파급 효과를 가지고 한반도 공동체를 형성하여 나가는 통로가 될 것이기 때문입니다.

셋째, "한반도 건강공동체 준비"라는 용어를 사용하였습니다. 그리고 이것은 이 책의 제목이기도 합니다. 이 책은 과거와 현재의 북한 보건의료 상황을 소개하는 내용을 별로 담지 않았습니다. 그것은 이미 나와 있는 좋은 자료들이 많이 있기에, 그런 자료들을 이용하실 것을 추천 드립니다. 이 책은 그보다도, 우리나라가 미래에 북한과의 보건의료 협력을 하기 위하여 지금부터 어떤 생각을 하고, 어떤 준비를 구체적으로 하여야 할지를 주로 담았습니다. 그래서 이 책이 남과 북의 보건의료전문가들과 남과 북의 젊은 학생들에게 한반도의 과거와 현재가 아닌, 미래를 위하여 꼼꼼히 읽힐 수 있는 책이 되기를 기대합니다.

이 책의 다음 번 판들을 향한 세 가지 소망

이 책은 초판으로서 지금의 모습으로 세상에 나왔지만 이 책의 저자들은 다음 번 개정판들을 향하여 다음과 같은 세 가지의 소망을 가지고 있습니다.

첫째, 통일보건의료학회가 한반도 건강공동체 준비를 위하여 더욱 노력하게 되기를 소망합니다. 2014년 10월, 통일보건의료학회가 출범하였습니다. 의학, 치의학, 간호학, 약학, 보건학 등 모든 보건의료 영역에서 통일 및 북한 관련 연구, 교육 및 다양한 현장 활동을 하신 분들이 모여 정보와 아이디어를 나누고, 새로운 자극과 격려를 서로에게 받으며, 그동안 매년 2회의 춘·추계 학술대회를 하여 왔고, 이 영역에 계신 분들의 연결을 위하여 "통일보건의료 Who's Who"를 발간하였으며, 새로운 연구들을 격려하는 연구비를 지원하여 왔습니다. 이 책은 그동안 통일보건의료학회에서 활동하시는 분들이 중심이 되어, 그동안 학회가 하였던 성찰과 고민을 담은 것입니다. 앞으로도 통일보건의료학회가 이러한 일에 더욱 충실한 역할을 해 나가기를 소망합니다.

둘째, 앞으로 새로운 분들의 참여를 소망합니다. 지금 우리나라에는 이 책의 저자 분들 외에도 탁월한 능력으로 활발한 관련 활동을 하고 계신 많은 분들이 계십니다. 다음 번 책들이 만들어질 때는 그런 모든 분들이 더 많이 참여하여, 더 중요하고도 의미 있는 자료가 만들어지기를 소망합니다. 남북관계가 진전될수록, 한반도 건강공동체를 준비하기 위하여는 더 세밀하고 더 다양한 준비 사항들이 있게 될 것이고, 그것은 더욱 많은 전문가들과 신진 학자들, 학생들의 기여가 필요로 됩니다. 한반도 건강공동체 형성이라는 이 거대한 목표를 위하여 더욱 많은 분들이 함께 하여 주시기를 소망합니다.

셋째, 북한 보건의료 전문가들의 참여를 소망합니다. 이번에 이 책은 남한의 보건의료 전문가들에 의하여 집필되었습니다. 그러나 앞으로 한반도 건강공동체 준비 작업을 하여야 하는 가장 중요한 파트너는 바로 북한의 보건의료인임을 저희는 잘 알고 있습니다. 그리고 남북의 보건의료 전문가들이 함께 일을 하는 데 있어 가장 중요한 것은 각자 가지고 있는 가치관과 시각, 문제 해결 방식 등을 서로에게 조화시키려는 진지하고 성실한 노력이 될 것입니다. 보건의료 영역에서 그런 일들이 가장 먼저, 그리고 모범적으로 이루어져, 타 영역에서의 공동 활동들에 좋은 예가 되기를 바랍니다. 그리고 앞으로는 그 작업을 함께 해나갈 북한 보건의료 전문가들의 원고가 함께 실리는 그런 책들이 만들어지기를 소망합니다. 그리하여서 남과 북의 학생들이 함께 그 책들을 가지고 공부할 수 있는 날이 올 것을 꿈꾸어 봅니다.

바쁘신 가운데서도 원고를 집필하여 주신 20여 분의 모든 저자 분들에게 감사드립니다. 그리고 이 책에 추천사를 써 주시면 격려하여 주신 존경하는 모든 분들에게도 깊은 감사를 드립니다. 또한 책 출간에 대한 재정적 후원에 참여하여 주신 남북보건의료교육재단에도 깊이 감사드립니다. 마지막으로, 많은 저자들을 가진 책을 만들 때 필요로 되는 그 복잡하고 어려운 수고를 묵묵히 담당하여 주셨던 통일보건의료학회의 최지원 간사와 출판을 맡아 주신 박영사에도 깊이 감사드립니다.

한반도 건강공동체 형성이란 치유

민족의 분단은 이 땅 대부분의 지역에서 엄청난 양의 총알들이 날아다니게 하였고, 엄청난 양의 폭탄을 떨어지게 하였습니다. 그리고 그에 의하여 그야말로 강처럼 피가 산하를 흐르면서, 민족의 가슴 속에 엄청난 상처와 트라우마를 남겼습니다. 한반도 공동체의 형성, 그리고 궁극적으로 이루어지기를 바라는 통일은, 바로 그런 상처, 그런 트라우마를 치유하는 일입니다. 개인적이고, 집단적이고, 그리고 공간적인 이 상처를 치유하는 일이 바로 보건의료의 가장 직접적이고 일차적인 역할일 것입니다. 이 책이 앞으로 한반도와 그 땅위에 사는 모든 사람들의 상처를 치유하는 일에 작은 기여라도 하기를 바라면서 이만 줄입니다.

남과 북이 모두 몹시도 더운 2018년 8월

저자들을 대표하여
전우택 올림

초판 **추천의 글**

한반도의 건강 안보를 위해 학계의 신진연구자들은 대북 보건의료협력, 통일의료를 주제로 많은 고민을 해왔습니다. 본 저서에는 저자들이 그간 열정을 담아 연구한 다학제적 결과물들이 잘 정리되어 있습니다. 동시에 한반도 건강공동체 형성을 위한 여러 과제의 메시지가 담겨있습니다. 본 저서의 출판을 통해 보다 많은 이들이 북한 보건의료를 이해하고, 보건의료지원을 넘어선 남북 보건의료 협력체계를 구축하는 데 대중의 관심과 노력이 보태지기를 바랍니다. 의미 있는 책을 출판하게 된 것을 진심으로 축하드리며, 책이 나오기까지 애써주신 저자들의 노고에 감사 인사를 전합니다.

신희영(서울의대 소아과학교실 교수/서울의대 통일의학센터 소장)

금년은 두 번의 남북정상회담, 최초의 북미정상회담을 통해 한반도의 대전환이 시작된 역사적인 해입니다. 마하트마 간디는 '평화로 가는 길은 없다. 평화가 길이다'라고 했습니다. 앞으로도 여러 곡절과 역경이 있겠지만, 2018년은 남북한의 화해와 번영이라는 대장정의 길목으로 기억될 것입니다. 이런 시대의 흐름을 주도하며 통일보건의료학회에서 <한반도 건강공동체 준비>를 출간하게 됨을 진심으로 축하드립니다. 이토록 시의적절하고 가치 있는 책의 발간에 제가 이사장으로 섬기고 있는 남북보건의료교육재단이 후원하게 되어 더욱 기쁩니다. 앞으로 남북한 보건의료 교류협력을 위한 대장정의 좋은 교재로 활용될 것이라 믿으며 강력히 추천합니다.

문용자(남북보건의료교육재단 이사장)

분단된 조국이 지난 70여 년간 서로 멀어져만 가며 '이국화(異國化)'의 아픔을 겪는 작금의 상황에서 '통일보건의료학회'가 홀연히 횃불을 들어 밝히듯 <한반도 건강공동체 준비>라는 한 권의 책을 발간한다. 실로 의미 있는 쾌거가 아닐 수 없다. 우리가 장차 맞이할 이 나라 통일의 길목에서 결코 간과할 수 없는 분야가 바로 '의료 및 보건 분야'라는 것을 생각하면 더더욱 그러하다. 그러기에 이번 '생각의 묶음'이 새로운 정책의 밑거름으로 유용하게 활용되리라 확신하며 모든 참여자의 노고에 감사와 치하의 마음을 전한다.

이성낙, (전 (재)아주남북한보건의료연구소 이사장, 전 아주의대 교수)

한반도 주변의 국제정세가 심상찮은 즈음. 어디선가 '남북한 보건의료협정'이라도 체결할 준비를 서둘라는 외침이 들려온다. 매우 시의적절하다. 보건의료는 국민생활의 생필품이니까 의식주 다음에는 반드시 이것이 따라와야 제격이 아니겠는가! 20여 명의 저자들은 한반도 모든 사람들이 더 건강한 삶을 살 수 있게 되기를 기원하는 염원을 한반도 건강공동체라는 이름으로 이 책의 4부 20개의 장에 담았다. 역사는 철저히 준비하는 사람의 몫이라 했거늘, 널리 읽어 남북한 보건의료격차를 줄이고 보건의료통합을 이루는 데 기여하길 바란다.

문옥륜(전 서울대학교 보건대학원장)

   책의 내용을 보고 그 사이 통일연구의 광범위한 분야에 이미 수많은 전
문가들이 배출되었구나 하는 감명을 받았다. 이 책은 총론적인 것에서부터 세
부 분야에 이르기까지, 북한의 의료에 관련된 많은 문헌들과 탈북자 증언 등
을 통해 광범위하게 그리고 치밀하게 자료를 수집하고, 남북한 사이에 본질적
차이와 구체적 차이를 확인하고, 독일 통일의 경우를 참조하여, 미래의 남북
한 건강공동체를 위한 협력방안을 논의하고 있다. 무엇보다 실제적인 공동체
적 협력뿐 아니라 이를 위한 리더십의 중요성과 발전방향을 논한 것이 인상
적이다. 이 책을 시작으로 한반도 건강공동체를 위해 더욱 활발한 논의가 일
어나고 우수한 지도자들이 배출되기를 기대한다.

민성길(연세의대 정신건강의학교실 명예교수. 전 연세대 통일연구원 원장)

   70년간 우리를 짓누르던 분단체제에 평화의 희망이 솟아나고 있습니다.
이런 때에는 차분하지만 뜨겁게 한반도의 미래를 준비해야 합니다. <한반도
건강공동체 준비>가 바로 그런 노력의 결실입니다. 출간을 환영합니다. 지난
20년 동안 북녘에서 보건의료 협력 사업을 해온 제 경험에 비추어보아 남북
의 보건의료 환경에 대한 날카로운 분석과 제안이 돋보입니다. 땅과 제도의
통일에 얽매이지 않고 사람의 통일을 준비하는 데 큰 도움이 될 것으로 기대
합니다. 전우택 이사장님과의 필진들의 모색은 기술적인 접근을 넘어서 분단
으로 인한 상처와 증오를 치유하는 과정으로서의 '한반도 건강공동체'를 구상
하고 있다는 점에서 의의가 큽니다. 많은 분들이 이 책을 읽고 새로운 통찰력
을 갖게 되시기를 기원합니다.

이기범(대북협력민간단체협의회 회장/어린이어깨동무 이사장)

국회의원이던 어느 날, 프랑스혁명의 3대 가치 중 하나인 '보편적 형제애(박애, 사랑)'가 바로 현명한 남북한 관계 해결의 실마리라는 섬광과 같은 깨달음이 있었습니다. 남북한 관계는 실질적 혈연으로 연결된 형제간, 가족간 관계로 가족공동체이자 건강공동체입니다. 70년 넘게 분단된 남북한 국민 모두의 존엄한 생명권과 건강권을 지키는 보건의료 다양한 분야의 준비와 남북협력은 평화적 통일의 시작이자 초석입니다. 탁월한 내용의 이 책은 예리한 분석과 통찰로 남북건강공동체를 위한 준비이자 실행대책으로서 빛나는 근거가 될 것입니다.

안명옥(전 국회위원, 전 국립중앙의료원 원장)

본인은 여러 기관의 지원을 받아 김정일의 사망일까지 총 20여 회 북한을 방문하여 의료를 지원한 경험이 있습니다. 각 도청급 의료기관에 소속한 의사들의 전문 의료수준은 예상보다 높았고 열의 있게 밤을 새워가며 의료 신기술을 배우기 위해 노력하는 것을 볼 수 있었습니다. 다만 의료장비적인 측면과 기초시설은 상상할 수 없을 정도로 열악하였습니다. 그런 점에서 저는 앞으로 의약품, 소모품등 의료 기초물품을 먼저 지원하고 여건의 변화에 맞추어 장비 지원을 하는 절차가 필요하다고 생각합니다. 또한 남북 접경지역의 광견병, 말라리아, 유행성 출열혈 등과 수용소에 격리된 결핵환자와 뇌전증 환자들을 위한 약물지원부터 공동협력을 하는 것도 좋으리라 생각합니다.

박종철(전 대북협력민간단체협의회 회장, 새누리 좋은사람들 부이사장)

통일이라는 단어만 들어도 가슴이 설레는 것은 한민족이라면 누구나 같을 것입니다. 그러나 우리는 그동안 너무 오래 떨어져 있었습니다. 같은 한반도 땅에 살면서도 거의 외국처럼 단절되어 지내느라 서로 질병의 양상이 달라서 어느 날 갑자기 통일이 되면 본의 아니게 남한 국민들과 북한 주민들이 서로 다른 질병으로 인한 피해자가 될 수 있음을 여러 연구를 통하여 확인할 수 있었습니다. 이를 사전에 예방하기 위하여 <한반도 건강공동체 준비>라는 책자를 발행하는 것은 대단히 시의적절하다 하겠습니다. 벌써부터 마음이 설렙니다.

김록권(전 국군의무사령관, 전 의협 상임부회장)

한반도에 새로운 시대가 도래 하고 있지만 준비되지 않으면 결코 성공할 수 없을 것입니다. 이제는 민족이 하나의 공동체를 이루며 육체적, 정서적, 사회적, 영적으로 필요가 충족되는 진정한 건강사회가 구현되었으면 합니다. 이를 위해 통일보건의료학회가 귀한 책을 발간하게 되어 마음 흐뭇합니다. 남과 북의 보건의료인들이 먼저 서로를 이해하고 자신의 것을 주장하지 않으며 새로운 통일의료를 준비하는 첫걸음이 되기를 기대하며 정독을 권합니다.

박상은(샘병원 대표원장, 평양과기대 의학부 대외부총장)

　　남과 북은 결국 통일을 이루어가야 할 한반도 공동체입니다. 통합과 통일을 준비하는 과정에 보건의료분야의 건강공동체를 이루는 것이 원만한 통합과 통일을 이루는 데 매우 중요한 요소이고 근간이 되는 영역입니다. 이런 시대적 요구에 부응하여 통일보건의료학회에서 각 영역의 전문가들의 지혜를 모아서 '한반도 건강공동체 준비'를 편찬하게 되어 매우 기쁘게 생각합니다. 통일을 준비하는 모든 분들이 꼭 정독을 하셔서 건강한 통일을 준비하는 데 현명한 기여를 하실 수 있기를 바랍니다. 수고하신 모든 분들에게 경의를 표하며 감사드립니다.

경쾌수(사단법인 하나반도의료연합 회장)

　　2005년부터 시작된 개성 공업 지구 내 개성협력병원에서 남북 의료진이 서로 힘을 합쳐 말라리아, 결핵, 세균성 설사 질환, 인플루엔자 등 여러 감염 질환을 공동대처하고 응급환자 치료 및 후송, 특히 보건의료 협력 및 합의서를 만들어 실행했던 경험이 있습니다. 이제는 지경을 넓혀서 한 도시의 한 지역이 아니라 한반도 전체의 건강 공동체를 형성하는 중대한 시점에 있습니다. 상징적 의미를 넘어 긴급성을 숙지하고, 서로의 차이점과 다양성을 인정하고, 쌍방이 대가를 지불하며, 신약 및 천연물 소재의 의약품 공동 연구 및 개발 그리고 감염질환의 공동 대응, 응급 환자 진료 및 원격의료 시스템 도입, 특히 인수공동 질환에 대한 공동 방역, 미래 질환에 대한 대응 대책 등을 함께 준비해가는 것이 필요할 것입니다. 그리고 이 모든 과정이 100m 단거리가 아니라 장거리, 마라톤 경주임을 기억하고 끝까지 달려가는 것이 중요할 것입니다.

김정용(전 개성협력병원장, 한반도통일의료연구소 소장)

한반도 건강공동체 준비

차 례

PART 01

총 론

Chapter 01

한반도 건강공동체 형성을 위한 보건의료 준비 ••• 전우택

Chapter 02

한반도 공동체 구성을 대비한 보건의료분야 준비 방향 ··· 윤석준 · 하신
-독일의 사례를 통해 본 한반도의 미래-

Chapter 03

한반도 건강공동체 보건의료체계 구축을 위한 탐색적 고찰 ··· 강민아 · 김석향 · 배그린

Chapter 04

격변의 시대에 구상하는 한반도 건강보장 공동체 ••• 정형선 · 민하주

Chapter 05

북한에 대하여 생각하는 것을 생각함
   -북한을 바리보고 이해하는 틀- ••• 서원석

Chapter 06

한반도의 평화와 건강공동체 ••• 신보경

PART 02

주요 질환 관련 준비

Chapter 07

모자보건에 대한 준비 ••• 황나미

Chapter 08

감염성 질환에 대한 준비 ••• 이혜원

Chapter 09

비감염성 질환에 대한 준비 ••• 김신곤·윤석준

PART 03
전문 영역별 준비

Chapter 12
통일 의료: 남북한의 치과 의료 통합 ••• 이재훈

Chapter 13
약학 분야에서의 한반도 건강공동체 준비 ••• 김재송

Chapter 14

남북 전통의학 교류 방안에 대한 포괄적 접근 ••• 백유상

Chapter 15

북한의 간호교육 ••• 신나미

Chapter 19

북한 통합의학의 현황과 전망 ••• 고상원·함석찬·김지은·김진용

PART 04

주요 이슈별 준비

Chapter 20

한반도 건강공동체와 국제사회의 역할
: 유엔의 대북지원 성과와 시사점 ••• 오영주·강민아

Chapter 21

한반도 건강안보와 생명·건강권 보호를 위한
원헬스(One Health) 연구-임상-산업 교류협력 준비 ··· 박상민

Chapter 22

한반도 건강공동체 법·제도 준비 ··· 김소윤·이정임·신현영

Chapter 23

한반도 건강공동체를 향한 리더십 준비 ••• 김신곤·김영훈

Chapter 24

한반도 재난 상황에 대한 보건의료 대응 방안 ••• 김소윤·이동현·최지원

PART 05

한반도 사람들의 건강 증진을 위한 준비

Chapter 25

건강증진행동 준비 ••• 신현영·신보경

Chapter 26

남북한 진료실에서 문화적 차이 적응방안 ••• 전진용

Chapter 27

남북한 의료인 및 의료대상자를 위한 10대 지침서 ••• 박상민·신현영·이혜원

Chapter 28
대북 보건의료 활동을 위한 일곱 가지 제안 ・・・ 전우택 · 박용범

PART 01

총 론

01

한반도 건강공동체 형성을 위한 보건의료 준비

전 우 택*

Ⅰ. 시작하는 말

분단된 한반도의 정세가 변하고 있다. 극도의 군사적 긴장 상태에서 대립해 왔던 남한과 북한 사이에 어찌되었든 거대한 변화의 물결이 들어올 조짐을 보이기 시작한 것이다. 앞으로 한반도에 어떤 변화들이 어떤 방식과 속도로 진행 될지는 현재로서 유동적이다. 그러나 그럼에도 불구하고 한 가지 분명한 것이 있다. 한반도의 이러한 변화는 남한과 북한 사이의 관계 변화를 만들어 낼 것이고, 그에 따라 남한과 북한 양쪽 사회의 각 영역에서는 큰 변화가 있게 될 것이라는 것이다. 그리고 그 대표적 영역이 보건의료 영역이 될 것이다. 본 글에서는 이러한 보건의료 영역의 변화를 어떤 개념으로 바라보고, 무엇을 목표로 하며, 어떻게 준비하고, 그때 고려할 사항들은 무엇인지를 생각해 보도록 한다.

Ⅱ. 한반도 건강공동체 개념 도입의 필요성

남한과 북한 사이의 새로운 관계 정립 및 인적, 물적 교류 등은 우리가 그동안 전통적으로 생각하여 왔던 "통일"에 대한 개념을 변화시키게 한다. 즉 단일 국가 형성이라는 의미의 통일 개념보다 남북한이라는 두 개의 주권을

* 연세대학교 의과대학 의학교육학교실, 인문사회의학교실, 정신건강의학교실 교수

가진 국가가 함께 만들어 가는 "한반도 공동체"라는 개념이 들어오게 되는 것이다. 그리고 이러한 한반도 공동체 개념은 한반도 경제공동체, 한반도 문화공동체, 한반도 교육공동체, 한반도 복지공동체 등 각 영역에서의 공동체 형성으로 구체화될 것이다. 그리고 그 중 중요한 영역으로서의 개념이 바로 "한반도 건강공동체"가 될 것이다. 이러한 한반도 건강공동체라는 개념이 도입되어야 하는 이유는 다음과 같이 정리해 볼 수 있다.

1. 통일이 이루어지는 것은 아니더라도, 한반도 공동체 시대가 열리는 것이기 때문이다.

한반도 정세의 현실은 매우 복잡하다. 그리고 현재까지의 상황을 본다면, 지금 북한은 우여곡절은 있겠지만, 국제 사회에 소위 정상국가로 등장하는 과정 속에 있다고 할 수 있다. 그것은 이제부터 남한과 북한이 각각 독립된 주권을 가진 정상국가로서 서로에 대한 관계를 가지게 될 것이고, 그 중에서도 국경을 맞대고 있는 인접 국가이면서, 동시에 언어, 역사, 문화를 공유하고 있는 같은 민족 국가로서의 특수 관계를 가지게 될 것임을 의미한다. 그 두 개 국가가 평화 속에서 각자의 번영과 공동의 번영을 위하여 함께 노력할 수 있는 상황이 벌어진다면, 그것은 단일 국가 형성으로서의 통일은 아니더라도, 곧 "한반도 공동체 시대"가 열리게 되는 것을 의미한다. 이러한 큰 틀 안에서 남북한의 관계를 바라보고, 보건의료 영역의 활동도 해 나가는 것이 중요하다.

2. 한반도 공동체를 형성하는 일에 있어 "한반도 건강공동체"를 형성하는 것은 가장 기본적인 토대가 되기 때문이다.

한반도 공동체를 형성함에 있어 가장 기본적인 토대는 "한반도 건강공동체"를 만드는 일이 될 것이다. 남북한이 평화롭게 공존하면서 인적, 물적 교류가 활발하게 이루어진다면, 그것은 한반도의 보건의료적인 측면에서 완전히 새로운 환경을 만들게 된다. 그것을 몇 가지로 나누어 생각하면 다음과 같다.

첫째, 남한의 감염병이 북한으로 들어가게 될 위험성이 커진다. 남한은 북한보다 상대적으로 국민들의 외국 방문과 교류가 훨씬 더 큰 국가이다. 그에 따라 국민들이 외국에 나가 메르스나 COVID19와 같은 질병에 감염된 후에 남한으로 들어올 확률이 매우 높다. 또한 2, 3차 항생제의 사용빈도도 북한 지역보다 훨씬 더 높기에, 그에 의하여 만들어진 항생제 내성을 가진 세균들도 더 많은 상태라 할 수 있다. 과거 남북한이 단절되어 있을 때는 남한에 외국으로부터 들어온 감염병이 퍼지기 시작한다거나 항생제 내성균이 있다는 것이 북한에 직접적인 영향을 미칠 가능성은 극히 낮았다. 그러나 남북한의 인적, 물적 교류가 활발해진다면 이야기는 완전히 달라진다. 남한의 감염병은 바로 북한으로 들어갈 수 있으며, 아직 보건의료 인프라가 취약한 북한 지역에서, 이런 감염병은 바로 거대한 사회적 재앙이 될 가능성이 있다.

둘째, 북한의 감염병이 남한으로 들어올 위험성이 커진다. 북한에서는 결핵, 간염, 말라리아, 기생충 등의 감염 질환이 사회적으로 큰 문제가 되고 있다고 알려져 있다. 남북간의 인적, 물적 교류가 증가하게 되면, 이러한 북한의 감염병들이 남한 지역에 영향을 끼칠 가능성도 커진다. 이상과 같이 남한과 북한에게 있어 서로 상대방 지역은 보건의료적인 면에서 일종의 취약 지역이 될 가능성이 매우 커질 것이다.

셋째, 남북한이 공동으로 가지게 될 보건의료적 과제가 증가할 것이다. 아프리카 돼지열병과 같은 수의학적 질환, 인수공통 질환, 환경, 수질오염이나 산업폐기물 등에 의한 질환 등은 남한과 북한 지역에 동시 다발적으로 나타나고, 한 지역에서의 조치만으로는 그 근본적인 원인 제거를 할 수 없는 일들이 많아질 것이다. 즉 남한과 북한의 보건의료 문제는 나누어 생각할 수 없는 일들이 많아질 것이라는 것이다.

넷째, 인적, 물적 교류에는 의약품, 의료 기자재 등도 포함될 것이기에, 그것을 서로가 어떻게 인정하고 사용할 것인지 등에 대한 의료 정보 교류 관리가 필요할 것이다.

다섯째, 인적 교류가 늘어나면서 남한과 북한의 자국민이 타국에 들어갔다가 사고나 질병 등으로 응급 치료를 받아야 할 경우, 남과 북이 어떤 지원을 어떻게 할 것인지에 대한 공동의 원칙을 가지고 있을 필요가 생겼다. 따라서 남북한의 인적, 물적 교류의 증가는 필연적으로 "한반도 건강공동체"를 구성하게 되고 그에 따른 대응을 하는 것이 필요로 되는 것이다.

III. 한반도 건강공동체 형성이 요구하는 생각의 변화

한반도 건강공동체라는 이 개념의 도입은 분단된 남한에서 살아왔고, 그로 인하여 당연히 가지게 되었던 우리의 많은 생각과 기존 관념들, 그리고 그에 따른 행동들에 큰 변화를 요구하게 된다. 그 내용을 보면 다음과 같은 세 가지로 정리할 수 있을 것이다.

1. 이제는 남한만이 아닌, 한반도 차원에서의 보건의료 과제를 생각하고 준비하여야 한다.

설사 남북관계가 일시적으로 다시 어려움 속에 들어간다 할지라도, 분명한 사실은, 이제 한반도는 과거 70년 동안의 한반도와는 분명 다른 지역이 되어 간다는 것이다. 그리고 이것은 어떤 형태로든 그동안 각각 남한과 북한만을 생각하며 살아온 남한과 북한의 국민들에게, 이제부터는 한반도 전체를 생각하고 판단하고 행동해야 한다는 것을 의미하게 되었다. 예를 들어 과거에는 남한 지역만의 국토 개발을 생각하고 활동하였다면, 이제는 남북한 전체 지역을 아우르는 차원의 국토 개발을 생각하여야 하는 시점이 되었다는 것이다. 이것은 우리에게 아직 익숙한 일이 아니다. 우리는 너무도 철저히, 분단을 당연한 것으로 생각하고, 그것을 전제로 모든 사고와 구상, 활동을 하여 왔기 때문이다. 이것은 보건의료 영역에서도 마찬가지이다. 예를 들어 세계적 팬데믹 감염 질병에 대한 치료에 있어서도, 과거에는 남한 지역만을 생각하고, 그래서 모든 것이 남한의 보건의료 상황에만 집중되었었다면, 이제부터는 한반도라는 차원에서의 보건의료를 생각하여야 하는 시점으로 들어섰고, 우리는 그것에 맞추어 한반도의 미래 보건의료를 준비하여야 한다는 것이다. 그런데 이것은 매우 어려운 과제가 될 것이다. 남한과 북한이라는 이 두 개 국가, 사회가 너무도 이질적이기 때문이다. 정치적 체제의 이질성과 더불어 있는 남북한 사이의 45배 정도의 경제적 규모 격차, 그리고 보건의료 수준의 차이 등 양측의 차이는 매우 크다. 따라서 한반도 전체를 대상으로 하는 사고와 행동을 하기 위해서는 새로운 시각과 능력이 필요로 된다. 국제화 시대에 들어선 지금, 보건의료는 이미 각 국가 단위가 아닌, 전 세계 차원에서 함께 생각하고 논의하는 대표적 주제가 되었고,[1] 한반도 차원에서의 논의조차도 사실 국제적으로 보면 매우 작은 영역의 논의라는 것을 생각할 필요가 있다.

2. 남한 보건의료체제의 확대 적용이 아닌, 새로운 의료체계를 만들어 한반도에 적용할 수 있는 기회가 되어야 한다.

그동안 남한은 세계적으로 주목을 받을 만큼의 양질의 보건의료체제를 구축하고 의료의 질을 높여 왔다. 그러나 동시에 많은 문제점과 내부 갈등을 가지고 있기도 하다. 이런 상황 속에서 만일 한반도 건강공동체 형성이라는 것을 북한 지역에 남한의 보건의료체계를 단지 그대로 확대 적용하여 실시하는 것이라고 생각하는 것은 큰 문제를 만들게 될 것이다. 남한과 북한은 국가 이념이나 체제에 있어 큰 차이를 가지고 있고, 보건의료 체계 및 그 운영 원칙에서도 큰 차이를 가지고 있다. 따라서 남한은 북한의 보건의료 체계에 대한 이해를 바탕으로, 그들이 생각하는 우선순위 과제에 대한 공동의 토의와 검토를 통하여, 진정한 한반도 건강공동체를 형성하는 일을 추진해 나가야 할 것이다. 그리고 그 과정을 통하여, 그동안 여러 가지 이유로 손을 대지 못하고 있던 남한 보건의료 체제의 개선과 혁신을 이룰 수 있도록, 이 과정 전체를 남한 보건의료 변화를 위한 하나의 좋은 기회로 사용할 수 있어야 할 것이다.

3. 한반도 건강공동체 형성을 위한 노력은 전체 보건의료 시스템을 통하여 진행되어야 한다.

한반도 건강공동체를 형성하는 일은 보건의료 영역의 특정한 몇 요소만을 다루어서 될 일이 아니다. WHO(2000)는 한 국가의 보건의료체제를 구축하는 요소를 다음의 여섯 가지로 설명한 바 있다(six building blocks).[2] 첫째, 의료서비스 전달(Service Delivery). 둘째, 보건인력(Health Workforce). 셋째, 보

1 서원석. 글로벌 보건 안보 구상 – 지속가능한 개발시대의 도전과 대한민국의 응전. 2016. 보건사회연구원 정책보고서.

2 The World health report 2000 – Health systems: improving performance. Geneva, World Health Organization, 2000.

건정보(Health Information). 넷째, 의약품 및 기술(Medical Products, Vaccine, Technologies). 다섯째, 건강재정(Health Financing). 여섯째, 지도력(Leadership and Governance)이 그것이다. 따라서 한반도 건강공동체 형성을 위한 보건의료 준비는 이런 여섯 가지 영역 전반에 걸쳐서 남과 북이 함께 체계적으로 진행해 나가야 할 것이다. 그리고 이러한 요소들은 서로 조합을 이루어 정책과 현장에서의 활동들로 구체성을 가지며, 이러한 활동들을 함에 있어 접근성, 보장 범위, 질과 수준, 안정성 등이 중요한 선택과 고려의 대상이 되어야 할 것이다. 이런 모든 활동들은 건강 개선(질, 형평성 차원에서), 즉각적인 대응(응급적인 상황에 대한 확실한 대응), 사회적이고 재정적인 위기 대처, 효율성 증대라는 목표와 산출물을 가지도록 하여야 할 것이다. 이런 큰 틀 속에서 향후 한반도의 건강공동체를 만들어 가는 일은 한반도의 보건의료인으로서 가장 중대한 책임과 사명이 될 것이다.

IV. 국제연합(UN)의 지속가능발전목표(SDGs)를 통하여 생각하는 한반도 건강공동체 형성 목표

그러면 한반도 건강공동체를 형성하는 데 있어, 우리는 무엇을 목표로 전체적인 틀을 짜고 준비를 하여야 하는 것일까? 더구나 경제력이 45배나 차이가 나는 남한 지역과 북한 지역을 공동의 건강공동체로 개발해 나갈 때 과연 무엇을 그 구체적인 목표로 두고 추진해 나가야 할 것인가를 결정하는 것은 매우 중요한 문제가 된다. 물론 여기서는 남한과 북한이 놓여 있는 상황이 다르고, 그에 따라 단기, 중기, 장기적으로 목표하는 것이 각자 다 다를 수 있음을 인정하는 것이 필요할 수도 있다. 그러나 가장 기본적인 원칙과 목표에서 차이가 있게 되면 그야말로 "한반도 공동체"를 만드는 것은 매우 어려운 일이 될 수 있다. 그러므로 남한과 북한이 공동의 목표를 가지는 것은 한반도 건강공동체를 만드는 데 있어 매우 중요한 의미를 가진다. 이때 그 공동의 목표로 이야기할 수 있는 중요한 기준으로 2015년 9월, 전 세계 유엔회원 국가들이 모여 합의한 지속가능발전목표(SDGs: Sustainable Development Goals)[3]를 생각할 수 있다. 이것은 "미래 세대의 필요를 충족시킬 수 있으면서 오늘날의 필요도 충족시키는 개념"으로 사회와 경제 발전에 더불어 환경 보호를 함께 이루는 미래지향적 발전을 의미한다. 이것은 적어도 이 시점에서 가장 설득력 있는 인류 공통의 목표라는 점, 17개의 목표와 그 각각에 대한 세부목표, 그리고 평가 기준까지 가지고 있어 그 내용을 구체화 시킬 수 있다는 점에서 매우 큰 장점을 가진 목표라 할 수 있다.4 UN 국가들은 향후 2030년까지 모든 국가들이 이 약속을 지키기 위해 함께 노력하기로 결의한 바 있다. 특히 한반도 건강공동체 형성의 구체적 목표로 지속가능발전목표(SDGs)를 고려할 수 있는 이유는 다음과 같은 세 가지이다.

1. SDGs는 가난한 나라와 선진국이 공동으로 사용할 수 있도록 만들어졌다는 것이다.

SDGs의 중요한 특징 중 하나는 이것이 소위 개발도상국가와 선진국들이 공통의 목표로 받아들일 수 있도록 구성되었다는 것이다. 과거 UN이 설정하였던 새천년개발목표(Millenium Development Goals: MDGs)5는 주로 가난한 국가들이 겪는 문제 중 기초적인 빈곤과 보건의 문제를 중심으로 설정했었다. 따라서 북한 지역에는 적용할 수 있으나, 남한 지역에 적용하는 데는 부적절한 부분들을 가지고 있었다고 할 수 있다. 그러나 SDGs는 선진국에서 나타날 수 있는 부의 불평등이나 빈곤의 구체적인 원인 등까지를 모두 포괄하고 있어, 이것이 북한과 남한의 공동의 활동 목표로 선택될 수 있는 조건을 잘 충족하고 있다.

---

3 United Nations, 2015, Transforming our World; The 2030 Agenda for Sustainable Development

4 국제개발협력시민사회포럼(KoFID). 알기 쉬운 지속가능발전목표(SDGs). 2016. pp. 42－74. 17 개 목표는 이 글의 뒷부분에 부록으로 붙여있다.

5 2000년 유엔에서 합의한 새천년선언(Millennium Declaration)을 바탕으로 만들어진 모든 유엔 회원국들이 개발협력의 목표에 대한 공동의 약속을 하고 그 달성을 위하여 노력하였다는 것에 의미가 있다.

2. SDGs는 단순히 보건의료 영역만이 아닌, 사회개발, 경제개발, 환경보호, 정의를 실현하고 민주주의를 달성하는 것까지, 포괄적으로 만들어졌기 때문이다.

보건의료는 그 자체적으로는 매우 생의학적(bio-medical)이고 과학적이고 가치중립적이고 독자적인 성격을 가지고 있는 측면이 있다. 그러나 그렇다고 하여 보건의료가 사회의 모든 영역과 별도로 독립적으로 존재할 수 있는 것은 아니다. 오히려 보건의료는 한 사회의 정치, 경제, 사회, 문화 전 영역과 아주 깊은 연관을 가지고 사회 안의 한 부분으로 존재하고 서로에게 큰 영향을 주고받는 존재이다. 그런 의미에서 SDGs는 보건의료적인 목표를 제공하면서도 동시에 사회 전 영역의 이슈를 같이 다룸으로써 진정한 의미의 보건의료 변화, 즉 한반도 건강공동체를 형성하는 데 올바른 시각을 제공할 수 있다는 점에서 의미를 가진다.

3. 그러면서도 SDGs가 제시하는 17개의 목표는 모두 직·간접적으로 모두 보건의료와 연결되어 있다는 점이다.

17개의 구체적 목표가 보건의료와 어떤 연관을 가지는가를 보면 다음과 같다.6 보건의료는 빈곤과 깊은 연관을 가진다. 그런 의미에서 빈곤을 종식시키는 것은 보건의료를 개선하는 가장 핵심적 요소 중 하나가 된다(목표 1). 그럴 때 비로소 사람들은 적어도 먹는 것에서의 문제를 가지지 않게 되고, 적절한 영양 상태를 유지하게 된다(목표 2). 그리고 전체 인구가 건강을 보장받을 수 있도록 체제가 만들어져야 한다(목표 3). 그리고 이런 건강은 그들의 교육 수준과 깊은 연관을 가진다. 특히 여성들의 교육 수준은 어린이와 가족의 건강을 유지하는 데 있어 핵심적이다(목표 4). 이런 건강을 지원하고 보장하는 데 있어 여성과 아동은 더 큰 관심의 대상이 되어야 한다(목표 5). 그리고 사회의 건강은 깨끗한 물의 공급과 화장실 처리 위생설비의 보장이 매우 중요

6 본 원고 뒷부분의 부록에 SDGs 17개 목표가 설명되어 있다.

하다(목표 6). 집이 적절한 냉난방의 지원을 받고, 병원 등과 같은 기관이 제대로 작동되도록 하기 위하여는 전기 등의 에너지 사용이 보장되는 것이 매우 중요하다(목표 7). 사회적 안정과 신체 건강, 정신건강의 보장을 위하여서 양질의 일자리를 가지는 것은 건강과 깊은 연관이 있다(목표 8). 그리고 도로 등 안전한 사회기반시설이 있어야 환자 및 의약품 수송 등이 안정되게 이루어질 수 있다(목표 9). 지역과 지역, 국가와 국가 간 사람과 물자, 정보 등의 이동이 활발하게 이루어지면서 한 국가 내의 특정 지역이나 특정 계층의 사람들, 국제 사회에서 특정 국가만이 건강하고 행복하게 살 수 있는 가능성은 없어지게 된다. 즉 국가 내, 국가 간 불평등을 감소시키는 것은 이제 보건의료의 핵심적 이슈가 된 것이다(목표 10). 전 세계적으로 도시화가 급속히 이루어지고, 도시는 주거 환경에서부터 문화, 대중교통 등에 있어 건강을 위협할 요소를 많이 가지게 된다. 이를 안전하게 만드는 것은 건강과 깊은 연관을 가지는 것이다(목표 11). 지역사회가 만들어 내는 과도한 소비와 쓰레기, 그리고 그것에 대한 적절한 처리 등은 그 지역 사회 사람들의 건강과 깊은 연관을 가진다(목표 12). 또한 지구온난화 등의 이유로 기후변화와 자연재해가 대규모로 극심하게 나타나는 경우들이 급증하면서 이에 대한 예방과 적절한 대처는 건강 보장에 중요한 요소가 되었다(목표 13). 해양 오염을 막고, 수자원을 적절히 유지함으로써 해양생태계를 보존하는 것은 결국 인간의 건강을 유지하는 일이 되었고(목표 14), 산림, 습지, 산악 지역의 육상 생태계를 보호하고 사막화를 막는 것은 결국 인간이 지구상에서 건강하게 생존할 수 있는 조건을 만드는 핵심이 되었다(목표 15). 이러한 인간의 건강을 지키는 모든 활동들은 부정부패와 폭력, 차별이 없는 국가, 사회에서만 의미 있게 이루어진다는 점에서, 정의, 평화, 효과적 제도 구축이라는 것은 보건의료인들이 가장 깊은 관심을 가져야 하는 주제가 되어야 한다(목표 16). 그리고 이를 이루기 위해서는 전 지구적 협력이 필요하다. 재원 마련에서부터, 선진국과 개발도상국의 기술 협력, 평등한 무역, 시민 사회를 포함한 다양한 파트너십과 데이터를 통한 모니터링 등은 모두 특정 국가의 정부 하나가 할 수 있는 것이 아니라, 국제 간의 목표 공유와 긴밀한 협력을 필요로 한다. 이것은 특히 보건의료 영역에서는 절대적이다. 어떤 질환을 예방하고 치료하고 관리하는 원칙은 국제 표준에 의하여 이루어져야만 모두가 안전하고 효율적이기 때문이다(목표 17).

이상과 같은 의미에서 한반도의 건강공동체 형성을 위한 노력과 접근에 있어 SDGs는 매우 유용하게 분석되고 사용되어져야 할 측면을 가진다.

V. 한반도 건강공동체 형성을 어떻게 할 것인가?

그렇다면 위와 같은 방향과 목표를 가지는 한반도 건강공동체는 어떻게 형성해 나가야 할까? 이것에 대하여 다음과 같은 세 가지 방안을 제시한다.

1. 남북한 보건의료협정 체결이 필요하다.

남북한의 보건의료 교류와 협력, 그리고 한반도 건강공동체의 구성은 북한의 어떤 지역에 병원을 지어주고, 의약품을 제공해 주는 정도의 일이 아니다. 그것은 그보다 훨씬 더 크고 근본적인 일이다. 정상국가로 들어서는 북한이 그동안 스스로 만들어 왔던 의료체제를 성공적으로 보완할 수 있고, 국제적 기준에 맞추어 더욱 발전할 수 있도록 공동으로 협력해야 하기 때문이다. 그리고 그런 일이 시작되는 시점에서, 먼저 남북한 사이의 인적, 물적 교류가 증가하는 것에 따른 공동의 보건의료적 대응 방안을 만들기 위한 남북보건의료협정의 체결이 필요하다. 동서독은 1990년 통일을 이루었지만, 그보다도 16년 전인 1974년, 동서독 보건협정을 맺은 바 있었다.[7] 그리고 그것이 그 후 동서독 통일을 이루는 데 실제적으로 큰 기여를 하게 된다. 동서독 사이의 많은 문제들은 이념적 덫에 걸려 솔직하고 진지한 토의와 합의를 만들어 내기가 너무도 어려웠다. 그러나 인간의 생명이 직접적으로 연결되어 있는 보건의

---

7 보건분야에서는 동서독 간의 기본조약 체결 이전에도 국제보건기구(WHO)를 통한 정보교환과 상호 간의 의약품 거래는 있었다. 그러나 1974년 4월 보건협정, 1979년 12월 수의학 분야 협정을 체결하였다. 이를 통하여 양측은 전염병, 중독성 약품의 오남용 및 장애인 재활에 관련된 정보를 교환하고, 동서독 주민의 상대 지역 방문시 의료지원을 받을 수 있도록 하였다. 그러나 의약품의 오남용 방지를 위하여 서독 약품의 동독 반입은 엄격하게 규제되었다(염돈재. 독일통일의 과정과 교훈. 서울: 평화문제연구소. 2010. pp. 118-119).

료 영역에 대하여는 서로가 이념의 틀을 떠나 훨씬 더 실제적이고 협조적으로 임할 수 있었고, 이러한 긍정적 경험의 축적은 결국 서로에 대한 상호신뢰, 이념적 문제가 포함된 이슈에 대한 좀 더 마음의 문을 열 수 있는 공간들을 만들어 낼 수 있었던 것이다. 그런 의미에서 한반도 건강공동체 형성도, 가장 먼저 양측이 합의에 이를 수 있고, 공동의 협력을 할 수 있는 남북보건의료협정을 만드는 것에서 시작될 것이다.

2. 한반도 건강공동체 구성을 위한 남북한 사이의 기구와 운영이 필요하다.

남북보건의료협정이 매우 제한된 주제만을 다루는 협정이 된다 할지라도 그런 협정이 만들어지고 운영에 들어가는 것 그 자체가 큰 의미를 가지게 될 것이다. 따라서 협정을 만드는 준비, 그리고 협정이 만들어진 이후의 실제 시행을 위한 남북 공동 기구가 설치되는 것이 중요하다. 그리고 그 기구를 통한 다양한 일들이 진행될 수 있다면, 시간이 지남에 따라 협정에서 다루지 않는 보건의료 주제들도 점차 논의할 수 있는 환경이 조성될 수 있을 것이다. 이러한 점진적인 발전이 진정한 의미의 한반도 건강공동체를 만드는 일이 될 것이다.

3. 한반도 건강공동체 구성을 위한 남한 내 기구와 운영이 필요하다.

보건의료 영역은 단지 보건의료 전문가들만 모여서 논의하고 추진할 수 있는 일이 아니다. 이것은 국가 전체의 정치, 경제, 사회, 문화와 깊이 연결되어 있으며, 어떤 의미에서는 그 모든 것의 가장 복잡한 조합의 결과라고 할 수 있다. 이것은 우리나라의 보건의료 체제와 미국의 보건의료 체제가 서로 다른 이유를 생각하여 보면 쉽게 상상할 수 있을 것이다. 따라서 한반도 건강공동체 형성을 추진하기 위하여는 남북 간의 공동기구를 만드는 것보다도 먼저, 남한 내의 관련 기구가 작동하는 것이 훨씬 더 중요하면서도 어려운 과제가 될 수 있다. 예를 들어 한반도 건강공동체 형성을 위한 결정과 노력에는 국가 최고지도자의 국정 방향과 의지가 결정적인 영향을 끼친다. 또한 기획재정부, 통일부, 보건복지부와 같은 정부 부처 간의 의견 조율도 중요한 요소이

다. 또한 보건복지부와 보건의료 전문가들의 토론과 의견 수렴은 매우 어렵고
도 중요한 요소이다. 사실, 같은 사안에 대하여도 전문가들의 의견은 매우 다
르게 있을 수 있기에, 객관적이고 열린 태도로 함께 토의하고 합리적인 결론
을 내리는 중간 과정이 매우 어렵고도 중요한 요소가 된다. 북한이 정상국가
가 되면, 북한의 보건의료 개선을 위하여 많은 외국 국가의 정부들, 국제기구
들, 국내 및 국제 민간 비정부기구들(NGO) 등이 서로 다른 철학과 목표를 가
지고 이 일에 참여할 것이기에, 그에 대한 전체적인 조율과 역할분담이 어떻
게 될 것인가도 매우 중요한 요소가 될 것이다. 그리고 무엇보다도, 북한 당
국과 전문가들이, 자신들의 보건의료를 어떤 시각에서 바라보고, 그것을 개
선, 발전시키는 데 어떤 방향을 가지고 남한이나 국제 사회와 공동 활동을 하
려고 할런지가 중요한 요소가 될 것이다. 따라서 이러한 모든 것들이 서로 유
기적으로 연결되어 최종적으로 좋은 결과를 만들어 낼 수 있도록 정부와 전
문가들은 최고의 능력을 발휘하여야 한다. 보건의료 영역에서의 정책 혼선과
혼란은 즉각적이고도 돌이킬 수 없는 큰 타격을 인간의 생명과 건강에 줄 수
있기 때문에 이것은 매우 신중하고도 성공적으로 이루어져야만 할 것이다.

VI. 한반도 건강공동체 형성 준비를 하는 과정에서 고려하여야 할 사항들

향후 한반도 건강공동체를 형성해 나감에 있어 고려하여야 할 점들을 정
리하면 다음과 같다.

1. 남북한 관계 상황에 따른 다양성을 고려하여야 한다.

한반도 건강공동체를 형성해 나가는 것은 남북관계의 전체적 상황과 깊
이 연관되어 있다. 남북한 사이가 좋고 안정적이라면 한반도 건강공동체 준
비와 형성은 지속적으로 잘 발전하여 나갈 수 있을 것이다. 그러나 남북 관
계가 나쁘고 불안정하다면, 한반도 건강공동체 준비와 형성은 멈추어 서거
나, 매우 더디게 진행될 것이다. 즉 보건의료 영역에서의 한반도 공동체 형성
은 보건의료 외의 타 영역들, 즉 정치, 경제, 사회, 문화 전 영역에서 만들어

지는 남북 관계와 유기적으로 연결되어 이루어지는 것이며, 보건의료 과제만 별도로 따로 있는 것이 아니라는 것을 인식하는 것이 필요하다. 예를 들어 경제적 영역의 협력과 통합은 거의 이루어지지 않는 가운데, 보건의료 영역에서의 협력과 통합만 별도로 급속히 잘 이루어질 수는 없다. 물론 상징적, 선도적으로 보건의료 영역에서의 교류가 먼저 이루어지는 것은 있을 수 있다. 그러나 그러한 과정 속에 있다 할지라도 보건의료에서의 한반도 건강공동체 준비는 정치, 경제, 사회, 문화 전 영역의 상황에 맞추어 종합적이고 총체적인 시각 속에서 구상하고 수행해 나가도록 하는 것이 중요하다. 이러한 상황은 한반도 건강공동체를 형성해 나가는 데 있어서 최종적인 보건의료 모습의 철학과 시스템, 참여 보건의료인들의 입장, 소요 재정의 충당 등에도 깊은 영향을 끼칠 것이다.

2. 보건의료의 긴급성과 연속성을 고려하여야 한다.

보건의료의 중요한 특징 중 하나는 한반도 건강공동체에 대한 전체적 그림이 다 그려지기 전에도 이미 현장에서는 무언가가 긴급적으로 이루어져야 한다는 것이다. 예를 들어 감염병 관리 및 예방, 응급환자 진료, 모자보건 사업, 백신 사업 등은 생명과 직결된 그 긴급성 때문에 한반도 건강공동체에 대한 전체적인 정책이 다 만들어지기 전이라도, 현장에서는 그런 문제들에 대한 대처가 즉각적으로 이루어져야 한다. 그리고 그런 즉각적 조치를 위하여 정부, 민간, 국제사회 등의 자원 투입 등이 선제적이고 효율적으로 먼저 이루어져야 한다는 것은 보건의료 영역이 가진 큰 특징 중 하나이다. 그러나 즉각적이고 응급적인 대응만으로 보건의료에 대한 문제들을 지속적으로 해결할 수는 없다. 보건의료 영역은 큰 재정과 사회적 자원이 필요로 되는 영역이기에, 지속적이고 체계적이며 효율적인 보건의료 체계가 구축되도록 하는 것이 중요하다. 즉 긴급성과 지속성의 조화와 균형이 이루어지도록 하는 것이 매우 중요하다는 것을 인식하여야 할 것이다.

3. 보건의료가 가지는 상징성과 의미를 고려하여야 한다.

남북한 관계의 변화에 따라 인적, 물적 교류가 활발해지면, 그것이 가지는 좋은 점들도 많겠지만, 새로운 갈등과 긴장이 만들어질 가능성도 크다. 특히 남한 및 북한 지역의 사회, 경제적 격차에 따른 긴장과 갈등이 문제가 될 것으로 예상된다. 그리고 그 중에서도 한반도 건강공동체 관련 사항들은 특히 북한 사람들에게 중요한 상징적 의미를 가지게 될 것이다. 이 점에서 고려할 사항들은 다음과 같다. 첫째, 북한 사람들의 보건의료에 대한 기본적인 생각이다. 과거 북한 체제에서는 공산주의 사회가 가지는 장점을 "무상교육", "무상의료"라고 교육받았고, 비록 북한의 경제 상태가 나빠지면서 실제적으로 북한에서는 "무상의료"가 무너진 상태로 지내왔지만, 여전히 국가가 국민의 보건의료 문제에 대하여 무상으로 지원하는 책임을 갖는 것이 당연하다는 생각을 하고 있다. 이러한 그들의 생각과 감정이 고려되어야 한다. 둘째, 보건의료가 가지는 특수한 성격을 고려하여야 한다. 남북한이 밀접한 관계를 가지기 시작하면 북한 사람들은 아주 구체적이고 직접적으로 남한 사람들의 의식주 상태며 생활의 모습을 알게 될 것이다. 그들은 적어도 모든 삶의 영역에서, 특히 의식주 상태에서 자신들이 남한 사람들과 바로 같은 수준에서 살아야 한다고 요구하지는 않을 것이다. 그러한 문제는 자신들이 열심히 일을 해 나가면서 점차 수준을 높여야 한다는 것에 공감할 것이기 때문이다. 그러나 보건의료문제는 다르다. 자신의 자녀가, 남한에 가면 살 수 있는 병인데, 북한에 있으면 살 수 없다고 할 때, 북한의 의료 수준이 높아지는 것을 꾸준히 기다리겠다고 할 북한 부모는 없기 때문이다. 따라서 북한 지역의 보건의료 수준을 높이는 것은 의식주 수준을 높이는 것과는 전혀 다른 차원의 문제가 될 것임을 고려하여야 한다. 셋째, 보건의료 문제는 사람들의 감정을 건드리는 가장 민감한 정치적 사안으로 연결될 수 있다는 것을 고려하여야 한다. 보건의료 사안은 국가와 사회가 인간 생명의 소중함과 인권을 어떻게 바라보고 있는지를 가장 명확하게 드러내 보이는 상징적 사안이 된다. 따라서 북한 주민들은 과거 적대적 분단 시기의 북한 체제가 보건의료 사안에 대하여 보인 모습과 새로 형성되는 한반도 건강공동체 상황 속에서의 국가와 사회가 보건의료 사안에 대하여 보이는 모습을 비교하고 주목할 것이다. 그것이 새로운 한반도 공동체 체제에 대한 북한 주민들의 찬반 태도를 결정하는 데 결정적 요인으로 작용할 가능성이 있다. 그런 의미에서 보건의료 사안은 한반도 공동체 형성에 있어 가장 상징적이고도 정치적인 사안이 될 수 있음도 고려하여야 한다는 것이다.

4. 소요되는 재정에 대한 현실적 접근과 남북한 주민들의 동의를 고려하여야 한다.

한반도에 건강공동체를 만들어 가는 일은 당연히 비용이 들어가는 일이다. 그리고 과거에는 각자 자신들의 경제 수준과 사회정책에 따라 해오던 보건의료 영역의 과제들을 공동의 과제로 바라보고 접근하려 하는 순간, 이것은 "비용 문제"가 된다. 이것은 회피할 수도 없고, 부정할 수도 없는 문제이다. 따라서 이것을 인정하고 이것에 대한 합리적이고 적절한 방법을 찾는 것은 한반도 건강공동체를 형성해 나가는 데 있어 가장 중요한 일 중 하나가 될 것이다. 이때 중요한 것은 남한과 북한 주민들의 이해와 동의이다. 한반도 건강공동체를 구성해 나감에 있어 남북한의 경제적 불균형으로 인하여 일정 기간은 남한 지역이 가지게 되는 부담이 좀 더 클 수 있다. 그러나 이것이 단순한 퍼주기식 논란을 불어 일으킨다면 상당한 어려움을 만날 가능성도 있다. 따라서 예를 들어 먼저 들어가게 되는 비용은 향후 북한 지역에서 이루어지는 개발 이익을 가지고 처리한다든지 하는 식으로 남북한 주민들이 함께 받아들일 수 있는 대안을 제시하는 것이 필요할 수도 있을 것이다. 또한 이러한 일들을 국제적 지원과 어떻게 연계시킬 것인가도 면밀히 검토되어야 할 것이다.

5. 북한의 보건의료 정책을 고려한 남과 북의 개발협력 사업으로 진행시켜야 한다.

1990년대 초반, 소위 고난의 행군 시기에, 북한은 경제적으로 붕괴되면서 보건의료 영역에서도 큰 어려움을 겪게 된다. 그에 따라 이 기간 중 많은 국제기구들과 남한 및 여러 국가들의 적극적인 인도적 보건의료 지원이 있었고, 그것을 통하여 당장의 어려움을 극복한 바 있다. 그 후 2000년대 중반부터 북한은 WHO 등과 협력하여 국가 보건의료체제의 재구축을 위한 정책 수립과 그 시행 노력을 하게 된다.[8] 이러한 국가 정책 수립은 크게 세 가지 종류로 발표되어 왔다(WHO, 2003, 2009, 2014; DPRK MoPH & WHO, 2009, 2016). 첫째, 국가협력계획(Country Cooperation Strategy; CCS)이다. 이것은 WHO가 북한의 보건의료 현황, 북한 내에서 활동하는 국제기구들을 통해 이루어지고 있는 보건의료 프로그램들을 통해 얻는 현장 자료, 여러 국제기구 및 NGO 관계자들 간의 의견 교환, 그리고 각 기관들의 사업 이행의 틀 등을 통합하여 북한의 국가보건정책, 지원 전략, 우선순위 정책, 계획 등과 같은 보건의료 관련 중단기 비전을 설정하여 발표하는 것이다(WHO, 2016: 1-2). 이것은 그 동안 2004년(CCS 2004-2008)을 시작으로 2009년(CCS 2009-2013)과 2014년(CCS 2014-2019), 총 3회 작성 공개되었다. 둘째, 북한 중단기 보건의료 전략(Medium Term Strategic Plan for the Development of the Health Sector DPRK ; MTSP)이다. 국가협력계획(CCS)을 통해 북한 보건의료정책의 '전략적 아젠다'를 제시한 WHO는 보다 세밀한 '전략적 목표'를 제시하기 위해 중단기 전략(MTSP)을 북한 보건성과 함께 발표하고 있다. 중단기 전략(MTSP)은 북한 주민들의 건강 증진 요구를 해결하기 위한 보건 의료 자원의 조정 및 동원을 지원할 뿐만 아니라 해당부문의 장기적인 비전과 전략을 설명할 필요성에 부응하고 새천년개발목표(MDGs) 달성을 위해 작성되기 시작하였다. 또한 전략적 투자 지역 지정을 통한 개발 투자 조정, 국가 모니터링 및 평가체계, 우선순위 개입을 위한 재정적 격차 등에 대한 프레임워크를 제시한다(WHO, 2010: 16-17). 보고서는 현재까지 2009년(MTSP 2010-2015)과 2016년(MTSP 2016-2020) 총 2회 작성 공개되었다. 셋째, 위의 두 가지와는 별도로 북한적 시각이 좀 더 강조된 국가보건의료 우선순위(National Health Priorities; NHP)가 있다. 이것은 북한 정부가 긴급구호 형태의 대외지원에 의존해오던 자세를 바꾸어 보다 장기적인 관점에서 북한의 보건의료체계 전반을 개선할 수 있도록 국가 단위에서의 5개년 계획 형태로 제시한 것이다. 현재까지 2004-2008, 2010-2015, 2016-2020의 것으로 세 차례 발표되었다. 우선순위의 초기 기본틀은 북한

---

8 Shin BK , Jeon WT. National Health Priorities under the Kim Jong Un regime in Democratic People's Republic of Korea (DPRK), 2012-2018. *BMJ Global Health* 2019;4:e001518.

보건성이 담당하여 제시하지만 이후 WHO 북한 지역 사무소 대표(WHO Representative; WR) 및 여러 관계자들과의 조율을 거쳐 공개되는 것으로 알려져 있다. 이상의 세 가지 정책 내용을 정리한 것이 <그림 1>에 있다. 북한은 2006년부터 외국이 주는 일방적인 인도적 지원을 거부하고 향후에는 북한이 좀 더 주체적으로 참여하는 개발협력 형식으로 일들을 진행하겠다고 발표한 바 있다. 그리고 이러한 북한의 원칙은 점차 더 강화되어 가고 있는 것으로 보인다. 따라서 향후 대북 보건의료 활동에서도 이 원칙은 더욱 중요하게 고려되어야 할 것이다. 즉 대북 보건의료 활동을 하려 할 때, 우리의 시각과 판단만이 아닌, 북한의 시각과 정책적 우선순위를 함께 고려하고 협의하는 태도가 과거보다 훨씬 중요하게 되었다는 것이다. 그 동안 북한에서 발표된 정책 방향들을 고려하여 볼 때 향후 남북한이 함께 추진할 수 있는 북한 보건의료 개발협력 사업의 대표적 영역으로는 ① 신약 개발과 보완의학(북한식 표현으로는 고려의학)의 신기술 배합, ② 의료 서비스의 전산화 추구, ③ 전염병 감시시스템 구축 및 재난 대응 역량 강화, ④ 보건의료 인력의 시술역량 강화, ⑤ 모자보건 강화 등이 있다.[9]

Ⅷ. 마치는 말: 이 시대에 한반도의 보건의료인이 되었다는 의미

많은 사람들은 한반도 건강공동체를 만들 때 들어가는 비용을 우려한다. 그러나 실제로 남한이 그동안 지불하여 왔던 '분단비용'은 한반도 공동체 형성을 위하여 들어가게 될 비용(때로는 '통일비용'이라 부르기도 하는 그 비용)보다 훨씬 더 컸었다. 많은 사람들이 우려하는 "통일비용"의 대부분은 북한에 도로, 항만, 공항, 인터넷 망 등 사회 인프라를 건설하는 일과, 북한 주민들의 의식주 및 보건의료를 지원하여 그들이 북한 지역에 만들어질 기업들에서 건강하고 활기차게 일하고, 가정에서 행복하게 아이들을 키우도록 지원하는 데

---

9 Shin BK , Jeon WT. National Health Priorities under the Kim Jong Un regime in Democratic People's Republic of Korea (DPRK), 2012-2018. *BMJ Global Health* 2019;4:e001518.

그림 1 북한의 국가 보건의료 우선순위(MHP) 및 국가협력계획(CCS)과 중단기 전략(MTSP)[10]

국가보건의료 우선순위(NHP)		국가협력계획(CCS)	중단기 전략(MTSP)
NHP 2010-2015 ① 감염성 질병 부담 경감 ② 양질의 의료서비스 제공 ③ 주치의 제도 강화 ④ 모자 및 노인의 건강을 보호하고 증진 ⑤ 주요 NCD와 위험요인 예방 및 관리 강화 ⑥ 충분한 의약품(필수 의약품 및 일반 의약품) 제공 ⑦ 건강을 위한 인적자원 강화 ⑧ 통합 건강관리 정보시스템 ⑨ 비상 사태대비 강화 ⑩ 국제협력, 파트너십 강화		**CCS 2004-2008** ① 특히 취약집단에서의 초과 사망률, 유병률, 장애 감소(감염성 질병 관리) ② 삶의 질 향상과 환경, 경제, 사회, 행동적 요인으로 인한 건강위험요소 감소 ③ 보건시스템 개발 ④ 보건정책수립 활성화를 위한 제도적 환경조성 **CCS 2009-2013** ① 보건시스템 강화 ② 여성과 어린이 건강 개선 ③ 감염성 질병 위험 요소 해결 ④ 비감염성 질병 위험 요소 해결 ⑤ 환경 및 자연재해로 인한 건강요인 완화	**MTSP 1(2010-2015)** 1. **보건의료스템 강화:** ① 정책, 전략 및 협력 ② 의료정보 ③ 인적자원 ④ 의약품 공급 및 유통체계 ⑤ 회계 및 회계관리 ⑥ 의료서비스 전달체계 ⑦ 과학기술 ⑧ 지역참여 2. **비전염성 질환 예방관리:** ① 만성질환 ② 부상 ③ 정신건강 ④ 노인보건, 장애 ⑤ 담배규제 3. **전염병 질병 관리:** ① 예방접종 ② 말라리아 ③ HIV ④ B형간염 ⑤ 유행병 대비책과 신종질병 4. **여성과 어린이 건강 개선:** ① 모성건강, ② 신생아 건강 ③ 어린이 건강 ④ 영양 ⑤ 청소년 건강 5. **건강의 사회 환경적 요인 개선:** ① 식품안전, ② 개인위생증진, ③ 환경변화 ④ 안전한 식수와 위생 ⑤ 건강한 삶 조건 ⑥ 위기대응 중단기 전략(MTSP) 1의 중간 검토(2014)
NHP 2016-2020 ① 주체 중심 의료 과학, 기술의 발전 강화 ② 운영 품질향상을 위한 전국적인 원격 의료시스템 구축 ③ 정보 지향적으로 보건부문 개선 ④ 질병 예방 및 감시 시스템 강화 ⑤ 고려의학 생산, 의약품제작, 의료기구의 근대화 촉진 ⑥ 안전하고 건장한 환경 제공 ⑦ 주치의 시스템 강화를 통한 보건서비스의 질 향상 ⑧ 의료 종사자의 기술역량 향상 ⑨ 모성, 아동 및 노인보건 개선 ⑩ 양질의 SRH 서비스 제공을 위한 조산사 전문성 강화 ⑪ 공중보건에서의 리더십, 관리능력 강화 ⑫ 비상사태 및 재난 즉각적 대응 역량 개발	⇔	**CCS 2014-2019** ① 비감염성 질병 예방과 관리 ② 여성과 어린이 건강 개선 ③ 감염성 질병 예방과 관리 ④ 보건 체계 향상 ⑤ 지속적인 국가 보건의료 발전을 위한 WHO 국가의 입지 확보	**MTSP 2(2016-2020)** 1. 전염성 질병 관리: ① 전국적 위생방역소(Hygienic and Anti-Epidemic Station: HAES) ② 예방접종 및 예방접종대상감염병(Vaccine-Preventable Disease: VPD) 관리 ③ 감염병 관리 2. **비전염성 질환:** ① 만성질환 ② 부상관리 시스템 ③ 장애 및 노인건강 ④ 정신건강 ⑤ 담배규제 3. **모성 및 아동건강:** ① 모성 및 신생아 건강 ② 생식건강 ③ 어린이 건강 ④ 영양 4. **의료서비스 질 향상:** ① 환자안전 및 병원감염관리 ② 전문화된 의료관리 개선 ③ 구역의제도 ④ 현대식과 전통의학의 통합 ⑤ 원격의료시스템 ⑥ 응급의료서비스 ⑦ 인프라 5. **의료과학기술 발전:** ① 고려의학 ② 연구역량강화 6. **의료서 비스를 위한 의약품 및 의료공급품 개선:** ① 의료 질 관리 역량 강화 ② 지역생산 ③ 필수의약품 및 유통체계 ④ 합리적 약물사용 7. **의료시스템:** ① 공중보건에서의 리더십, 관리능력 ② 의료정보시스템 ③ 보건의료에서의 인적자원 8. **건강에 영향을 미치는 사회적 요인:** ① 식품안전 ② 건강하고 위생적인 삶 조건 ③ 기후변화 ④ 안전한 식수 ⑤ 비상위험관리

10 각 보고서 내용을 기초로 연구진이 재구성함

들어가는 것이다. 그런 점에서 그것은 '비용'이 아닌 '투자'의 성격을 가지는 것으로 보아야 할 것이다.

그러나 그보다도 더 중요한 것이 있다. 바로 남한과 북한 사람들의 내면 세계 속에 있는 깊은 상처와 증오를 치유하는데, 이 한반도 건강공동체를 형성해 나가는 것은 매우 중요하다는 것이다.[11] 일제 식민지가 끝나면서 해방 전후 시기부터 우리 민족은 국제 정세 속에서 이데올로기로 내부 갈등을 가졌고, 마침내 전쟁으로까지 이어졌다. 이 과정에서 이념이 민족이나 사람보다 더 높은 가치가 되어 버렸고, 그러면서 수많은 사회적, 내면적 상처들이 한국인들의 마음속에 만들어졌다. 이것은 전쟁이 끝난 후 70년 이상의 세월이 흐르고도 그대로 남아 서로에 대한 불신, 증오는 더욱 커졌다. 그리고 그것은 남북 사이뿐만 아니라, 남한 내에서, 북한 내에서, 같은 사회 구성원을 향해서도 그런 불신과 증오의 확대를 만들어 갔다. 결국 한국인 모두의 삶을 비참한 것으로 만든 것이다. 이러한 문제를 해결하고 치유할 수 있는 근본적인 방법은 결국 "신뢰의 형성"이다. 그런데 그런 상호 신뢰를 만들어 감에 있어, 자신과 자기 자식들의 생명과 건강을 지키는 일에 함께 공동으로 노력한 공동의 경험을 가지는 것보다 더 한 방법이 어디 있겠는가? 그런 의미에서 한반도 건강공동체 형성은 "한민족의 공동체성 회복"을 위한 가장 효과적인 방법이라 할 것이다.

한반도 건강공동체 형성은 결국 한반도를 사람 살 만한 곳으로 만드는 일을 의미한다. 그리고 지금 한반도에서 보건의료인으로 살게 되었다는 것은 바로 그 일을 할 수 있는 거대하고 역사적인 기회를 가지게 되었다는 것을 의미하는 것이다.

---

11 전우택. 통일은 치유다: 분단과 통일에 대한 정신의학적 고찰. 신경정신의학 2015;54(4): 353-359.

참고문헌

국제개발협력시민사회포럼(KoFID). 알기 쉬운 지속가능발전목표 (SDGs). 2016.

서원석. 글로벌 보건 안보 구상 − 지속가능한 개발시대의 도전과 대한민국의 응전. 2016. 보건사회연구원 정책보고서.

신희영, 이혜원, 안경수, 안형순, 임아영, 전지은, 최소영. 통일 의료 − 남북한 보건 의료 협력과 통합. 서울. 서울대학교 출판문화원. 2017.

전우택. 사람의 통일 땅의 통일. 서울. 연세대학교 출판부. 2007.

전우택, 김지철, 고재길, 심혜영, 오준근, 윤덕룡, 이문식, 이해완, 임성빈, 조동준. 통일에 대한 기독교적 성찰. 서울. 새물결플러스. 2014.

전우택, 김병로, 김중호, 박원곤, 양혁승, 이상민, 이윤주, 이창호, 이해완, 임성빈, 장성철, 조동준. 평화에 대한 기독교적 성찰. 서울. 홍성사. 2016.

정병호, 전우택, 정진경 편저. 웰컴투 코리아. 서울. 한양대학교 출판부. 2006.

정형선, 이규식, 이금순, 신현웅. 통일 한국 대비 건강보장제도 구축방안. 2014. 국민 건강보험, 한국사회보장학회

Shin BK , Jeon WT. National Health Priorities under the Kim Jong Un regime in Democratic People's Republic of Korea (DPRK), 2012−2018. *BMJ Global Health* 2019;4:e001518.

Ministry of Public Health in partnership with World Health Organization (WHO). (2010). Medium Term Strategic Plan for the Development of the Health Sector in DPRK 2010−2015. http://www.nationalplanningcycles.org/sites/default/files/planning_cycle_reposi tory/democratic_peoples_republic_of_korea/mtsp_2010_−_2015.pdf에서 2018.05.02. 인출.

Ministry of Public Health in partnership with World Health Organization (WHO).

(2017). Medium Term Strategic Plan for the Development of the Health Sector in DPRK 2016－2020. http://www.nationalplanningcycles.org/sites/default/files/planning_cycle_reposi tory/democratic_peoples_republic_of_korea/dpr_korea_medium_term_strategic_ plan_2016－20. pdf에서 2018.05.03. 인출.

United Nations Office for the Coordination of Humanitarian Affairs (UNOCHA). (1999). DPR of Korea Humanitarian Situation Report: 15 Oct － 15 Nov 1999. https://reliefweb.int/report/democratic－peoples－republic－korea/dpr－korea －humanitarian－situation－report－15－oct－15－nov－1999에서   2018.07.01. 인출.

World Health Organization (WHO). (2003). WHO Country Cooperation Strategy 2004－2008 Democratic People's Republic of Korea. http://apps.who.int/disasters/repo/10414.pdf 에서 2018.05.02. 인출.

World Health Organization (WHO). (2009). WHO Country Cooperation Strategy Democratic People's Republic of Korea 2009－2013. http://apps.who.int/iris/handle/10665/161137 에서 2018.05.02. 인출.

World Health Organization (WHO). (2014). WHO Country Cooperation Strategy Democratic People's Republic of Korea 2014－2019. http://apps.who.int/iris/handle/10665/250298 에서 2018.05.02. 인출.

World Health Organization. (2009). Medium term strategic plan for the development of the health sector in DPRK 2010－2015 . Ministry of Public Health in partnership with WHO. https://extranet.who.int/countryplanningcycles/sites/default/files/planning_cycle _repository/democratic_peoples_republic_of_korea/mtsp_2010_－_2015.pdf에서 2018.05.02. 인출.

DPR Korea Ministry of Public Health (2017). Medium term strategic plan for the
    development of the health sector: DPRK 2016−2020. Pyongyang: DPR Korea
    Ministry of Public Health.
    http://staging.nationalplanningcycles.org/sites/default/files/planning_cycle_repo
    sitory/democratic_peoples_republic_of_korea/dpr_korea_medium_term_strategi
    c_plan_2016−20.pdf에서 2018.05.02. 인출

부록: 지속가능발전목표(Sustainable Develoment Goals)[12]

Goal 1. End poverty in all its forms everywhere(모든 곳에서 모든 형태의 빈곤 종식)

Goal 2. End hunger, achieve food security and improved nutrition and promote sustainable agriculture(기아 종식, 식량 안보 달성, 개선된 영양상태의 달성, 지속 가능한 농업 강화)

Goal 3. Ensure healthy lives and promote well−being for all at all ages(모두를 위한 전 연령층의 건강한 삶 보장과 웰빙 증진)

Goal 4. Ensure inclusive and equitable quality education and promote lifelong learning opportunities for all(모두를 위한 포용적이고 공평한 양질의 교육 보장 및 평생학습 기회 증진)

Goal 5. Achieve gender equality and empower all women and girls(성평등 달성과 모든 여성 및 여아의 자력화)

Goal 6. Ensure availability and sustainable management of water and sanitation for all(모두를 위한 물과 위생설비에 대해 가용성과 지속 가능한 유지관리 보장)

Goal 7. Ensure access to affordable, reliable, sustainable and modern energy for all(모두를 위한 적정가격의 신뢰할 수 있고 지속 가능하며 현대적인 에너지에의 접근 보장)

Goal 8. Promote sustained, inclusive and sustainable economic growth, full and productive employment and decent work for all(모두를 위한 지속적·포용적·지속 가능한 경제성장, 생산적인 완전고용과 양질의 일자리 증진)

Goal 9. Build resilient infrastructure, promote inclusive and sustainable industrialization and foster innovation(복원력 높은 사회기반시설을 구축하고, 포용적이고 지속 가능한 산업화 증진 및 혁신 장려)

----

12 국제개발협력시민사회포럼(KoFID). 알기 쉬운 지속가능발전목표 (SDGs). 2016. pp.42−43

Goal 10. Reduce inequality within and among countries(국내 및 국가 간 불평등 감소)

Goal 11. Make cities and human settlements inclusive, safe, resilient and sustainable(도시와 주거지를 포용적이며 안전하고 복원력 있고 지속 가능하게 보장)

Goal 12. Ensure sustainable consumption and production patterns(지속 가능한 소비와 생산 양식 보장)

Goal 13. Take urgent action to combat climate change and its impacts(기후변화와 그로 인한 영향에 맞서기 위한 긴급 대응)

Goal 14. Conserve and sustainable use the oceans, seas and marine resources for sustainable development(지속가능발전을 위한 대양, 바다, 해양자원의 보존과 지속 가능한 사용)

Goal 15. Protect, restore and promote sustainable use of terrestrial ecosystems, sustainably manage forests, combat desertification, and halt and reverse land degradation and halt biodiversity loss(지속 가능한 육상생태계 이용을 보호·복원·증진, 삼림을 지속 가능하게 관리, 사막화 방지, 토지 황폐화 중지 및 복구, 생물다양성 손실 중단)

Goal 16. Promote peaceful and inclusive societies for sustainable development, provide access to justice for all and build effective, accountable and inclusive institutions at all levels(지속가능발전을 위한 평화롭고 포용적인 사회 증진, 모두를 위한 정의에의 접근제공, 모든 수준에서 효과적이고 책임성 있고 포용적인 제도 구축)

Goal 17. Strengthen the means of implementation and revitalize the Global Partnership for Sustainable Development(이행수단 강화, 지속가능발전을 위한 글로벌 파트너십 활성화)

02

한반도 공동체 구성을 대비한 보건의료분야 준비 방향
- 독일 사례를 통해 본 한반도의 미래 -

윤석준·하 신*

Ⅰ. 독일과 한반도

357,168km²와 223,477km² 그리고 1949년 5월 23일과 1945년 8월 15일
이 대한민국에서 삶을 영위하고 있는 우리들에게 어떤 의미가 있는 것일까?
앞선 숫자들은 통일 이후 지금의 독일(이하 독일)과 분단 이전 한반도의 영토
크기들을 각각 순서대로 표현한 것이며 뒤이은 숫자들은 독일이 동과 서로
분단된 날과 한반도가 남과 북으로 나누어지기 시작한 날을 나타낸 것이다.
제2차 세계대전 이전까지는 독일과 한반도 사이에서 영토의 크기를 포함, 여
타의 유사점을 찾기란 쉽지 않았으나 종전 이후 타의에 의한 분열된 국가, 소
위 분단된 국가들의 반열에 오르게 되는 결과를 통해 공통점을 찾을 수 있게
되었다. 그러나 독일이 1990년 10월 3일에 다시금 하나로 완성된 국가로 발
돋움 하면서 공통점은 사라지게 된다.

1990년 독일 통일 이후로 남한과 북한의 통일의 가능성과 시기에 대해
많은 연구들과 기사 및 정치적 발언들이 쏟아졌다. 게다가 독일의 현실을 남
과 북의 현실에 투영, 우리에게도 통일은 멀지 않으며 단시일 내에 닥치게 될
지도 모른다는 장밋빛 시각과 전망이 어색하지 않은 듯 했다. 독일의 통일이
현실로 이루어진 이래로 남한에서는 정치, 경제 및 의료를 포함한 많은 영역

* 윤석준: 고려대학교 의과대학 예방의학교실 교수
  하 신: 고려대학교 대학원 통일보건의학협동과정 연구원

에서 통일을 가정한 분석과 연구가 이루어졌다. 그러나 독일의 경험이 곧 우리의 현실이 될 것만 같았던 발언과 희망은 20년 이상의 세월의 흐름과 함께 어느덧 과거의 역사가 되고 말았다.

　　분단의 시기를 거쳤다가 하나의 국가, 단일 공동체로 통합된 사례는 독일만 있는 것이 아니다. 다만 우리가 참고할 수 있는 근래의 사례 중 모범적인 것은 독일이 유일하다고 판단된다. 체제통합 국가들의 사례 중 베트남은 북베트남이 중심이 되어 사회주의 방식의 통일을 이루었기 때문에 현 시점, 남한에서 검토하기에는 무리가 있다. 예멘 역시 통일을 성취하였으나 통일 이후에 전반적인 삶의 수준이 악화되었다는 점에서 모범적이지 않다. 특히 예멘은 1990년 합의에 따른 통일을 하였으나 내부의 반목으로 인해 내전에 이르게 된 역사를 가지고 있어 간극이 크다. 결과적으로 독일이 제2차 세계대전을 일으킨 전범국이면서 패전국이긴 하나 대외적으로 성공적인 통일을 이루었다는 평가를 받고 있는 점에서 현재를 살아가는 우리가 통일을 주제로 공부하고 분석해야 할 대상임에는 분명하다. 독일 통일이라는 사실(事實)은 전 세계적으로 큰 의미를 일순간 가져온 사실(史實)이며 역사적 의의는 도처에 넘쳐난다고 할 수 있어 분단 이전의 기억, 온전한 한반도를 염원하고 있는 남한과 북한 모두에게 살아있는 교육의 현장일 수밖에 없다.

> "20세기 전 세계를 짓누르던 전쟁과 냉전을 완전히 종식시키는 역사의 드라마틱한 전환점을 제공하였다. 통독은 전쟁으로 인한 분단과 대결의 시대를 마감하게 했다."

1. 독일 통일과 보건의료, 시사점

　　독일은 통일 준비과정에 충분한 시간이 없었다는 시각과, 통일에 대한 준비가 있었기에 갑작스럽게 닥친 상황에도 불구하고 성공적으로 통일을 할 수 있었다는 시각이 존재한다. 충분한 준비를 하지 못한 채로 통일을 맞게 되었다고 평가하는 입장에서는 독일이 통일을 맞게 된 상황과 그 이후에 진행된 일련의 과정들을 통해서 나타난 현상들을 증거로 제시한다. 반면에 동서독이 꾸준하게 준비하여온 저력에 의한 당연한 결과라는 시각은 통일 이전에 동서독이 진행하였던 정치를 포함한 여러 종합적인 상황을 증거로 이에 맞서고 있다. 그러나 양자간의 의견 차에도 불구하고 독일이 맞이하였던 결실은 사실(事實)이며 독일은 해당 사실(史實)을 시작으로 많은 변화를 맞게 되었다는 것 또한 사실(事實)이다. 변화와 그에 따른 결과는 다양한 형태로 나타났으며 이는 보건의료 부분도 예외가 아니다. 그렇다면 독일은 통일을 이루는 과정 중에서 특히, 보건의료적인 측면에서 어떤 시행착오와 과정을 겪었던 것일까?

독일 통일의 전환점으로 보는 것은 '할슈타인 원칙'(Hallstein Doktrin)을 버리고 '접근을 통한 변화'(Wandel durch Annährung) 원칙에 입각하여 동독을 포함한 동유럽과의 관계 개선에 적극적인 변화를 꾀하였던 빌리 브란트 수상이 천명한 '신 동방정책'에 있다고 할 수 있다. 70년대 오일쇼크를 포함한 몇 번의 위기가 있었으나 당 정책의 일관성으로 결국 베를린 장벽을 허물고 통일이라는 대업을 이루었다고 보는 것이다. 신 동방정책 이후 통일이 되기까지 거쳤던 많은 과정 중에서 보건의료 부문에서 주목할 만한 점은 1974년에 채결된 동서독 보건협정에 있다 하겠다. 비(非)정치적인 보건의료부문에서 동독과 서독이 지속적으로 교류를 할 수 있는 단초가 되었기 때문이다.

1. 감염병 발생시 공동 대처 관리
2. 상대편 지역 방문 중 질병, 상해 발생 또는 중증환자 등에게 상대지역 의료 서비스를 제공
3. 비 상업적인 의약품 소지 및 교환 가능

독일은 통일을 하면서 보건의료 부문에도 통합을 이루어 갔으나 보건의료분야에서 직면한 가장 큰 문제는 완전히 상이한 두 보건의료체계를 통합하는 데 있었다. 특히 의료보험제도의 통합은 주요 과제였다. 당시 동독은 국가 의료서비스가 그 기능을 상실한 것처럼 보였으나 서독은 SHI(statutory health insurance, 이하 SHI), 당시 세계에서도 손꼽히는 제도를 운영하고 있었다. 문제는 SHI를 기반으로 통합을 추진하다 보니 세부적인 사안에서 불확실성이 상존하고 있어 단기간에 안정을 취할 수 없었다는 데 있었다. 결과적으로 서독의 체계로 전환이 되었다. 동독이 서독에 흡수 통일되었다고 비춰지는 것처럼

보건의료 부문에 있어서도 자연스럽게 서독의 체계로 흡수되었다. 통일 전 동독 의료시스템은 의료 인력을 포함한 인프라의 부족과 노후화, 원활한 의료서비스 제공을 위한 의료물품의 부족을 겪고 있어 당시 서독의 수준과는 큰 차이를 보였던 관계로 서독 체계로의 흡수는 당연한 것이었는지 모른다. 이는 현 시점 남한과 북한 또한 다르지 않다고 생각된다.

한반도 공동체, 나아가 통일을 준비하는 것은 독일의 사례에서도 드러나듯이 충격을 완화하고 내부적으로 발생하는 혼란을 최소화하는 데 있다. 그에 앞서 남과 북이 현 시점에서 보건의료적 관점에서 인도적으로 교류하고 의견을 교환할 수 있는 법적 근거와 같은 공적 장치가 필요하다. 동독과 서독이 1974년 4월 25일 체결하였던 동서독 보건의료협정은 이와 관련하여 좋은 선례라고 할 수 있겠다. 당시 세계는 미국과 소련을 중심으로 동서 냉전으로 나뉘어 경쟁과 반목의 와중에 피로감의 고조로 변화를 요구하는 시기였고 동독과 서독 또한 예외일 수 없었다. 그리고 이 협정은 동서 양자간의 대화를 지속할 수 있었던 근거가 되었다.

남한과 북한이 통일과 더불어 한반도 공동체를 논할 때 정치, 경제적인 부분과 달리 보건의료 부분은 상대적으로 부각이 되지 않는 것 같다. 아마도 남한과 북한이 현재까지 철책을 두고 대립하고 있고 남한과 북한 사이의 정치, 경제를 포함한 사회 전반이 크나큰 차이를 보이고 있기 때문에 주요 화두는 해당 사안에 집중되는 경향이 있기 때문일 것이다. 그러나 대한민국, 남한에서 보건의료의 일선에 있는 사람들은 기존의 정치, 경제에 편중된 시각에서 벗어나 보건의료라는 주제 분야에 집중할 필요가 있다. 보건의료는 생명 및 인간의 존엄과 직결과는 부분이기 때문에 정치, 경제적 시각과 연계하여 셈을 논하는 것은 허락되지 않아야 한다고 본다. 보건과 생명에 대한 문제가 정치적 이해관계보다 우선해야 한다는 당위에 대해서는 이론의 여지가 없을 것이다.

2. 통일과 후유증: 독일 보건의료

1989년 11월 9일 무너진 장벽과 함께 독일인들이 느꼈을 행복감은 통일 후 겪어야 했던 많은 변화와 갈등들로 인해 새로운 국면을 맞고 있는 것으로 보인다. 이와 관련해서 국내 연구자 중 일부는 동독인들이 행복감으로 흘렸던 눈물이 세월을 거치면서 회한의 눈물로 변경되었다고 평한 바 있다. 남한과 북한이 독일이 겪었던 시행착오를 거치지 않으려면 명확한 비전과 계획을 가져야 함은 분명하다. 보건의료분야에서는 한반도 공동체, 보다 면밀하게는 한반도건강공동체 형성을 위한 비전과 계획 수립이 요구된다.

독일에서는 보건의료 분야 통합 과정에서 다양한 문제들이 불거져 나왔다. 그 중 하나는 동독의 보건의료체계의 장점들을 보존하자는 의견으로 인해 야기되었던 폴리클리닉의 존속 문제였다. 당시 동독 의사들의 대부분은 폴리클리닉의 존속을 지지하였고 동독 주민들의 여론 또한 이를 뒷받침하고 있었다. 그러나 서독의 의사협회와 더불어 유관 협회들이 이와 반대되는 입장을 정부에 요구하여 동독 사회가 존속을 지지하였던 폴리클리닉은 해체되게 된다. 사실상 폴리클리닉을 포함한 동독이 가지고 있었던 제도의 장점과 특징은 모두 없어지는 결과를 낳았다. 두 번째는 동독 지역의 의료보험조합 구축 과정에서 발생한 문제에 있다. 이는 통일과 함께 빠르게 체제 전환이 진행됨에 따라 실무적인 부분에서 명확하지 못한 점들이 상존하고 있었고 관련 분야 종사자 및 이해 관계자 사이에 팽배한 불안감들로 인해 발생하는 것이었다. 마지막으로 통일 직전부터 대량으로 발생하였던 동독 지역 의료인력의 서독 지역으로의 지속적인 이동에 있었다. 동독 지역의 의료인력이 대량 이동함에 따라 동독 지역 의료체계는 공백을 피할 수 없었으며 동독 지역 의료서비스 공급체계에 충격을 더하게 되었다.

구 동독과 서독의 경우와 마찬가지로 남한과 북한도 보건의료체계에 있어서는 그 시작부터 차이를 가지고 있다. 북한은 정권 수립 이후에 중앙집중화된 사회주의 의료체계를 구축하였으며 해당 체계는 북한만의 사상을 구축, 반영하면서 독자적인 형태를 이룩하고 있다. 정책, 사상적으로는 무상의료, 예방의학, 고려의학, 정성의료 등을 중심으로 발달하여왔다. 반면 남한은 정부 수립 이후 민간 자본이 중심이 되어 의료전달체계가 구축된 역사를 가지고 있다. 남한의 경우 의료서비스의 질, 보건 관련 지표에 있어서는 괄목할 만한 성장을 이루었으나 의료서비스 전달체계, 다빈도 의료서비스 이용행태 등과 같은 난제를 가지게 되었다.

남한과 북한이 한반도 공동체 또는 단일 국가로 회복 된다는 가정 하에 발행할 수 있는 후유증은 독일의 사례를 통해 많은 부분 예상해 볼 수 있을 것이다. 사례들 중 반면교사(反面教師)로 삼아야 할 것들은 보다 면밀한 검토와 연구가 필요할 것임은 자명해 보인다.

II. 한반도 공동체와 보건의료인력: 탈북의사들의 경험을 중심으로

보건의료분야, 특히 임상을 포함한 의료 분야는 사람의 생명과 건강을 다루고 있다는 점에서 전문성과 더불어 그에 준하는 지적 수준을 갖추어야 함은 필수이다. 생명과 건강을 다루고 있으며 이를 최대한 보장해야 할 의무를 가지고 있기 때문일 것이다. 이 때문에 대부분의 국가에서는 보건의료영역에 종사를 원하는 대상자를 대상으로 자격 기준을 정하고 관리하고 있다. 일례로 의사의 직업과 역할에 대해서 어느 국가든 국가가 직접 권한을 위임한 공적 기관에서 엄격하게 자격을 규정하고 면허를 부여하고 있다.

북한에서 탈출을 감행한 탈북자들 중 제3국이 아닌 남한에 정착하는 수는 끊이지 않고 있다. 이들 중 북한에서 보건의료에 종사하였던 수는 많지 않다. 남한에서는 북한 의사, 탈북한 의사들에 대해서 남한에서의 의과대학 졸업과 동등한 학력으로 인정, 의사고시를 응시할 수 있는 절차와 기준을 마련하여 시행하고 있다. 그러나 북한에서의 의사 지위와 경력을 가지고 남한에 정착하여 남한의 의사면허를 취득한 이는 소수에 불과하다. 2016년 기준 87명의 탈북의사들 중 남한의 의사 면허를 취득한 수는 24명에 불과하며 이는 전체 탈북 의사들 중 27% 수준이다. 이처럼 소수의 인원을 대상으로 자격을 확인하고 인준하는 것은 무리가 없었으나 문제는 남한과 북한이 한반도 공동체 또는 통일을 이루어가는 과정에서 발생할 것으로 판단되며 이는 보건의료 분야뿐 아니라 자격기준을 가지고 있는 모든 직업군에 해당하는 중대한 문제가 될 것이다.

1. 독일의 의료인력 통합 사례

독일의 경우 동독 출신 의사들의 면허를 조건 없이 인정하여 수용하였다. 그렇게 할 수 있었던 것은 동독과 서독 양쪽의 의학 교육 및 진료 수준이 당시 국제 수준과 비교하여 차이가 없다고 보았기 때문이다. 독일의 경우에는 동독과 서독 양쪽의 의학 질과 수준이 동등하다는 전제가 있었기에 가능했다는 것을 감안해야 한다. 독일의 사례를 우리에게 그대로 적용하고 시행하기에는 남한과 북한 간에 의료 인력에 대한 교육과정, 기술의 질과 수준, 자격 인정 절차, 자격 기준과 자격 등급에 차이가 있고 보다 중요한 것은 분단 이후 남한과 북한 간에 이 문제에 대해 논의된 바가 단 한 차례도 없었기 때문에 양자가 무엇부터 협의를 해야 할 것인지 조차 가늠이 되지 않는다는 데 있다.

기존과 같이 남한에 정착한 기존의 탈북 의사들을 대상으로 의사 면허를 인정하고 관리하는 것에서 벗어나 다시금 하나될 남한과 북한을 준비하는 보다 큰 관점까지 확대할 필요가 있다. 남한과 북한이 하나가 된다는 현실적인 가정을 전제할 필요가 있는 것이다. 현 시점까지는 북한 출신 의료인의 수가 전체 탈북자들 중 소수에 불과하여 사회적인 문제로 인식되지 못하였을 수 있으나 독일의 사례에서 보듯 대량의 북한 의사가 남으로 이주하게 되거나 남한과 북한의 전문 인력들이 지금까지와 같은 물리적 분단에 따른 제약을 벗어나 자유롭게 왕래, 거주와 경제활동을 제한할 수 없는 상황을 가정하여 준비하지 않는다면 그에 따른 혼란과 사회, 경제적 파급효과가 어디까지 미칠 것인지는 가늠하기 힘들다.

2. 탈북의사들의 경험

1) 북한에서의 의료종사자 지위와 남한에서의 의사면허 취득

북한 의료종사자들의 지위는 인민을 위한 봉사자라 할 수 있다. 이는 '정성치료'라는 단어에서 그 성격이 드러나듯이 의료서비스 자체가 국가의 구성원인 인민을 위한 것이며 이를 위해서 보건의료 종사자들은 정성을 다해 치료를 해야 한다고 명명한 데 있다. 통일 이전 동독의 보건의료 종사자들의 지위는 국가에 고용된 피고용인이었으며 북한의 보건의료 종사자들 또한 이와 크게 다르지 않다. 노동신문이나 북한의 대중을 대상으로 하는 대표적인 정기 간행물들 중 하나인 천리마에서의 기사 및 칼럼을 통해서 묘사되는 보건의료 종사자들의 모습은 '정성치료'의 정성이라는 단어의 기표와 기의만큼이나 적절하게 드러나고 있다.

남한 내 거주 중인 의료전문가, 탈북 의사들을 대상으로 진행된 연구들에서 드러나듯 탈북 의사들은 북에서 보건의료인의 역할과 소임을 다하였다는 데 대해 자긍심을 느끼고 있다. 또한 의료인의 자격을 갖추었다는 점에서 남한에서도 본인들이 보건의료 영역에서 일할 수 있다는 자신감을 가지고 있는 것으로 보인다. 그러나 자신감으로 무장한 탈북 의사들이 남한의 의사 면허를 취득하고자 시도하고 있으나 취득 사례는 소수에 불과하다.[2]

남한과 북한의 관계가 개선되어 인적, 물적 왕래가 직접적으로 가능해지고 빈번해지는 상황이 전개되었을 때, 또는 남북통일이 진행되는 상황에 직면하였을 때 북한의 보건의료 인력에 대한 면허를 어느 수준에서 인정할 것인가, 보건의료 서비스의 질을 어떻게 평가할 것인가는 중요한 문제로 대두될 수 있다. 현 시점에서는 북한이탈주민 중 소수에 해당하는 탈북 의사들에만 일부 적용되는 사안이라 큰 사회적인 문제가 되지는 않는다고 할 수 있다. 그러나 향후 북한 보건의료 인력의 남한으로의 이동과 활동이 빈번해지고 일상화되는 경우를 상정, 대비하여야 할 필요가 있다고 본다.[3]

2) 남북한 문화차이

탈북 의사들은 남한에서의 경험을 토대로 남한과 북한은 엄연한 의료 문화의 차이가 있다고 보고 있다. 의학용어를 포함한 외국어로서의 영어 사용에 있어 차이가 존재한다고 느끼고 있었고 특히 영어가 지배적인 남한의 교육 환경에 대해서는 통일 이후 큰 어려움으로 작용할 것으로 인식하고 있었다. 또한 북한과 남한의 의사면허 취득 과정이 다르다고 보고 있었다. 이는 탈북

---

2 2016년 통계를 기준으로 의사고시 응시자격 인정심사를 신청한 탈북의사의 수는 누적 87명이었고 이 중 47명이 통과, 의사고시는 총 24명만이 합격하였다.

3 독일 통일 과정에서 서독과 동독은 동독 의사면허를 서독과의 차이 없이 그대로 인정하였다. 이는 동독과 서독, 양국의 의학교육 및 진료수준을 포함한 의료서비스의 수준이 국제 수준에 비교하여 차이가 없다고 판단하였기 때문이다.

의사들을 대상으로 진행된 연구의 일부를 통해서도 확인이 가능하다. 아래는 해당 연구 결과의 일부를 발췌한 것이다.

　－ 중략－ 한 가지 또 이를테면 장애라고 생각되는 거가 북한에서 영어를 배운 실력이가 여기는 외국어 실력을 많이 중시하는 사회인데. 야, 내가 이제 외국어를 자꾸 잊어버리는데, 그것도 가능할까. 의학은 막말하면 좀 따라갈 것 같은데, 해보면 해볼 것 같은데. 외국어가 또 지금 큰 산인 겁니다. － 중략 －

1. 의료 문화의 차이
　가. 의학용어를 포함한 영어 사용의 차이

2. 교육 환경의 차이
　가. 의과대학에서 수학하면서 치르게 되는 시험형태의 차이
　나. 진단을 위해서 배우고 사용하게 되는 장비의 수준에서의 차이
　다. 임상실습 기간의 차이

Ⅲ. 한반도 공동체 구성을 위한 보건의료 준비 방향

1. 남북 관계 변화

　남한과 북한은 1991년 9월 18일 제46차 UN총회에서 개별 회원국으로 가입하여 국제법상으로는 각자 독립 국가의 지위를 갖추고 있다. 그러나 이로 인해 남한과 북한 양자가 서로를 완전한 독립 국가로 인정하는 것이라 보기는 어렵다. 이는 남한의 헌법 및 국가보안법을 통해서도 가늠해 볼 수 있다. 남한의 헌법 4조에 의하면 대한민국은 통일을 지향하며 자유민주적 기본질서에 입각, 평화적 통일 정책을 수립하고 추진할 것을 명문화하고 있다. 남한과 북한의 노력은 '7·4 남북공동성명'과 같이 일순간 통일의 속도를 높이는 것과 같은 분위기를 만들기도 하니 남과 북의 현 상황에서 통일의 문턱까지 가기에는 많은 난관이 있음을 알아야만 한다. <7·4 남북공동성명>에 따른 남한과 북한이 합의한 주요 삼대 원칙을 요약하면 다음과 같다.

첫째, 외세에 의존하거나 외세의 간섭을 받음이 없이 자주적으로 해결하여야 한다.
둘째, 서로 상대방을 반대하는 무력행사에 의거하지 않고 평화적 방법으로 실현해
야 한다.
셋째, 사상과 이념, 제도의 차이를 초월하여 우선 하나의 민족으로서 민족적 대단
결을 도모하여야 한다.

(행정안전부 국가기록원 확인 18년 3월 12일
http://www.archives.go.kr/next/search/listSubjectDescription.do?id=003345)

현 시점에서 변하지 않는 중요한 하나는 남한과 북한은 방법과 주체의
문제를 떠나 양자가 평화와 통일을 지향하고 있다는 데 있다.

남한과 북한이 통일을 이룬다는 가정에서 생각해 볼 수 있는 문제들 중
하나는 남한과 북한 중 누가 주도권을 쥘 것인가와 통일에 급진적일 것인가
또는 점진적인 것인가와 같은 속도의 문제이다. 남과 북 중 누가 주도권을 쥘
것인가와 같은 문제는 이념과 직결되어 있어 현 시점에서 보건의학적 관점에
서는 다루기 어려운 내용이라 판단된다. 통일의 속도와 관련하여 급진론과 점
진론 양자를 모두 고려하여 보건의료 준비 방향을 설정하여야 할 것이나 현
시점에서는 급진적으로 부지불식간에 닥친다는 가정 하에 준비하여야 할 것
으로 판단된다. 시급하게 준비하여야 하는 상황을 가정하여 대책을 모색한 다
음에 점진적으로 진행되는 상황을 가정하여 준비하는 것이 위험성을 줄이는
것이기 때문이다. 통일이 진행되는 속도와 시기에 따른 시나리오를 예상하고
대응방향을 마련하는 것은 분명 중요한 일임에 분명하다. 그러나 우리는 보건
의료가 지니고 있는 인도적 측면과 생명과 직결된 중요한 일임을 간과해서는
안 된다.

2. 2018년 판문점 선언과 2020년 6월 16일 남북연락사무소 폭파까지

남북 관계는 냉탕, 온탕 그리고 열탕 상태를 오가는 것이 일반적이었다.
1953년 이승만 집권 시기의 북진통일, 노태우 정부의 포용정책, 김대중, 노무
현 정부의 햇볕정책을 지나 박근혜 전 대통령이 언급했던 통일은 대박이라는
파격적 표현까지는 그랬다. 그러나 2018년 4월 27일 이루어진 남과 북의 정

상회담과 그 결과로 나타난 판문점 선언은 남한과 북한이 평화적으로 공존할 수 있는 새로운 전환점을 제시하였다고 할 수 있겠다. 판문점 선언에서의 약속이 착실히 이행된다면 기존에 가져왔던 정형화된 통일의 패러다임을 벗고 남과 북이 공존 공영하는 것을 기본으로 하는 한반도 공동체의 평화의 시대가 열리게 되는 것이다. 다만 과거 남한과 북한의 관계가 개선이 되었다가 급속도로 냉각되었던 경험에서 보듯이 2018년 연이은 남한과 북한 두 정상의 만남을 통한 긍정적인 분위기가 대내외적인 원인으로 급속도로 변화할 수 있는 가능성을 고려해야만 한다. 마찬가지로 판문점 선언으로 시작되는 듯 보였던 남북관계 화해와 공존의 클라이막스는 베트남 회담의 시작을 정점으로 종료와 함께 내리막길을 걸었다. 그럼에도 불구하고 중요한 것은 보건의료영역은 남북 양자 간의 분위기를 고려해서 준비하여야 하는 것은 아니라는 점이다.

　지속적인 대화를 위한 기반, 연락 기구를 유지하는 것은 중요하다. 그러나 이 또한 쉽지 않다는 것을 우리는 역사를 통해서 알고 있다. 2010년 1월 4일 이명박 대통령이 신년 국정연설을 통해 남과 북 간에 상시 대화가 가능한 기구를 마련하자고 제안한 바 있었다. 이른바 남북연락사무소를 서울과 평양에 설치하는 것이었다. 2008년 미국에서 시작된 사무소 개설의 씨앗은 2018년 9월 14일 개성공업지구가 위치 한 개성에서 남북연락사무소의 개설을 통해 열매를 맺게 되었다. 2020년 6월 16일, 그러나 베트남 회담의 결과와 마찬가지로 김여정의 남북연락사무소 폭파에 대한 언질이 있은 후 3일 만에 개화를 시작한 꽃은 만개하기도 전에 스러지는 결과를 맞게 되었다.

　2018년 판문점 선언과 이어서 진행된 베트남에서의 역사점 만남이 이루어질 때만 해도 적어도 우리는 장밋빛 전망과 희망 속에 부풀어 있었던 것 같았다. 그러나 베트남 회담의 말미를 시작으로 희망적 전망과 기대는 점차 의구심과 불안으로 치달아 김여정의 발언으로 예정되었던 남북연락사무소의 폭파를 눈으로 확인하면서 완전히 소실되는 것으로 보였다. 이렇듯 남북 관계는 희망과 절망의 양 극단을 비교적 짧은 시간 안에 보일 수 있을 뿐만 아니라 그 과정과 결과 역시 예측하기 힘들다. 그럼에도 불구하고 우리가 보건의료에 집중, 매진하고 준비하고 있어야 하는 이유는 보건의료가 가지는 특수성에 있기 때문이다.

3. 보건의료협정의 의미

독일 통일에 동독과 서독이 통일 전에 맺은 보건의료협정이 얼마나 큰 기여를 했었던가를 새삼 심각하게 논할 필요는 없을 것 같다. 중요한 것은 통일의 단초로서 충실한 역할을 했다는 데 있기 때문이다.

남한과 북한 간에 보건의료협정이 필요함은 보건의료라는 영역이 가지는 인간의 생명, 건강과 연관이 있다는 특수성만을 고려해도 충분하다고 생각한다. 그러나 북한의 보건의료를 개선 또는 지원하기 위한 사업들은 국제기구와 NGO를 중심으로 하고 있어 한계를 가지고 있었으며 정치, 외교를 포함한 국제 정세에 따라 온도차를 보여왔다는 문제를 내포하고 있었다. 보다 효율적이고 효과적으로 진행되기 위해서는 법적 또는 제도적으로 강한 구속력을 갖출 필요가 있는 것이다. 독일의 사례에서와 같이 보건의료 교류협정을 통해 보건의료 협력의 증대를 가져올 수 있으며 이는 평화적 공동체 형성에 크게 기여할 수 있을 것이기 때문이다.

보건의료협정에 포함되어야 할 내용은 다음과 같다.

- 남북 보건의료 협력에 관한 기본방향
- 남북 보건의료 협력 영역
- 남북 보건의료 협력 방법
- 남북 보건의료 협력 재원 조달

4. 무엇을, 어떻게 준비해야 할 것인가?

남한과 북한이 통일, 한반도 공동체를 지향 한다는 가정 하에 고려해야만 하는 많은 사안들이 산재해 있다는 것은 보건의료를 포함한 다방면의 전문가들이 동의하는 내용일 것이다. 또한 경제, 기대수명, 영아사망률을 포함한 다양한 보건 지표와 인구를 포함한 모든 격차를 볼 때 남한과 북한의 실질적인 공존과 통합이 어떤 과정을 거쳐 이루어야 하는 것인가에 대해서 각 분야에서 직접적이고도 현실적으로 적용 가능한 대책을 수립하여야 한다.

　준비 방향에 따른 내용은 시나리오 별로 모든 상황을 가정하고 고려하여 남한과 북한이 수행하여야 하는 역할과 내용을 가급적 세밀하고 자세하게 반영하여야 한다. 내용 수준은 이른바 대한민국 국군이 전시를 대비하여 단계별로 치밀하게 수립한 작전계획과 같은 정밀함과 전략적 실행 방향과 구체적 방안을 갖추고 있어야 할 것이다. 유비무환(有備無患)이라는 고사가 시사하는 바와 같이 철저한 준비는 상황에 따라 뜻하지 않게 발생할 수 있는 어려움들을 슬기롭게 대처해 나갈 수 있는 힘이 되어준다. 실로 남한과 북한의 평화적 공존과 공영을 생각한다면 준비는 철저할수록 좋다고 할 수 있겠다. 보건의료 교류와 협력을 위한 세밀하면서 체계적인 기획과 실행을 뒷받침할 수 있는 매뉴얼 작성에서부터 법령 개정 및 입법에서 하위정책 정비에 이르기까지 포괄적으로 이루어져야 할 것이다.

　북한을 대상으로 하는 의료지원은 모자보건과 감염성 질환에 집중된 경향이 있었다. 이 경험을 토대로 기존에 지속되어왔던 내용들은 더욱 보완, 강화해야 할 필요가 있으며 소외되어 왔던 비감염성질환과 정신질환, 치과를 포함한 다양한 전문 영역에서 준비가 필요할 것이다. 북한은 1960년대와 1980년대를 지나오면서 이미 암과 심혈관질환 중심의 사망 구조가 형성되었다. 게다가 이른바 고난의 행군을 거쳐 오면서 각종 질병 부담이 증가하였을 것이라 추측된다. 또한 COVID－19와 같은 지역사회와 전 세계적인 감염병의 확산과 위협을 통해 보듯 질병의 위기와 극복이 단일 국가만의 문제가 아닌 전 세계적인 문제임을 볼 때 지역적으로는 가장 가깝고 유전적으로는 동일한 민족인 남과 북이 이와 같은 감염병의 관리와 대응에 대해서는 긴밀하면서 체계적인 준비가 필요함 또한 자명해 보인다. 결국 비감염성 질환, 감염성 질환 각자를 구분, 개별적 우선순위 선정을 떠나 양자 모두의 대응을 위한 철저한 준비가 필요하다고 할 수 있는 것이다.

　남한과 북한과의 관계가 긍정적인 방향으로 급진적으로 진행되었을 경우를 상정한 긴급 보건의료지원 준비가 필요하다. 속도와 시기와는 무관하게 주요 질환별 준비는 시나리오별로 세심한 계획이 필요하다고 생각된다. 재정, 교류협력을 포함한 다양한 부분별로 결단력을 갖춘 실질적인 준비가 필요하다고 하겠다. 이를 위해 주요 체제 전환국들의 사례에 대해서 보다 면밀히 검토, 분석 및 벤치마킹할 필요가 있다. 동유럽, 베트남을 포함한 사회주의 국가에서 드러난 사례들은 남과 북이 계획을 수립하는 데 있어 많은 교훈이 될 것이다.

추가적으로 보건의료분야에 있어서는 의료 인력에 대한 보다 심도 깊은 고민이 선행되어야 하겠다. 동독에서 문제가 되었던 것 중 하나는 의료 인력의 급격한 이동이었다. 1989년 약 1만 명의 보건 의료를 포함한 사회복지 분야의 전문가들이 동독을 떠났으며 문제는 이중에 8,000여 명이 의사, 치과의사 그리고 간호사들이었다. 중요한 것은 이것이 통합 이후에 발생한 이동이 아니라 통합 직전에 베를린장벽이 무너지면서 단기간에 이루어진 전문 인력의 이동이라는 점을 기억해야 한다.

또한 관련 법령 정비 및 개정, 보건의료정책을 포함한 주요 정책 준비, 세부 계획 수립, 우선순위 정립과 같은 부분들도 물론 중요하다. 이와 더불어 분단 이후 남과 북이 각자의 길을 걸어온 시간만큼이나 벌어진 많은 차이와 오해를 줄이는 것도 병행되어야 할 것이다.

동독과 서독은 1990년 10월 3일에 완전하게 하나된 독일로 다시금 태어났다. 공교롭게도 10월 3일은 우리의 개천절에 해당한다. 비록 2019년 2월 북미정상회담의 결과가 남한과 북한 각자가 기대했던 것과는 차이가 있을 것이나 변하지 않는 사실은 남한과 북한은 동일한 유전자를 가지고 있으며 이 때문에 유사한 질환을 가질 수밖에 없는 같은 하늘 아래 개천하였던 한 민족이었다는 것이다. 남한과 북한 역시도 하나된 한국이라는 형태로 다시금 개천할 수 있는지는 포기하지 않고 끈기 있게 미래를 준비하는 남한과 북한, 우리 모두에게 달려 있다.

참고문헌

보건복지부, "한반도의 통일과정에 있어 북한 출신 한국인들의 정신의학적, 사회심리적 문제와 적응에 관한 연구," 보건복지부, 경기도, 1998.

손성홍, "[시론] 통일 과정의 논쟁점에 대비하고 있는가?," 통일한국, vol. 404, pp. 8－9, 2017.

연하청·노용환, "통일독일 사회보장제도 통합의 교훈과 시사점," 한국개발연구원, 서울, 2015.

이기식, "독일 통일 20년," 고려대학교출판부, 서울, 2011.

이기식, "독일 통일에 관한 오해와 그 진실," 철학과현실, vol. 88, pp. 103－112, 2011.

손기웅, "독일통일 20년: 현황과 교훈," 통일부 통일교육원, 서울, 2010.

통일부, "독일통일 총서," 통일부, 서울, 2015.

이철수·장용철·최균 et al., "남북한 사회복지 통합 쟁점과 정책과제 － 북한의 전달체계를 중심으로," 한국보건사회연구원, 세종, 2016.

Ha, S., Choi, HR., Lee, JK., and Lee, YH., "Challenges Experienced By North Korean Refugee Doctors in Acquiring a Medical License in South Korea: A Qualitative Analysis," *Journal of Continuing Education in the Health Professions*, Vol. 39, pp. 112－118, 2019.

Huh S., Chung MH., "Can a medical regulatory system be implemented in Korea?," *Journal of the Korean Medical Association*, vol. 56, no. 3, pp. 158－63.

Korea Health Personnel Licensing Examination Institute Institute, "a list of North Korean doctors who applied for the medcical licensing examination and a successful applicant list," Korea Health Personnel Licensing Examination Institute, Seoul, 2017.

Yang, MJ., "The Key Issues in the Process of Inter－Korean Unification from the Perspective of German Unification," *Review of North Korean Studies*, vol. 18, no. 2, pp. 197−230, 2015.

Yoon, S−J, "The experiences of system integration countries informing the potential unification of the Korean peninsula's healthcare system," *Journal of the Korean Medical Association*, vol. 56, no. 5, pp. 389−393, 2013.

03

한반도 건강공동체 보건의료체계 구축을 위한 탐색적 고찰*

강민아·김석향·배그린**

Ⅰ. 시작하는 말

한반도 건강공동체를 대비하여 경제, 교육, 환경 등 다양한 분야에서 남북 협력 사업에 관한 연구가 증가해왔으며, 보건 분야 협력에 관한 연구도 꾸준히 지속되어 왔다. 그러나 한반도 건강공동체를 대비하는 체계적 준비에 있어서는 분절화된 일부 이슈만이 아니라 북한의 보건의료에 관련된 다양하고 정확한 자료를 기반으로 하는 통합적인 관점에서 체계적인 연구가 필요하다. 북한의 열악한 보건의료 상황을 개선하기 위한 노력에 있어서도 관련된 기초자료가 체계적으로 구축되어 있다면 좀 더 정확한 현황 파악에 기반하는 효과적인 지원이 가능할 것이다. 예를 들어, 결핵과 같은 전염성 질병에 대한 공동 대응에 있어도 보건의료체계의 특성을 구체적으로 파악할 수 있다면 보다 효과적인 준비가 가능할 것이다.

본 글에서는 종합적이고 거시적인 관점에서 한반도 건강공동체를 위한 보건의료체계모형을 설정하고 이러한 모델에 기반하여 남북한 보건의료체계를 비교·분석하고자 한다. 향후 이러한 보건의료체계의 각 요소별로 준비도를 측정할 수 있는 한반도 건강공동체 구성을 점검하기 위한 지표를 선정하고 이에 대한 기초자료 조사를 수행할 수 있을 것이다. 남한의 경우 다양한

* 본 글은 2017년도 통일보건의료학회 연구비를 지원받아 작성한 "남북한 보건의료체계 통합지표 구축을 위한 기초자료 조사 연구" 보고서를 일부 발췌하여 정리한 것이다.
** 강민아: 이화여자대학교 행정학과 교수
김석향: 이화여자대학교 일반대학원 북한학과 교수
배그린: 이화여자대학교 약학대학 연구교수

유형과 상당한 분량의 보건의료 관련 정보가 공개되어 있고 체계적으로 구축되어 있는 반면, 북한은 폐쇄적인 체제의 특성상 보건의료 분야의 정보에 대한 접근성이 높지 않다. 북한 자료는 당국의 의도를 반영하여 현실을 왜곡하는 경우가 많으며 그나마 충분하지도 않은 상황이다. 그럼에도 불구하고 남북한 보건의료체계 모형을 설정하고 모형의 각 요소별로 남북한의 보건의료체계를 비교 분석하는 것은 한반도 건강공동체 구축을 준비하는 중요한 첫걸음이 될 것이다.

Ⅱ. 건강공동체의 보건의료시스템 분석모형

한반도 건강공동체 구성에 있어서 보건의료체계 통합에 대해 루만의 저서 "사회 체계(Social System)"에서 주장한 기능적 등가물(functionally equivalent) 개념을 적용해볼 수 있다. 기능적 등가물 개념은 경험적으로 확립된 생존 요건에 대해 유형별로 다양한 결과를 나타내는 영역에서 적용가능한데, 보건의료체계에 관련된 선행 연구들을 검토해보면 체계적 구조는 상이해보이더라도 기능적으로 유사한 역할을 하는 사례가 나타나기도 한다. 예를 들어, 국가별로 건강보험제도와 구조나 운영방식이 달라 보이는 경우에도 건강보장의 범위나 건강성과와 같은 기능적 측면에서는 유사할 수 있다. 본 글에서는 보건의료체계 분석 모형을 설정하고, 남북한의 보건의료체계가 비록 구조적으로는 다르게 형성되었다 하더라도, 기능적으로 유사한 작동을 하는 영역들이 있는지를 파악하고자 한다. 마찬가지로, 피상적으로는 유사하게 보이는 제도적 요소들도 추구하는 목표가 다르거나 혹은 실제로 목표대로 작동하지 못하면서 그 본래의 기능을 다하지 못하고 있는 현실을 다층적으로 확인할 수 있을 것이다.

한반도 건강공동체 구성에 관해 논의하기 위해서는 보건의료체계에 대한 구조와 기능에 대한 분석과 이해가 필요하다. 선행 연구에서 보고된 보건의료체계의 분석틀은 [표 1]과 같이 정리될 수 있다. 1981년 Evans에서부터 2008년 Atun에 이르기까지 보건의료체계의 다양한 모형이 제시되면서 보건의료체계 내의 행위자, 재정, 수요-공급기제, 성과, 개혁, 역량, 공공성 등의 개념을

표 1 보건의료시스템의 분석틀

Author & year	Multiple Health Systems Frameworks
Evans, 1981	• Actors framework
Hurst, 1991	• Fund flows and payment framework
Cassels, 1995	• Demand-supply framework
WHO, 2000	• Performance framework
Hsiao, 2003	• Control knobs framework
Roberts, Hsiao, Berman, Reich, 2004	• Reforms framework
Khaleghian, Das Gupta, 2004	• Public management framework
Mills, Rasheed, Tollman, 2006	• Capacity framework
WHO, 2007	• Six Building blocks framework
PAHO, 2008	• Essential public health functions framework
Atun, 2008	• Systems framework

자료원: R. Atun, N. Menabde, "Health Systems and Systems Thinking" in R. Cocker, R. Atun, M. McKee, Health Systems and the Challenge of Communicable Disease

표 2 보건의료체계 분석틀의 분류

Perspective /Type	Researchers /Organizations	Perspective /Type	Researchers /Organizations
Descriptive		Analytical	
Sub-systems	Various	Fund Flow	Hurst (1992)
	Roemer (1991, 1993)		OECD
			Anell and Willis (2000)
National	European Observatory (HiTS)		Docteur and Oxley (2003)
	WHO Regional Sites		Londono and Frenk (1997)
Deterministic and predictive			WHO (2000)
Actuarial models	Office of the Actuary, CMS	Functional	Mills and Ranson (2001, 2006)
Economic models	Yett, Drabak, Intriligator, et al (1972)		The World Bank (2007)
	Feldstein-Friedman (1976)		The Global Fund (2008)
Macro-policy model	Hsiao (1997); Roberts, et. al. (2003)	Statistical Correlation	Nixon and Ulmann (2006)
			Anand and Bärnighauoon (2004)

자료원: William Hsiao, Banafsheh Saidat, "Health Systems: Concepts and Deterministic Models of Performance. A Background Paper prepared for the Workshop on Research Agendas on Global Health Systems," Dec. 3-5, 2008. Available at:
http://siteresources.worldbank.org/INTHSD/Resources/376278-1114111154043/1011834-12464
49110524/HsiaoSiadatInSearchOfaCommonConceptualFrameworkForHSSDraft62309.pdf.

포함하여 다층적이고 다면적인 분석틀로 확장되어 왔다.

[표 2]에서 제시된 바와 같이, 보건의료체계는 정치, 문화, 사회적 요인들이 결합되는 복합적인 시스템으로서 관점에 따라 다양한 방식으로 구성될 수 있다. 예를 들어, 기술적 방식에서는 보건의료체계의 하위 시스템 또는 국가수준의 시스템을 설명하고자 하였고, 분석적인 방식의 경우 재정의 흐름과 보건의료체제의 기능적 측면 및 통계적 상관관계를 확인하고자 하였다. 또한 모델링을 통한 결정변수와 예측성을 확인하고자 하는 시도도 존재하였는데, 예를 들어 보험계리 모델, 경제성 모델, 거시 정책 모델 등이 제안되었다.

본 글에서는 다양한 보건의료체계 분석틀을 종합하여 핵심개념과 역할을 중심으로 재분류한 Shakarishvili 등(2010)의 연구에서 제안한 [표 3]과 같은 분석틀을 기반으로 하여 남북한의 보건의료체계를 비교하였다. 이들은 다양한 분석틀을 종합한 결과 크게 보건의료체계의 목적, 원칙, 과정, 기능으로 나누어 설명하고 있다. 보건의료체계의 목적으로 건강성과의 향상과 재정적 보호, 대응성, 만족도를 제시하였고 수행 원칙으로는 형평성, 효율성, 지속성, 질적 수준 제고, 접근성, 보장성, 안전성, 선택가능성을 들었다. 보건의료체계

표 3 보건의료시스템 분석틀

Dimensions	Components	Dimensions	Components
Goals	· Better Health	Processes/ Control Knobs	· Resource Creation
			· Resource Allocation
	· Financial Protection		· Payment
			· Organization
	· Responsiveness		· Integration
			· Regulation
	· Satisfaction		· Behavior
Overarching Principles: (Intermediate objectives, Characteristic features)	· Equity	Critical Functions/ Building Blocks	· Services
	· Efficiency		· Health Workforce
	· Sustainability		· Health Information
	· Quality		· Technologies & Commodities
	· Access		· Demand Generation
	· Coverage		· Financing
	· Safety		· Governance
	· Choice		

그림 1 Control Knobs Model

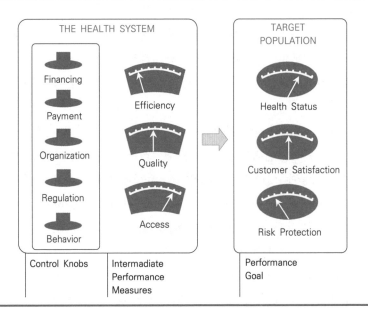

자료원: Roberts, M., Hsiao, W., Berman, P., & Reich, M. (2003). Getting health reform right: a guide to improving performance and equity. Oxford university press.

그림 2 Six Building Blocks Model

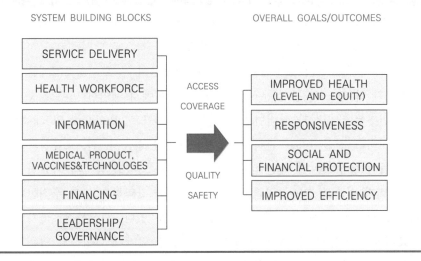

자료원: World Health Organization, Everybody's Business: Strengthenin Health Systems to Improve Health: WHO's Framework for Action, Geneva, 2007

집행 과정의 구성요소는 조종손잡이(Control Knobs) 모델(그림 1)에서 제시하는 요소인 재정자원의 마련과 배분, 지불방식, 영리/비영리조직화, 규제방식, 행동/관습으로 분류하였고, 주요 기능의 구성요소로는 WHO에서 제시한 Six Building Blocks 모형(그림 2)에서 제시된 6가지 요소인 보건의료 서비스 전달, 보건의료인력, 보건의료정보, 보건의료기술, 재정, 거버넌스를 포함하고 있다.

정치, 사회, 문화적 여건이 서로 다른 남북한의 한반도 건강공동체 구성을 고려할 때 목적과 원칙에 대해서는 개념적으로 합의를 도출할 여지가 있으나, 과정과 기능에 대해서는 그동안 각 사회에 뿌리내리고 적용된 양상의 차이가 크기 때문에 하나의 구체적인 안으로 합의를 도출하기는 쉽지 않을 것으로 보인다. 따라서, 본 글에서는 보건의료시스템의 구조, 기능, 과정, 성과를 구분하여 남북한 보건의료제도 분석틀로 구성하였다. 예를 들어, 조종손잡이(Control Knobs)의 구성요소 중 조직(정책결정, 행정집행), 재원조달 방식, 지불방식, 규제방식, (영리/비영리간) 역할분담에 대해 남과 북의 구조와 기능을 분석하였다. 또한, 기능적 차원에서는 Building Blocks 모형에서 제시한 6가지 요소 중 인적 자원, 자원(의약품, 백신, 의료기기 등)의 공급, 정보체계, 인프라 및 시설, 네 가지 구성요소를 포함하여 비교하였다.

요약하면, 본 글에서는 기능적 등가물의 관점에서 남북한 보건의료체계의 과정과 기능에 초점을 맞추어 조종손잡이의 6가지 구성 요소와 Building Blocks의 네 가지 요소들을 모두 포함하고, 궁극적으로 달성하고자 하는 보건의료체계의 목표까지 포괄하는 분석틀을 적용하여 두 보건의료체계를 비교분석하고자 하였다. 본 종합 분석틀은 조종손잡이에서 제안한 변수들 중 기관에 대한 변수는 리더십과 거버넌스를 포괄하는 지표로, Building Blocks의 지표들은 서비스 전달이라는 관점에서 중간 목표인 접근성, 질, 효율성과 형평성을 얼마나 달성하는지 확인할 수 있도록 한다. 그리고 궁극적 목표인 건강수준, 소비자 만족도, 비용, 위험보장의 측면 또한 간과하지 않고 추적한다는 점에서 보건의료시스템 전반을 포괄한다고 볼 수 있다. 사실상 한 국가의 보건의료체계가 어떻게 기능하는지 또한 그 목표를 얼마나 달성하고 있는지를 정확하게 파악하기 위해서는 심층적이고 구체적인 자료를 활용한 체계적인 확증이 필요하다. 구조에 대한 부분은 선행연구나 다양한 정보원을 통한 조사로 어느 정도 파악할 수 있지만, 기능이나 목표달성에 대한 부분은 문헌만으로는 파악하는 데 한계가 있어서 문헌조사뿐 아니라 북한의료 전문가 또는 탈북민과의 인터뷰나 자문을 포함한 보다 다양한 방법의 자료 확보가 필요할 것이다. 특히, 북한 자료의 신뢰도에 대해 논란이 있기 때문에 북한 내부의 자료와 외부의 자료, 그리고 탈북 의료인의 발언 내용을 서로 비교하여 정확한 정보를 확인하는 과정이 필요하다.

Ⅲ. 남북한 보건의료체계 분석

본 글에서 제안하는 [그림 3]의 분석틀로 남북한 보건의료체계의 구조와 실질적인 기능이라는 두 측면을 각각 분석하고자 하였고 그 결과는 [표 4]~[표 7]과 같다.

그림 3 과정과 기능을 포괄한 분석틀

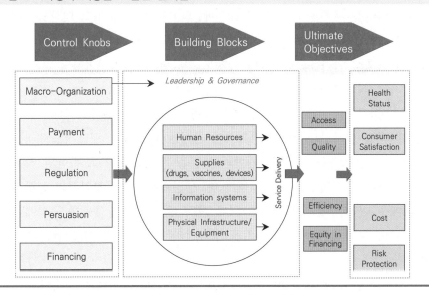

자료원: William Hsiao, Banafsheh Saidat, "Health Systems: Concepts and Deterministic Models of Performance. A Background Paper prepared for the Workshop on Research Agendas on Global Health Systems," Dec. 3-5, 2008.

1. 과정에 대한 분석: 조종손잡이(Control Knobs) 모형의 적용

선행연구를 통해 알려진 북한의 의료전달체계는 [그림 4]와 같다. 북한은 지역 구분을 기준으로 4차 의료 전달 체계를 갖고 있으며, 1차 의료기관은 자신의 거주지역 진료기관인 진료소와 리 인민병원, 2차 의료기관은 종합적인 진료가 가능한 시−군−구 인민병원, 각 도에 위치한 도−인민병원은 3차 의료기관, 4차 의료기관은 평양시에 위치한 조선적십자종합병원을 비롯한 일부 병원들이 있다. 일반적으로 시설과 환경은 매우 열악하며, 신분에 따라 이용 가능한 의료기관이 달라 일반 주민들은 대체로 2차 의료기관까지만 이용할 수 있다.

북한 의료체계에 있어 새롭게 등장한 것은 비공식적이나 실질적인 거래가 이루어지는 시장으로서의 '장마당'이다. 장마당이란 경제적으로 극심한 어려움을 겪던 시기를 지칭하는 '고난의 행군' 이후 비공식적으로 생겨난 영역으로 공식적인 의료 전달 체계에 포함되어 있지는 않지만, 실제로 의료 물자들과 의약품 거래가 많은 곳이다. 현재 북한의 많은 의료기관이 만성적 의료물자와 의약품 부족을 겪고 있기 때문에, 환자들은 돈을 주고 의사가 처방한 약을 장마당에서 구입하여 복용하거나, 시술을 위해 병원으로 가지고 온다. 국가의 경제적 어려움으로 의료인에게도 적당한 보수가 주어지지 않자, 의사나 약사가 직접 의약품을 빼돌려 장마당에 팔기도 한다.

2차 자료들을 바탕으로 재구성한 조종 손잡이 변수는 [표 4]와 같다. 자료에 의하면 남북한의 정책결정조직의 차이는 현저하다. 구조적으로 남한의 보건복지부는 막중한 의사결정권한과 책임을 가지고 있으나, 북한의 경우 중앙당이 그와 같은 권한을 가지고 있으며, 행정집행조직인 보건성의 권한과 책임은 매우 취약한 것으로 알려져 있다. 향후 한반도 건강공동체 구성에 있어서는 북한 보건성의 권한과 책임을 향상시키는 방향을 고려할 필요가 있을 것이다.

재원조달 및 관리에 있어서는 남한에서는 사회보험료로 징수한 재정을 바탕으로 건강보험공단이 세부적인 행정집행을 하고 있다. 이에 반해 국가예산에 기반한 국영의료체계를 가진 북한은 이론적으로는 월급의 1%를 사회보장비로 공제한 금액으로 운영한다고 하지만 현실은 가계의 자급자족과 외국의 원조에 기대고 있는 실정이다.

지불방식에 대해서 남한은 행위별 수가제를 기본으로 진료의 다양성과 의사의 전문성이 장점인 반면 과잉진료와 의료비 급증이 야기될 수 있는 단점을 가지고 있다. 이에 반해, 북한은 봉급제로 경쟁이 없어 진료에 열중하는 것이 가능하지만, 관료화 및 형식화되어 질이 떨어지는 단점이 존재한다. 게다가 경제적 어려움 때문에 상당수 많은 진료소가 개인의 추가 비용 없이는 작동하지 않는 것으로 확인된다. 규제부문에서 남한은 건강보험법을 규정하여 규제와 동시에 보호하는 기능을 유지하고 있다. 북한은 인민보건법이 존재하지만 제대로 기능하지 못하며, 법보다는 중앙당이나 최고지도자의 의견이 더 우위에 있기 때문에 규제가 작동하는 구조는 아니다. 조직 및 역할분담 영역에서는 남한은 민간병원 대부분이 환자치료를 담당하고 있지만, 북한은 공공병원에 기반한 국가공급체계를 유지하며 예방의학을 우선적으로 내세우며, 평양지역에서는 다른 지역보다 환자 치료가 잘 이루어지고 있는 것으로 알려져 있다.

통일 전 서독과 동독 간 차이와 비교해 보면, 의료의 재정적 재원에 있어서 서독은 의료보험료로 거의 충당하였으나 동독은 70% 이상을 세금으로 조달하여 남북한의 현재 상황과 유사하다. 남한의 건강보험공단과 같이 재원을 관장하는 체계와 관련하여 서독은 공공과 민간이 혼재하여 의료보험 자금을

그림 4 북한의 의료전달체계

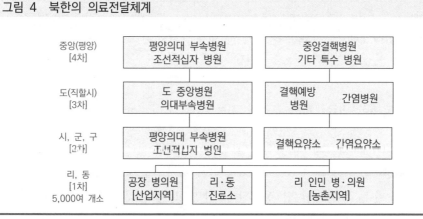

자료원: 통일부, 이일학, [북한의료현황과 지원방향], KPI리포트(서울: 한반도평화연구원, 2010)

놓고 경쟁하는 구조였으나 동독은 사회보험과 정부 보조에 의존하는 체계로서 경쟁이 없었다. 행정적 조정측면을 살펴보면, 서독에서는 정부와 각각 단체 간의 조정이 이루어졌으나 동독에서는 중앙집중형태로 정부가 직접 통제하는 구조였다. 서비스제공 주체에 대해서도 서독에서는 주로 개인 의사가 의료서비스 제공을 담당하였고, 동독은 정부가 고용한 의사가 담당하였다.

표 4 남북한 의료체계의 구조와 기능 분석: Control Knobs 구성요소

구성요소	남한		북한	
	구조	기능	구조	기능
정책결정 조직 (Macro-Organization)	보건복지부	최종의사결정	조선로동당	최종의사결정
행정집행 조직	보건복지부 건강보험공단	별도의 특수법인 (공단에 의한 통합관리체계)	보건성[1] (국, 처, 과)	국가직영체계에 의한 일원적 관리체계
재원조달 (Financing)	사회보험(가입자기여금) +공공부조(국가재정)	보험료+ 일부국가재정+ 본인부담금으로 충당	국가예산[2]에 기반한 국영의료제 (무상치료제 단일체계)	월급의1% 사회보장비 공제 현실은 가계의 자급자족과 외국의 원조
지불방식 (Payment)	행위별 수가제	진료의 다양성과 의사의 전문성 인정 과잉진료와 의료비 급증 야기 가능	봉급제	경쟁이 없어 진료에 열중 가능 진료의 관료화 및 형식화 야기
규제 (Regulation)	건강보험법	규제와 보호기능	인민보건법	대부분 기능하지 못함
조직, 역할분담 (Organization)	대부분 민간병원	환자 치료	공공병원에 기반한 국가공급체계	예방, 환자치료

1) 중앙행정기구 보건성, 각도, 직할시에 보건국과 보건처, 시군구 단위 행정위원회 내에 보건처와 보건과로 구성
2) 복지후생비의 10%를 유료부담한다는 지적이 있지만, 직접적 재정부담이라기보다는 포괄적 의미의 재정부담
   자료원: 황나미. 통일 대비 보건의료분야의 전략과 과제. 이슈 앤 포커스. 한국보건사회연구원. 2014 참고

2. 남북한 의료체계의 구조와 기능 분석: Building Blocks 프레임 분석

OECD health data에서 확인한 남한의 면허등록의사 수는 인구 1,000명당 2.56명이고 활동의사 수는 2.08명이다. 추계인구가 5천만 명이므로 실제 활동의사 수는 10만 4천 명 정도된다. 반면, 북한의 의사 수는 6만 8천 명으로 인구 천 명당 3.3명이다.

북한은 만성적인 의약품과 물자의 부족에 시달리는 것으로 알려져 있다. 의약품의 원료부족과 GMP 기준에 부합하는 생산시설의 부족, 질관리 부족, 마취제와 항생제 부족 등은 국제기구의 보고로 널리 알려져 있으며 북한 당국의 허술한 물자관리 또한 탈북민의 증언을 통해 상당히 전해진 바이다. 실제로 2003년의 경우, 수도 밖 진료소들과 병원에서 쓰이는 필수 약품의 70%가 국제기구(UNICEF, 적십자 및 적반월회)에서 공급받았으며, 2006년에는 UNICEF가 북한 주민 전체의 55%를 담당한 의료 기관들에 필수 약품을 공급했다고 알려졌다. 2007년 UNICEF가 자체적으로 진행한 평가에서는 3개월 이상 만성적으로 소아과 약물이 채워지지 않은 의료기관의 비율이 전체의 30%나 되었고, 구급산과약물이 부족한 기관은 전체의 50%나 되었다고 한다. Amnesty 보고서(2011)에 실린 한 탈북민의 인터뷰에 따르면, 2001년 북한에서 충수돌기염 수술을 받았는데, 마취제가 없어서 마취 없이 수술을 받았고 통증을 이기지 못해 손을 강박 당한 상태로 수술을 받았다고 밝혔다. 또 다른 인터뷰에 따르면, '환자들이 병원에 가면 진단을 받은 후 본인이나 가족이 장마당을 통해 항생제 등의 약을 구해 와야 한다'고 밝혔다. 또한 당국의 허술한 물자관리도 난점으로 지적되었다. 군병원과 리 진료소에서 유통기한이 지난 약품을 폐기처리하지 않는 등 단순 관리의 문제뿐 아니라, 약품 및 물자 공급을 감시하기 위한 충분한 도구나 방법이 없다는 지적이 있었다.

최근 북한은 유엔인구기금(UNFPA)의 도움을 받아, 의약품과 물자 관리를 위한 정보 체계를 설치하고, 관련 인력들의 역량을 강화하였으며, 이를 전국적인 범위로 확대하였다고 한다(표 5). 특히 의약품과 관련하여, 북한 의약품 정책의 특징과 한계 분석 연구(김진숙, 2012)에 따르면, 의약품 생산의 다변화 본격 추진기(1960~1970)에는 1960년대 소련 원조 감소, 쿠바사태, 1970년대 오일쇼크와 채무상환 불이행 등 위기, 경제개발진행에 따른 제도적 비효율, 원자재 공급 부족으로 1967년 6월 당중앙위원회 정치위원회의에서 의약품 생산의 다변화가 추진되었고, 중앙차원의 대규모 생산과 지방차원의 중소규모 생산 병행(지방의 약초 중심)하였다고 한다. 이후 의약품 생산의 침체기(1980~현재)에는 1990년 이후 고난의 행군과 너불어 약초생산기지를 소성하고, 1995년 공식적으로 인도적 자원 요청이 이루어졌으며, 2005년 인도적 자원을 개발협력으로 전환할 것을 요구하기도 하였다. 현재 78~90%는 인도적 지원으로 제약공장 건설과 기술이전 요구는 수용되지 못하였다.

표 5 Building Blocks 프레임 분석

Components	남한		북한	
	구조	기능	구조	기능
Human resources	• 의과대학, 약학대학, 간호대학 등 교육기관을 통해 양성 • 면허제도로 관리	• 세분화된 전문 의제도의 발전으로 과잉수련 • 1차 의료 담당 의사 부족	[상등 보건일군] 의학대학, 약학대학 [중등 보건일군] 의학전문학교, 보철기능공학교 등 [보고의료일군] 간호원양성소, 간호(전문)학교	보건의료 인력 양성기능은 되고 있으나 질은 담보하기 어려움 전문의 양성제도 없으나 배정된 과에서 전문 능력 갖춤
Information system	• 보건복지부와 그 산하기관을 중심으로 정보의 생산과 관리와 공개가 이루어지는 구조 • 건강보장성 강화계획을 비롯 각종 장단기 계획 수립과 평가 및 환류 구조 존재	• 정보의 수집과 관리, 활용은 IT기술과 접목되어 활발함 • 정보의 공개측면은 투명성에 대한 논란존재	• 국가에서 중앙집권적 관리를 할 것으로 예상되나 공개된 자료가 없어 구조 확인 불가(보건의료 관련 총계획이 무너지고 없을 가능성 존재)	• 정보체계와 관련한 기능은 거의 마비된 상태로 추측됨. • 국제기구로 원조받은 보건의료 자원들의 공급과 활용 또한 잘 관리되지 못하다는 평
Supplies (drug, vaccines, devices)	• 제약회사(시장기능에 따른 자율생산, 수입) • 희귀의약품센터	• 공공제약사 필요 논의 대두	• 국영제약사 • 원조에 의존	• 제약 생산, 유통 기능 하락 • 원조물자의 배분, 전달 실패
Physical Infrastructure/ Equipment	• 최신 의료시설과 장비 경쟁적 도입 • 교통, 통신, 시설 등 인프라는 대체로 구조적으로 잘 갖추어짐	• 도서, 산간지역 등 지역간 인프라 격차 존재 • 기본적인 사회 인프라는 잘 작동함	• 교통, 철도, 통신, 에너지 등 사회 기반 시설이 낙후되어 있음	• 평양을 제외하고는 제 기능을 못하는 현실

　　북한은 보건의료계획 수립 주기가 짧고 관련 재정정책이 부재하다. 의약품 생산 확대에 중점을 두었으나 필요한 시설기준 충족 의무는 두지 않아 의약품관리법 제32조 의약품 보관용기의 회수 이용률 높여야 한다고 규정하는 등 의약품 안전과 품질관리문제를 야기하는 상황이다. 경제위기 심화로 의약품 공급체계는 기능을 못하고 기관별 자체 생산한 고려 의약품으로 충당하는 상황으로 알려져 있다. 이혜경(2009)의 연구에 따르면, 북한에서 약사였던 한 탈북민은 "약품이 고갈되어 계획대로 의약품을 공급할 능력이 소실되면서 국영약국에 대한 공급은 중단하였으며 치료예방기관들에만 약품을 공급하고 있다"고 한다.

　　북한의 지형적 여건은 서부지역이 동부지역 대비 평지가 발달하였으나, 산악지역 특성상 지역 간 교통수단보다는 지역 내 연결 수단이 더 발달하였다. 유류부족과 주민 통행통제 목적으로 도로 이용을 억제하고 있다. 고속도로는 8개 노선, 720km, 일부구간(평양~개성, 평양~남포, 평양~순안) 제외하고 대부분 비포장 상태이다. 북한의 도로건설 3대 원칙은 산간지대 교통문화해결, 농촌의 기계화, 농경지 침범하지 않는 도로건설이고, 도로 운송은 30km 이내의 단거리 운송에 국한하고 있다. 일제 강점기 물자수송용, 군사목적 도로 건설로 남북 관통하는 간선도로와 그것을 항구도시와 연결시키는 단거리 노선이 대부분인 현실이며, 교통 관련 시설 및 운영으로는 시, 군마다 자동차 사업소 운영하는 것이 전부이다. 수송거리와 화물 내용에 따라 먼거리 수송대와 짧은거리 수송대, 전문자동차수송대, 물고기수송대, 남새(채소)수송대를 조직하고 있으며, 전력부족으로 철도가 파행 운영되고 있어 도로운송의 적정거리를 150km까지 확대하고 있다.

통신분야는 북한 사회의 폐쇄적 특성으로 타 분야에 비해 상대적으로 더 미미한 수준이다. 휴대전화 사용이 크게 증가하고 있지만 전체적 통신 서비스 공급은 매우 낮은 수준이며, 통신망은 행정구역 중심으로 연결되어 체신부에서 군 단위로 연결하고 있다. 2000년 통신망 현대화로 시외망과 평양 등 대도시 중심으로 디지털화를 추진하고 있다.

에너지 부문은 북한경제 재건의 최대 장애요소로 주요 발전시설은 일제 강점기나 1950~60년대 건설된 이후 현대화되지 못해 낙후된 상태이다. 대부분 발전시설이 노후화되어 있는데, 경제난으로 발전설비와 부품 교체를 제대로 하지 못하여 전력 부족의 악순환 상태가 이어지고 있다. 기본 에너지 자원은 석탄과 수력전력이다. 잠재전력 생산능력은 780만kW(미국 노틸러스 연구소, 2007)이지만, 실제 생산량은 200만kW수준으로 추산되고 있다. 화력발전소는 정상적 운행을 하지 못하는 상황이라 총 전력 생산의 4.5% 점유하고 있다. 2010년 수력발전소 투자로 전력 생산이 다소 증가한 것으로 보이며 석유와 천연가스 채굴, 재생에너지 이용을 추진하고는 있으나 장기적인 계획으로 현재 상황에서는 큰 도움은 되지 않고 있다. 북한의 에너지 공급 규모는 1990년대 남한의 ¼ 수준에서 1990년 이후 연평균 3.0% 감소, 2010년 남한의 1/8 이하 수준이고, 전 수요부문에 걸친 에너지 공급부족 상황 지속되고 있다. 2010년 북한의 원유도입 실적은 전량 중국에서 조중우호송유관을 통해 수입하고 있다.

대다수의 보건의료 시설과 시스템이 기본 인프라의 부재와 자원의 부족으로 구조적으로 존재하여도 실제 기능할 수 없는 상황이 되는 경우가 반복되고 있으며, 지역간 편차는 더 극명한 상황이다. 따라서 북한의 이러한 상황을 고려한 차원의 기능적 접근이 더욱 절실하다. 정보체계와 관련하여 국제적 표준과 북한 내부 실정에 맞는 전략적 보건의료체계 계획이 부족하며, 수직적인 체계 형성이 부족한 것으로 보인다. 보건정보체계 통합을 위한 전체 계획도 부재한 것으로 보이며, 보건 사업 관리 및 정보 기술 관리에 대한 부분도 국가주도의 사업에서 우선순위가 상당히 밀리는 것으로 보인다.

3. 중간성과(Intermediary Objectives) 및 최종성과(Ultimate Objectives) 분석

본 글에서는 남북한 보건의료체계의 중간성과로 접근성, 효율성, 효과성, 질적 수준, 그리고 최종성과로 건강수준, 만족도, 형평성을 검토하였다. 의약품 접근성의 경우 2007년까지 북한 10도 가운데 유니세프가 7개 도의 군과 리단위 병원, 국제접십자연맹이 4개 도와 1개 시의 군과 리단위 병원, WHO는 전체 도단위 병원에 필요한 필수의약품 지원하고 있으나, 필수의약품 수요의 약 50% 이하만 감당하고 있는 실정이다. 약품부족 현상이 심해지면서 '진단은 병원 의사가, 치료약은 환자가 직접 구입한다'가 원칙으로 변모하였다. "병이 나면 실력을 행사할 수 있는 간부들과 연줄을 찾아다니거나 장마당에서 약을 구입하고 있다"고 하며, "약국 같은 데서 뒤로 빼내 몰래 약을 파는 등 병원간부들이 빼돌린 외부지원 의약품들도 다수를 차지하고 있다. 병원에 입원하면 병원 의사한테도 돈을 먹여야 하는데, 의사들한테 음식도 주고, 약을 타려면 그래야 한다. 떡이나 과일, 고기라도 주어야 약을 잘 준다"고 한다. 1990년대 말 국제사회는 250개 의약품과 의료용품이 포함된 필수의약품 제공을 목표로 대북지원을 시작하였지만, 어린이와 모성사망 주요 원인인 설사, 호흡기질환, 분만과 임신에 따른 합병증 치료에 필요한 의약품만 지원하고 있다.

게다가 북한 대학교재(보건경영학)에서 "의약품의 절약과 합리적 리용을 위해 위생소모품(가제, 붕대, 약솜 등)과 필림, 주사침, 빈병 기타 포장재에 이르기까지 철저한 회수체계를 세우고 남은 자재를 남김없이 회수 리용하거나 수

표 6 중간성과(Intermediary Objectives)

Components	남한	북한
접근성	• 물리적 접근성 좋음 • 계층별 접근성 격차 존재	• 구조적 접근성 좋음(지역별 진료소) • 물자부족으로 서비스나 약품에 대한 물리적 접근성 낮음
효율성	• 효율성(비용-효과성)을 중시하는 기본 태도	• 사회주의 보건의료체계로 효율성 낮음
효과성	• 각종 건강지표로 본 효과성은 우수한 편 • 감염병 관리 등 일부 부분 취약함	• 제도의 기능 상실로 효과성 낮음
질적수준 (Quality)	• 의료진의 수준, 의료기술, 장비 등의 질적 수준은 높음 • 의료서비스 자체의 질적 수준은 논란 존재	• 과거 정성운동으로 표방하는 의사진료의 질은 높았음 • 최근 질을 측정할 만한 서비스가 전달되지 못하고 있는 현실임

매기관에 넘겨주도록 한다"고 기재해 놓았다. 북한에서 고려의사로 일하다 남한에서 한의사 자격을 취득한 의료인의 말에 따르면, 실제로 평양 제1병원이나 군병원에서 사용하는 링거, 포도당수액의 약병은 계속 재생하여 반복적으로 사용하는데 그런 용기마저 부족하여 때로는 의사들이 할당하여 빈 맥주병을 구입해오게 하고 있는 실정이라고 한다. 이로 인해 북한에서는 전염병이 자주 발생하고 있으며, 특히 수인성 전염병이 자주 생기고 있다고 전해진다(석영환, 2008: 63). 김진숙(2012)의 북한 의약품정책의 특징과 한계 분석 연구에 따르면, 북한 내 제약회사들인 정성의학종합센터, 평수제약공장, 남포어린이공장, 순천제약공장, 신의주마이신공장 등에서 생산하는 의약품 중 다수가 함량 부적합이거나 주사제의 무균상태에 심각한 문제가 있는 것으로 보인다.

북한의 무상치료 급여 종류와 수준은 규정상으로 인민보건법 제10조에 환자약품, 진단, 실험검사, 치료, 수술, 왕진, 입원, 식사, 근로자 요양의료봉사, 해산방조, 건강검진, 건강상담, 예방접종 등 예방의료봉사 등이 무상으로 공급되어야 한다고 규정하고 있으며, 왕복여비는 국가, 협동단체 부담으로 명시되어 있다. 그러나 기존에 알려진 북한의 건강수준과 경제상황을 근거로 볼 때 무상치료제도가 기능을 다하지 못하는 것으로 나타난다. 북한의 보건의료체계 뿐 아니라 중간성과의 개념적 측면에서 남한의 보건의료체계가 잘 기능하고 있는지를 검토해 보는 것도 한반도 건강공동체 구성에서 중요한 참고사항이 될 것이다. 남한은 재난적 의료비 지출가구의 증가가 지속적인 사회 문제가 되고 있다. 건강보험의 보장성을 강화하고 있음에도 불구하고 건강보험

보장률은 60~63% 부근을 벗어나지 못하고 민간보험 가입률은 지속적으로 증가 중이다. 개인이 부담하는 본인부담금액도 OECD 국가들 중 가장 높은 것으로 알려져 보장성 확대는 모든 정권의 도전 과제가 되고 있다. 남한의 이러한 추세를 고려할 때, 한반도 건강공동체 구성을 지향하는 방향과 방식을 염두에 둔 채 남한 보건의료제도의 세부적인 조정을 해야 할 것이다.

남북한 보건의료체계를 분석할 최종 성과로는 건강수준과 만족도 및 형평성이 있다(표 7, 그림 5, 그림 6).

한반도 건강공동체 구성의 방향은 남북한이 추구하는 최종성과에 대한 가치판단에 따라 달라질 수 있을 것이다. 이러한 논의에 있어서는, 남한과 북한 보건의료체계의 구조와 기능에 대한 정밀한 분석을 기반으로 하여 건강공동체가 궁극적으로 지향해야 할 바를 함께 모색해야 할 것이다.

북한의 평균수명과 영유아 사망률 등 주요 보건의료 지표는 국제적 순위에서 하위권에 놓여 있을 뿐만 아니라, 주민들은 각종 질병에 노출되어 있으며 영양 실태는 매우 심각한 상황이다. 남한의 경우 암으로 인한 사망률이 큰 비중을 차지하는 반면, 북한은 심혈관질환이 큰 비중을 차지한다. 북한은 전체 사망 요인 중 생활습관과 관련이 있는 비감염성질환(심혈관질환, 암, 만성호흡기질환, 당뇨 등)이 가장 큰 비중('12년 기준 79%)을 차지하며 꾸준히 늘어나는 추세로 질병부담이 증가하고 있다. 북한의 비감염성질환 증가 원인은 ① 이른 시기 군복무 시작으로 흡연 기회 노출, ② 만성질환 관리에 대한 낮은 인식과 이를 진료하기 위한 의료체계 미비, ③ 인구고령화로 만성질환(고혈압, 당뇨, 고지혈증 등)에 의한 질병부담 증가, ④ 전기부족으로 인한 냉장시설 부족으로 고염도 식이로 만성질환 증가이다. 남한도 전체 사망 요인 중 비전염성질환이 가장 큰 비중을 차지하나 북한과 원인별 사망률 순위가 상이하다.

표 7   최종성과(Ultimate Objectives)

Components	남한	북한
건강수준	평균적으로 높음	전반적으로 낮음
만족도(대응성)	개선의 여지가 있음	내부적으로 제도 자체에 대한 불만족이 표출되지 않음 (탈북 후 실상 파악)
형평성	지역별, 계층별, 연령별 불평등 존재 형평성에 대한 논란 존재	평양지역과 그 외 지역간 불평등 존재하지만 표면적으로는 형평성 논란은 없음

그림 5 남북한 건강수준 비교

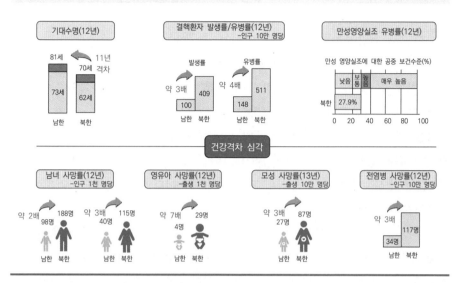

자료원: 박수정. 남북간 보건의료 격차 해소 독일 사례서 배우자. 한국보건산업진흥원. 2015

표 8 남북한 원인별 사망률

	남한	북한
1순위	암(30%)	심혈관질환(36%)
2순위	심혈관질환(25%)	암(17%)
3순위	기타 비감염성질환(15%)	만성호흡기질환(13%)
4순위	상해(13%)	감염성/모성/출산전후/영양상태(11%)
5순위	감염성/모성/출산전후/영양상태(8%)	기타 비감염성질환(11%)
6순위	만성호흡기질환(5%)	상해(10%)
7순위	당뇨(4%)	당뇨(2%)

자료원: 박수정. 남북간 보건의료 격차 해소 독일 사례서 배우자. 한국보건산업진흥원. 2015

Ⅳ. 보건의료체계 핵심 가치에 대한 고찰

한반도 건강공동체 구성에 있어서는 추구하는 가치를 조율하는 것이 가장 중요한 요건일 것이다. 보건의료제도의 기본 골격은 자원이나 기관, 거버넌스, 책무성, 정보기술 등에 의해 구성되겠지만, 그 역시 그 사회의 구성원이 가진 가치에 기반하여 환자 중심적인 접근방식을 택할 것인지, 정부 주도적 방식을 택할 것인지, 기관 간 네트워크 문화에 의존한 접근방식을 택할 것인지 결정해야 한다. 그러한 핵심 가치에 따라 보건의료서비스의 전달, 성과측정, 질적 향상, 협력 등의 방식이 달라지기 때문이다. 이러한 기본 가치에 따라 달라지는 기본적 골격과 핵심 과정에 따라 최종 성과도 달라질 것이다.

따라서 한반도 건강공동체 구성의 방향은 우선적으로 남북한의 보건의료체계 부문의 가치를 조율하는 일부터 시작하여야 할 것이다. 그리고 그러한 가치를 적용할 대상을 명확히 하는 작업이 뒤따라야 할 것이다. 처음부터 모든 보건의료제도를 포괄한 공동체 구성은 현실적으로 불가능하므로, 가치의 격차가 적은 대상을 우선적으로 선정하여 단계적으로 접근하는 방식을 취해야 할 것이다. 그리고 큰 격차가 존재하나 가장 가시적인 성과를 도출할 수 있는 외부 환경간 차이의 축소를 적극적으로 추진해야 할 것이다. 환경적 인프라와 시설 등의 격차 감소가 선행된다면, 공동가치에 따른 한반도 건강공동체 구성의 시작이 조금 더 수월하게 이루어질 수 있을 것으로 전망한다. 이와 같이 한반도 건강공동체 구성을 위해 북한 보건의료제도의 특성인 예방의학제도, 의사담당구역제도, 장마당과 같은 비공식적 보건의료 전달체계에 대해 보다 상세한 현황을 파악할 필요가 있다.

북한 보건의료제도는 기본적으로 의료기관의 국공립화, 재원의 일반조세화, 의료인의 공공인력화라는 제도의 방향을 통해 보건의료 서비스 제공의 국가책임 원칙, 전체 주민의 전반적 무상치료원칙, 예방의학사업 원칙, 보건사업의 인민대중 동원과 같은 일반원칙을 내세우고 있다. 이러한 기본 가치를 주장하는 북한과 의료서비스의 질적 수준과 효과성, 그리고 효율성을 중시하는 남한이 각각의 제도가 추구하는 가치를 어떻게 조화롭게 조율할 것인지가 무엇보다도 중요한 첫 논의대상이라 하겠다.

미국의 의료보건시스템 통합에 관한 연구에서 Coddington은 공급자보다 환자의 요구를 충족해야 한다고 주장하면서(2000: 53) 다음과 같이 10가지 원칙(① 환자에 초점, ② 거버넌스에 대한 관심, ③ 문화와 리더십, ④ 지속적인 서비스의 통합적 제공, ⑤ 지리적 보장과 담당 의사제, ⑥ 의료 인력의 통합, ⑦ 표준화된 전달체계, ⑧ 성과 관리, ⑨ 정보체계 구축, ⑩ 재정 관리)을 제시하였다. 통합의 차원은 다르지만 한반도 건강공동체를 성공적으로 추진하려면 Coddington이 제시한 10가지 원칙을 고려할 필요가 있다고 하겠다.

특히, Coddington은 환자를 중심에 두지 않는 통합은 성공할 수 없다(Coddington et al., 2001)고 주장했다. 환자가 적절한 시기에 적절한 장소에서 적절한 치료를 받도록 해야 한다는 것이다(Shortell et al., 2000: 36; Rogers and Sheaff, 2000). 환자중심성은 인구집단 니즈 조사에 기반한 서비스 제공 계획, 정보관리를 통해서 환자의 만족도와 성과를 제고하고자 시스템을 개선하는 형태로 확산되고 있으며, 환자들이 필요한 정보를 쉽게 찾도록 하고(Linenkugel, 2001), 환자와 지역사회의 참여를 적극 도모하는 것이 중요하다(Marriott and Mable, 1998; Hunter 1999; Wilson et al., 2003).

또한, 보건의료체계의 거버넌스에 대한 관심도 중요한 요소인데, 거버넌스와 관련된 세부지표로는 시민의 의견과 책무성(Voice and accountability), 정치적 안정성과 폭력의 부재(Political stability and Absence of violence), 정부의 효율성(Government Effectiveness), 규제의 질(Regulatory quality), 법의 지배(Rule of law), 부패 통제(Control of corruption) 등이 있다. 한 국가의 시민이 자신의 정부 선택에 참여할 수 있는 정도와 표현의 자유, 결사의 자유 및 언론의 자유가 첫 번째 세부지표를 의미하며, 정치적으로 의도된 폭력과 테러를 포함하여 위헌이나 폭력적 수단으로 정부가 불안정하거나 전복될 가능성에 대한 인식을 측정하는 것이 정치적 안정성이다. 정부의 효율성은 공공 서비스의 질, 정치적 압력에 대한 독립성과 정치 수준, 정책수립 및 실행의 질, 그에 대한 정부 신뢰를 의미한다. 규제의 질은 건전한 정책과 규정을 공식화하고 구현하는 정부의 능력에 대한 인식을 의미하고, 법의 지배는 사회의 규칙, 특히 계약집행, 재산권, 경찰 및 법원의 질과 준수범위, 범죄 및 폭력의 가능성에 대한 인식을 의미한다. 마지막으로 부패의 통제는 사적이익에 의한 국가의 권력 남용뿐 아니라 사소한 형태의 부패를 포함한 사적 이익을 위해 공권력이 행사되는 정도에 대한 인식을 의미한다.

마찬가지로, 정보체계의 구축과 성과관리체계 준비 또한 중요하다. 독일이 통일과정에서 신속하고 체계적인 대비책의 실행이 가능했던 것은 정책 결정자의 강력한 실천의지와 이를 뒷받침해주는 풍부한 재정, 국민들의 합의 도출에 성공한 탓이기도 하지만 또 하나 간과할 수 없는 점은 서독은 통독 이전에 동독의 보건의료에 관련된 정보와 통계 자료를 충분히 확보하고 있었다는 사실이라고 알려져 있다. Hunter(1999) 및 Wilson(2003)은 그들의 연구에서 통합의료체계의 성공은 다양한 수준에서 결과를 측정하기 위한 지표를 포함하여 잘 개발된 성과모니터링 시스템이 핵심 역할을 한다고 주장했다. 성과모니터링은 성과 이슈 분석이나 그 해결방법에 대한 체계적인 접근방식을 포함하는데, 무엇보다도 보건의료서비스 제공 과정 및 결과를 측정하고 서비스 개선을 위해 정보를 사용하는 것에 관한 프로토콜 및 절차의 개발이 중요하다. 마찬가지로 보건의료 체계 관리 결과 및 보고를 위한 지속적인 측정은 질적 개선을 위해 반드시 필요하다. 의료서비스 전달 과정 및 성과에 대한 측정의 중요성을 충분히 반영한 남북한 보건의료 통합지표 구축을 통해 지속적으로 건강공동체 구축과정을 측정하고 이를 통해 얻어진 정보의 피드백으로 남북한 보건의료통합의 과정을 효율적으로 개선할 수 있을 것이다.

Ⅴ. 마치는 말

본 글에서 포괄적인 보건의료체계의 분석틀을 사용하여 남북한의 보건의료체계의 구조와 기능에 대해 고찰해보았다. 한반도 건강공동체 형성을 위해서는 먼저 제도적인 측면에서 현황을 파악하는 것이 우선되어야 한다. 국제기구에서 발표한 건강지표들의 결과가 아니더라도 북한의 의료 시스템이 사실상 제 기능을 다하지 못하고 있다는 탈북민들의 증언도 어렵지 않게 찾아볼 수 있다. 2016년 신희영 외 연구자들이 발표한 "김정은 시대 북한 보건의료체계 동향 연구"에서는 북한 공식 문헌과 관련자의 증언을 토대로 1990년대 중반부터 겪은 고난의 행군과 경제침체, 국제사회 제재 등으로 기존 의료시스템이 사실상 붕괴되어 형식화되었다고 지적하는 한편, 최근 북한 내

보건성의 연구, 생산 중심의 전문화와 의학교육체계의 종합화·일원화가 이루어지고 있음을 제시하였다. 이러한 변화는 한반도 건강공동체를 구축하는 긴 여정에 중요한 의의를 가진다. 남한과 국제사회의 대북 보건의료지원 및 협력으로 시작하여 궁극적 목표인 한반도 건강공동체에 이르기 위해, 각각의 단계마다 정확한 현황을 파악하고 이에 따라 단계별 중간 목표를 설정하고 그 작은 발전들을 평가하고 환류하는 체계적인 여정을 마련하는 것이 필요하기 때문이다.

남북한 보건의료제도의 구조적 기능적 현황을 정확하게 진단할 수 있는 철저한 기초자료 조사가 선행된 뒤 구체적이고 실행 가능한 중간 목표를 설정하는 것은 한반도 건강공동체를 지향하는 중요한 첫걸음이 될 것이다. 오늘날 현실적으로 한국의 경우 보건의료 관련 정보가 대부분 공개되어 있고 체계적으로 구축되어 있는 반면, 북한은 폐쇄적인 체제의 특성상 보건의료 분야의 정보 및 현실에 접근하기 쉽지 않다. 북한 자료의 특성을 간과한다면 상당한 왜곡이 있는 결과를 도출할 가능성이 높다. 따라서 한반도 건강공동체 구성을 위해서는 먼저, 북한의 보건의료 상황을 다각도로 파악할 수 있는 북한의 공간문헌, 국제기구의 북한 보건의료 관련 자료, 북한 보건의료분야 종사자의 심층면담 자료 등 관련 자료를 최대한 수집하고 분석하는 것을 시발점으로 해야 할 것이다. 본 글에서는 남북한 보건의료체계의 구조와·기능을 분석할 때 남한은 정부가 발간하는 통계자료와 각종 연구기관보고서를 기반으로 하였고 북한은 국내외에서 발간된 2차 자료를 기초로 북한 내부에서 발간하는 정부출처 자료들과 기존 북한이탈주민들의 인터뷰로 구성된 기사 및 보고서 등을 참고로 하였다. 그러나, 신희영(2016) 외의 연구에서처럼 북한의 보건의료현황이 시시각각 변화하고 있기 때문에 한반도 건강공동체 형성을 위해 지속적으로 그 현실을 측정하고 분석하는 과정이 필요하다.

이러한 차원에서, 궁극적으로는 충분한 기초자료 조사 및 분석에 기반하여 한반도 건강공동체 구축의 과정을 측정할 수 있는 지표체계 구축에 대해서 논의해야 할 것이다. 보건의료체계 통합지표체계는 한반도 건강공동체를 구축하는 긴 여정의 중요한 이정표가 되어줄 것이다. 남북한 간의 소통이 긴 시간 단절되었던 만큼 건강공동체에 이르는 데에도 많은 노력이 필요할 것이다. 보건의료분야의 전문가들이 부단히 논의하여 한반도 건강공동체를 점검하는 지표체계를 구축하고 각 지표별로 현황을 실질적으로 파악할 수 있도록 준비해야 할 것이다.

남북한 보건의료체계 통합 지표체계 구축에 관해 먼저 논의되어야 할 사항은 다음과 같다. 첫째, 기대성과 및 목표에 대한 합의이다. 사회에 내재된 기본 가치에서 한반도 건강공동체 구축을 위한 조율된 공동 가치를 도출해야 한다. 이를 기반으로 건강공동체의 기대성과 및 목표를 설정해야 할 것이다. 둘째, 최종성과와 중간성과의 균형을 고려해야 한다. 건강수준의 향상이나 만족도와 형평성 같은 최종 성과지표만으로는 단기적인 성과 혹은 과정적인 성과에서는 충족하기 어려울 수 있다. 따라서 접근성, 효율성, 효과성, 질적 수준의 향상 등과 같은 중간성과를 함께 측정하여 공동체 구성의 방향과 속도에 대해 점검해야 할 것이다. 셋째, 건강공동체의 목표를 설정하였다고 하더라도 그 목표를 도달하기 위한 방향이 남북 수렴인지, 일방향의 증가인지, 공동법제화인지 등 다양하게 존재할 수 있다. 기능적 등가물이라는 개념을 기반으로 가장 적절한 방향을 사회적 합의를 통해 도출해야 할 것이다. 넷째, 명목상 성과와 실질적 성과의 측정을 구분해야 할 것이다. 다섯째, 무엇보다 신뢰성 있는 자료 확보와 관리 방안을 마련해야 할 것이다. 본 연구에서 확보한 북한의 자료들은 DB화되어 있지 않거나 그대로 적용하기 어려운 자료들이 많아 이를 보다 체계적으로 수집하고 해석하는 작업부터 선행해야 한다. 여섯째, 모든 지표들을 동일한 가중치로 적용할 것인지, 특정 지표에 가중치를 둘 것인지, 지표간의 우선순위에 대한 고려도 필요하다. 건강공동체 구성의 과정적 측면에서 모든 지표를 동시에 추구하거나 달성하기는 현실적으로 어렵기 때문에, 논의를 통해 지표의 우선순위를 선정하는 것도 효율적인 추진 방법의 하나가 될 것이다. 마지막으로, 건강공동체 구성에서 그 책무성을 어떻게 배분할 것인지 역할분담의 문제가 존재한다. 건강공동체 형성의 준비는 남한에서 먼저 시작한다고 하더라도, 그 과정에서는 북한도 적극적으로 대응을 해야 하기 때문에 적절한 역할분담과 책무성 정의가 무엇보다도 중요하다.

또 하나 간과하지 말아야 할 것은 실현가능성과 소망성의 균형을 맞추는 것이다. 한반도 건강공동체 형성을 위해 목표로 하는 성과나 가치에 기반한 구축방안을 모색하면서 과도기적 목표나 추진방안과 궁극적 목표나 추진방안을 구분하는 것 또한 필요하다. 환자와 국민의 관점에서 목표와 과정, 추진방안을 선택하여 국민 주권적 의사판단을 중요하게 고려해 가는 것이 성공적인 건강공동체 구축을 위한 전제조건이 될 것이다. 이렇게, 구축된 남북한 보건의료체계지표체계를 바탕으로 시계열 자료가 존재하는 구조에서 각 지표를 기준으로 부문별, 시기별로 분석하여 한반도 건강공동체 구축 준비도 및 성과를 비교 평가할 수 있을 것이다.

참고문헌

김진숙. 북한 의약품정책의 특징과 한계 분석, 보건사회연구, 32(4); 631–665. 2012.

보건성. 세계보건기구. 2011.

보건성. 세계보건기구. 2012.

박명규·김병연·정은미. 남북통합지수 2008–2013 변동과 함의. 서울대 통일평화연구원: 통일학 연구 14. 2013.

박수정. 남북간 보건의료 격차 해소 독일 사례서 배우자. 한국보건산업진흥원. 2015.

석영환. 북한의 의료실태 1. 통일로, 234(2), pp. 63–64. 2008.

신희영·이혜원·안경수·전지은. 김정은 시대 북한 보건의료체계 동향: 전달체계와 조직체계를 중심으로. 2016.

신희영 외, 남북한 보건의료 협력과 통합, 서울대학교 통일학연구총서 31, 서울: 서울대학교출판문화원, 2017.

안병민. 북한 교통 인프라 현황 및 통일에 대비한 향후 대응 방향, 대한토목학회지, 60(3): 11–16, 2012.

이만우. 북한의 보건의료제도 및 통합방안, [입법정보]. 2004.

이상준 외. 북한의 인프라 개발을 위한 국제사회 협력 프로그램 추진방안, 경제인문사회연구회 협동연구총서, 통일연구원, 2012.

이철수. 긴급구호 북한의 사회복지, 서울: 한울, 2012.

이혜경(2009). 북한보건의료체계의 파행화와 변화에 대한 연구. 석사학위논문, 경남대학교, 마산.

통일부. 이익학, [북한의료현황과 지원방향], KPI리포트. 서울: 한반도평화연구원, 2010.

황나미. 통일 대비 보건의료분야의 전략과 과제. 이슈 앤 포커스. 한국보건사회연구원. 2014.

Bloomberg. U.S. Health–Care System Ranks as One of the Least–Efficient. America is number 50 out of 55 countries that were assessed. 2016.

Coddington, D. C. Integrated healthcare is alive and well. Frontiers of health services management, 17(4), 31−40. 2001.

Linenkugel, N. Lessons from Mergers: Voices of Experience. Health Administration Press. 2001.

Luhmann, Niklas. Social systems. stanford University Press, 1995.

Sheaff, R. Formal and Informal Systems of Primary Healthcare in an Integrated System: Evidence from the United Kingdom. you take care of the patients, we'll take care of the rest, 47. 2000.

Hunter, T. S. Establishing a patient education program for type 2 diabetes. Journal of Pharmacy Practice, 12(1), 17−32. 1999.

Shortell, S. M., & Kaluzny, A. D. Health care management: organization, design, and behavior. Cengage Learning. 2000.

Marriott, J., & Mable, A. L. Integrated models: international trends and implications for Canada. In NATIONAL FORUM ON HEALTH−Striking a balance: health care systems in Canada and elsewhere. Québec, Éditions Multimondes (Vol. 4). 1998.

Means, A. R., Jacobson, J., Mosher, A. W., & Walson, J. L. Integrated Healthcare Delivery: A Qualitative Research Approach to Identifying and Harmonizing Perspectives of Integrated Neglected Tropical Disease Programs. PLoS neglected tropical diseases, 10(10), e0005085. 2016.

R. Atun, N. Menabde, "Health Systems and Systems Thinking" in R. Cocker, R. Atun, M. McKee, Health Systems and the Challenge of Communicable Disease. 2008.

Shakarishvili Shakarishvili, G., Atun, R., Berman, P., Hsiao, W., Burgess, C., & Lansang, M. A. Converging health systems frameworks: towards a concepts−to−actions roadmap for health systems strengthening in low and middle income countries. Global Health Governance, 3(2). 2010.

Von Hippel, David, and Peter Hayes. "Fueling DPRK energy futures and energy security: 2005 energy balance, engagement options, and future paths." Nautilus Institute Report, dated June. 2007.

William Hsiao, Banafsheh Saidat, "Health Systems: Concepts and Deterministic Models of Performance. A Background Paper prepared for the Workshop on Research Agendas on Global Health Systems," Dec. 3−5, 2008.

Wilson, R. S., Barnes, L. L., & Bennett, D. A. Assessment of lifetime participation in cognitively stimulating activities. *Journal of clinical and experimental neuropsychology*, 25(5), 634−642. 2003.

격변의 시대에 구상하는 한반도 건강보장 공동체*

정형선·민하주**

Ⅰ. 시작하는 말

북핵 해결을 둘러싸고 동아시아의 정치 지정학적 구조가 급변하고 있다. 종전에 대한 논의는 자연스럽게 통일에 대한 논의로도 이어질 것이다. 과거 동서독 통일은 분단 한반도에 많은 시사점을 안겨준 바 있다. 동독의 몰락은 공산주의 이념의 몰락, 그리고 북한의 열악한 상품이라도 사주던 경제적 지원 세력의 몰락을 의미했다. 베를린 장벽 붕괴로부터 통일 독일 정부 수립까지 정확히 1년밖에 안 걸렸다는 역사적 사실은 북한에 흡수통일에 대한 두려움을 안겨주었다. 독일이 통일을 이룬 시점에 비해 지금 남과 북은 너무도 이질화되어 있다. 정치, 경제, 사회, 문화뿐 아니라 언어와 신체도 달라져 가고 있다. 급격한 흡수통일은 남과 북 모두에 재앙을 초래할 가능성이 커졌다. 더욱이 문재인 정부가 들어서면서 전개된 북핵협상의 진행 과정은 큰 기대와 실망 그리고 재시도의 반복 속에 남과 북이 협력 동반의 대상이 되어야만 번영된 미래가 있을 것이라는 인식을 높였다.

건강보장제도는 단기간에 틀을 찍어내듯이 만들어지는 것이 아니다. 준비가 필요하다. 준비 없이는 좋은 결과를 얻을 수 없다. 정치적, 법적 통일이 다가온다면 남과 북의 건강보장은 어떻게 될 것인가? 「한반도 건강보장 공동

* 논의의 큰 구조는 정형선 외(2014a)를 재구성하고 김정은 등장 이후의 최근의 상황변화를 업데이트한 것임.
** 정형선: 연세대학교 SWDH융합대학 보건행정학부 교수
민하주: 국민건강보험공단 연구원

체」는 어떤 모습이 되어야 할 것인가? 이를 어떻게 만들어 가야 할 것인가? 최소한 이에 대한 그림은 그려놓아야 할 것이 아닌가?

II. 북한의 보건의료체계

해방 이후 1950년대까지 남한이 빈곤과 질병에서 벗어나지 못하고 있는 사이, 북한은 계획경제 아래에서, 최소한 외견상으로는, 무상치료제를 선언하고 확대하고 있었다. 1960년대에서 1980년대에 걸쳐, 남한은 경제발전을 기반으로 의료보장의 틀을 잡았고, 북한은 예방의학과 주체의학을 강조했다. 하지만, 1970년대에 드러나기 시작했던 공산계획경제의 모순은 1980년대에는 극명하게 나타났고 마침내 1990년대에 들어서 동구권의 몰락을 가져왔다. 1990년대 이후 상당 기간 북한은 '고난의 행군'과 '주체의학의 붕괴'의 시대를 보내왔다.

북한에서 의료보장은 특별한 의미를 지닌다. 원칙적으로라도 '건강권'의 확보를 강조하고 있는 점은 남과 북이 공통적이지만, 공산주의 경제체제에서 '필요에 따른 배급'을 위한 목표생산량을 달성하려면 건강한 노동력이 요구되고 이를 확보하기 위한 의료보장의 역할이 그만큼 강조되기 때문이다. 북한 당국이 비현실적일 수도 있는 '완전하고 전반적인 무상치료제'를 초기부터 주창하고 그 실현을 약속하게 된 배경도 여기에 있다. 예방의학과 포괄적 서비스의 제공 그리고 호담당의사제를 중심으로 한 1차 의료도 같은 맥락에서 강조됐다.

1. 무상치료제

무상치료제는 글자 그대로 '보건의료서비스를 인민들에게 무상으로 제공하는 것'을 의미한다. 사회주의 체제의 일환으로 채택되어 북한 의료보장제도의 기본 축을 이룬다. 세부적으로는 「무상치료제」, 「전반적 무상치료제」, 「완전하고 전반적인 무상치료제」로의 변화를 거쳤다(김석향, 2008). 1946년에 제시된 「무상치료제」는 노동자, 사무원 등 '사회보험법'의 대상자에게 주어지는 무상치료였다. 1953년 제시된 「전반적 무상치료제」는 개인농업자와 개인상공업자를 제외한 모든 주민에게 적용하는 것이었다. 하지만 아직 외래환자의 약값은 유상이고, 사회보험대상자와 일반환자를 구분하고 있었다. 1960년 최고인민회의에서 선포된 「완전하고 전반적인 무상치료제」는 이러한 제약마저 없애겠다는 것이었다. 1980년의 「인민보건법」 제2장 제9조는 이를 법제화하고 있다.

1980~1990년대에 소련을 비롯한 공산권 국가들이 몰락하고 북한 내부적으로도 경제난과 자연재해가 계속되면서 북한 사회 전반에 물자의 부족이 심각해졌다. 이것이 의료자원의 부족으로 연결되면서 무상치료제는 실효성을 잃게 된다. 국가공급에 의존하던 북한의 보건의료산업은 무너지기 시작했고 이에 따라 보건의료시설이 낙후되고, 의료장비, 의약품, 의료소모품의 부족이 심각해졌으며, 이는 다시 감염성 질환의 만연과 영유아사망률 및 모성사망률의 증가로 이어졌다.

경제난이 무상치료제의 붕괴를 가속하기는 했지만, 「완전하고 전반적인 무상치료제」는 사실상 그 자체가 실현될 수 없는 제도였다. 인민 대부분이 치료를 위해 비공식적인 본인부담을 하고 약은 장마당에서 구입해왔다. 돈을 내고 받으려 해도, 시설과 약품이 부족해 치료를 제대로 받지 못하는 것이 현실이었다. 하지만 1998년 채택된 조선민주주의 인민공화국 헌법 제56조는 여전히 「국가는 전반적 무상치료제를 공고히 발전시키며 의사담당구역제와 예방의학제도를 강화하여 사람들의 생명을 보호하며 근로자들의 건강을 증진시킨다」고 규정하고 있다.

2. 호담당의사제

「호담당의사제」(초기의 「의사구역담당제」)는 의사별로 일정 수의 주민을 담당하여 포괄적인 의료서비스를 제공하고 건강을 관리하는 것이다. 소위 '주치의 제도'에 해당한다. 이는 중국의 '맨발의 의사(bare-foot doctor)와 비슷한 1차 보건의료 제도의 기능을 하는 것이다. 의사는 찾아오는 환자를 진료할 뿐만 아니라 직접 담당구역에 가서 보건교육, 소독, 예방접종 및 신체검사, 건강검진 등 포괄적인 의료서비스를 제공하게 되어 있다.

「호담담의사제」는 1967년부터 각 시·군에 도입되었다. 원칙적으로 출생 후 14세까지는 소아과 담당의사가, 성인이 되면 내과 의사가 담당한다. 의사 1인이 100~400여 가구, 약 500~700여 명을 담당하는 것으로 되어 있지만, 실제로는 1,200여 명(도시) 내지 1,500여 명(농촌)의 주민들을 책임진다(박상민, 2013). 유형은 '직장 담당제'형과 '거주지 담당제'형으로 구분되고, 직장을 가진 주민은 두 유형을 모두 이용할 수 있다.

3. 주체의학: 예방의학적 방침 및 고려의학 병용

북한은 인민경제의 주체화, 현대화, 과학화를 통해 사회주의 경제토대를 강화하며 주민의 생활수준을 높인다는 목표하에 '주체의학'을 강조해왔다. 예방의학, 1차의료, 포괄적 서비스를 강조하고 고려의학의 병용을 일상화한 것이 이와 관련된다.

「예방의학적 방침」은 1966년 10월 김일성의 담화 "사회주의 의학은 예방의학이다"에서 세부 내용이 정리되었다. 위생방역체계를 정비하고, '위생선전계몽교양사업'을 강화하며, 산업보건사업을 강력히 전개한다는 것이다. 1980년의 「인민보건법」도 제3장에서 예방의학적 방침을 시행하기 위한 구체적인 원칙과 실천 사항을 제시하고 있다. 위생방역소 주관으로 각급 병원 및 진료소를 통해 예방보건사업을 전개하고, 특히 '위생월간', '민족면역의 날'을 정해서 대대적인 예방접종 및 보건교육 등을 실시한다(윤석용, 2010).

이론적, 이념적으로 주체의학을 표방하지만 실제로는 전기부족과 의료자원 부족 등으로 지금도 결핵이 만연하고 장티푸스, 홍역 등이 유행하는 것을 보면 이러한 예방체계가 잘 기능하고 있는 것 같지는 않다.

Ⅲ. '김정은 시대' 보건 의료체계 변화

1. '김정은 시대'의 등장

김정은은 2010년 제3차 당대표자회의에서 당중앙 군사위원회 부위원장에 임명되면서 김정일의 후계자로 공식 등장했다. '김정은 시대'는 2011년 김정일 사망 이후 2012년 당대표자회의와 최고인민회의에서 김정은이 당·군·정의 최고 직위와 '공화국 원수'에 추대됨으로써 개막되었다.

김정은은 경제위기를 타개하고자 일련의 개혁조치를 진행했다. '경제개발 10개년 전략계획', '우리식 경제관리방법', '포전담당책임제', '사회주의 기업책임관리제', '경제개발구법 제정 및 확대' 등이다. 대체로, 주민들 스스로 경제활동 하도록 장려하고, 기업들의 자율적 경영권을 허용함으로써 국가의 자생력 회복을 꾀하는 내용이다.

'김정은 시대'는 계획경제와 시장경제가 공존하는 이원적 구조하에 있다. 지금은 오히려 시장경제가 북한경제를 이끌어가는 원동력이다. 내수시장이 형성되고, 수요에 맞는 경공업 제품 생산체계가 구축되었다. 2010년 이후 탈북한 북한 이탈 주민을 대상으로 한 조사에서도 '김정은 시대'에 들어선 후 주민들의 의식주 생활이 어느 정도 개선되고 경제분야에서 점진적인 회복세를 보이는 것으로 분석되었다. 주민들의 가치관, 의식구조마저 개혁개방으로 변하고 있다(민하주, 2019).

한편, 김일성이 1960년대 중반 채택했던 '경제국방병진노선'은 김정일 시대가 공식 출범한 1998년에 '선군경제건설노선'으로 개칭(강석승, 2012)된 뒤 김정은 시대에 들어서서 2013년의 '경제건설·핵무력건설 병진노선'으로 계승되었다. 이어 2017년 11월에 '핵무력 완성'을, 2018년 4월에 '경제건설·핵무력건설 병진노선'의 완료를 선언한 김정은은 앞으로'사회주의 경제건설'을 위한 경제발전에 총력을 다할 것을 선포하였다. 최근에는 '경제총력노선'의 전략방침을 '개혁·개방'이 아닌 '자력갱생'으로 바꾸고 '인민생활향상'을 가장 중요한 목표로 내세웠다(통일부 통일교육원, 2019).

한편, 2017년 12월 결정된 유엔 안전보장이사회(이하 안보리) 대북 제재로 북한경제는 큰 위기에 직면하게 되었다. 내부적으로 자신의 최고권력과 지위를 확보한 김정은은 비핵화를 전제로 2018년 남·미·중 정상외교와 1·2차에 걸친 북·미 정상회담, 2019년 남·북·미 정상회동 등 대외적인 정상외교를 끌어낸 듯했다. 하지만, 전 세계의 이목을 집중시켰던 하노이 2차 북미 정상회담은 결렬되었고 대북 제재도 유지되고 있다.

2. 보건의료 회복을 위한 노력과 평가

김정은은 집권 초기부터 사회주의강국 건설과 경제발전을 중요한 국가 발전목표로 내세우고 과학기술·인재교육 부문의 발전을 최우선 사업으로 정했다(로동신문, 2018년 5월 7일). 그중에도 의학과학기술은 인민보건발전을 견인하는 기본동력으로 민족의 존망이 걸린 중차대한 문제라고 강조하였다(로동신문, 2021년 1월 26일). 병원과 의약품공장의 건설 현장까지 찾아다니고, 열악한 보건의료 환경에 대한 실망을 노골적으로 표현하고 관계자들을 추궁하는 등 보건의료 분야 회복에 큰 관심을 보였다. '김정은 시대'들어 평양을 비롯한 대도시에 대형 종합병원들이 연이어 신설되었다. 뿐만 아니라 낙후됐던 2차·3차급 병원을 현대화하는 사업을 비롯하여 의료품·의료소모품 공장 설립도 계속 추진되고 일부 정상 가동되고 있다(로동신문, 2018년 11월 13일. 2020년 7월 20일).

김정은 집권 이후 보건부문의 국가재정도 증액되었는데, 2000년 GDP의 5.9%를 보건 재정으로 투자하였던 북한은 2010년 6.1%, 2014년 6.4%, 2020년에는 7.4%로 보건 재정을 증액하였다(황나미, 2018. 조선중앙통신, 2020년 4월 13일). 뿐만 아니라 WHO와 UN 산하 국제기구의 지원을 받아 <북한 보건부문 발전 중기전략계획>을 정기적으로 발표함으로써 보건분야 회복을 위한 의지를 보이고 있다. 2016년~2020년 <북한 보건부문 발전 중기전략계획>에서의 우선순위는 '의료분야 과학기술 발전', '원격 진료시스템 구축', '정보지향적 보건부문 개선', '질병 예방 및 감시 시스템 강화' 등으로 연구개발과 보건의료체계 개선에 집중되어 있다(WHO, 2017).

그러나 이러한 외견상의 노력과 일련의 변화에도 불구하고 공식적인 보건지표는 아직 낮은 수준이다. 일반 주민들이 체감할 수 있는 변화 역시 뚜렷하지 않다. 무상치료가 골자를 이루고 있는 북한 보건의료체계에서 진료소와 종합진료소, 리 인민병원을 비롯한 일차 의료기관은 핵심 요소로 여전히 강조되지만, 건물과 시설, 장비들은 낙후하여 주민들에게 필수적인 의료서비스의 제공조차 어려운 실정이다. 기본적인 필수의약품도 부족하여 의사가 처방을 내면 환자가 치료에 필요한 모든 것을 시장에서 개인적으로 구매해야 한다. 현재 북한은 의료시장화 시대에 있다.

북한에 상주하는 유엔기구들과 국제 NGO들로 구성된 UN 북한팀은 2020년 4월 '2020 DPR Korea Needs and Priorities'보고서를 공식 발표했다. 보고서는 2020년 북한의 필요와 우선순위 계획에 대하여 '북한은 국가적 차원에서 보건 기반시설이 마련되어 있고 의료인력의 비율도 높지만 양질의 서비스를 제공하기에는 여전히 넘어야 할 장애물이 많다. 생명 구호용 필수의약품, 실험용 소모품과 진단방법, 의료·치료·진단장비, 응급 보건개입활동을 위한 공급품 등이 턱없이 부족한 상태'라고 하였다. 서비스 제공을 위한 전문적 역량을 갖추지 못했을 뿐만 아니라 농촌이나 주변 지역 보건시설들은 안전한 식수, 안정적인 전기와 난방공급 부족이 더 심각하여 어려움을 겪고 있음을 밝히고 있다. 국제사회의 원조가 불가피한 상황이지만 대북 제재가 해결되지 않는 한, 김정은 정부가 단기간에 보건의료체계를 회복하기는 어려울 것으로 보인다.

3. 코로나19에의 대응 및 보건의료 분야의 전망

안보리 대북 제재 하에서 가까스로 버티고 있던 북한은 엎친 데 덮친 격으로 신형코로나바이러스(이하 코로나19)와 전국적 수해로 인해 현재 사면초가의 위험에 처해있다. 강력한 대북제재 속에서도 북한경제가 버틸 수 있었던 것은 인접한 중국과 러시아와의 비공식적인 무역과 원조, 협력 때문이었다. 하지만 보건의료 인프라가 열악하고 방역체계가 취약한 북한에서 코로나 19 사태에 대한 대응책으로 철저한 국경 봉쇄 외에 별다른 수가 없었을 것이다.

북한은 2020년 1월 28일 국가비상체계를 선포하고 국경 봉쇄를 단행한 뒤 1년이 지난 지금까지도 이를 유지 중이다. 팬데믹이 전 세계로 확산하자 북한 당국은 2월 당정치국 확대회의에서 '초특급' 방역조치를 결정했고, 평양을 비롯한 각 지역에 비상방역지휘부를 설치하였다. 북한의 '비상방역법'은 1급·특급·초특급 세 단계로 분류되는데 '초특급'은 지상·해상·공중의 모든 국경을 봉쇄하고, 학업을 중지하며, 각종 모임을 차단하고, 전 지역을 완전히 봉쇄하는, 가장 높은 단계다. 불법 밀수에 가담하거나 방역조치를 지키지 않은 주민과 코로나19 확산을 제대로 통제하지 못한 간부까지도 직급을 불문하고 군법에 따라 총살하도록 엄격하게 규정하고 있다(이석, 2020).

당국이 고육지책으로 내놓은 방역조치는 어로 폐쇄와 소금 생산 중지, 북중 접경 지역 일부에의 지뢰 매설, 유일한 자구책인 중국발 식량 지원의 거부 등 매우 강력하다. 방학을 수차례 연장하고 상점과 음식점 등 집합시설 영업을 금지하고 주민 이동을 철저히 제한하였다. 코로나 전파방지를 위하여 막대한 경제적 손실을 가져오는 초특급 방역조치를 취한 것이다. 북한 대외무역의 90% 이상을 차지하는 북중교역 규모는 국경 전면봉쇄조치로 전년 대비 25% 수준으로 급감하였고 식료품 가격은 4배 가까이 급등하였다(장혜원·윤병수, 2020). 비공식 소식통에 의하면 지난해 8~9월 강타한 태풍과 홍수로 전국의 저수지 70% 이상이 파괴되었고, 3만정보 이상의 논이 침수되었다고 한다. 북한주민들조차 국경 봉쇄야말로 대북제재를 뛰어넘는 가장 강력한 제재이며 거기에 수해까지 겹친 북한은 과거 '고난의 행군'시기와 유사한 경제위기에 직면했다고 하고 있다.[1] 북한 로동당 기관지 로동신문(2020년 12월 29일자)은 2020년 한해 동안 가장 컸던 시련과 재난을 코로나19 사태와 큰물피해로 언급하면서 형언할 수 없는 모진 시련과 난관을 극복하였다고 보도했다.

세계은행이 100개국 개도국의 코로나 대응지원에서 북한을 제외하는 등 국제사회의 대북 제재 기조는 여전히 살아있다. 하지만, 북한의 코로나19 대응책을 돕기 위한 국제기구의 지원도 신속히 이루어졌다. 미국 자유아시아방송(RFA)에 의하면, 지난해 국제적십자연맹(IFRC)은 70만 달러의 지원금 외에도 코로나 검사에 필요한 유전자증폭장치와 진단시약 1만 세트, 적외선 체온계 등을 지원하였다. 국제적십자연맹(IFRC), 유니세프(UNICEF), 국경없는 의사회(MSF)를 비롯한 여러 국제기구들이 북한의 코로나 긴급방역에 협조했다. 유엔 안보리 대북제재위원회는 '대북 제재 이행 안내서 7호' 개정안을 통과시킴으로써 대북 제재의 면제 기간을 기존 6개월에서 9개월로 연장할 수 있도록 했다. 북한은 코로나 확산을 우려하여 코로나 대응 관련 물품의 반입만 허용하고 국제사회의 다른 지원은 일절 거부하고 있다. 2021년 1월 21일자 노동신문은 "비상방역사업은 새해에 들어와서도 모든 초소와 일터에서 첫 자리에 놓고 수행해야 할 중차대한 혁명 과업"이라고 강조하면서 우리식의 방역체계

---

1 A씨 인터뷰(최근 탈북한 북한의사): 면담자의 개인정보 비밀보장을 위해 성함, 탈북일자 등의 개인정보는 비공개.

를 완비하자고 호소했다.

지상·해상·공중의 국경 폐쇄가 가져온 피해는 막대하다. 무역과 물류는 물론 외화벌이 수단이었던 관광산업과 장마당에 이르기까지 중단되어 북한경제는 거의 정지상태이다. 정부가 아무리 철저하게 통제하고 있어도 생계유지를 위한 중국 국경의 불법 밀수는 막기 힘들고, 이에 따라 코로나 확산의 위험은 계속되고 있다. 실제로 비공식 소식통을 통해 코로나 확진으로 사망한 사례의 목격담도 일부 나오고 있지만 전체적으로는 베일에 쌓인 상태이다(A 씨 인터뷰 中, 2020). 하지만, 지금까지 북한은 코로나 확진자가 한 명도 없다고 하고 있다. 북한의 코로나 대응을 지원했던 국제적십자연맹이 발표한 보고서 (IFRC, 2020)와 국제연합식량농업기구 보고서(FAO, 2020), 그리고 가장 최근에 업데이트된 세계보건기구 주간 보고서(WHO, 2021. 1. 11.~17.)에서도 북한은 확진 사례가 단 한 건도 발생하지 않았다고 하고 있다.

코로나19 사태가 해를 넘겨 지속되면서 국경 전면봉쇄와 지역 이동제한 조치가 장기화되고 있다. 강력한 대북제재 하에서도 겨우 자리를 잡아가던 기초의약품과 의료소모품 등의 생산라인은 가동을 멈추었고 의료시장마저 다시 무너지고 있다. 지난 8월 전국의 수해 피해 이후에도 코로나19 확산 우려로 국제 지원을 거부했던 북한은 코로나 방역물품을 지원하겠다는 남한과 미국의 입장에 대해 아무런 반응이 없다(경향신문, 2020). 북한 내의 국제 인도주의 기구들은 이동제한 조치로 어떤 사업도 불가능하여 대부분의 직원을 철수시키고 운영을 중단했다(NCNK, 2020). 2020년 11월 19일자 노동신문은 국제기구의 지원에 대해 "없어도 살 수 있는 물자 때문에 국경 밖을 넘보다가 자식들을 죽일 수 없다."면서 방역전선이 흔들리면 사회주의 모든 전선이 위태롭게 된다고 강조했다. 국경봉쇄로 가장 많이 유입되었던 중국의 의약품 공급까지 차단되자 병원, 약국뿐만 아니라 장마당조차도 일반 약품의 구매가 어려워졌다. 주민들에게 의무적인 마스크 착용을 요구하지만, 국내에서 생산된 물량으로는 수요를 충족시키지 못하고 있다. 원자재는 전량 수입에 의존해야 하기 때문이다.

2021년 1월 4일자 월스트리트저널(WSJ)은 북한이 비정부 국제기구인 '세계백신면역연합(GAVI·가비)'에 백신 신청서를 제출했다고 보도했다. 북한이 국제사회의 백신 지원을 받으려면 국내 코로나 현황에 대한 내부정보를 명확히 공개해야 한다. 유엔 인도주의업무조정국(OCHA)이 2020년 10월 발표한 '2021년도 인도주의 지원 계획 보고서'는 북한을 코로나 현장 실사와 점검이 불가능하다는 이유로 대상국에서 제외했다. 북한이 코로나19에 대한 강력한 초단계 방역조치의 하나로 국경봉쇄를 선택했지만, 북한경제는 그만큼 철저한 고립상태에 빠져있다. 경제가 악화되면 동시에 보건의료 분야의 회복 역시 묘연할 수밖에 없다.

Ⅳ. 「한반도 건강보장 공동체」의 구상 및 단계별 구축안

'협의의 건강보장제도'는 '의료제공체계'와 구분되는 개념이다. 제공되는 의료서비스를 이용하기 위해 필요한 재원의 조달과 그러한 이용의 적정성을 보장하기 위한 사회적 기전에 관한 것이다(이규식, 2002). 반면에, '광의의 건강보장제도'는 의료제공체계를 포함한다. 의료제공체계가 제대로 서지 않고서는 건강보장이 이루어지기 힘들다는 관점이다. 본고에서는 후자의 입장에서 의료제공체계와 '협의의 건강보장제도'를 함께 논한다.

북한은 무상의료를 지향하고는 있으나 제대로 된 치료가 제공되지 못하는 상황에 있다. 남한은 전국민을 대상으로 필수의료 이용에 따른 경제적 부담을 덜어주는 건강보험제도를 가지지만, 세부적으로 들어가면 OECD 평균의 두 배를 넘는 병상 수와 넘치는 고가 검사 장비 그리고 이것이 행위별수가제와 결합해서 만들어 내는 과잉 영상진단검사 등 문제점도 많다.

「한반도 건강보장 공동체」의 모습은 다양한 버전이 가능하다. 여기서는 남북의 현재의 제도를 감안해서 장점을 취하고 단점을 보완하는 차원에서의 구상을 제시한다. 이를 위한 기본 방향을 먼저 정하고, 단계별 구축방안을 제시한다.

1. 건강보장 공동체 구축의 기본 방향과 단계

1) 기본 방향

현재의 남북한 건강보장체계는 너무도 이질적이어서 상호 접점을 찾기 힘들다. 그만큼 「한반도 건강보장 공동체」를 구상함에 있어서 신중한 접근을 요한다.

첫째, 남과 북의 장점을 조화한 제도를 만들어야 한다. 남한은 소위 보편적 의료보장(UHC: universal health coverage)의 3가지 요소(World Health Organization, 2010) 중 가장 중요한 인구보장(population coverage)을 오래전에 달성했다. 북한은 호담당의사제를 기반으로 예방의학과 1차 의료를 중시해왔다. 남한은 제한된 수의 우수한 전문의를 보유하지만, 북한은 한의학(고려의학)의 능력을 겸비한 1차 의료 수준의 의사들이 양산된다. 본고는 양쪽의 장점을 살리고 단점을 보완하는 방안을 제시할 것이다.

둘째, 단계적 접근이 요구된다. 70년 분단의 세월 동안 두 사회는 극심한 차이를 갖게 되었다. 통일을 위해서는 충격 흡수의 과도기가 필요하다. 그 기간은 짧을수록 좋지만, 너무 서둘러서도 안 된다. 남북 간의 협의와 치밀한 계획이 선행되어야 한다. 3~4배의 경제력 차이를 보이던 서독과 동독은 막대한 통일 비용을 지급했음에도 통일과정에서 갈등과 혼선을 피하지는 못했다(Wrobel, 2010). 경제력 면에서만 30~40배의 차이를 보이는 남북 사이에는 그만큼 더 많은 조정의 과정이 요구된다.

셋째, 공공성을 지향하면서 효율적이고 지속가능한 보건의료체계를 구축해야 한다. 보건의료는 인간의 기본권에 해당한다. 이를 보장할 책임은 국가에 있다. 남한에서는 최근 신의료기술의 발달과 함께 비급여가 일반화되고 확대되면서 의료의 상업화가 가속화되고 있다. 비급여의 확산은 건강보험제도의 비효율을 높이고 제도의 지속가능성을 해한다.

2) 구축 단계

남북의 통일은 '평화적'으로 이루어져야 하며 '합의'에 의해야 한다. 정치적, 법률적인 '통일 정부'는 급속도로 만들어질 수도 있다. 하지만, 건강보장제도와 같은 사회제도들은 변화를 위해서 많은 시간과 인내를 요구한다. 법으로 아무리 좋은 제도를 만들어 놓아도 모든 여건이 따라오지 않으면 법 따로 현실 따로가 된다. 「한반도 건강보장 공동체」를 구상함에 있어서는 단계별 접근이 요구되는 것이다.

본 연구에서는 정치적으로 통일이 선언되었거나 통일정부가 들어서기 이

그림 1 「한반도 건강보장 공동체」의 구축 단계

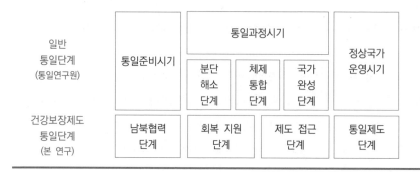

전의 「남북 협력 단계」, 통일 선언 이후 사실상 아직은 남과 북에 보건의료제 공체계에 있어서 현격한 차이가 있어 북의 회복에 주안점을 두는 「회복 지원 단계」, 그 이후 통일적인 건강보장제도를 만들어 가는 「제도 접근 단계」, 그 리고 마침내 남과 북이 구분 없이 동일한 건강보장제도를 가지는 「통일제도 단계」를 구분한다(그림 1).

본고에서는 통일과정이 시작된 단계를 주요 논의 대상으로 하므로, 먼저 「회복 지원 단계」와 「제도 접근 단계」를 구분해서 논한 뒤 최종적으로 「통일 제도 단계」를 제시한다. 본 연구에서는 단계별 예상 시기나 기간을 정하지 않 는다. 한 단계가 단기간에 끝날 수도 있지만 수십 년이 걸릴 수도 있다. 그리 고 각 단계가 두부 자르듯이 분명하지도 않다. 연속적인 과정일 수도 있고 다 양한 요소별로 혼합된 양상으로 나타날 수도 있다.

2. 「한반도 건강보장 공동체」의 구상

남북이 통일된 건강보장제도를 갖기 위해서는, 우선 북쪽의 제도가 외견 상의 무상치료 방식에서 탈피해야 한다. 남쪽에서 이미 확립되어 있는 건강보 험 방식으로 전환하는 것이 현실적이다. 보험료를 통한 재원조달의 기전을 갖 추고, 건강보험의 급여체계를 정상 궤도로 올려야 한다. 남쪽의 건강보험제도 도 현재의 불합리한 부분을 개선해야 상호 수용 가능한 「한반도 건강보장 공 동체」가 성립될 것이다.

의료의 제공체계도 남북 모두 바뀌어야 한다. 민간에게 대부분을 맡겨놓고 있는 남쪽과 모든 보건의료기관이 국가 소유인 북쪽 사이의 간극은 어마어마하다. 국가 소유의 의료기관만으로는 향후 공급인프라를 구축하는 데 한계가 있기 때문에 북한에서도 민간 소유의 의료기관을 점차 허용해나간다. 특히 개원의의 경우 그러하다. 하지만, 소유관계의 변화에는 많은 시간이 필요할 것이다.

1) 회복 지원 단계

「회복 지원 단계」는 이미 통일의 과정에 들어가거나 정치적 통일이 선언되어서 북쪽의 건강보장을 정상화하기 위한 과도기적 지원이 진행되는 단계다. 다만, 제도 변환을 하는 단계이기 때문에 그 안에서도 어느 시점을 묘사하는지에 따라 내용은 달라질 수 있다. <그림 2>는 회복 지원의 대상이 되고 제도의 변화가 주로 일어나는 북측의 경우를 중심으로 묘사하고 있다.

초기단계에서는 아직 북쪽이 남쪽에 비해 의료자원과 물자의 제공이 원활하지 않고 전염병 등 보건위생 상태가 열악한 상태에 있다. 인프라가 일정

그림 2 남북의 건강보장제도: 초기단계-「회복 지원 단계」

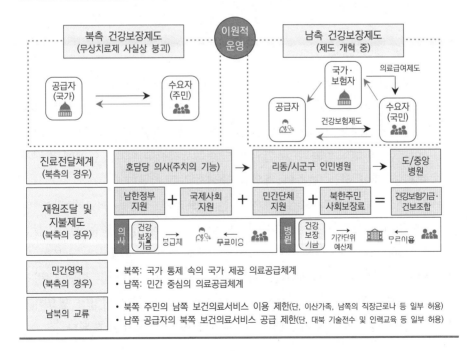

한 수준에 도달할 때까지 북쪽은 외부의 지원을 필요로 하게 된다. (가칭) '보건의료개발협력위원회'를 공식적 기구로 만들어 파트너들 간의 협력을 공식화하고 체계화할 필요가 있다. 남과 북의 주민의 왕래에는 아직 제약이 있고, 특히 환자의 교차적 의료 이용과 의료제공자의 교차적 의료제공이, 응급상황 등을 제외하고는, 원칙적으로 허용되지 않는다.

북쪽의 영유아나 임산부 등 취약계층의 건강 회복을 위한 각종 물자 지원, 간염, 결핵, 말라리아 등 전염병의 구축과 확산 방지를 위한 백신 및 기초 의약품 지원, 북한 보건의료기관의 시설과 장비 등 인프라의 기본 수준 복구 등이 우선적 목표다. 북쪽에 가칭 '건강보장기금'을 조성하여 과도기에서 주민의 기본적 의료를 충족시키기 위한 재원으로 사용할 필요가 있다. 남쪽 정부의 통일기금, 민간단체 모금 자금, 해외 지원, 기존의 (북측의) 사회보장료를 재원으로 한다. 남쪽의 지원은 무상을 원칙으로 하되, 필요시 북의 지하자원 또는 노동력을 대가로 해서 지원할 수도 있을 것이다.

이 단계에서는 북쪽에 보건의료의 기본 인프라를 갖추는 데 우선순위가 놓이기 때문에 건강보험의 확대는 비중이 떨어진다. 남쪽의 건강보험의 경우, 최소한 이 단계까지는 보험료 부과체계를 소득 중심으로 일원화하는 작업이 상당한 진척을 보여야 한다.

2) 제도 접근 단계

「제도 접근 단계」는 「한반도 건강보장 공동체」를 향해서 남과 북이 제도를 변화시켜 가는 단계다. 남쪽은 제도의 미세 조정이 필요한 데 반해, 북쪽은 국가통제방식에서 사회보험방식으로 대대적인 전환이 요구된다. <그림 3>은 이러한 연속적 변화의 한 단면을 단순화시킨 것이며, 전 단계에 비해서 많은 변화를 해야 하는 북측의 경우를 중심으로 묘사한다.

북쪽의 경제 여건과 보건의료의 기본 인프라가 정상을 회복해 감에 따라, 남북 주민의 상호 의료 이용이 건강보험 간의 교차 급여를 중심으로 점진적으로 허용, 확대된다. 남북 간의 협진 및 이송 체계도 확대된다. 남북한 의사의 인력 교류도 점차 확대된다. 남과 북의 의료인력의 면허는 아직 개별적으로 인정되고 상대 지역에 근무하기 위해서는 별도의 허가 절차가 필요하지만, 상대 지역에서의 진료가 인정되는 예외의 상황이 점차 확대된다.

그림 3　남북의 건강보장제도: 중간단계-「제도 접근 단계」

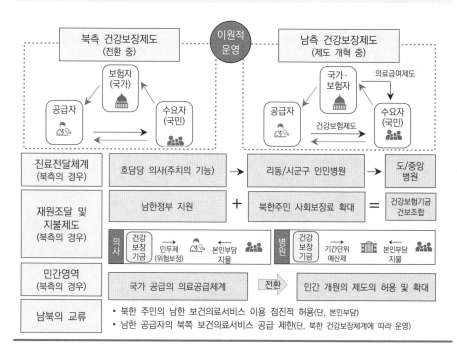

　　북쪽에서는 안정된 직장에서부터 점진적으로 건강보험을 도입, 확대해 나간다. 비교적 균질화된 전체주의 사회였기 때문에 일괄 적용이 오히려 쉬울 수 있을 것이다. 건강보험료 부과체계는 토지 등의 개인 소유가 허용되지 않던 체제를 감안하여 처음부터 소득 중심의 단일부과체계를 지향한다. 보험료 부과 방식 등 기술적인 측면에서 남쪽의 경험을 활용한다. 완전한 제도 통합까지는 원칙적으로는 남과 북의 건강보험제도는 별개로 운영된다. 북의 건강보험제도의 도입이 확대되고 급여가 성숙되어 감에 따라 북의 건강보험조합과 남의 건강보험공단 사이의 개별 협약에 따른 상호 급여도 점진적으로 허용될 수 있을 것이다. 남쪽의 건강보험도 소득일원화 부과방식이 확립되고 지불방식도 정교화된 혼합형 지불방식으로 변화되어 있어야 한다.

　　북쪽의 호담당의사제와 3~4단계에 걸친 진료전달체계를 적극적으로 활용한다. 호담당의사제는 만성질환을 중심으로 한 주치의제도로 발전시킨다. 한편으로는 민간의료기관을 허용하고 민간에 의한 인프라 투자를 독려한다. 가칭 '건강보장기금'은 차츰 재원을 남측의 지원과 북측의 자체 조달에 국한하며 해외로부터의 지원은 건강보험의 확충을 위한 시드머니 정도에 그치고 줄여간다. 남쪽에서도 급성기 위주의 제공체계를 회복기와 유지기 기능을 뒷 받침하는 체제로 바꾸어나간다. 물리치료사, 작업치료사, 언어치료사 등의 인 력을 확충하여 팀 의료가 작동하도록 한다.

남북의 의학용어와 의과대학 교육과정을 통일시켜 간다. 이는 상대적으 로 열악한 북쪽의 교육과정을 끌어올리고, 술기(procedure) 위주의 남쪽의 의 과교육을 재점검하는 계기가 될 것이다. 북의 의사급수제도 점진적으로 폐지 하고 남의 전공의/전문의 양성 체계를 점진적으로 이식한다.

3) 통일제도 단계

그림 4 남북의 건강보장제도: 최종단계-「통일제도 단계」

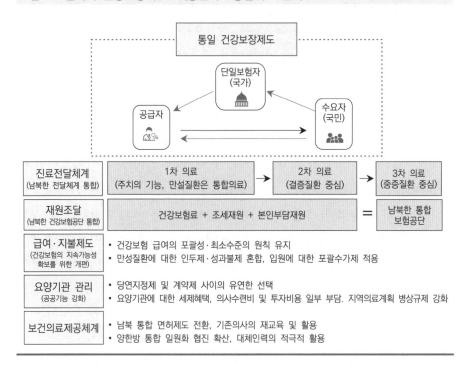

(1) 의료제공체계

남과 북 모두 인구고령화가 급속히 진행되고 만성질환의 비중이 커감에 따라 통합의료 모델이 필요하다. 의사가 일정 지역 주민의 건강을 담당하여 검사, 진단, 치료를 책임지는 방식이 만성질환의 관리에 적합하다. 이런 점에서 북한의 호담당의사제와 왕진제도는 적극적으로 활용되어야 한다.

급성기 질환 의료는 진료전달체계하에서 제공되어야 한다. 이를 위해서는 지역의료계획하에 의료자원이 지역 간에 균형 배치되도록 하고 의료공급의 왜곡과 쏠림을 막아야 한다. 급성기 병상이 과잉인 남쪽 지역은 병상의 기능별 재배치에 주력해야 할 것이고, 실효성 있는 병상이 부족한 북쪽 지역은 기존의 병상에 장비와 물자가 적절히 보완될 방안을 세워야 한다.

북한에서 고려의학을 모든 의사가 다룰 수 있고 적극적으로 활용하고 있듯이 남쪽에서도 양한방 협진을 확산시키고 종국적으로는 양한방 일원화를 이루어야 한다. 의사보조원(PA), 임상간호사 등 대체 인력을 적극적으로 활용하고 이를 통해서 의료인력의 공급 및 제도 운용의 유연성을 확보한다. 이는 북쪽 출신의 의사, 준의사, 준의 등이 활용될 공간을 넓히게 될 것이다. 북한에서는 전문 지식이 부족한 의사들이 많이 배출되어 있다. 하지만 이들을 수준별 재교육 등을 통해 적극적으로 활용하여야 통합 건강보험제도의 운영이 원활하게 될 것이며, 남쪽의 의료인력 공급 부족의 문제를 완화할 수 있을 것이다.

(2) 협의의 건강보장체계

통합 건강보장체계 하에서 모든 국민은 건강보험제도에 속하게 되고, 취약계층은 보험료와 본인부담의 면제 내지 경감 조치를 통해 보호된다. 건강보험제도는 국가가 관장하되 국가의 위임을 받은 건강보험조직이 집행업무를 담당한다. 보험료 부과방식과 보험급여방식도 남북의 구분이 없어진다. 재원조달에 있어서의 공평 부담(fair financing)의 원칙과 보험급여에 있어서 포괄성과 최소수준(comprehensive services and national minimum)의 원칙을 유지하는 것이 중요하다.

① 재원조달

건강보험재정은 건강보험 보험료와 정부지원(조세)으로 이루어진다. 건강보험의 보험료 부과체계는 소득 중심의 단일 부과를 원칙으로 한다. 소득파악의 한계에 따른 보완책으로 정액의 최소보험료도 마련된다. 보험료는 모든 소득에 대하여 정률로 부과되며, 보험료율은 전국민에 대해 동일하게 유지한다.

일정 취약계층에 대해서는 보험료를 면제 또는 경감하고 이는 정부 재정에 의해 충당된다.

② 보험급여

건강보험의 급여 내용은 전국민에게 동일하다. 보험급여의 포괄성 원칙을 준수하여, 안전성과 유효성이 입증되는 의료서비스는 보험급여에 포함시키는 것을 원칙으로 함으로써 비급여의 무분별한 확산을 차단한다. 아울러, 최소수준 원칙을 유지함으로써 건강보험의 지속가능성을 확보한다. 즉, 필수의료를 넘어서는 고급의료 내지 선택적 아메니티 서비스는 건강보험의 급여에서 제외하여 진료비 전액을 자비로 부담하도록 하고, 필수성이 약하지만 급여의 필요성이 인정되는 서비스는 본인부담을 높여서라도 급여의 대상으로 한다. 이를 통해 제도의 유연성과 반응성을 높인다.

③ 지불제도

건강보험의 지불제도로 어느 고정된 방식에 집착할 필요는 없다. 의료의 제공자와 수요자의 행태를 고려하여 지속적으로 개혁안을 설계하고 적용해야 할 것이다. 의원급 (개원의) 내지 외래 부문의 경우, 만성질환은 인두방식과 성과불 방식을 혼합하여 의료제공자와 환자 사이의 윈-윈 상황을 만들어 가고, 급성기 질환은 행위별수가제와 총액계약방식이 결합된 지불방식을 통해 지불정확성을 높이면서도 필요 이상의 의료비 증가를 막는다.

병원 내지 입원 부문의 경우는 포괄수가방식을 원칙으로 하여 예외적 보상과 인센티브를 결합한다. 한국형 DRG 분류체계를 정비하여 재활의학이나 정신의학을 포함한 모든 입원 부문에 적용하되, 포괄 방식의 적용이 곤란한 성격이 있는 의료의 경우는 제외되는 개별 기준을 분명히 한다.

V. 마치는 말

무상치료를 내걸었던 북한의 보건의료체계는 치료의 제공 자체가 제 기능을 하지 못할 정도로 물자 부족의 어려움을 겪어왔다. 기대수명은 남한보다 10년 이상 낮고 영아사망률도 10배 이상의 차이가 난다. 1970년대까지만 해도 건강 수준은 오히려 북한 주민이 높았다는 주장이 있을 정도였는데, 지금은 남쪽이 월등히 높아져 있는 것이다. 남한의 건강보장제도도, 전 국민을 건강보장의 틀 안에 보호한다는 점에서는 성공적이었지만, 분절적인 의료제공체계와 상업화된 의료에 기인한 다양한 문제에 직면하고 있다. 의료전달체계는 제대로 구축되어 있지 못하고 과잉 공급된 병상은 제 기능을 못 찾고 비효율을 부추기고 있다. 간호간병인력은 고령사회에서 상시 부족의 상태에 있으며 의사 인력 또한 경직된 면허제도와 정원 규제에 묶여 유연성을 잃고 있다.

본고는 바람직한 「한반도 건강보장 공동체」를 구상하고, 이를 달성하기 위해서 이행 단계별로 취해야 할 전략을 제시하고 있다. 최종적인 「통일제도 단계」에서는 남과 북이 구분 없이 단일한 건강보장제도를 가지게 된다. 통합된 건강보장제도를 갖기 위해서는 제도를 구성하는 다양한 요소별로 많은 변화가 선행되어야 한다. 진행에 따라서는 통일 정부의 수립 직후에 달성될 수도 있고, 수십 년이 걸려도 달성 못 할 수 있다. 본 연구가 제시한 「한반도 건강보장 공동체」 그리고 단계별 이행 전략은 상당 부분이, 비단 통일을 전제로 하지 않더라도, 우리의 건강보장제도가 지향할 방향이기도 하다.

참고문헌

강석승. 경제국방병진노선. 한민족문화대백과사전. 2012.

김석향. 지속적인 협력과 발전을 통한 북한보건의료체계 발전 방안 연구. 이화여자 대학교. 2008.

경향신문. [인터뷰] '북, 코로나19 관련 미 NGO 지원도 거부해…인도적 위기 우려' NCNK 키스 루스 사무총장. 2020. 5. 7.

http://news.khan.co.kr/kh_news/khan_art_view.html?art_id=202005071432001

미국 자유아시아방송. 국제지원단체들 올해 대북지원 재개 준비. 2021.1.12.

https://www.rfa.org/korean/in_focus/food_international_org/nkaid-011220211 42418.html

민하주. 남북한 건강보장공동체의 일차의료 확보방안에 대한 연구. 박사학위논문, 연세대학교. 2019.

박상민. 북한 보건의료 백서. 서울대학교. 2013.

(북한)로동신문. 과학교육사업의 발전과 사회주의강국건설. 주체 107(2018)년 5월 7 일.

(북한)로동신문. 보건발전을 견인하는 기본동력. 주체 110(2021)년 1월 26일.

(북한)로동신문. 인민보건발전을 위한 길에서. 주체 107(2018)년 11월 13일.

(북한)로동신문. 경애하는 최고령도자 김정은동지께서 평양종합병원건설현장을 현 지지도하시였다. 주체 109(2020)년 7월 20일.

(북한)조선중앙통신. 조선민주주의인민공화국 주체108(2019)년 국가예산집행의 결 산과 주체109(2020)년 국가예산에 대하여. 주체 109(2020)년 4월 13일.

(북한)로동신문. 비상방역사업은 당과 국가의 제일중대사. 주체 109(2020)년 11월 19일.

(북한)로동신문. 혼연일체의 위력으로 전진해온 투쟁의 해 단결의 해. 주체 109(2020)년 12월 29일.

(북한)로동신문. 우리 식의 방역체계를 더욱 완비하자. 주체 110(2021)년 1월 21일.

윤석용. 건강한 한반도를 위한 남북한 보건의료분야 협력 방안 모색: 2010 정기국회

국정감사 정책보고서. 대한민국국회. 2010.

이규식. 의료보장과 의료체계. 계축문화사. 2002.

이석. 2020년 북한경제, 1994년의 데자뷔인가?. KDI 북한경제리뷰. 한국개발연구원.
2020.

장혜원·윤병수. 북한 코로나19의 경제적 영향. 북한 경제이슈분석. 하나금융연구소.
2020.

정형선·신현웅·이규식·이금순. 통일 한국 건강보장제도의 구상. 건강보험정책연
구. 국민건강보험공단. 2014a.

정형선·신현웅·이규식·이금순. 통일 한국 대비 건강보장제도 구축방안 연구(보고
서). 국민건강보험공단. 2014b.

황나미, 북한 보건의료 현황 및 최근 동향, 북한 보건의료 최근 동향과 남북 협력방
안, 서울대병원 의료정책포럼, 2018.

통일부 통일교육원. 2020 북한이해. 통일교육원 연구개발과. 2019.

A씨 인터뷰 , 최근 탈북한 북한의사 A씨 인터뷰. 2021. 1. 4.

FAO. The Democratic People's Republic of Korea. Revised humanitarian
response Coronavirus disease 2019 (COVID−19). May−December 2020. 2020.

NCNK. THE NATIONAL COMMTTEE ON NORTH KOREA. SPECIAL REPORT.
Understanding U.S. and International Sanction on North Korea. November.
2020. 2020.

IFRC. COVID−19 OUTBREAK 9−MONTH UPDATE. REPORTING TIMEFRAME:
31 January – 31 October 2020.

OCHA. Global Humanitarian Overview 2021: 1 December 2020.

UN. 2020 DPR KOREA NEEDS AND PRIORIRIES. HUMANITATION
PROGRAMME CYCLE. ISSUED APRIL 2020. 2020.

WALL STREET JOURNAL. North Korea Requests Covid−19 Vaccines From
Global Group. 2021. 1. 4.

https://www.wsj.com/articles/north−korea−requests−covid−19−vaccines−f
rom−global−group−11609756202

WHO·UNICEF·UNFPA. Medium Term Stratagic Plan for the Development of the
Health Sector DPR KOREA 2016−2020. Ministry of Public Health Juche

106(2017). 2017.

WHO. COVID－19 Weekly situation report(11－17 Jan 21). Week 2 2021. WHO South East Aasia Regional office. 2021.

WHO. World Health Report 2010: Health systems financing: the path to universal coverage. World Health Organization. 2010.

Wrobel, R. M. 독일 통일의 성과. (통일연구원. 독일 통일 20년과 한국의 통일대비) KINU학술회의총서10－02. 2010.

05

북한에 대하여 생각하는 것을 생각함

-북한을 바라보고 이해하는 틀-

서 원 석*

Ⅰ. 시작하는 말

2018년 4월 27일 남북 정상은 판문점에서 역사적인 만남을 가졌었다. 그 것을 바라보는 시각은 두 가지였다. 장미 빛의 긍정적인 미래를 꿈꾸는 낙관 론과, 북한의 의도를 알 수 없어 결국 우리가 이전과 같이 이용만 당하게 될 것이라는 비관론이 그것이었다. 우리 국민들과 보건의료인들의 대부분은 이 두 가지 의견 중간 어디쯤에 서있었다. 그런 가운데 일부 사람들은 그 어느 한쪽 입장에 서서 매우 분명하게 자신의 주장을 펼치기도 하였고, 남들에게 자신의 생각을 확산시키려는 노력을 하기도 하였다. 이러한 의견들의 표출이 개인적인 사소한 이야기들 속에서야 큰 문제가 될 것 없지만, 그것이 국가의 중요한 정책 결정 등에 연관된다면, 그것은 중요한 문제가 될 수 있었다.

어떤 사람이 북한에 대하여 어떤 이야기 한다는 것은 늘 불완전할 수 있 다는 한계와 문제점을 가진다. 북한에서 실제로 오래 살아본 것도 아니고, 그 렇다고 북한에 대한 정말 깊이 있고 정확한 연구를 할 수 있었던 여건이 있었 던 것도 아니었으며, 북한은 최근 어떤 형태로든 급격한 변화를 겪고 있어, 십 년 전 북한 이야기를 하는 것만으로는 충분하지 않을 수 있기 때문이다. 본 글의 저자 역시 마찬가지이다. 본인 역시 북한 전문가라고 스스로를 이야 기하기 어렵다. 심지어 아직 북한에 한 번 가본 적도 없었다. 그럼에도 불구

* 전) 연세대학교 보건대학원 국제보건학과 연구교수

하고 이 글을 쓰는 이유는 다음과 같다.

즉, 최소한의 과거 경험이나 지식, 선입견에 치우쳐 북한의 현실과는 동떨어진 이해에서 출발하여 어떠한 계획을 수립하고, 구체적인 지원방안이나 남북관계 방안을 강구하는 것은 피하여야 한다는 이야기를 하기 위해서이다. 그리고 보다 근본적인 관점에서 북한을 어떻게 바라보아야 할 것인지를 점검해 보는 것이 필요하다고 생각하기 때문이다. 그런 점에서 이 글이 북한을 바라보는 사람들의 시각을 좀 더 다양하고 깊이 있게 만드는 데 기여할 수 있으면 좋겠다.

II. 북한에 대한 견해의 형성

1. 암묵적인 지식에서 명목적인 지식으로

우리는 어떻게 각자 북한에 대한 견해를 형성하게 되었을까? 2010년 해리 콜린스는 "명시적 지식과 암묵적 지식(Tacit and Explicit Knowledge)이라는 책을 저술하여 우리가 설명하지는 못하지만 알고 있는 지식, 즉 암묵적 지식과 우리가 알고 있다고 믿고 있는 명목적 지식에 대한 구분을 시도하였다(그림 1 참조). 견해란 소위 암묵적 지식이 명목적인 지식에 이르게 되면서 본인

그림 1 명시적 지식과 암묵적 지식

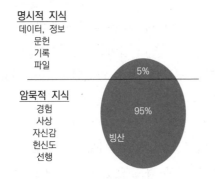

암묵적 지식 Tacit (주관적)	명목적 지식 Explicit (객관적)
경험한 지식, 직접 몸으로 체험한 지식	합리적인 지식, 머리로 깨달아 알은 이성적인 지식
동시적 지식, 여기서(동일한 조건이라면) 지금 활용가능한 지식	순차적 지식, 거기서 그리고 그렇다면 활용 가능한 지식
아날로그적 지식, 실제적인 지식	디지털적 지식, 이론적인 지식

명시적 지식
데이터, 정보
문헌
기록
파일

5%

암묵적 지식
경험
사상
자신감
헌신도
선행

95%

빙산

자료원: 그림은 http://www.cognitivedesignsolutions.com/KM/ExplicitTacit.htm을 원형으로 수정하였음.

이 무엇을 알고 있다는 것을 명확하게 인식되는 과정으로 표현될 수 있을 것이다. 즉 우리가 이미 명확하게 알고 있다고 인지하고 있는 명목적인 지식들과 우리의 무의식의 심층에 자리 잡고 있어 인지의 범위에 이르지 못한 암묵적인 지식이 어떠한 새로운 자극이나 과정을 통해, 가장 효과적인 방법으로는 경험이라는 새로운 체험을 통해, 우리의 의식 가운데 자리를 잡아 가는 과정의 결과를 견해라 할 수 있는 것이다. 우리가 북한에 대한 새로운 뉴스와 정보 및 사건들을 접하게 되면서, 우리는 끊임없이 북한에 대한 견해를 새롭게 하게 되고, 이렇게 오랜 시간에 걸쳐 북한에 대한 더 깊고 확실한 견해에 이르게 되는데, 이 과정에는 우리가 의식적으로 또는 무의식적으로 쌓아온 북한에 대한 정보와 자료들이 새롭게 정립되는 과정이 포함된다.

2. 사건, 숫자, 데이터, 정보, 가설, 지식 및 이해에 이르는 지식 축적으로의 과정

이러한 암묵적인 지식이 명목화되는 과정은 새로운 사건이나 사건에 대한 객관적인 기록 또는 숫자 및 통계에서 출발하게 된다. 북한에 대한 새로운 소식이나 사건이 뉴스를 통해 보도가 되면, 이 새로운 사건은 이전에 발생한 사건, 정보 및 사실과 결합되거나 더해지는 과정을 통해서 데이터화된다. 북한이 과거에 반복적으로 자행해온 사건들을 통해서 어떠한 특별한 공식이 수립되면서, 향후의 발전방향과 이에 대한 대응을 예측하게 되는 것이 우리가 흔히 북한 전문가 집단에서 발견할 수 있는 대표적인 경향이라고 할 수 있다.

사실(fact)과 사건(event)의 축적이 이루어지면서, 자연스럽게 분류가 이루어지고, 색인이 될 수 있게 되면, 우리는 그러한 형태를 데이터(data)라 부르게 된다. 데이터가 축적이 되어 어떠한 형태를 갖추거나, 반복적인 패턴이 나타나거나, 어떠한 형태의 이론적인 틀을 갖추게 되면 우리는 이를 비로소 정보(information)라고 부르게 된다. 정보는 가설(hypothesis)을 세울 수 있도록 하며, 새로운 이론을 탄생시키기도 한다. 물론 이론이나 가설은 매우 기초적인 단계의 견해를 제공하며, 많은 이들에게 아직은 객관적인 견해를 이끌어 내기에 불충분 하므로 보다 많은 증거를 수집하여 정설로 바뀌는 과정을 필요로 하게 된다. 또는 그러한 가설을 뒷받침하여 분명할 증거를 제시할 수 있는 실

그림 2   사실-데이터-정보-이론-지식-이해-지혜-비전의 관계

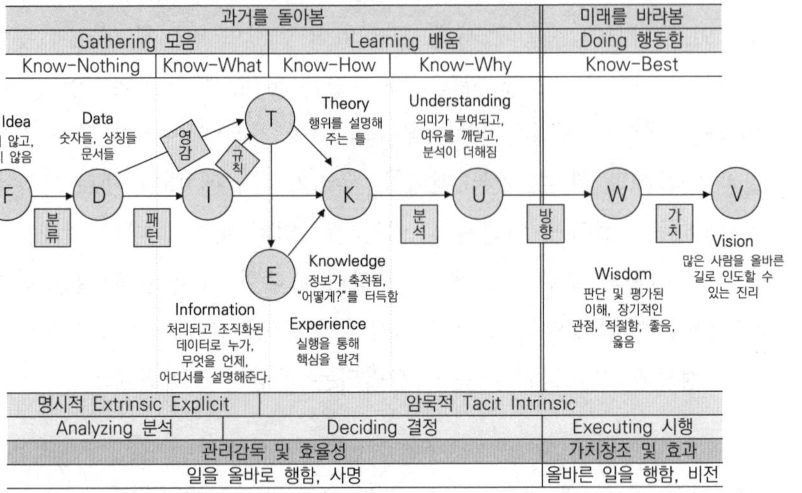

자료원: It's all about the conversation, Ervick & Michael(2012) DIKW Perspective에 제시된 그림을 기초로 하여 변형하였음

험이나 구체적인 경험을 요구하게 된다. 이렇게 실험을 통해 분명한 증거가 드러나거나 본인이 직접 경험을 하여, 정보와 경험 또는 가설과 실험을 통해 비로소 객관적으로 받아들일 수 있는 지식이 생겨나게 된다. 지식은 우리에게 노하우를 전해주게 되며, 지식에 더 다양한 증거들과 분석이 더해지면서, 단순히 '어떻게'를 뛰어 넘어 "왜"에 대한 물음에 답을 주게 된다. 이러한 경지에 이른 지식을 우리는 견해라고 부르게 된다(그림 2). 북한에 대한 우리의 온전한 견해는 이렇게 복잡하고 긴 과정을 통해 얻어질 수 있지만 온전한 견해를 가지게 되는 과정에는 수많은 장애들과 어려움이 도사리고 있다.

3. 지식 와우(蝸牛)

사건과 사실에서 지식으로 발전되어 가는 과정에서는 끊임없는 암묵적인 지식의 명목화 과정이 이루어지는데, 이 과정에는 우리의 의식 기저부에 내재화되어 있던 지식이 외부화 과정을 통해 자신뿐만이 아니라 다른 이들에게도 드러나고, 견해의 피력이라는 사회화 과정을 통해 외면화된 지식은 비로소 명

목적인 지식이 되어 우리의 인식에도 분명한 위치를 차지하게 된다. 명목화된 지식은 대화, 토론 및 발표에 대한 피드백 등의 지속적인 사회화 과정을 통해 다른 명목화된 지식들과 연결되고 결합되어 보다 탄탄한 지식으로 발전된다. 물론 이러한 결합은 사회화 과정과는 달리 대체로 우리의 무의식에서 이루어진다. 즉 명목화되었던 지식이 다시 암묵적인 지식으로 변환되는 것이다. 사회화 과정을 통해 기존의 지식이나 다른 연구자들의 의견을 통해 결합된 지식을 스스로가 받아들이는 내면화 과정을 거치게 되는데, 이 과정은 우리의 의식 기저부에서 일어나는 과정으로 우리는 이 과정이 일어나는 것을 거의 인식하지 못하게 된다. 이렇게 의식의 기저부에 쌓여 있던 우리의 암묵적인 지식은 다시 새로운 자극이나 기회를 통해 명목화되는 것이 연속적으로 순환되게 된다(그림 3 참조).

북한에 대한 이해를 말하기에 앞서 이렇게 장황하게 지식의 형성과정에 대해 이야기를 늘어놓는 것은 우리의 북한에 대한 이해와 그러한 이해에 근거한 신조와 태도에 있어 어려움이 있기 때문이고 아울러 상당한 왜곡이 존재할 수 있는 것이 아닌가 하는 생각이 들기 때문이다.

그림 3 암묵적 지식과 명시적 지식의 상관관계

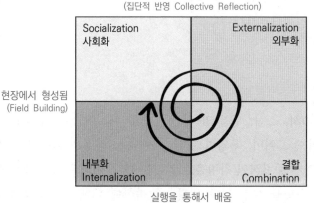

자료원: Nonaka, Ikujiro; Takeuchi, Hirotaka(1995). *The knowledge creating company: how Japanese companies create the dynamics of innovation*. New York: Oxford University Press

Ⅲ. 드보노의 여섯 개의 모자

LA 올림픽 조직위원회의 의사결정 과정을 도운 "여섯 개의 모자 기법"을 창안하여 유명해진 에드워드 드보노(Edward De Bono)는 우리가 의사결정 과정을 시작하는 가장 기초가 되는 사건과 사실을 바라봄에 있어 끊임없이 감정, 지식 및 의지에 의해 무의식적으로 영향을 받고 있다는 것을 지적한 바 있다. 필자는 지난 십 수년간 드보노의 여섯 개의 모자 기법을 다양한 그룹들과 환경들에서 시도해 보면서 우리가 정말 감정과 의지에 물들지 않은 순수한 사실들에서 논의를 출발하는 것이 얼마나 어렵다는 것을 절감한 바 있다. 여섯 개의 모자 기법은 파란모자를 쓴 진행자에 의해 한 개의 사안에 대해 각기 다른 모자를 쓰고, 각기 다른 관점에서 사안을 바라봄으로 창의적인 결론에 이르도록 돕는 기법인데, 백색모자는 사실 그대로를 바라볼 수 있는 시각을 가지도록 돕고, 감정을 상징하는 빨간 모자는 사안에 대해 감정적인 접근을 할 경우 어떤 사안을 왜곡되어 볼 수 있는지를 보여주고, 부정적인 판단을 의미하는 검정색 모자는 사안이나 정보에 대한 부정적인 판단이 올바른 판단을 어떻게 그르칠 수 있는지를 드러내 주며, 긍정적인 의지를 상징하는 노란 모자와 창의적인 대안을 모색하게 하는 녹색 모자는 사안에 대한 창의적이며 창조적인 판단을 할 수 있도록 토론의 흐름을 이끌어 준다.[1]

북한을 바라보는 우리의 시선이 과연 감정, 생각 및 의지에서 자유로울 수 있을 것인지를 살펴보도록 하자.

1. 감정

북한에 대한 기사, 소식, 사건 및 의견을 접할 때 우리는 필연적으로 북한사람들이 우리의 동포이며, 우리의 형제, 자매라는 감정을 떠올린다. 사실 북한에 대해서 우리가 중립적인 감정을 가지기는 매우 어려우며, 그래서 올바른 판단을 그르칠 위험을 항상 안고 있다. 즉 북한에 대해서는 항상 변화를

---

1 de Bono, Edward (1985). Six Thinking Hats: An Essential Approach to Business Management. Little, Brown, & Company. 한국어 번역판은 "생각이 솔솔 ~ 여섯 색깔 모자" 도서출판 한언 (2004)으로 출간되었다.

위한 개발보다는 동정심에 의하여 우선 어려움을 타개해 줄 구호를 떠올리게 될 가능성이 높다. 더러 북한을 지원하는 단체들에서는 이러한 동정심을 유발하기 위해서 북한의 열악한 실상을 나타내는 사진이나 영상을 통하여 북한이 가진 어려움을 강조하기도 한다. 그러나 일부 단체 들에서 기금 후원을 유도하거나 지원을 얻기 위해 강조하는 것처럼 북한이 정말로 그런 어려운 형편에 처해 있는지에 대해서는 분명하게 확인해 봐야 할 필요성이 있다. 어느 외국인 구호활동가가 한국에 와서 노숙인들을 취재하고, 그들의 어려움을 마치 대다수 한국인이 처한 현실인 것처럼 오도를 할 경우 우리는 어떠한 자세를 취할 것인가? 북한은 나라 전체가 균일하여 개방된 나라가 아니기 때문에 특권층과 일반인이 심한 격차를 나타내는 수많은 분리된 소사회로 이루어졌다는 것이 많은 이들의 주장이다. 따라서 북한의 어느 특정 지역에서 발생한 특정 사건을 일반화 시키는 오류를 범해서는 안 된다.

반대로 북한 사람들에 대해 전혀 감정이 없이 단지 개발만을 목표로 접근을 하는 것이 과연 필요한 것인지에 대해서도 심각하게 고려해 봐야 할 필요가 있다. 이것은 북한의 현실을 개발학적인 관점에서 또는 ODA적인 관점에서 "냉철한 이타주의자적"인 시각으로 바라보아야 한다는 의견이며, 북한이 스스로 주인의식을 갖고 지속가능성 속에서 발전해 갈 수 있도록 돕고, 우리는 제3자의 관점을 유지해야 한다는 주장이다. 그런데 이런 시각은 사실 더 많은 문제점을 안고 있을 수 있다. 북한은 우리와 같은 민족의 국가이며, 우리가 아프리카의 가난한 나라를 돕는 시각을 그대로 적용할 수 있는 국가가 아니기 때문이다. 그리고 남과 북이 하나의 민족으로 향후 "한반도 공동체"를 만들어 가야 한다는 시각에서, 우리는 단지 개발뿐 아니라 ODA의 범주에 포함되기 어려운 빈민들에 대한 지원, 그리고 한국 국민들에게 제공되고 있는 복지 지원 수준도 보장해 주어야 하기 때문이다. 우리는 너희가 스스로 발전해 가지 않으면 그냥 여기서 바라보고 격려하겠다는 식의 수수방관적인 태도를 취할 수는 없다.

이 두 가지의 극단적 시각에서 우리가 어떻게 균형을 이루고 조화를 이루어 가야 할 것인지는 우리가 앞으로 풀어야 할 숙제이다. 물론 우리가 감정적으로 한 쪽으로 치중되는 것은 막아야 하며, 이로 인해 북한에 대한 기초적이고 기본적인 사실과 사안들을 올바로 바라보지 못하는 오류를 범해서는 안

될 것이다.

2. 사상

남북한 분단의 단초를 제공하였고, 지금까지 남북을 갈라놓은 가장 큰 장애는 역시 사상적인 틀이다. 소위 공산주의와 자유민주주의로 대별될 수 있는 이 틀은 북한에 대한 생각을 하는 것에 많은 영향을 끼쳐왔다. 북한은 체제 수호라는 측면에서 그 불가피성을 주장할지 모르지만, 특정한 사건을 사상적인 틀로 재해석한다거나, 사상적인 차이점과 체제의 우월성을 강조하기 위해 사건과 사실을 조작하거나 전혀 발생하지 않은 사건을 가공해 낸 일들이 많았다. 그래서 우리는 북한에 대하여 알려지는 사건과 사실을 있는 그대로 받아들이기 어렵게 되었다. 또한 남한에서는 북한과의 대립적이고 경쟁적인 이유 때문에 북한에서 일어나는 거의 모든 사건과 사실을 해석하는 데 있어 의도적으로, 또는 의도하지 않았다 할지라도 왜곡하는 일들이 심각하게 있을 수 있었기에, 우리는 북한에 대한 남한에서의 보도를 접하게 되면, 일단 그 보도가 사실인지에 대해서 대체로 한 번 더 생각해야만 하였다.

이러한 과정을 통하여 의식적, 무의식적으로 형성된 사상의 틀은 악의적인 조작이나 의도적인 왜곡 보도가 없는 상황에서도 우리에게 큰 영향을 끼칠 수 있다. 소련 붕괴 직후, 필자가 몽골에 살던 시절이었다. 필자가 살고 있던 몽골 국가에서 제공해 준 아파트에는 북한 대사관의 직원들도 살고 있었다. 그런데 그들의 모습이 멀리서 나타나기만 해도 가슴이 떨리고, 어디론가 숨어야 한다는 생각에 불안해 지곤 하였다. 북한 사람들은 위험한 사람들이고 과격하며, 접촉할 경우 오히려 남한 정부로부터 큰 어려움을 겪을 것이라는 생각이 머릿속을 사로잡고 있었기 때문이다. 그리하여 주차장에서 별것 아닌 일로 시비가 붙기도 했으며, 사소한 일에도 흥분하여 이성을 잃기도 했었다. 필자가 그리하였듯이, 북한 대사관 직원들도 거의 같은 반응을 보이기 일쑤였다. 이는 사상적인 틀이 우리에게 부여해 준 무의식적인 맹점으로 우리가 부단히 노력하고 벗어나려고 하지 않으면 헤어 나오기 어려운 틀이기도 하다.

3. 의지

사건과 사실을 있는 그대로 보지 못하게 만드는 가장 큰 요인 중의 하나는 자신이 소원하는 바를 성취하기 위한 지나친 의지가 작동하기 때문이다. 우리들 모두는 삶에 대한 비교적 뚜렷한 견해와 방향이 정해져 있다. 북한을 바라볼 때에도 이러한 우리의 주관이 그대로 반영되게 된다. 이는 우리의 세계관, 가치 및 신조 등이 반영된 결과이다. 그리하여 북한에 대한 어떠한 사실이나 사건을 접할 때, 우리 안에 막연하게 북한이 이렇게 되었으면 좋겠다는 희망이나 의지가 생겨나게 된다. 이것은 과거에 북한에 대한 정보를 접하고, 지식을 형성한 기반 위에 생겨나는 것이 보통이지만 그렇지 않고 직관적으로 생겨나는 경우도 많다. 특히 의지적인 사람에서는 그렇다. 한국 사람을 의지의 한국인이라고 부른다면, 한국은 그런 경향이 강하다고 말할 수 있다. 이러한 의지에 의한 정보의 왜곡이나 변형은 특히 사업을 통해 무엇인가를 이루어 내고, 결과를 창출하려는 경우에는 더욱 더 심해지게 된다. 아울러 북한이 아닌 다른 개발도상국에서 성공적인 결과를 이루어낸 경험이 있는 경우에는 많은 경우 자신의 경험에 갇혀, 북한의 실상을 제대로 보지 못하고 사업을 구상하고 기획하는 경우가 많다. 자신의 뚜렷한 목표와 방향이 이미 정해져 있거나, 단체가 개발해 낸 전략이 매우 분명하거나, 사업이나 사역의 영역이 일정한 분야로 한정되어 있는 경우에는 사실과 사건을 자신의 영역이나, 시각에서 보려는 경향이 매우 두드러지게 된다. 북한의 변화와 발전을 위해서는 분명히 이 분야의 전문가가 요구되고, 전문가의 도움이 절실한 것을 부정할 사람을 없을 것이다. 그러나 그 전문가가 쌓아온 전문성과 과거의 경험이 북한의 실상을 바로 볼 수 없게 만드는 요인이 될 수 있다. 이러한 착시 현상은 국제개발의 사업 현장에서 빈번하게 목격되는 일이다.

IV. 북한 보건의료 체제의 이해

북한의 의료 현실과 상황을 마치 공중을 떠오른 새가 멀리서 아래를 바라보는 것처럼 일목요연하게 볼 수 있는 조감도가 있으면 좋겠다고 생각한적이 있었다. 사실 이 생각은 어느 개발 도상국을 가든지 항상 품게 되는 생각이기도 하다. 우리가 접하는 사건과 사실은 매우 단편적이라는 것을 잊어서는 안 된다. 앞서 이야기한 것처럼 폐쇄적이면서 지역적, 계층적으로 철저하게 분리된 여러 개의 독립적인 소사회로 구성된 북한에서 우리가 접하는 몇 개의 정보가 북한 사회의 전체 모습을 드러내 주는 경우는 거의 없다고 봐도 무방할 것이다. 쉽게 말해서 한 개의 사건과 사실이 북한 전체의 실상을 대변해 준다고 일반화를 시키는 것은 많은 문제가 있다는 것이다. 따라서 우리는 사건들과 사실들을 수집하여 유사한 것끼리 나누고, 순서를 부여하고, 중요성을 나름대로 정하여 데이터를 만들고 그러한 데이터에서 드러나는 형태와 특성과 경향을 파악하여 소위 정보(Information)를 작성하게 된다.

이 과정에는 우리가 반드시 견지해야 할 것은 먼저 우리가 어떠한 보건의료 체제를 가지고 있는가에 대한 이해가 있어야 한다는 것이다. 우리가 매일 접하는 한국 사회에는 세계에서 가장 독특한 형태의 보건의료체제가 구성되어 있다. 이는 수십, 수백 년에 걸쳐 이루어 왔던 우리 민족의 산물이다. 한국 보건의료체제는 세계 어느 나라와도 다르고, 사실상 이 세상에서 똑같은 보건의료체제를 구성하고 있는 나라는 없다고 봐도 무방하다. 따라서 우선 남한이 어떤 보건 의료체제를 구성하고 있으며, 북한은 어떠한 형태의 보건의료체제를 구축하여 유지하고 있는지에 대한 이해가 선행되어야 단편적인 사건과 사실들을 올바로 엮어서 정보를 형성할 수 있게 된다.

여기서 중요한 것은 몇 가지 단편적인 사실의 비교만으로 남한과 북한을 비교하기는 매우 어렵다는 것이다. 한국의 보건의료체제는 아마도 <그림 4>에 표현된 네 가지 유형의 보건의료체제 중에서 미국과 싱가폴의 중간 정도에 해당하게 될 것으로 생각한다. 미국처럼 민간재원과 민간 비영리 의료기관 중심의 보건의료 체제를 구성하고 있지만, 정부의 시장 개입이 미국보다는 많고 싱가폴보다는 적은 나라이기 때문이다. 반면에 북한은 사회주의형의 보건의료 체제를 구성하고 있는데, 아마도 쿠바보다 훨씬 강력한 시장개입이 이루어지고 있는 나라이다(그림 4 참조). 의료보험이 필요 없으며, 모든 보건의료 서비스의 주체가 바로 정부이기 때문이다. 물론 고난의 행군기를 거치면서, 정부의 공적재원 투입이 전무해 지면서, 이러한 북한의 보건의료체제가 붕괴되었다는 이론이 설득력을 얻고 있지만, 2010년 5월 3일자 Wall Street

그림 4 네 가지 유형의 보건의료 체제

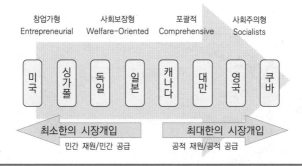

자료원: Milton I. Roemer, NATIONAL HEALTH SYSTEMS THROUGHOUT THE WORLD, Annu. Rev. Publ. Health 1993. 14:335-53

Journal은 북한을 방문하고 난 뒤 기자회견 한 WHO 사무총장 마가렛 찬에 대한 기사에서 북한을 "보건의료의 천국, Health Care Paradise"라고 소개하면서 "최소한 비만의 문제는 없다"는 닥터 찬의 의견을 소개하였다.[2] 물론 닥터 첸의 방문은 많은 신문과 방송이 앞 다투어 북한의 보건 의료체제가 붕괴되었다는 소식을 전하던 시기에 이루어진 것이다. 어떻게 이렇게 다른 견해가 나올 수 있을까? 그것은 보건의료체제에 대한 이해의 부족에서 기인하는 바가 크다고 말할 수 있겠다.

어떤 나라가 어떠한 유형의 보건의료 체제를 구축하고 있는가와 그 나라가 얼마나 효율적으로 보건의료 전달체제를 유지하고 있는가에 대한 이해는 매우 중요하다고 할 수 있다. 미국은 전 세계에서 다른 나라에 가장 많은 영향력을 주고 있지만 미국이 구축하고 있는 의료체제는 고비용에도 불구하고 평균 여명은 높지 않은 매우 비효율적인 체제라고 할 수 있다. 물론 이러한 보건의료 체제를 구축하고 있는 미국이 형편없는 보건의료체제를 구축하고 있다고 단언할 수는 없다. 그것은 그 나라의 특수한 사정과 형편, 아울러 건강에 영향을 미치는 수많은 보건의 사회적인 결정요인(Social Determinant of Health)에 의한 것이기 때문이다. 북한이 한동안 보건의료분야에 거의 한 푼도 지출을 하지 않았다고 북한의 보건의료체제가 모두 붕괴되었을 것이라고 추

2 The Wall Street Journal, "Health Care Paradise" 3 May, 2010 12:01 A.M. ET

그림 5 평균여명과 보건재정 지출의 상관관계

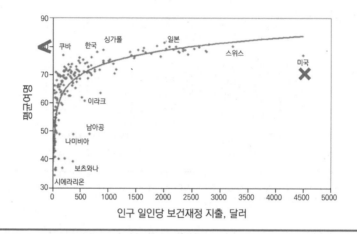

자료원: *The UC Atlas of Global Inequality(n.d.) Health Care Spending.* Linked from
https://www.e-education.psu.edu/geog438w/node/322

측하는 것은 옳지 않을 가능성이 높다. 만일 북한이 미국과 같은 고비용 저효
율의 보건의료체제를 구성하고 있었다면, 북한 보건의료 전달체제는 모두 붕
괴되었다고 말하는 것이 맞을 것이다. 그러나 미국의 제제로 인하여 서방세계
와 단절된 쿠바에서는 보건의료체제가 무너지지 않았었다. 그들의 보건의료
체제는 저비용 고효율의 보건의료체제였기 때문이다. 북한에서 외부지원이
끊어지고, 소모품의 공급이 중단되었다고 해서 모든 보건의료체제가 붕괴되
었을 것이라고 섣불리 판단할 수 없는 이유가 여기에 있다(그림 5 참조).

　이러한 판단에는 의료의 본질에 대한 개인의 이해도 영향을 미치게 된
다. 환자와의 관계 형성보다는 질환에 대한 검사와 침습적인(Invasive) 처치 위
주의 의료, 그래서 과소비적이며 적극적인 개입을 통한 치료 중심의 치료의학
의 개념에서 볼 때, 환자와 가족에 대한 관계에 기반한 적절한 교육과 예방,
그리고 의사를 통한 돌봄을 중심으로 한 쿠바와 북한의 보건의료체제는 그
가치체계나 관점에서 현저한 차이를 나타낼 수 있기 때문이다. 물과 전기가
공급되지 않고 소모품의 공급이 끊어진 북한의 병원에서 무슨 치료행위가 가
능할 것인가에 대한 물음에 앞서, 북한의 보건의료체제에서 병원의 기능과 역
할은 어느 정도의 무게감을 갖는가에 대한 성찰이 더 필요할 수 있다. 의료기
관 중심, 특히 상급병원 중심의 보건의료체제를 갖춘 남한의 보건의료체제의

관점에서 병원에 상수도가 공급되지 않고, 전기가 제한적으로 공급된다면 보건의료체제의 근간을 뒤흔들 수 있는 심각한 문제이고, 큰 관심을 받게 될 것이다. 그러나 호담당의사제도를 통해 보건교육과 예방에 치중하는 북한의 보건의료체제 상에서 병원이 정상적으로 작동하지 않는 것은 성격이 다를 수 있다. 물론 그것은 매우 심각한 문제인 것은 사실이지만, 북한이 받는 영향을 남한식 기준으로 생각하는 것은 적절하지 않을 수도 있는 것이다.

V. 북한의 보건의료 상황을 파악하는 데 필요한 사례 두 가지

1. 고난의 행군 기간 이후 북한의 보건의료 상태에 대한 보고들

WHO와 같은 국제기구의 인쇄된 보고서는 역사적인 사실로 평가된다. 그 보고서가 올바른 사실을 담고 있든 오류를 포함하고 있든, 보고서 자체는 사실로서 간주되는 것이다. 다만 그 사실이 오류가 아닌, 진리에 가까운 사실인지에 대해서는 확인이 필요할 수 있다.

북한의 보건의료 전달체제에 대한 외부의 평가 결과가 몇몇 보고서에 드러나 있다. WHO 에서 2000년에 발간한 "보건의료체제 개선실행결과"[3]보고서에 의하면 남한의 보건의료체제는 전 세계에서 58위에 해당하였고, 북한은 167위에 해당하였다. 이 시기가 고난의 행군시기였으므로 아마도 북한의 보건의료체제에 대한 서방의 평가는 매우 정확했을 것으로 추측할 수 있다.

빌과 멜린다 게이츠 재단에서 운영하고 있는 "보건측정 및 평가 연구소(Institute of Health Metrics and Evaluation)"의 발표[4]에 의하면 북한의 대표적인 건강지표라 할 수 있는 영유아 사망률과 평균여명은 고난의 행군 기간이 종료된 2003년 이후에 그 이전의 수준으로 회복되었음을 나타내고 있는데, 이 역시 확인이 필요한 사실의 하나이다. 한 나라의 보건의료현황을 가장 단적으로 잘 드러내 주는 소위 황금 지표라 불리는 5세 이하 유아 사망률의 경우, 2000년도에는 출생아동 1,000명당 90명에 가까운 수치를 나타내었고, 이는

3 WHO, The World Health Report 2000, Health System Improving Performance. 2000
4 Institute for Health Metrics and Evaluation, http://www.healthdata.org/north-korea

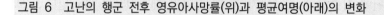

그림 6　고난의 행군 전후 영유아사망률(위)과 평균여명(아래)의 변화

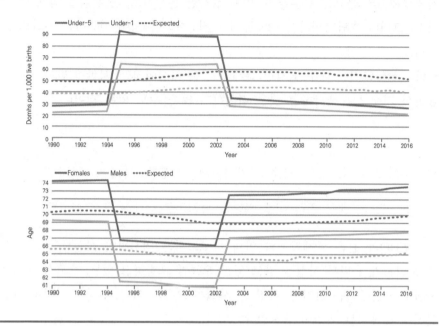

자료원: Institute for Health Metrics and Evaluation, http://www.healthdata.org/north-korea 웹사이트를 참조하여 재구성함.

고난의 행군기간인 1994년부터 2003년까지 대체로 유사한 형태를 나타내고 있었다. 같은 기간 동안의 남성의 평균 여명은 69세에서 61세로 곤두박질하여 2003년에 이르러서야 67세를 회복하였다. 여성의 경우 1995년 74세에서 67세로 낮아졌다가 2003년 72세로 회복되었다(그림 6 참조).

또한 2015년 란셋지에 발표된 "질병부담 조사연구를 통한 188개국의 보건의료분야 지속가능성 개발목표 달성 정도의 측정"한 연구에 의하면 남한은 전세계에서 35위에, 북한은 116위로 보고되어 남북한 모두 2000년 WHO 보고와 비교하여 보건의료 상황이 호전된 것을 알 수 있다.[5] 물론 이는 남북한에서 보고된 자료가 진실성 있는 자료라는 전제 하에서이다.

따라서 고난의 행군 시기에 북한을 다니면서 경험한 북한 상황만을 기억

5 GBD 2015 SDG Collaborators, Measuring the health-related Sustainable Development Goals in 188 countries: a baseline analysis from the Global Burden of Disease Study 2015, Lancet vol 388, No 10053, p1813-1850, 2016

그림 7 질병부담 조사연구를 통한 188개국의 보건의료분야 지속가능성 개발목표 달성 정도의 측정

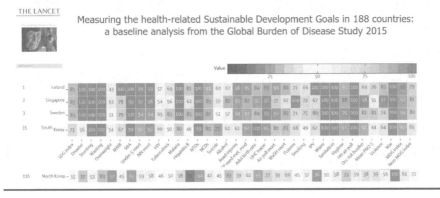

자료원: GBD 2015 SDG Collaborators, Measuring the health-related Sustainable Development Goals in 188 countries: a baseline analysis from the Global Burden of Disease Study 2015, Lancet vol 388, No 10053, pp. 1813-1850, 2016를 기초로 재구성하였음.

하고 있는 남한의 전문가들과, 그들의 보고에 의존하여 북한 보건의료 현황을 파악하고 있는 보건의료인들은 새로운 정보에 기반한 북한 보건의료현황에 대한 이해와 연구를 시행하여야 할 것으로 생각된다.

2. 고난의 행군 기간 이후에 북한에 이루어진 의미 있는 지원들

이러한 건강지표의 변화와 고난의 행군 시기를 벗어나 정상궤도에 오른 것으로 파악할 수 있는 보고서의 진실성을 판단함과 아울러 남북한의 교류가 단절된 시기에 이루어진 의미 있는 규모의 지원들의 영향력과 이로 인한 북한 보건지표 및 상황의 변화를 확인할 필요가 있으며, 그러한 평가를 토대로 향후 사업에 대한 구체적인 계획의 수행여부도 결정되어야 할 것으로 생각된다.

2003년 7월 이종욱 박사가 WHO 사무총장에 취임하고 난 후, WHO는 당시 한국의 이종석 통일부 장관과 상해각서를 교환하여 이후 약 10년에 걸쳐 북한 모든 병원과 호담당의사에 이르기 까지 대부분의 의료인들에 대해 WHO와 국제아동기금(UNICEF)가 공동으로 개발한 "소아질환에 대한 통합적 처치(Integrated Management of Childhood Illness)" 패키지에 대한 훈련지원이 이루어

졌다. 전 세계 110여 개국 이상의 국가에서 소아질환의 진단, 투약 및 치료에 대한 매우 구체적이고 실제적인 지침을 제시한 이 모듈을 통해 북한의 의사들이 훈련을 받았으므로, 추후 추가적이며 더 포괄적인 훈련이 필요하겠지만, 북한의 의사들에게 훈련이나 기술개발이 전혀 이루어지지 않은 그런 낙후한 상태가 아닐 수 있다.

아울러 이 기간 동안 한국국제보건의료재단의 지원으로 북한의 모든 청소년들에게 B형 간염 접종이 이루어졌고, 이후 풍진에 대한 접종도 진행되었다. 그동안 북한에서 의미 있는 변화나 보건의료분야 전반에 영향을 줄 사건이 없었다고 생각하거나 따라서 북한의 보건의료 체제가 지속적으로 퇴화했을 것이라고 가정하는 것은 사실에 맞지 않을 수 있음을 알아야 한다.

VI. 마치는 말

남한의 보건의료인인 우리로서 북한 보건의료에 대한 지원과 개발협력 등을 이야기 하려면 다음과 같은 것들이 먼저 있어야 할 것이다. 첫째, 북한에 대한 거시적이고 본질적인 이해가 선행되어야 한다. 둘째, 우리 자신이 가지고 있는 남한의 보건의료체제에 대한 분명한 이해를 국제비교적 시각 속에서 가져야 한다. 셋째, 북한의 보건의료에 대한 객관적이고 구체적인 정보에 따른 이해가 있어야 한다. 이러한 전제 조건들이 갖추어져 있지 못한 상황에서 성급히 북한 보건의료 지원과 개발협력에 대한 논의, 정책 수립 등을 하는 것은 매우 위험하고 큰 오류를 가질 가능성이 크다 하겠다.

이 일을 해나감에 있어 우리는 우리 자신의 마음을 먼저 준비시켜야 할 것이다. 그것은 북한 사람들의 아픔을 끌어안고, 돌보겠다는 결심이다. 그리고 이것은 우선 내가 내 자신의 문제와 자신을 얽어매고 있는 많은 생각과 편견, 감정과 의지의 속박들에서 자유로워져서, 북한 사람들을 바라보고 받아들일 수 있는 마음의 여유를 갖는 것에서 출발한다. 북한 사람들이 비록 열악한 보건의료체제 하에서 신음하고 있기는 하지만, 조급하게 서두르면서 접근하다가 또 다른 상처를 줄 수 있다. 그리고 우리의 체제와 우리의 우월성을 통해 무엇인가를 단기간에 이루어 내기 위해 지나치게 나서지 않는 것이 필요하다. 북한 사람들과 보건의료체제가 스스로의 자생력을 통하여, 회복되고 발전할 수 있도록 우리가 참을성 있게 옆에 함께 서 있어주고 도움을 주는, 소위 지속가능한 개발의 지원을 해나가는 지혜가 필요한 시기이다.

참고문헌

Harry Collins, Tacit and Explicit Knowledge, University of Chicago Press, 2010, 2012

Ervick & Michael, It's all about the conversation. DIKW Perspective, 2012

Nonaka, Ikujiro; Takeuchi, Hirotaka, The knowledge creating company: how Japanese companies create the dynamics of innovation. New York: Oxford University Press, 1995

de Bono, Edward, Six Thinking Hats: An Essential Approach to Business Management. Little, Brown, & Company, 1985

Milton I. Roemer, NATIONAL HEALTH SYSTEMS THROUGHOUT THE WORLD, Annu. Rev. Publ. Health 1993. 14:335−53

The Wall Street Journal, "Health Care Paradise" 3 May, 2010 12:01 A.M. ET

The UC Atlas of Global Inequality (n.d.) Health Care Spending. Linked from https://www.e−education.psu.edu/geog438w/node/322

WHO, The World Health Report 2000, Health System Improving Performance. 2000

Institute for Health Metrics and Evaluation, http://www.healthdata.org/north−korea, 2018

GBD 2015 SDG Collaborators, Measuring the health−related Sustainable Development Goals in 188 countries: a baseline analysis from the Global Burden of Disease Study 2015, Lancet vol 388, No 10053, p1813−1850, 2016

06

한반도의 평화와 건강공동체

신 보 경*

COVID－19(Coronavirus Diseases－19; 이하 코로나19) 팬데믹은 우리 삶의 예외적인 것들을 일반적인 것들로 변화시키며 견고해 보이던 하나의 세계를 뒤흔들기 시작했다. 극단의 정치 이데올로기들(자유주의, 보수주의, 공산주의, 파시즘)이 작용하여 온 인류가 갈등과 분열의 고통을 겪었던 20세기 인류사의 끝점이자 21세기의 시작을 코로나19라는 신종바이러스가 차지하게 될 줄은 그 누구도 예상하지 못했을 것이다. 코로나19 팬데믹이 가져온 지구화된 '위험(risk)의 불확실성(uncertainty)'은 울리히 백(Ulrich Beck)이 경고했던 위험사회(Risk Society; 위험이 사회의 중심현상이 되는 사회)의 등장을 여실히 입증한 셈이 되었다. 세계 양차 대전 이후 줄곧 이어져 온 시장중심사회의 양적 팽창으로 야기된 생산된 위험(manufactured risk)과 생산된 불확실성(manufacture uncertainty)은 이제 위험 그 자체의 불확실성으로 확장되며 우리 일상의 작은 부분에까지 불안과 공포의 위협으로 스며들기 시작했다.

그동안의 인류는 물질적 풍요와 편리한 삶을 누리는 자극에 취해 물질이 목적이고 인간 생명은 수단이 되어버린, 효율성이 우선시되고 인간의 존엄과 본연의 인간성은 상실된 디스토피아(dystopia)[1]를 스스로 창출해내고 말았다. 또한, 인간과 자연이 서로 유기적으로 얽혀 있는 전체론적(holistic) 관계인 점 역시 망각한 채 생태계 속에서 영원할 것 같은 절대 강자의 우위를 내세우며 무자비한 군림을 이어온 것 역시 인정해야 할 것이다. 코로나19는 인류사회

---

* 연세대학교 의과대학 인문사회의학교실 통일국제의료영역 기초연구조교수
1 디스토피아는 유토피아(Utopia)와 반대되는 공동체 또는 사회를 가리키는 말이다. 주로 전체주의적인 정부에 의해 억압받고 통제받는 모습으로 그려지며 모든 개인이 개성을 상실하고 획일화되는 오토메이션(automation)의 특징이 있다.

에, 이 모든 변화를 인지조차 하지 못해 온 인간에 대한 역사적 경종을 울려주었다. 어쩌면 폭주하던 인간의 횡포에 제동을 걸어준 고마운 선물일지 모른다. 지금의 위기가 인류에게는 생명에 대한 깊은 성찰을 통한 혁신적 변화를 실천할 수 있는 회일 것이며 이런 기회가 우리에게 자주 찾아오지 않을 것이라는 사실을 우리는 명심해야 한다.

이제 세계의 역사가 코로나바이러스 이전(B.C. Before Corona)과 이후(A.C. After Corona)로 나뉠 것이라는 견해처럼(Friedman, 2020), 인류는 지난 시간 우리를 지배해온 모든 영역의 고정관념들을 벗어던지는 패러다임의 전환[2]을 적극적으로 모색하지 않고서는 인간 생명 자체의 안전을 지구상의 어디에서도 보장받지 못하는 상황에 직면했다. 이러한 악조건 속에서도 그나마 다행인 것은, 질병의 두려움이 단순히 생명을 위협하는 생물학적 존재를 넘어서 오랜 시간 자본주의적 번영의 그림자 뒤에 숨어있던 사회경제적 취약점을 여실히 드러나게 하며 이를 보완하기 위한 여러 사회 분야에서의 인식과 기술의 혁명적 전환(revolutionary changes)을 가속시키는 촉진제 역할을 하였다는 점이다. 관련 보고서에 따르면, 여러 시도에도 불구하고 제대로 이행되지 못했던 혁신적 변화들의 – 재택근무, 온라인 전환 등 – 빠른 안착이 코로나19 발생, 단 7개월 만에 7년치의 변화와 함께 이루어졌으며 이후 탈세계화의 가속화, 효율성보다는 회복 탄력성, 디지털 전환의 촉진, 건강에 대한 다양한 소비형태로의 변화 등의 주요 전환이 지속적으로 요구되어질 것으로 전망했다.[3]

이렇듯, 포스트 코로나(post-Covid-19) 시대를 맞이한 인류는 인류 공동의 행복이 균형 있게 달성되기 위해서는 우리가 살고 일하는 모든 방식에서

---

2 패러다임은 그리스어 paradeigma에서 유래한 단어로 본래 사례, 샘플, 패턴 등을 의미했다. 기원전 6세기에 활동했던 고대 그리스 밀레토스 학파의 철학자 아낙시메네스(Anaximenes of Miletus)는 패러다임을 "이전에 일어난 것 가운데 현재 논의되는 것과 유사하거나 반대인 행동들"로 정의 내린 바 있다. 이후, 토마스 쿤(Thomas Kuhn)은 과학혁명의 구조(1962)를 통해 패러다임을 현대적 용어로 사용하기 시작하였으며 1970년 증보판에서 그는 패러다임을 "과학 연구자들에게 문제해결 모델을 제공하는 일반적으로 인정한 과학적 성취들"로 정의 내렸다. 즉, 천동설과 지동설처럼 한 시대 과학연구의 사고체계 전반을 지배하는 관념이 패러다임에 해당하는 것이다. 패러다임의 의미는 점차 확장되어 과학 분야만이 아니라, 사회 전반에서 대체적으로 공유하는 문제의식, 인식틀, 방법론 등을 포괄하는 사고체계, 가치체계를 의미하게 되었다.

3 Alixpartners. "Covid-19 through the lens of disruption". Disruption Insights. https://www.alixpartners.com/disruption-insights/covid-19-lens-of-disruption/#599ae3 aa-9ac4-44a6-871e-d4e31c7e6838 보고서를 통해 확인할 수 있다.

의 혁신이 요구되는 시대가 도래했음을 인식하기 시작하였다.[4] 그렇다면 이러한 세계적 대전환의 시대에 우리가 살고 있는 한반도에서의 행복과 건강 그리고 미래세대의 안녕을 도모하기 위해서는 어떠한 전환이 필요하며 준비되어야 하는 것일까? 이러한 문제의식을 바탕으로 본 글은 한반도에서의 평화로운 삶을 위한 인식 전환의 필요성과 생명·건강 공동체 구성이 현시대에 지닌 의미와 한반도에서의 시대적 사명에 대해 살펴보고자 한다.

Ⅰ. 한반도의 평화를 위한 인식의 전환

20세기 세계사를 응축하고 있는 한반도는 냉전체제의 산물인 분단국가이자 그로 인한 연쇄적 갈등의 집약체가 되어 70여 년이라는 인고의 세월과 고통 속에 여전히 놓여있다. 동시에, 오늘날의 한반도가 더 이상 동아시아의 변방 국가가 아닌 세계의 중심 국가로 부상하고 있다는 점에도 주목해야 한다. 최신 의·과학기술과 정보, 문화산업의 발달 등 다양한 분야에서 월등한 기량을 뽐내며 전 세계의 변화를 주도하는 선진국의 반열에 당당히 올라선 것이다. 이렇듯, 한반도는 그야말로 평화와 번영, 그리고 갈등과 분열이라는 양극단의 요소들이 공존하는 전 세계에서 유례없는 지역이다. 이러한 배경은 한반도에서의 미래지향적 혁신의 노력이 단순히 한 국가에의 변화에 그치지 않고 위기와 불확실성의 시대를 맞이한 인류가 지녀야 할 변혁의 공통 가치와 성찰의 중요 시사점을 제공하기에 충분하다.

----

4 이와 같은 노력이 그동안의 인류사에서 결코 전무했던 것은 아니다. 국가 간 합의로 이루어낸 유엔(UN)의 지속가능발전목표(Sustainable Development Goals; SDGs)가 대표적이다. 지속가능발전목표는 UN의 새로운 개발 의제로 2015~2030년까지 "사람(people), 지구(planet), 번영(prosperity), 평화(peace), 파트너십(partnership)" 등 5개 핵심주제를 중심으로 구성한 17개 목표와 169개의 세부목표로 구성되어있다. 이는 인류가 유지하고 지탱해 나갈 수 있는 발전 모델로서 다양한 영역에서의 목표를 제시하며 지구위험한계선(planetary boundaries)에 맞선 핵심적인 역할을 이행하기 위한 노력을 강조해왔다. 지구위험한계선은 인류가 지구상에서 안전하게 지속적으로 살 수 있는 환경 영역을 말하는 것으로 결정적인 역할을 하는 9개 영역의 지구과학적 경계선을 제시한다. Steffen et al.(2015)의 연구에 따르면, 이미 4개 영역이 인간 활동의 영향으로 지구위험한계선을 넘어섰다고 보고하고 있다. 이러한 맥락에서 지속가능발전목표 역시 현재의 변화된 위기에 비추어, 지속 가능한 미래로의 전환을 위해, 기존의 발전경로를 근본적으로 전환하는 전략과 방안의 효율적인 혁신이 필요하다는 지적과 함께 구체화하는 작업이 이어지고 있다.

한반도는 70년이 넘는 세월 동안 휴전(休戰)중이다. 전쟁이 멈춘 상태의 한반도는 마치 소극적 평화를 이룬 듯 보이지만, 실질적 삶의 경계를 맞대고 있으면서도 여전히 끊임없는 위협과 도발을 이어오는 북한으로 인해 전쟁의 기억은 전쟁 이후 두 세대가 넘어 등장한 새로운 세대들에게마저 또 다른 폭력의 트라우마로 전이(transmission)되고 있다. 한편, 오랜 남북적대 상황에 대한 높아진 국민적 피로도는 신(新)세대들이 요구하는 새로운 형태의 평화에 대한 갈망과 더해지며, '통일'이라는 기존의 패러다임이 '평화'로 전환되는 인식적 변화가 비교적 빠르게 앞당겨지고 있음을 관찰할 수 있다. 이는 냉전적 사고를 지닌 반공 세대, 민족 감정을 앞세운 민주화 세대와도 다른 '평화세대'라는 또 하나의 새로운 세대의 등장을 예고한다는 점에서 주목해야 할 변화이다. 또한, 다변화하는 국제사회 속에서 대한민국과 한반도의 평화와 번영을 보장하기 위해서는 관념적 통일 지상주의에서 벗어나 '평화'와 '공존'을 향해 수렴되며 이행되는 새로운 가치 구축과 이에 대한 구체적 방안 모색이 중요한 시대적 과제로 부상했음을 설명하고 있다.

그렇다면, 평화란 무엇이며 한반도에서의 평화는 어떤 의미를 지니고 있는가? '평화'라는 단어의 어원에서 알 수 있듯이(얀센, 2010),[5] 평화는 처음부터 사회적 개념이며 인간 공동생활의 특정한 형태를 뜻한다. 흔히들 평화를 전쟁, 조직화된 집단 폭력의 부재(the absence of organized collective violence)를 뜻하는 소극적 평화(negative peace)의 개념으로 자주 사용하지만, 구조적 원인을 제거한 집단 사이의 협조와 통합을 통한 지속 가능한 평화(sustainable peace)를 실현하는 적극적 평화(positive peace)[6]에의 지향으로 그 개념의 범주와 중요성이 학문적·실천적으로 확장되어야 한다는 필요성과 이에 대한 연구가 꾸준히 이루어지고 있다. 이는 곧 평화라는 뜻이 지구상에 살아있는 모든 생명이 서로를 사랑하고 보호하며 공존하는 상태를 포함하는 것과 맥이

---

5 '평화 friede'는 언어적으로 유사한 낱말들인 '자유로운 frei', '구혼하다 freien', '친구 freund' 인 처럼, 인도게르만어의 어근 'pri-'(사랑하다, 보호하다)에서 기원한다. 그뿐만 아니라 라틴어 어원인 'pax'역시, friede와 개념을 일치하며, '궁극적 상태, 화해, 모든 살아 숨 쉬는 것들을 신 안에서 하나 되게 한다'는 뜻을 지니고 있다. 오늘날 학계에서는 평화의 개념이 크게는 소극적 평화(negative peace)와 적극적 평화(positive peace)로 구분된다.

6 평화의 개념적 확장을 이끈 요한 갈퉁(Johan Galtung)에 따르면, 직접적 평화란 직접적인 폭력이 부재한 소극적 평화의 조건을 넘어 모든 종류의 폭력이 - 즉, 직접적 폭력뿐 아니라 구조적·문화적 폭력까지 - 제거된 상태를 뜻한다.

닿으며 이를 통해 우리는 살아 숨 쉬는 매 순간이 그 자체로 존중받고 보호받으며 우선시되어져야 하는 생명의 절대적 가치야말로 바로 평화의 근본 조건이 된다는 사실을 알 수 있다. 나아가 이러한 변화는 평화가 세계 시민(global citizens)으로서 추구해야 할 보편적 가치로 인식되는 발전으로 이어지고 있다(에피아, 2008; 누스바움, 2020).

하지만 안타깝게도 우리는, 자의든 타의든, 어리석은 이기심에 취해 이 중요한 생명의 가치들과 평화의 의미의 상당 부분을 터부시해왔던 것이 사실이다. 더 늦기 전에 인간에 대한, 생명에 대한, 그리고 생명 실존과 삶에 대한 깊은 자기성찰을 이루어야 한다. 생명 중심의 보편적 가치(life-oriented universal value)가 사회의 핵심가치로 제자리를 찾을 때 비로소 평화의 기틀이 마련될 수 있을 것이다. 이는 사람과 생명의 가치를 중심에 두는 사회에서는 공존과 상생이 선택이 아닌 필수 조건이 되며 '나'가 아닌 '우리'로 살아가는 실천적인 공동체 의식을 함양할 수 있기 때문이다. 이러한 근본적 변화가 변혁의 공동 가치로 제 역할을 하게 될 때 비로소 정의로운 회복탄력성(한상진, 2020)을 지향하며 정치·경제·사회 질서의 형성에 적극적으로 참여하고 권리와 이익을 추구하는 건강한 생명의 평화로운 사회 시스템 구축을 이루어낼 수 있게 된다. 그뿐만 아니라 친밀한 인적 관계만으로 담보되던 공동체의 의미에서 아주 구체적으로 특정되는 자원이나 부 같은 공통 재화(common goods)를 공유하는 공통체(commonwealth)로 진화(홍윤기, 2014)한 오늘날의 인류에게, 특히 한반도에의, 지속 가능한 평화(sustainable peace)는 이념적 갈등으로부터 희망하는 이상적 세상으로의 도달이 아닌 살아있는 모든 생명의 안녕과 회복을 위한 매 순간의 협력적 노력이라는 보편적 가치로부터 시작되게 될 것이다.

II. 한반도의 평화를 위한 건강 공동체의 필요성

손 쓸 새도 없이 희생된 수많은 생명과 잃어버린 시간의 엄혹한 현실을 마주하고서야 인류는 생명이 지켜질 때 비로소 평화가 존재할 수 있음을 다시금 깨달았다. 인간의 삶이 비정상(normal)적으로 변하자 베네치아 수로에 돌고래가 돌아오고, 바다거북이 산란을 위해 해변을 찾으며, 대기의 질이 눈에 띄게 개선되는 등 인간 이외 살아있는 모든 것들의 삶이 정상(normal)으로 돌아가는 예상치 못한 팬데믹의 역설을 경험한 것이다. 이는 그동안 양적 경제성장과 이윤추구를 기반으로 구축·성장해 온 개인적 생활과 사회적 시스템의 지향 가치에 생명이 기초가 되는 평화가 존재하지 못했음을 여실히 드러내 보이는 대목이다. 또한, 끝없이 누릴 줄만 알고 쏟아내 왔던 인류 문명의 과도한 욕망이 무분별하게 생명 자원을 소비하고 고갈시키자 지구 생명은 기후변화, 자연재해, 전염병 확산 등의 방법으로 경고하며 만물의 영장조차 지닐 수밖에 없는 생(生)의 한계를 여실히 깨닫게 하였다. 곧, 살아있는 모든 것들은 결코 지구상에서 홀로 존재할 수 없으며 생태계(ecosystem) – 상호 간의 관계를 지닌 생물과 무기적 환경이 하나의 총체적인 체계 – 속에서 연결된 '일부'로 살아간다는 근원적 사실과 맞닿게 된다. 서로 다른 생명 개체들이 상생과 살림의 순환 관계를 이해하고 협력하여 공존과 상생을 이루어나가는 것이 존재의 근본을 부여하는 생명이 건강하게 유지될 수 있도록 하는 유일한 방법인 것이다.

이 과정에서 우리가 중요하게 살펴보아야 할 개념이 바로 공동체이다. 공동체(community)는 라틴어 'communis'에서 유래된 것으로 '함께'를 뜻하는 'com'과 '의무 또는 책임, 선물을 준다'라는 뜻의 'munis'의 조합어이다. 함께 어떤 책임을 지거나 서로 선물을 주고받는, 즉 같이 일하고 가진 것을 나누며 공동의 목적을 추구하는 관계가 맺어진 곳을 뜻한다. 이렇듯 정치적 동물로 불리는 인간은 타인과의 상호작용과 의사소통을 기반하여 함께 모여 사는 사회를 구축하는 것이다. 이 과정에서 인간은 인간 사회 모든 곳에 필연적으로 상존하는 갈등의 상황을 겪게 되기 마련이다. 이는 사회를 구성하는 개인, 집단, 공동체, 국가와 같은 다른 행위자들 사이에서 가치, 필요, 이해, 의도를 둘러싼 강한 불일치와 충동을 경험하기 때문이다. 여기서 중요한 점은 공동체 속에서 겪게 되는 다양한 갈등의 상황들이 폭력적 행위로 해결되지 않도록 문제적 상황을 제도를 통한 대화로 지속하며 해결해나가려는 열린 자세와 지혜를 갖추어야 한다는 것이다. 갈등 속에 놓인 타자와 나의 차이를 인정하고 이해하는 노력은 공존의 전제조건이자 공동체의 평화로운 유지의 기반이 된

다. 이렇듯 인간 사회에의 평화라는 것은 우리가 달성해내야 하는 어떠한 목
표 지점이 아닌 그것을 향해 나아가는 과정을 설명하는 동사(verb)여야 하는
것이다. 이러한 관점에서 살펴보면, 수 세기에 걸쳐 개발과 발전, 경쟁과 성장
의 사고방식에 지배되어왔던 가치에서 벗어나 공동체의 평화롭고 건강한 공
존을 위한 혁신적 가치의 수립과 변화를 위한 노력은 코로나 시대가 만들어
낸 급격한 갈등 사회 속 오늘날의 인류에게 숙명과도 같은 과제로 남겨진 셈
이다.

   특히 이 점은 여전히 분단된 한반도에 살고 있는 우리에게 시사하는 바
가 크다. 한국전쟁 이후 남과 북으로 나누어진 한반도는 지리적 장벽뿐 아니
라 사회를 구성하는 정치, 경제, 사회문화 등 모든 면에서 서로 다른 국가 존
립의 가치와 목표를 지니고서 각각의 공동체 형성을 이루어왔다. 그러나 남북
간 자유로운 왕래가 불가능한 분단의 상황이 길어지는 만큼, 그리고 그로 인
해 전쟁의 불안과 공포를 간접적으로만 경험하는 새로운 세대가 등장하게 되
면서 이념 갈등과 적대감으로 인한 단절보다는 모두가 건강하고 평화로운 생
명의 일상을 누릴 수 있는 새로운 공존의 방법을 모색하는 일이 더욱 중요하
다는 인식의 변화가 꾸준히 늘고 있음을 확인할 수 있다. 하지만 이러한 시대
적 변화 앞에서도 분단된 한반도는 여전히 다양한 한계점에 막혀 실천적 영
역에서의 현실성이 부족한 것이 사실이다. 이 점을 보완할 수 있으면서 잃었
던 한반도의 사회적 생명력(social vital)을 회복시킬 수 있는 핵심 영역이 바로
생명의 '건강'이 될 것이다. 모든 인간은 건강하고 행복한 삶을 꿈꾸며, 한반
도의 사람들 역시 분명 다르지 않다. 한반도에서의 남과 북이 생명을 살리고
건강하게 삶을 유지할 수 있도록 교류하고 협력하는 부분이야말로 서로에게
가장 필요한 일임과 동시에 그 누구도 그 필요성에 대해 반박할 수 없는 가치
실현의 영역인 것이다.

   이러한 본질적 의미와 가치 외에도 한반도의 건강을 위한 공동체가 구성
되어야 하는 이유로 고민되어야 하는 사항은 다음과 같다. 첫째, 남북 간의
벌어지는 경제적·보건의료적 격차에 의한 문제이다. 고도의 정치·경제적 발
전을 이룩해 온 남한과 달리 북한은 1990년대 초 소련 등의 사회주의권 붕괴
에 따른 국제적 고립과 여러 차례 겹친 홍수 등의 자연재해로 인해 경제가 급
속히 쇠퇴하기 시작하면서 오늘날 남북의 경제 규모가 47배에 달하는 큰 격

차를 보이게 되었다. 그 과정에서 배급의 중단, 배고픔과 굶주림, 질병과 죽음의 그림자로 상징되는 '고난의 행군' 시기(1996~2000년)를 겪으며 약 33만 명의 북한 주민이 굶어 죽게 되었다. 그 기간 목숨을 부지한 사람들의 주요 건강지표 역시 국가 중심의 보건의료 체계가 제기능을 잃은 상황 속에서 심각하게 악화되었다. 국가의 경제력이 중요한 이유는 이것이 국가의 보건지표와 국민 건강에 상당한 영향을 끼치기 때문이다. 경제성장은 곧 빠른 의·과학 기술의 발전을 가능케 하는 추동력이 되며 이를 통해 질병 퇴치, 영양 상태 및 개인 위생 개선, 나아가 인간의 기대수명 연장까지도 기대할 수 있게 한다(김천구, 2011). 그러나 여전히 1980년대 경제 수준에서 회복하지 못하고 있는 북한의 보건의료 실정은 실제 즉각적인 도움이 요구되는 수준이라 보고되고 있다. UNICEF(2020) 보고서에 따르면 북한 인구 총 2,500만여 명 중 약 1,040만 명, 전체 인구의 약 42%가 만성적 식량 불안정과 그로 인한 영양결핍 등의 고통에 처해있다고 한다. 또한, 보고서는 우선적인 지원(priority assistant)이 필요한 인구수가 약 550만 명이라고 하는데 이는 2019년도 보고서에서 380만 명인 것과 비교해 1년 새 45% 증가한 수치로 북한 내부의 보건의료 상황이 갈수록 악화하고 있다는 사실을 강조하고 있다. 이렇듯, 즉각적인 인도주의적 지원이 필요한 나라가 우리와 국경을 맞대고 있는 인접 국가라는 특수성은 통일이 이루어지는 것은 아니더라도, 한반도 공동체 시대를 준비해야 하는 충분한 이유를 지니게 한다.

두 번째 이유로는 접경국가로써 공유하게 되는 다양한 질병의 확산 문제이다. 남한과 북한을 나누는 물리적 장벽인 비무장지대(DMZ)에는 분단의 세월 동안 인간의 손이 닿지 않아 천혜의 자연이 보존되어 있다. 이러한 공간을 인간인 우리는 오갈 수 없으나 동물들은 자유롭게 이동하며 살고 있는데 문제는 이러한 동물들의 이동에 의한 질병 확산이 인간의 건강에 나쁜 영향을 일으키는 사례로 빈번히 발생하고 있다는 것이다. 그 예로, 철새의 이동으로 인한 조류 인플루엔자 바이러스, 모기를 매개로 하는 말라리아, 쥐에 의한 유행성출혈열 등과 같은 인수공통감염병은 접경지역을 중심으로 꾸준히 발생하고 있다. 이번 코로나19 사태의 경우, 북한은 극단적 국경 봉쇄라는 정책을 사용했지만 새로워지는 질병의 형태와 더불어 물적·인적 자원의 교류가 확대될 수밖에 없는 미래 사회에의 재난 공동대응을 위한 정책적 준비는 남과 북을 가릴 것 없이 한반도에 사는 모두에게 요구되는 시급한 현안 과제로 당면해있음을 알 수 있다. 이처럼 남북한과 같은 접경국가가 건강하게 공존하는 방법의 첫 단계로 보건의료분야의 공동체를 형성하게 됨을 여러 국제적 사례를 통해 확인할 수 있다. 1990년 독일 통일에 16년 앞선 1984년에 체결된 보건협정은 상당한 정치적 의미와 더불어 동서 냉전 속에서도 양국 간의 지속적 교류가 가능하도록 한 중요한 계기로 작용하였다(윤석준, 2017). 구교와 신교 간의 오랜 갈등과 반목으로 고통받았던 아일랜드 역시 1998년 벨파스트 협정(Good Friday Agreement)을 체결하면서 영국과 북아일랜드 간 다양한 협업이 가능할 수 있도록, 그 중에서도 사람의 건강과 생명에 직결된 부분들에 대한 신속 정확한 대응이 이루어질 수 있도록 하는 위원회와 각 아젠다별 미팅을 수립하며 현재까지도 지속적인 역할을 이행해나가고 있다.[7] 유럽의 중심에 위치하고 있는 프랑스 역시 1991년에 제정한 병원법령(Hospital Act)에 기반하여 이웃하는 국가들과의 접경지역 의료 협력[8]을 활발히 이루어내고 있다(이희연, 2009). 요르단과 이스라엘 역시 1994년 평화조약(The Jordan-Israel Peace Treaty) 이후 아카바와 아일랏 지역에의 경제발전과 평화적 공존이라는 공동목표 성취를 위한 '아카바-아일랏 특별협약'을 체결(1996)하여 환경오염, 보건문제, 자연재해, 비상사태, 교통문제 등에 대해 공동으로 대응하기로 합의하는 계기를 마련한 바 있다(임을출, 2010; 박훈민, 2017).

이렇듯, 생명을 살리는 보건의료는 건강한 삶을 유지하는 기본 조건임과 더불어 갈등과 긴장을 넘어 공존과 발전의 시대를 맞이할 수 있는 단초를 제공하는 중요한 역할까지 하게 된다. 2018년 통일보건의료학회에서 '한반도 건강공동체'라는 용어를 사용하기 시작하면서 남북관계에 있어 지난 반세기가 넘는 시간 동안 우리 사회의 역사적 임무이자 민족사적 소명의 성취과제로 여겨온 통일 패러다임에서 벗어나 북한에 대한 보다 객관적이고 현실적인 인

---

7 Healthcare arrangements. [Website]. (2020). Retrieved from
https://www.hse.ie/brexit/cross-border-and-treatment-abroad/에서 확인할 수 있다.

8 병원법령은 행정당국의 허가를 받은 병원들이 공공 또는 사적 파트너로 국가간 협력을 할 수 있도록 길을 열어 놓은 것이다. 이후 1997년 접경지역 운용을 위한 범부처간 공공협의체인 전문위원회(MOT: Mission Operationnelle Transfrontaliere)가 구성되는 데 기초가 되었다. 2005년에 독일, 벨기에, 스페인, 2007년에는 이탈리아와 스위스와의 프랑스 접경지역 공식 협약을 체결하며 다양한 의료협력사업을 이루어 나가고 있다.

식을 기반한 평화 패러다임으로의 전환에 큰 기여를 하였다. 동시에 오늘날의 한반도에 공동체 시대가 가시화되었음을 다시 한 번 일깨워주는 기회가 되어 주었다.

이제 남과 북 모두는 한반도의 공동체 시대를 맞이하기 위한 체계적이고 지속적인 준비와 노력을 기울여야 한다. 그리고 그 첫 번째 시작의 문을 남과 북 개별이 아닌 한반도 전체가 "모두 건강하게 함께 살기"에 초점을 맞춘 '한반도 건강공동체' 형성이 역할을 할 수 있도록 많은 노력을 기울여야 할 것이다. 이는 인간으로서 누려야 하는 최소한의 존엄을 지킴과 동시에, 나아가, 한민족의 공동체성 회복에도 큰 도움이 될 수 있는 중요한 의의를 지녔기 때문임을 깊이 새겨야 할 것이다.

III. 결론

포스트 코로나 시대가 과거의 목적 지향성(goal oriented)으로부터 벗어나 공존 지향성(coexistence oriented)의 새로운 인식 전환을 요구했듯, 오늘날의 인류에게는 전 지구적 생명 위기에 맞서 생명이 평화롭고 건강하게 함께 살기 위해 갖추어야 하는 공동체의 '실천 가치'가 요구되고 있다. 이는 개인과 공동체 모두의 평화 실현을 위한 공공선(common good)의 '인식'에 머물지 않고 공공선의 '실천'으로 이어져야 하기 때문이다. 이러한 맥락에서 본 글은 한반도의 건강공동체를 형성하여 생명을 살리고 모두가 건강하게 살아낼 수 있도록 돕는 실천적 가치의 중요성을 살펴보았다.

한 걸음 더 나아가, 한반도 건강공동체의 형성이 더욱 견고하게 이루어지기 위해서는 우리 모두가 '공감'(empathy)[9]의 의미를 되새겨 보고 능력을 강화하기 위한 노력이 뒷받침되어야 할 것이다. 인간은 감정의 기능을 통해 서로 다른 사람들이 서로의 경험을 이해하고 사회적으로 기능적 선택을 할 수 있게 되어 있는 가장 사회적인 동물이다. 따라서 타인의 내적 기준을 자신이

---

9 공감을 뜻하는 empathy의 그리스어 어원을 살펴보면, '내부'라는 'em'과 '인간의 감정'인 'pathos'로 이루어진 단어로 단순히 감정을 함께하는 것을 넘어서 상대의 감정 안으로 들어간다는 뜻이다.

마치 그 사람인 것처럼 (as if) 느끼고 경험하는 것을 말하는 공감 능력이야말로 인간의 생존과 공동체 및 사회생활, 나아가 인류 문명의 진화에 핵심인 것이다(de Waal, 2009; Gerdes, 2011; 크리스티안 케이서스, 2018).[10] 특히 개인의 고통이 타인의, 사회적, 세계적 고통과 결코 구분해 낼 수 없이 모호해진 오늘날에는, 인간 생명이 경험하는 그 어떤 고통에 대해서도, 인류 문명이 세운 사회·정치·경제·문화적 프레임과 잣대가 아닌 생명의 평등성과 그 본질적 가치를 기반으로 타인의 고통에 관심을 가지고 모두가 함께 건강하고 평화로울 방법을 우선시할 수 있는 공감대의 형성이 절실히 요구되는 바이다. 이제 한반도는 세계 강국들의 이익을 위해 강요되는 시험대(test bed)가 아닌 갈등과 분열을 극복하여 치유와 평화의 메시지를 발신하는 무한한 가능성을 선보일 때이다. 이는 한반도라는 역사적 공간 안의 모든 이의 건강한 삶을 통해 시작될 수 있을 것이며 한반도 건강공동체의 형성이 그 시기를 보다 앞당기는 데에 큰 역할을 기여할 수 있을 것이다.

인간의 모든 고통이 점철된 듯한 한반도에 사는 모든 이들을 치유하고 치료해야 하는 사명을 띤 남한과 북한의 보건의료인들이 지혜롭고 행복하게 협력하며 활동할 수 있을 때, 또 다른 영역에서의 협력 활동들 역시 활발해질 수 있을 것이다. 비로소 그 날이 올 때 한반도의 진정한 봄이 찾아오게 될 것이라 희망해본다.

---

10 공감을 느끼게 하는 신경 세포인 '거울뉴런'(mirror neuron)의 발견(1990년)은 인간이 지구상에서 생존할 수 있었던 이유를 설명하는 결정적 계기가 되었다. 자연계의 구성원 중에서 인간이 가장 뛰어난 공감 능력을 가졌기 때문에 협력하며 인류생존이 가능할 수 있었으며 역사의 발전 역시 이룰 수 있었던 것이다. 또한, 엘리자베스 시걸(2019)에 따르면, 공감은 이타주의와 관대함, 애착, 협력, 정서적 행복을 수반하며 사회 친화적으로 행동한다. 사회는 공감적인 시민들로부터 유익함을 얻는 동시에 사회적 질병은 공감의 결여를 반영하는 경우가 많다.

참고문헌

"공동체는 서로 선물을 나누는 곳". 오마이뉴스. 2016.01.25.
http://www.ohmynews.com/NWS_Web/View/at_pg.aspx?CNTN_CD＝A0002176
945

"국민 절반 남북 평화 공존 가능하면 통일 필요 없다". 뉴시스. 2020.06.25.
https://www.donga.com/news/Politics/article/all/20200625/101693944/1

김천구. (2011). 보건지표를 이용한 북한 GDP 추정: 북한경제, 남한의 1970년대 수
준. 통일경제 제2호:80－95.

"남북통일 전 '건강공동체' 개념부터 도입해야". 헬스코리아뉴스. 2018.09.06.
https://www.hkn24.com/news/articleView.html?idxno＝300912

"대북관계 및 통일정책 국민의식조사' 결과 발표". 안팎뉴스.
2018.02.06.http://www.anpaknews.com/news/articleView.html?idxno＝1127

마사 누스바움.(2020). 세계시민주의 전통. 뿌리와이파리:서울.

박의경(2020). 화해, 공존, 평화의 조건: 한반도 평화공동체를 향하여. 동북아연구
35(1):205－231.

박훈민. (2017). 남북 통합과 환경 문제 – 법제 차원의 대응 (통일법제 자료
178－19－6). 세종: 한국법제연구원.

"[보도자료] 2018년 남북관계와 통일에 대한 국민인식조사". 민족화해협력범국민협
의회.
2018.01.25.https://www.kcrc.or.kr/04/03/Default.asp?str_value＝View&int_idx＝
7942

빌헬름 얀센. (2010). 코젤렉의 개념사 사전 5 평화. 푸른역사:서울.

연세의료원 산학협력단. (2015). 북한 질병통제관리체계 구축방안. 서울:통일부.

울리히 백. 위험사회 : 새로운 근대(성)을 향하여. (원제 : Risikogesellschaft). 새물
결: 서울. 1997.

윤석준. (2017). 남북보건의료 협력을 위한 법과 협정. 2017 통일보건의료학회 춘계
학술대회.

윌리 톰슨.(2017). 20세기 이데올로기. 산처럼: 서울.

엘리자베스 A. 시겔. (2019). 사회적 공감. 생각이음: 서울.

이희연. (2009). 유럽연합의 영역적 협력과 통합을 위한 지역정책의 발달과정과 전략. 한국도시지리학회지. 12(2): 31−48.

임을출. (2010). 서해 NLL 해역 남북공동 이용 및 평화수역화 방향과 과제 (10.4 남북정상선언 3주년 학술대회 발표자료). 서울: 한국미래발전연구원.

제프리 삭스.(2015). 지속 가능한 발전의 시대. (원제: The Age of Sustainable Dvelopment). 21세기북스: 파주.

콰메 앤터니 애피아.(2008). 세계시민주의. 바이북스: 서울.

크리스티안 케이서스. 고은미 김잔디 옮김. 인간은 어떻게 서로를 공감하는가. 바다출판사: 서울. 2018.

한상진. (2020). 탈성장 시대 '지속가능발전 목표'의 정의로운 회복탄력성'으로의 전환. NGO 연구, 15(1):79−95.

홍윤기(2014). 같음의 공동체에서 다름의 공통체로_사랑의 도덕화와 행복의 제도화. 시민과 세계(25), 266−273.

Alixpartners. "Covid−19 through the lens of disruption". Disruption Insights. https://www.alixpartners.com/disruption−insights/covid−19−lens−of−disruption/#599ae3aa−9ac4−44a6−871e−d4e31c7e6838

de Waal, F.B.M.(2009). The age of empathy: Nature's lessons for a kinder society. New York:Random House.

Endangered sea turtles hatch on Brazil's deseted beaches. The Guardian. 2020.03.29.
https://www.theguardian.com/world/2020/mar/29/newborn−endangered−sea−turtles−throng−brazils−deserted−beaches

Gerdes, K. (2011). Empathy, Sympathy, and Pity: 21st−century definitions and implications for practice and research. Journal of social service research, 37(3).

24)Healthcare arrangements. [Website]. (2020). Retrieved from https://www.hse.ie/brexit/cross−border−and−treatment−abroad/

Johan Galtung, (1969). Violence, Peace and Peace Research, Journal of Peace

Research, 6(3):167−191.

Steffen et al. (2015). Planetary boundaries: Guiding human development on a changing planet. Science. vol.347, issue 6223, 1259855. DOI: 10.1126/science.1259855

Tomas Friedman. Our new historical divide: B.C. and A.C. − the World before Corona and the World after. The New York Times. 2020.03.17. https://www.nytimes.com/2020/03/17/opinion/coronavirus−trends.html

TWI2050 − e World in 2050 (2018). Transformations to Achieve the Sustainable Development Goals. Report prepared by eWorld in 2050 initiative. International Institute for Applied Systems Analysis (IIASA), Laxenburg, Austria. www.twi2050.org

UNICEF. (2020). DPR Korea Needs and Priorities 2020. New York:United Nations Office for the Coordination of Humanitarian Affairs

주요 질환
관련 준비

07

모자보건에 대한 준비

황 나 미*

Ⅰ. 기본시각

　'모자보건'이란 모성(임산부 및 가임기 여성)과 6세 미만의 아동에게 전문적인 보건의료서비스와 그와 관련된 정보를 제공하는 서비스이다. 모성에게는 생식건강(reproductive health) 관리와 임신·출산·양육을 지원하여 이들의 생명과 건강을 보호하고, 신체적·정신적·사회적으로 건강을 유지하도록 하는 것이다.[1] 일차적으로는 임신, 출산 및 산후 6주 기간 동안의 임산부의 생명을 위협하는 요인을 관리하고, 안전한 출산을 도모하며, 출생아의 건강보호와 정상적인 성장발달을 지원하는 데 집중한다. 북한을 비롯한 개발도상국에서는 모성과 아동의 생존에 초점을 두고 건강상태를 개선하기 위한 관련 활동들을 모두 포함한다. 즉, 기아 및 영양결핍, 오염된 식수 등의 비위생적인 환경의 개선, 설사증, 말라리아, 호흡기 질환 등의 감염성 질환 등, 이들의 생명을 위협하는 요인들을 포괄하여 접근한다.

　모자보건의 수준은 국제사회에서 한 국가의 보건의료수준을 평가하는 대표적인 지표로 활용되고 있다. 이는 임신 즉 태아기, 출생 및 영유아기의 생명을 보호하고 건강을 증진하기 위해서는 1, 2, 3차 의료가 모두 구비되어야 하고, 응급의료 및 안전한 혈액관리 등 핵심적인 보건의료서비스가 적시에 제공되어야 하기 때문이다. 또한 이들은 공중보건을 포함한 보건의료서비스에 민

---

* 국립암센터 국제암대학원대학교 객원교수
1 모자보건법 제2조.

감하게 반응하는 대상 및 특정 연령군으로 통계적 유의성이 높기 때문이다.

특별히 생식건강(reproductive health)은 가장 실질적이고 효과적인 차세대 인적 자원 확보의 필수요소로 간주하고 있다. 1994년 유엔이 개최한 인구개발국제회의(International Conference for Population and Development: ICPD)에서는 생식건강의 보장이 출생아의 '생의 건강한 출발'(Healthy Start in Life)로 이어져 장기적인 건강확보는 물론 이들의 삶의 질 향상에도 긍정적인 영향을 미치고 국가 경제사회 발전의 원동력으로 작용한다는 점 때문이다. 생식건강은 지금도 선진국, 개발도상국 구분 없이 모든 국가가 인간안보(human security)의 핵심요소로서 정부 차원에서 기본 과업으로 추진하고 있다.

북한 당국도 모성은 사회주의체제를 이끄는 일꾼을 생산하는 중요한 대상으로 간주하여 임산부를 국가 의료시스템에서 특별히 관리하고자 하였다. 평양산원을 비롯한 대도시에 산원을 설립하여 병원 내에서 모든 진료가 가능하도록 하였다. 특별히 삼태아 이상의 다태 임산부의 경우, 계층이나 지역에 관계없이 모두 이용할 수 있도록 이송체계까지 구비하였다.

그럼에도 불구하고 북한은 1990년대 중반 이후 장기적인 경제침체와 전력난, 그리고 원료의약품 및 약품 생산부족 등으로 보건의료체계가 원활하게 작동하지 못하면서 주민의 건강상태가 악화되었다. 영양결핍 임산부와 아동의 비율이 증가하였고 사망률(mortality)과 이환율(morbidity)도 급격히 증가하였다. 2000년대 이후 국제사회의 인도적 지원과 북한 당국의 보건의료 복구노력에 힘입어 점차 회복되고 있다. 김정은 시대에는 대규모 의료시설을 건립하면서 2013년 옥류아동병원을 평양에 설립하여 국제기구(세계보건기구)의 지원에 의해 각 도에 설립된 소아병원과 연결하는 먼거리의료봉사체계(원격의료)를 실시, 양질의 의료인력 양성과 함께 질적인 서비스를 제공하고자 노력하고 있다. 그러나 현재 모성과 영유아 사망률은 여전히 남한의 약 5~7배에 이른다. 북한 지역 내에서는 평양을 비롯한 대도시와 농촌지역간의 건강격차가 커 지역 간 건강불평등이 초래되고 있다.

이러한 상황에서는 남북한간 동질성을 회복하는 데 장애가 될 뿐 아니라 통일 한반도의 건강공동체를 구현하는 데 사회적 비용부담을 가중시킬 것이다. 모자보건사업은 임신 및 출산, 그리고 출생아의 성장발육 등 일련의 과정에서 야기되는 건강문제의 대부분을 사전 예방할 수 있다는 점에서 외부경제효과(external economic effect)가 크다. 남북한 모두 저출산 및 인구 고령화가 심화되고 있는 상황에서 차세대 양질의 인적 자원 확보는 그 어느 때보다도 한반도 선진화의 핵심요소가 될 것이다.

그러므로 향후 통일세대의 남북 사회적 통합을 조기에 이룩하고, 한반도의 경쟁력을 강화하기 위해서는 북한 모성과 아동의 건강권 확보를 위한 준비가 중요하다.

II. 목표

한반도 모자보건의 목표는 북한 모성 및 아동에게 직면한 생명을 위협하는 위험요인을 예방하고, 조기발견 및 치료를 통해 이들의 이환율과 사망률을 감소시키는 데 있다. 또한 출생아의 정상적인 성장발달과 질병으로부터 보호하여 생리적, 지능적, 정서적 손상을 제거함으로써 이들의 신체적, 정신적, 사회적 안녕상태를 유지하는 데 있다.

구체적인 모자보건의 목표는 다음과 같다.

1. 임산부[2] 및 신생아(출생 후 28일 미만)의 사망률을 감소한다

1) 8회 이상의 질적 산전 수진임부 비율 증가
2) 전문인에 의한 분만개조 비율 증가
3) 고위험 산모의 합병증 및 후유증에 대한 추구관리율 제고
   : 산후 48시간 이내 산후진찰 수진 비율 증가
4) 지역 내 산과 응급의료이송체계 구축 비율 증가
5) 모자보건 인력 역량 강화
   : 모자보건 및 산과 교육프로그램 이수자 비율 증가

---

2 임산부 사망이란 임신기간 또는 부위와 관계없이 우연 또는 우발적인 원인에 의하지 않고, 임신 또는 그 관리에 관련되거나 그것에 의해 악화된 어떤 원인으로 인하여 임신 중 또는 분만 후 42일 이내에 발생한 사망을 칭함.

2. 영아(출생 후 1세아 미만) 및 5세 미만 아동의 사망률을 감소한다

1) 저체중 출생아 및 미숙아 출생률 감소
2) 고위험 출생아 전문치료 기능 강화
3) 아동 질환의 통합관리(Integrated Management of Child Illness: IMCI) 역량 강화
4) 영유아 적기 예방접종률 제고
5) 의료기관의 감염성 질환 예방 백신 구비 및 콜드체인 시스템 구축
6) B형간염 모자수직감염 비율 감소 및 예방 처치 의무화

3. 임산부 및 아동의 영양결핍 비율을 감소한다

1) 영양결핍 임산부에 대한 필수영양소 공급: 빈혈임산부 비율 감소
2) 5세 미만 아동에 대한 미량영양소(철, 아연, 비타민 A 및 D 등) 공급
3) 5세 미만 아동의 만성 및 급성 영양결핍비율 감소
4) 완전 모유수유 실천율(생후 6개월까지) 증가

4. 가임기 남녀의 안전한 피임실천율을 제고한다

1) 가임기 남녀의 성 및 생식보건 지식 향상: 피임 및 성병 인지율 증가
2) 원치 않는 임신 및 불안전한 인공임신중절 감소
3) 안전한 피임실천 미충족 대상자 비율 감소

5. 지속가능한 위생적인 환경을 확보 유지한다

1) 가정, 의료기관, 학교, 탁아소 등 공공시설의 안전한 식수 사용 비율 증가
2) 가정, 의료기관, 학교, 탁아소 등 공공시설의 불량한 화장실 등 생활하수의 위생적 처리 및 개선 비율 증가
3) 설사증 발생 및 사망 아동비율 감소

4) 5세 아동의 기생충 감염률 감소

Ⅲ. 추진방향

1. 긴급구호 및 무상치료제의 한시적 존치

전반적인 의료보장제도를 책임지는 사회주의 체제에서 무상치료제가 제대로 작동하지 못하는 상황에서는 제일 먼저 모성과 아동의 건강이 위협받게 된다. 여기에 양질의 의료자원이 절대적으로 부족한 상황에서는 경제적 취약계층이나 지리적으로 의료 접근성이 어려운 계층의 경우, 건강 불평등이 더욱 심화된다. 이에 따라 일차적으로 경제적, 지리적 취약 임산부와 아동을 대상으로 한 긴급구호가 필요하다.

한정된 자원을 효과적, 효율적으로 투입하기 위해 도시 및 농어촌의 빈곤지역, 오벽지 산간지역의 건강취약 임산부와 5세 미만 아동을 최우선 긴급구호 대상으로 모자보건서비스를 제공한다. 또한 남북한간 모성 및 아동의 건강 격차가 심화된 상황에서는 모자보건 서비스의 공공성을 강화하기 위해 통일 초기 북한 전역에 무상치료제를 한시적으로 존치시켜 관리하여야 한다.

2. 남북 모자보건 서비스 질 수준 격차 완화 후 이질적인 제도의 단계적 통합

북한 전역의 긴급구호 대상에 대한 안정적인 모자보건서비스의 공급역량과 모자보건 자원들의 자생력이 확보되기 이전에는 북한의 무상치료제를 그대로 유지하여 남북 이중적인 체계로 운영한다.

통일 한반도의 모자보건 모형을 상정할 때, 모자보건 제도 및 자원 통합의 원칙은 북한의 장점과 남한의 장점을 융합하는 방식이 바람직하다. 남북한간 상이한 법령과 법령 내 내용을 검토하여 상호 차이가 적은 영역에서부터 통합을 추진한다. 이 때, 공공성이 강한 모자보건의 재정 확보 및 안정성, 기술적 질 보장 가능성을 평가하여 추진하여야 한다. 시설의 경우, 지역 모성 및 아동의 서비스 향상에 크게 영향을 미치지 않고 질 수준 향상을 위한 시설 개선 및 운영에 따른 재원부담이 큰 영역에서부터 통폐합을 추진하여 그

충격이나 부담을 최소화한다. 북한의 산원 및 아동병원 등은 형평성 있는 서비스가 북한 전역에 공급될 때까지 역할과 기능을 부여한 후 통폐합 여부를 판단한다.

3. 모성 및 아동의 생명을 위협하는 사회환경적 악순환 고리 차단

모자보건사업의 성과를 지속적으로 유지하기 위해서는 북한 모성과 아동의 건강을 악화시키는 사회구조적, 환경적 요인의 악순환 고리를 차단할 필요가 있다. 이에 모성과 아동의 건강수준을 반영하는 지표를 중심으로 북한의 모성과 아동의 사망을 초래하는 영향요인이나 원인을 추적하여 선행 요인을 선결과제로 설정, 우선순위에 따라 대책을 마련한다(그림1).

북한의 모성 및 아동의 건강문제는 보건의료체계의 문제 이전에 홍수 및 가뭄 등의 자연재해로 인한 식량부족으로 초래된 영양결핍에서도 그 원인을 찾을 수 있다. 임산부의 약 30%가 영양부족으로 인한 철결핍성 빈혈이며, 5세 미만 아동 중 만성 영양결핍 아동 비율이 약 19%(2017년)에 이른다. 빈번한 홍수의 발생은 농작물 생산에 피해를 줄 뿐 아니라 가정 및 학교의 식

그림 1 북한 모성 및 아동의 건강을 악화하는 위험요인

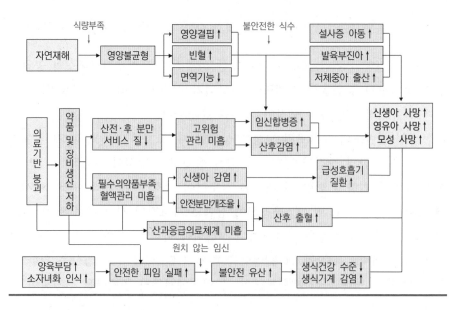

수 정화시스템과 위생시설까지 붕괴하는 등 이들의 주거환경을 악화시키고 있다. 이러한 비위생적인 환경으로 말미암아 설사증이나 수인성질환이 발생되므로 북한지역은 모자보건사업의 범위를 환경 개선, 감염성 질환 예방 및 안전한 식수공급 등을 포함한 통합적인 접근이 필요하다.

한편, 소자녀화의 인식이 확립된 북한 사회에서는 원치 않는 임신에 따른 인공임신중절이 시행되고 이 과정에서 모성 사망이 발생되고 있다는 점도 고려하여야 한다.

4. 모자보건의 지역화(Regionalization)

임신 및 출산 과정은 생리적인 현상이어서 이 시기에 야기되는 문제의 80~90%는 예측 가능하여 사전 조치할 수 있다. 반면, 그 나머지의 문제는 일단 발생하면 증상의 악화정도가 일반 질병과는 비교가 안 될 만큼 급속하게 진행되어 모성 및 태아 모두의 생명을 위협하는 특성을 지니고 있다. 이에 따라 고위험 요인이나 합병증의 조기발견 및 치료가 중요하다. 1, 2차 진료에서 언제든지, 어디서든지 3차 진료서비스와 연계되도록 서비스가 단계화(level of care)되어 적시 적절한 서비스가 제공될 필요가 있다. 요컨대, 3차 진료서비스가 일정 생활권내에서 공급되는 이른바 '지역화(regionalization)'가 요구된다. 일정 지역권 내 주산기(perinatal) 또는 응급 산과이송체계(emergency obstetric referral system)가 구축되어야 한다.

5. 인구자질 향상을 위한 생식건강의 증진

생식보건은 출산 전후의 건강관리보다 더 포괄적인 개념이다. 인구재생산과 관련된 기능, 과정에서 단순히 질병이 없는 상태뿐만 아니라 육체적·정신적·사회적으로 안녕상태에 이르는 방법, 기술 및 서비스 등을 제공하는 것을 의미한다. 즉, 책임감 있고 안전한 성 생활과 효과적이고 허용가능한 임신 또는 피임 방법에 대해 올바른 정보와 서비스를 제공하는 것이다.[3]

----

3 UNFPA, International Conference on Population and Development, 1994.

이에 따라 북한지역 모자보건사업에서는 청소년을 대상으로 한 생명존중 및 임신방지 프로그램, 가족계획, 성병(sexually transmitted diseases) 관리 등을 포함하고 가임기 여성은 물론 남성을 사업대상에 포함하여 모성이 건강하고 행복한 삶을 영위할 수 있도록 접근한다.

Ⅳ. 모자보건 향상을 위한 준비 과제

1. 최우선 취약계층으로 목표화된 긴급구호 지원체계 구축

긴급구호 대상자는 국가 차원에서 신뢰할 수 있는 근거에 기반하여 취약계층이 우선적으로 지원받을 수 있도록 형평성이 있는 체계를 사전 구축하여야 한다. 지원에서 배제된 계층으로부터의 불만이나 사회적 갈등을 방지하여야 한다. 지원기간이 장기화 될 수 있으므로 형평성이 있는 서비스 공급을 위해 투명하고 효과성 및 효율성이 확보되는 긴급구호 대상자 스크리닝 및 관리운영체계를 구축할 필요가 있다.

모성 및 아동이 사망에 이르는 악순환 구조(그림 1)를 파악하여 이들에게 건강을 위협하는 요인 또는 위험요소를 도출한 후 대상자별로 생명 위협의 긴급성 및 심각성 정도를 척도화하여 평점화하는 도구를 개발, 평점에 따라 대상자를 등급화하여 최우선 대상자에게 먼저 긴급 지원이 이루어지는 체계를 준비할 필요가 있다.

2. '생의 건강한 출발' 보장을 위한 모자 1,000일 사업

모성 및 아동 사망이 발생되는 시기는 대부분 출산 전후이다. 국제사회에서는 임신(270일)부터 출생아가 만 2세(생후 730일)가 되는 1,000일간의 건강확보와 균형이 잡힌 영양섭취는 국가 경제력을 향상시키는 데 기여한다고 강조하고 있다.

특히 출생 후부터 2세까지의 영양섭취는 출생아가 정상적으로 성장 발달하는 데 강력한 영향을 미치고 평생 건강의 산물이 된다. 영양이 부족할 경우, 학습장애 및 발달장애 등을 초래할 가능성이 높아지고, 성장한 이후에

표 1 한반도 건강공동체를 위해 준비하여야 할 북한 모자 1,000일 서비스 내용

임신기	출산	출생~생후 6개월	생후 6~24개월

• 식품섭취 다양화
  (7개 식품 군 중 4개 군 이상)
• 철분 강화
• 칼슘 등 미량영양소 보충
• B형간염
  모자수직감염 예방
• 결핵 예방 및 치료
• 양질의 산전 진찰
• 조산 방지 및 산과
  응급의료체계 구축
	• 의료인에 의한
	  안전분만
	• 산후 관리
	• 제대관리
	• 위생관리
	• 산과 응급의료
	  조기 대처
	• 예방접종
		• 제대 감염예방관리
		• 완전모유수유
		• 예방접종
		• 안전한 식수
		• 설사증 및 폐렴 등 흔한
		  아동질환 통합관리(IMCI)
			• 지속적 모유수유
			• 균형적 보충식
			• 철분 강화
			• 예방적 아연 보충제 및
			  설사 치료를 위한 아연
			  공급
			• 비타민 A 보충
			• 손 씻기 및 위생
			• 중증 급성영양결핍 치료
			• 구충제
			• 예방접종
			• 흔한 아동질환 통합관리
			  (IMCI)

도 당뇨 등 내분비계 만성질환을 유발할 가능성이 높아지기 때문이다. 최근
출산전후 1,000일간의 영양 및 건강관리에 따른 경제적 효과 분석연구에 의
하면 인적 자질 향상의 영향으로 인해 2~8%의 GDP 손실을 방지하는 성과
를 거둔 것으로 나타나[4·5] 1,000일간의 관리의 중요성이 부각되고 있다.

이에 따라 한반도 건강공동체를 위해 준비하여야 할 일차적인 모자보건
대상자는 임산부와 출생 후부터 만 2세에 이르는 영유아이다. 북한의 경우,
5세 미만 아동의 건강과 영양 상태가 취약한 점을 고려하여 사업 초기(사업대
상에서 제외된 3세 아동이 5세가 되는 3년 기간)에는 5세 아동까지 대상자를 확대
할 필요가 있다. 이들을 대상으로 준비할 모자 1,000일 사업내용을 제시하면
[표 1]과 같다.

3. 사망의 원인 및 근원 규명을 위한 요구 사정(Needs Assessment)

모성 및 아동의 사망을 최소화하기 위해서는 사망이 발생한 지역사회의
특징적인 문제를 규명할 수 있도록 적절하게 설계된 사정(assessment)이 필요

4 S. Horton and R. Steckel, "Global Economic Losses Attributable to Malnutrition 1990~2000
  and Projections to 2050," in B. Lomborg (ed.), How Much Have Global Problems Cost the
  World? Cambridge University Press, 2013.

5 Hoddinott *et al.*, "Effect of a Nutritional Intervention during Early Childhood on Economic
  Productivity in Guatemalan Adults," *The Lancet.* No. 371, 2008, pp. 411~416.

하다. '3－Delay Model'6은 임산부 사망을 사전 예방하거나 조기에 대처하지 못한 이유를 세 가지 '지연(delay)'으로 부터 도출할 수 있도록 한다는 점에서 지역사회 상황에 적합한 우선순위 대책 마련의 지침을 제공해 준다. '3－Delay Model'(표 2)에서 제시하고 있는 첫 번째 지연으로는 '질병을 야기하는 고위험 요인이나 합병증 등의 심각성에 대한 인지부족', '과거의 열악한 의료서비스 경험', 그리고 '경제사정' 등의 이유로 가정에서부터 지연되는 경우이다. 두 번째 지연으로는 '보건의료시설의 접근성'에 대한 지연이다. 보건의료시설이나 치료장소가 지리적으로 떨어져 있거나 산 또는 강 등 지형상의 장애로 임산부가 이동하는데 도로 및 교통수단이 원활하지 못한 경우, 또는 모성이 보건의료기관까지 가는 데 필요한 교통비가 없어 지연되는 경우이다. 세 번째 지연으로는 임산부가 보건의료기관을 방문했지만 전문인력의 부족, 약품 및 의료장비 미흡, 또는 이송체계가 열악하여 '의료시설에서 적절한 양질의 서비스를 적시에 제공받지 못해' 지연되어 사망에 이르게 된다는 것이다.

이상과 같이 북한 모성 및 아동 사망의 원인을 '지연'의 문제로 접근하여 장애요인의 충족도 및 요구도를 사정한 후 대처전략을 마련한다. 북한은 양질의 인력과 시설이 평양을 비롯한 대도시에 편중되어 있어 의료서비스에 대한 지리적 접근성이 지역마다 다르다. 대체로 농촌지역은 경제적 접근성이 낮은 상태에서 도시지역보다 도로망까지 발달되지 못한 상태이다. 따라서 이

표 2 세 단계 지연 모형: Three Delays Model

1단계: 건강 위험 징후에 대한 인지 지연(및 치료결정 지연)
  (Delay in recognition of danger signs and decision to seek care)

2단계: 적절한 치료시설(장소)에 대한 접근성 지연
  (Delay in reaching an appropriate source of care)

3단계: 적절하고 필요한 치료에 대한 지연
  (Delay in obtaining adequate and appropriate treatment)

자료원: Thaddeus S, Maine D (1994), Too far to walk: maternal mortality in context, Social Science and Medicine, 38, pp.1091-1110.

....

6 Thaddeus S, Maine D(1994), Too far to walk: maternal mortality in context. Soc Sci Med., 38, 1994, pp. 1091－1110.

러한 북한지역의 특성을 고려할 때, 이상과 같은 세 단계에서의 지연 발생의 본질과 규모를 규명하여 수요자 및 공급자에게 요구되는 자원이나 서비스를 적절하게 투입, 맞춤형 역량 개발을 통해 중재효과를 지속적으로 유지할 수 있도록 한다.

4. 지역화(Regionalization) 구축을 위한 전문인력 역량 강화

모자보건 영역에서 1차 진료는 정상 임산부 및 아동의 건강을 관리하면서, 고위험 요인이 발견될 경우 조기 의뢰 및 이송을 주 기능으로 한다. 2차 진료는 의뢰 또는 이송된 산과 합병증과 신생아의 질환을 치료할 수 있는 기능을 구비하여야 한다. 그리고 지역화(regionalization)의 핵심인 3차 진료는 고위험 임산부를 대상으로 한 집중치료와 신생아 집중치료를 제공함으로써 이들을 사망의 위험으로부터 직접적으로 보호하는 기능을 수행한다.

북한에는 전문의사 자격 취득을 위한 진료과별 전공의 수련과정이 공식적으로 운영되고 있지 않기 때문에 고위험 임산부 및 신생아 전문의사 인력의 양성 및 교육 훈련이 중요하다. 일회성 교육에 그치지 않고 지식 및 기술을 지속 유지하기 위해서는 남한의 상급종합병원 집중치료시설(Obstetric Intensive Care Unit, Neonatal Intensive Care Unit) 전문인력과 지속적인 교류협력이 필요하다. 또한 시설 측면에서의 주산기 의료의 지역화는 지역 내 가임기 여성 및 출생아 수를 반영하되, 교통수단 및 교통 소요기간 등을 감안하여 거주지역 내에서 1시간 이내 접근될 수 있도록 시설 및 기기, 필수약품 등의 자원 배치가 필요하다.

주산기 의료의 지역화는 지역간 건강 불평등을 해소할 수 있는 접근전략이다. 북한 동북부 지역의 교통 도로 기반이 취약하다는 점에서 1, 2차 의료시설은 물론, 3차 의료시설이 생활권내 배치될 수 있도록 다른 지역보다 동일 공간 내 더 많은 자원투입이 이루어져야 할 것이다. 만약 필요한 자원 투입이 어려울 경우에는 일정 시간 내 접근 가능하도록 교통 소요시간을 단축할 수 있는 전략을 개발하여야 한다. 예를 들면, 응급 이송 산과 진료차 또는 닥터 헬리콥터를 활용하는 등 지역 맞춤형 교통수단을 구비하여 지역화가 이루어지도록 한다.

5. 지속적, 통합적 관리(Integrated care)를 위한 지역 거버넌스 구축

1978년 「세계보건기구(WHO)」가 주창한 '일차보건의료(Primary Health Care)'는 사회경제 기반시설이 열악한 지역의 기초건강 확보를 위한 접근전략이다. 일차보건의료는 '주요 전염병에 대한 예방접종을 포함한 모자보건과 가족계획', '흔한 질병의 예방과 치료', '필수의약품의 구비와 공급', '지역 전통의학 및 대체요법', '영양 공급', '충분하고도 안전한 물의 공급과 기본적인 환경위생', '보건교육', 등의 사업에 기생충 관리 및 흡연 등 지역 특유의 건강문제를 추가하여 지역사회 건강수준을 향상시키는 데 필요한 개별 사업들을 지역사회에서 통합적으로 실시하는 사업이다. 이를 통해 개별사업의 동반상승효과를 기하고, 지역사회 주민을 사업에 참여시켜 그 효과를 지속적으로 유지할 수 있도록 접근하는 방식이다. 1980년대 한국은 일차보건의료의 도입으로 의료취약지역의 건강수준을 향상시킨 바 있으며, 중국, 말레이시아, 베트남 등 수많은 개발도상국에서 일차보건의료사업을 실시하여 자조적인 보건개발 역량을 확보한 바 있다.

북한 지역에는 전국적으로 6,300여 개소의 리·동 진료소와 약 44,700명의 호담당의사가 마을에 배치되어 있어서 일차보건의료사업을 실시하는 데 유리한 물적, 인적 자원을 구비하고 있다. 이들이 담당하는 구역(130~140가구)을 기본단위로 주민의 참여를 통해 일차보건의료사업을 실시한다면 지역 거버넌스를 강화할 수 있는 효과적인 접근전략이 될 것이다.

6. 생식건강 프로그램의 개발 및 운영

출산경험이 있는 북한이탈주민 여성 중에서 북한의 고등중학교 재학 시 성교육 및 생식기 질환에 대해 교육받은 비율이 11%에 불과하였다. 이에 따라 청소년을 대상으로 한 생식건강 프로그램을 북한 청소년의 눈높이에 맞추어 개발, 성에 대한 올바른 지식과 성 건강의 중요성에 대한 인식을 강화할 필요가 있다. 또한 북한의 학교 교과과정 내 성교육을 의무화하고, 생명의 존중 및 건강한 출산 준비를 위한 프로그램을 개발, 운영할 필요가 있다.

한편, 북한에서는 안전하지 못한 인공임신중절의 시행으로 모성 사망이 발생되고 있다. 이에 가임기 남녀 및 신혼부부를 대상으로 피임방법, 안전한 임신·출산, 출생아 건강관리, 안전한 유산과 유산 후 관리, 생식기계 감염에 대한 지식 등 생식건강 정보 및 서비스 이용방식에 대한 교육 프로그램을 준비하여야 한다. 아울러 북한도 남한과 같이 저출산 및 고령화 사회이므로 저출산 현상이 심화되지 않도록 결혼관 및 자녀에 대한 인식 등을 파악하여 각급 학교용 인구교육 교재를 개발할 필요가 있다.

7. 모성보호 및 모자보건 관련 법, 제도의 단계적 통합

북한은 '조선민주주의인민공화국 사회주의헌법', '인민보건법', '어린이보육교양법', 그리고 '노동법' 등의 법률에서 모성과 아동의 건강보호 원칙을 구체화하여 시행하고 있다.

북한의 모성보호제도 가운데 남한과 특히 다른 제도는 출산전후 휴가기간이다. 남한은 출산전후 휴가가 90일(다태아 출산은 120일, 출산 후 의무적 휴가기간은 45일, 다태아 60일 이상) 즉, 3개월이며, 북한은 남한보다 5개월이 더 긴 8개월(산전 2개월, 산후 6개월)이다. 북한 정부는 산후 6개월 동안 출생아에게 완전모유수유를 지속할 수 있도록 여건을 확립한 것이다. 출산휴가의 급여는 남한의 경우, 산전후 휴가기간 중 최초 60일까지는 사업주가 급여를 지급하고, 나머지 30일에 대해서는 고용보험에 가입되었을 경우 고용센터가 급여를 지원한다.

또한, 남한은 북한에 존치하지 않는 임신 중 발생된 여성근로자에 대한 유산·사산 휴가제도가 있다('모자보건법'상 허용되는 인공임신중절인 경우도 해당). 자연유산 또는 사산이 발생된 날의 임신기간에 따라 5~90일까지 유급휴가를 신청할 수 있다. 이처럼 남한과 북한의 유급휴가 기간과 급여 제도가 다르면 근로 법령 및 고용조건이 달라져서 상호 불만과 피해가 예상되므로 공평한 급여조건을 마련하여야 할 것이다.

참고문헌

근로기준법

모자보건법

북한연구회, 최신 북한법령집, 2011.

주체 93, 어린이건강과 어머니 상식(북한), 2004.

황나미, 통일한국의 여성·아동 건강 정책과제와 추진전략, 2015.

Hoddinott et al., "Effect of a Nutritional Intervention during Early Childhood on Economic Productivity in Guatemalan Adults," The Lancet. No. 371, 2008, pp. 411－416.

S. Horton and R. Steckel, "Global Economic Losses Attributable to Malnutrition 1990~2000 and Projections to 2050," in B. Lomborg (ed.), How Much Have Global Problems Cost the World? Cambridge University Press, 2013.

Thaddeus S, Maine D. Too far to walk: maternal mortality in context. Soc Sci Med., 38, 1994, pp.1091－1110

UN, A Road Map for Scaling－Up Nutrition, 2010.

UNFPA, International Conference on Population and Development, 1994.

CBS·UNFPA, DPRK Maternal Mortality Validation Study 2009, 2012.

UNICEF, Situation Analysis of Children and Women in DPRK－2017, 2016.

UNICEF·WHO·WFP, Democratic People's Republic of Korea: Final Report of the National Nutrition Survey 2012.

http://nip.cdc.go.kr/nip/schedule/ptninjschedule.asp

08

감염성 질환에 대한 준비

이 혜 원*

전세계가 2020년 경험한 신종코로나의 대유행으로 보건안보는 한 국가에 국한하여 봐서는 안 되며, 국가내, 국가간 감염병의 확산은 경계선이 없음을 다시 한 번 알게 해주었다. 북한은 코로나19의 발생이 없었다고 보고해왔으며, 코로나 발병 및 확산 방지를 위한 국가차원의 염격한 통제 및 방역활동을 지속하였다. 국경폐쇄, 엄격한 이동의 통제, 연장된 격리기간, 의심증상자의 철저한 격리 등 최고인민보건지도위원회의가 범부처적으로 참여하는 가운데 위생방역체계를 가동함으로써 코로나19의 유입과 확산을 막았다고 발표하였다. 본 장에서는 북한의 감염성질환 관리체계 및 감염성질환별 현황, 대북지원 현황을 살펴볼 것이다. 북한의 위생방역체계의 조직 및 기능에 대하여 기존의 집필 내용 중 수정 및 보완될 부분을 반영하여 수록하였고, 질병별 현황을 좀 더 구체적으로 수록하였다. 코로나19에 관한 북한의 공식적인 자료가 많이 미비하여 별도의 소주제로 다루지 않았다.

I. 북한의 감염성질환 관리 현황

1. 북한 감염성질환 관리체계

1) 조직도

북한은 조선노동당 당중앙위원회의 과학교육부가 주요 보건 정책을 결정

---

* 연세대학교 의과대학 인문사회의학교실 객원교수

하고, 내각은 정책 집행을 맡는다. 북한은 정치 체계의 특수성으로 인해 내각
보다 당의 권한이 막강하며, 감염병 보고에 있어서도 최종 보고는 당중앙위원
회 과학교육부로 올라가는 것으로 파악된다.

  북한의 감염병 관리 조직에서 보건성은 최고 위생방역관리기관인 국가위
생검열원과 하부조직인 중앙위생방역소를 통해 위생, 방역사업을 관장하며,
철도성은 별도의 철도위생방역소를 가진다.[1] 국가위생검열원은 위생·방역 관
리기관으로 위생, 방역 그리고 감염병 관리 관련 총괄 업무를 관장한다. 과학교
육부와 보건성에서 정책을 정하고 국가위생검열원에서 방역, 검열, 위생개조
그리고 관련 교육 사업을 총괄한다.[2] 사업이 실제 집행되는 실무조직은 위생방
역소이며, 중앙 및 지방 위생방역소가 기술적 업무를 담당한다면 사업의 효과
적 추진을 위해 위생지도위원회를 중앙과 지방(도, 시, 군, 리[3]) 그리고 기관 및
기업소에 설치하여 사회 경제, 문화부문 모든 관리들이 참여하여 위생·문화사
업을 지도하고 주민동원을 책임지도록 하고 있다.[4] 북한의 주요 감염병 통제,
관리를 위한 위생방역사업은 위생방역소를 통해 이루어지고, 질병의 해외로
부터의 유입 차단을 위한 대외검역기관으로 국경 및 해양 검역소가 존재한다.
질병의 지역 간 전파 차단을 위해 철도성 산하의 철도위생방역소[5]가 중앙과
각 철도국에 설치되어 있다. 보건성 산하의 연구기관과 보건성 외 국가과학위
원회 산하의 의학연구소가 별도로 존재하며, 35개의 연구기관이 연합체를 이
루어 연구기능을 수행하는 것으로 보인다.[6] 신종감염병의 대유행이 발생했을
때, 보건 영역 외 영역에서의 협조 및 협력이 필요하므로, 범부처적 정책결정
이 요구된다. 한국에서도 중앙재난안전대책본부를 두고 현재 국무총리를 본
부장으로 두고 범부처적 조직을 운영하고 있듯이, 북한도 최고인민회의 상임
위원회 산하에 중앙인민보건지도위원회를 비상설 범부처 조직으로 두고 신종

---

1 연세의료원 산학협력단, 통일부(2015). 북한 질병통제관리체계 구축방안
2 연세의료원 산학협력단, 통일부(2015). 북한 질병통제관리체계 구축방안
3 리, 노동지구, 동에는 위생검열위원회를 둠
4 서울대학교 보건대학원(2007). 북한 위생방역활동 체계 구축의 방향 수립을 위한 기반연구
5 평양의 철도위생방역소 산하 6개국 철도위생방역소가 있다. (출처) 백도명 외, 서울대학교
  (2007), 북한 위생방역활동 체계 구축의 방향 수립을 위한 기반 연구.
6 KDI 북한경제리뷰, 2020년 2월호, 코로나19, 북한의 보건 인프라, 그리고 새로운 남북보건 협력
  가능성.

감염병의 대유행 상황에서 역할을 수행하고 있다.[7] 중앙인민보건지도위원회의 등장은 2020년 신종코로나의 유행시기부터 확인되며, 2015년 메르스 유행시기까지는 국가비상방역위원회가 범부처적 조직으로 역할을 시행한 것으로 확인된다.

2) 감염병 감시체계[8]

북한은 1997년 처음으로 「예방법」을 제정하였고, 이후 1998년, 2005년 2차례에 걸쳐 개정하면서, 현재 세계보건기구(WHO)에서 제시한 국제보건규약(IHR)을 수용하여 감염병 관련 엄격한 규제의 법적근거인 「전염병 예방법」을 가지고 있다. 북한의 전염병예방법 39조에서 명시한 '내각의 통일적인 지도'에 의해 보건성은 '생활 및 노동환경조건의 개선, 위생규칙의 제정과 집행에 대한 검역, 전염병 예방 대책, 위생선전사업을 지도한다(북한총람, 1983).' 이와 함께 질병 통제, 관리를 위한 보다 넓은 범위의 환경개선에 관한 법령인 국경 위생 검역법, 국경 동식물 검역법, 수의 방역법, 공중 위생법, 식료품 위생법이 있다.[9]

한국은 전염성 질환 관리를 위한 법률을 1954년 제정하고 1957년 「전염병예방법」을 시행하였다. 이후 2009년에 「감염병의 예방 및 관리에 관한 법률」로 개정하였고, 이후에도 몇 차례 개정되어 현재의 법체계를 가지고 있다. 감염병의 감시체계는 법정 감염병의 신고 및 보고에 의해 운영되고 이는 감염병 발생 및 매개체에 대한 자료를 체계적이고 지속적으로 수집, 분석하여 그 결과를 필요한 적시에 배포하고 활용을 목표로 한다. 감염병의 예방·관리 관련 주요 사항들을 심의하는 조직으로 감염병 관리위원회가 설치 운영된다.

북한도 「전염병 예방법」이 존재하고, 제2조를 통해 특수전염병과 인수공통성전염병을 구분하고 있지만, 법정 감염병은 분류하지 않았다. 세계보건기

---

7 KDI 북한경제리뷰, 2020년 2월호, 코로나19, 북한의 보건 인프라, 그리고 새로운 남북보건 협력 가능성.

8 북한 내부의 감염병 감시체계를 구체적으로 알 수 있는 공개 자료는 없었으나, 북한이 WHO에 제출한 보건발전중기전략계획(2010－2015)을 통해 부분적으로 북한의 감시체계를 유추할 수 있었음. 또한 북한 철도성 위생방역소 의사 출신 북한이탈주민과의 면담을 참고하여 보고체계를 파악함. 해당 북한이탈주민은 구역병원에서 근무한 경험이 있었기에 위생방역소와 구역병원의 보고체계를 확인할 수 있었음.

9 통일법제 데이터베이스 http://www.unilaw.go.kr

구(WHO)에서 제시한 국제보건규약(IHR)의 기준을 수용한 개정안이 2005년에 정리되었으나, 법정 감염병의 범위와 감시체계의 지침에 대한 구체적인 사안에 대해서는 알기 어렵다. 북한도 급성 감염병의 유행에 대한 긴급방역 대책 수립 및 대응을 위한 권한을 가진 방역위원회를 1949년도에 설립하였고, 2003년에는 사스(SARS) 발병 이후 비상설기구인 국가비상방역위원회를 설치하여 비상시 당과 내각을 구성하여 신고체계 및 격리사업을 추진하였다. 북한의 국가위생검열원은 한국의 질병관리본부의 기능 중 방역과 관련한 역할을 총괄하고, 위생방역소가 실무조직으로 역할을 수행한다. 위생방역소 의사의 경우, 시/군/구역 위생방역소에서 진단이 되면 도 위생방역소, 도 인민위원회 보건국, 도 당위원회, 당중앙위원회, 과학교육부 순으로 보고를 올리는 것으로 파악된다. 구역 병원에서 실험실 의사가 감염병을 진단했을 경우, 병원 내부 보고선을 따라 당위원회를 통해 과학교육부까지 보고가 올라가는 것으로 파악된다.[10] 북한의 감시체계는 보고체계는 존재하나, 실험실적 진단역량이 제한적이고 보건정보 수집이 표준화되거나 통일되지 못하여 정보들이 통합되지 못하고 체계적으로 관리되지 못하는 것으로 파악된다.[11]

현재 북한 위생방역소 실험실의 진단역량과 감시체계의 기능정도를 파악할 수 있는 자료는 많지 않으나, 과거 신종감염병의 유행시기(2003년 사스, 2008년 AI, 2014년 에볼라, 2015년 메르스) 때 북한의 대응과정을 살펴보면 부분적으로 역량을 가늠해 볼 수 있다. 사스의 발병 및 유행이 있던 2003년 북한은 상당히 철저하게 검역사업, 위생선전사업, 그리고 방역사업을 시행하였고, 필요한 조직들을 만들었다. 사스 이후 북한은 국가비상방역위원회를 발족하였다. 2008년 AI 유행시기에는 항만, 비행장, 국경의 위생(소독) 및 수의검역을 강화하고 발병국가 가금제품 수입을 일절 금지하였으며, 발병지역 체류 또는 경유했던 사람 그리고 물자에 대해 특별검역사업을 강화하였다. 도·시·군·리 지역에서 의심환자가 감지되면, 중앙으로의 보고 및 즉각적인 현지 대응인 방역 및 격리조치가 이뤄졌다고 보고되었고, 철새 서식지에 대한 역학조사 또한 시행되었음을 확인할 수 있다. 감시보고체계, 역학조사체계, 그리고 즉각

---

10 북한 철도성 위생방역소 의사 출신 북한이탈주민 면담 내용
11 북한 보건발전중기전략계획, 2010－2015

적인 방역 및 대응체계가 작동하였음을 부분적으로 확인할 수 있었던 사례들이다. 2014년 에볼라 유행시기에는 외국인 관광객의 입국금지, 국경의 검역 및 소독사업 강화, 그리고 공식 북한 방문객, 해외출장 후 복귀하는 북한 주민 및 가족까지 21일간의 격리 조치를 진행하였다. 각 도 및 관련기관에는 에볼라 발생경위와 위험성에 대한 선전자료를 배포하였고, 검역장비 및 열감지 카메라 지원 요청하기도 하였다.[12] 해를 거듭하며 북한의 대응방식은 단계적으로 강화되고 발전하였음을 짐작해 본다. 2018년 4월 WHO에서 보고한 인플루엔자 유행에 대한 상황보고서 내용에 따르면,[13] 북한 보건성의 자료를 통해 2017년 초겨울(2017.12 – 2018.1) 인플루엔자 의사환자(Influenza like illness)의 증가추세 2016년 대비 증가하였고, 겨울 동안 인플루엔자의 유행이 지속될 가능성이 커 기존의 인플루엔자 의사환자 및 급성 호흡기 감염(SARI, Severe Acute Respiratory Infection) 병원표본감시조사(Hospital based sentinel surveillance)에 더하여 발병지역에서 능동역학조사(Active surveillance)를 보건성 주관 하에 진행했다. 관련 검체의 바이러스 타입 분류를 위한 분석은 중앙이 아닌 지역 실험실에서 진행되었다고 보고된다. 표본감시조사 결과 인플루엔자의 보고건수가 감소하는 것을 확인하여 유행의 종결을 3월에 선언하고, 현장에서의 능동역학조사를 마무리하고 표본감시조사로 전환하였다라고 보고하고 있다. 위 보고서를 통해 북한에서 지역 실험실의 역량, 중앙과 지방의 감시보고체계, 역학조사체계가 기능하고 있음을 부분적으로 확인할 수 있다.

북한의 코로나19 대응의 기본 골자는 과거와 동일한 철저한 봉쇄였으며, 한층 강화된 검역정책이 눈에 띄었다. 외국에서 북한으로 입국 시 격리기간을 30일로 연장하여 진행하였고, 국제선 항공기, 열차, 선박의 운항 중단, 해외공관 근무자와 근로자의 귀국 전면 금지 등의 국경 출입을 엄격히 통제하였다. 북한 내부적으로는 범부처적 정책결정을 시행하고 유관부서들의 긴밀한 협력을 위해 최고인민회의 상임 위원회 산하에 중앙인민보건지도위원회를 두어 내각차원의 합동을 도모하였다. 북한은 사스(2003년), 메르스(2015년), 코로나19(2020년)의 발생을 일관되게 부인하였다.

12 SBS, 중앙일보, RFA, VOA, NK조선, DailyNK 언론보도 취합 내용
13 WHO, Situation Report #5 DPRK_Seasonal influenza(A/H1N1pdm09) outbreak, 2018 April

2. 감염성질병별 국제기구의 지원현황 및 북한의 관리 현황

1) 예방접종

북한에서 예방접종 서비스가 시작된 시기는 1945년으로, 1946년부터 북한은 이미 10종의 백신을 자체적으로 공급하기 시작하여 예방접종체계를 갖추기 시작하였다. 그러나 대내외적 변화의 영향으로 북한의 자체적 생산역량이 1980년대 말부터 축소되면서 급격히 떨어진 예방접종률을 회복시키기 위해 1997년 WHO과 UNICEF의 지원이 시작되었다. 북한의 백신공급에 대한 외부의존도는 그 후 현재까지 지속적으로 높게 유지되고 있다. 2002년부터 GAVI(Global Alliance for Vaccines and Immunization)에서 백신지원을 시작하여 2006년에는 DTP－Hep B 4가 백신, 2012년에는 DTP－Hep B－Hib 5가 백신을 북한에 도입하였다. 현재 8개의 예방접종대상 질환[14]을 6종의 백신[15]으로 접종하며 예방하고 있다. 백신공급의 50% 이상을 GAVI에서 지원하고 있으며, UNICEF가 19%, WHO에서 5%를 지원하고,[16] 북한정부에서 34%를 담당하고 있다.[17] 북한의 예방접종률은 1990년 중반이후 지속적으로 증가하여 현재 대부분의 예방접종률이 95%를 넘는다.

표 1 북한 예방접종 현황의 연도별 변화

연도	북한 예방접종 현황
1945년	북한의 예방접종 서비스 시작
1946년	백신 생산시설 설립 및(10종류) 백신 생산(결핵, 소아마비, 디프테리아, 백일해, 파상풍, 홍역, 볼거리, B형간염, 일본뇌염)
1984년	국가 예방접종 프로그램(National Immunization Programme) 구축
1997년	WHO 및 UNICEF의 EPI(Expanded Programme on Immunization) 시작
2002년	GAVI의 백신지원 시작

14 결핵, B형간염, 디프테리아, 파상풍, 백일해, B형 헤모필루스 인프루엔자 감염, 소아마비, 홍역
15 BCG, HepB, DTP－HepB－Hib, OPV(IPV로 전환), Measles, (산모 대상)Td
16 UNICEF Comprehensive Multi Year for Immunization, 2015
17 WHO, EPI Fact sheet DPR Korea, 2015

표 2 북한 예방접종 일정

백신	1차 접종	2차 접종	3차 접종	대상군
BCG	출생			출생 후 1주 이내
DTP-Hep B-Hib	6주	10주	14주	출생 후 6, 10, 14주
Tetanus Toxoid	3개월	4개월		임신 여성, 임신 3개월에 1차 접종, 4개월에 2차 접종
Hep B	출생			출생 후 24시간 이내
OPV > IPV	6주	10주	14주	출생 후 6, 10, 14주 (2015년 IPV로 변경)
Measle > MR	9개월	15개월		출생 후 9개월 1차 접종, 15개월 2차 접종, (2019년 이후 MR백신으로 변경됨)

자료원: WHO, EPI Fact sheet DPR Korea, 2020

그림 1 북한 아동 예방접종률의 연도별 변화[18]

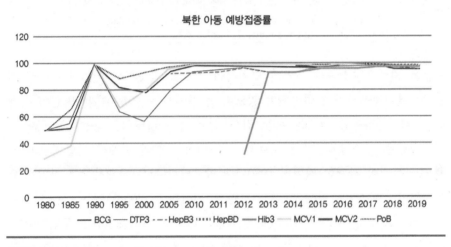

자료원: WHO vaccine-preventable disease: monitoring system

2) 결핵

북한은 결핵을 별도의 관리체계를 조직하여 관리한다. 군단위별로 이미 병원에는 결핵과가 있고, 결핵실험실이 있으며, 이곳에서 결핵을 진단받은 환

----

18 https://apps.who.int/immunization_monitoring/globalsummary/countries?countrycriteria%5Bcountry%5D%5B%5D = PRK&commit = OK

표 3 북한 결핵관리 현황의 연도별 변화

연도	북한 결핵관리 현황
1998년	WHO의 DOTS프로그램 시작, 2003년 전국으로 프로그램 확산 시행
2007년	감염률 조사(ARTI, Annual Risk of Tuberculosis Infection) 2008-2015 국가 결핵관리전략 수립 (NTP, National Tuberculosis Control Program) 소아결핵약제 지원 시작
2008년	유진벨 다제내성결핵 지원 시작
2010년	Global Fund의 결핵약 지원 시작
2012년	Global Fund의 내성결핵약 지원 시작
2013년	평양 중심으로 다제내성결핵환자 검체확인 시범사업진행 : 244명의 다제내성 결핵 환자 진단, 170명의 환자 치료 시작
2014년	Joint Monitoring Mission, JMM 진행 (WHO, UNICEF, DPRK MoPH)
2015년	2015-2018 국가 결핵관리전략 수립 결핵 유병률 조사(National TB Prevalence Survey) 시행
2016년	Joint Monitoring Mission, JMM 진행 (WHO, UNICEF, DPRK MoPH)
2017년	Programmatic Management of Drug Resistant Tuberculosis, PMDT r-GLC(Green light Committee) mission 진행

자들은 결핵요양소에서 초기에 입원하여 치료를 받도록 되어있다. 도단위에
는 도 결핵예방원과 결핵병원이 있으며, 중앙에서는 중앙 결핵예방원이 존재
한다. 결핵예방원은 결핵의 예방, 검사, 치료 및 모니터링을 총괄하는 곳이고,
결핵병원은 중증결핵환자를 치료하는 곳이다. 북한의 자체적 진단역량과 약
품 공급능력이 급격이 떨어진 1980년대 말부터 북한은 국제사회에 지원을 요
청하였고, WHO는 1998년부터 지원을 시작하여 2003년에는 전국단위로
DOTS(Directly Observed Treatment, Short-Course) program을 도입하였다.
2010년부터 GFATM(Global Fund to Fight AIDS, Tuberculosis and Malaria)에서 북
한 결핵 지원을 시작하면서 북한 결핵 1차 치료약제의 공급을 담당하였다.
UNICEF는 primary recipient 기관으로 역할하며, BCG 백신지원을 담당하였
고, WHO GDF(Global Drug Facility)에서는 자강도지역의 결핵 치료약제와 소
아결핵치료약제 지원을 담당하였다. 그 외, 유진벨 재단 민간단체는 2008년부
터 다제내성결핵 치료를 위한 지원, CFK(Christian Friends of Korea)와 Caritas
민간단체는 결핵 요양소의 개보수와 환자 영양개선을 위한 자체역량 향상을
위한 지원을 지속해 왔다. 북한의 국가결핵표준실험실(NTRL, National TB
Reference Laboratory)은 2007년 북한 보건성의 요청으로 WHO, 미국 스탠포드

그림 2　결핵 발생률, 북한과 한국 및 지역별 비교(2017년 자료)

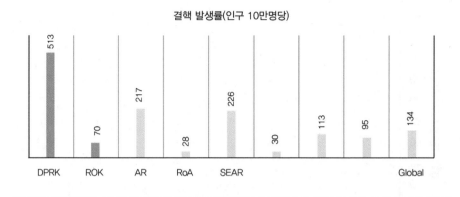

결핵 발생률(인구 10만명당)

DPRK 513
ROK 70
AR 217
RoA 28
SEAR 226
30
113
95
Global 134

자료원: WHO, World Health Statistics 2019, Monitoring Health for the SDGs
국제개발협력학회 연구총서Ⅱ, 박지연, 손혁상 외. '북한개발협력과 지속가능발적목표' 6장 그림 5 재인용

대학교 국제안보협력센터, 미국 캘리포니아 보건국, 그리고 CFK가 Bay Area
Tuberculosis Consortium(BATC)를 형성하여 실험실 건립에 참여하였다. 2010
년 국가결핵표준실험실이 개설되었고, 이후 국제인증과정을 거치고 있다.
2015년 처음으로 결핵 유병률 조사를 시행하였으며, 조사결과 북한의 결핵
유병률은 10만 명당 641명으로 추산되었다. 2019년 북한의 결핵 발생률은 10
만 명당 531명으로 추정되며, 남한의 10만 명당 66명과 비교하여 큰 차이를
확인할 수 있다. 북한의 결핵 발생률은 10만 명당 513명으로 한국의 7배 이
상, 아프리카 국가들의 평균치인 237명보다 2배 이상 높다.

　북한은 현재 전세계적으로 결핵 부담이 높은 30개국, 특히 다제내성 결
핵 부담이 높은 30개국 중 하나로 WHO 동남아시아지역 결핵 고위험국가 중
미얀마 다음으로 높다. 그러나 실제 치료를 받고 있는 환자의 비율은 전체 추
정 환자 중 69% 정도로 94%에 달하는 남한과 많은 차이를 보이는 낮은 수치
이다. 다행히도 북한이 결핵으로 인한 사망률은 2000년 이후 꾸준한 감소세
를 보여주었다. 그러나 2016년 이후 결핵 사망률이 증가 경향을 보인다. 2015
년에 시행한 결핵 유병률 조사로 인한 추정치의 변화가 반영된 결과도 있겠
지만 2016년 이후 2017년과 2018년까지 사망률이 증가하는 것을 보면 결핵
으로 인한 사망이 증가하고 있고 증가추세가 지속됨을 확인할 수 있다. 결핵
전체 13만 명의 환자 중 6만 4천명의 규모에서 영양부족 상태가 보고되었고,

그림 3   북한 결핵 사망률의 연도별 변화

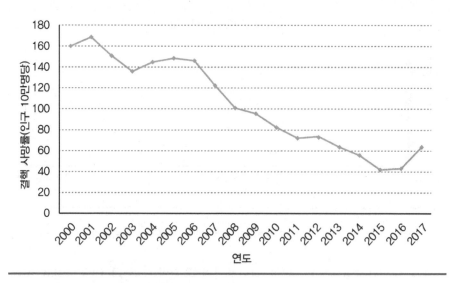

자료원: 서울대학교 통일의학센터, 복지부(2020) '북한 보건의료백서 개정판' 그림(p. 192) 재인용

그림 4   세균학적으로 확인된 폐결핵 환자의 성별, 연령, 거주지역별 분포

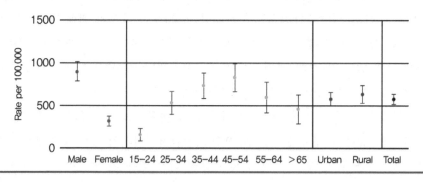

자료원: 서울대학교 통일의학센터, 복지부(2020) '북한 보건의료백서 개정판' 그림(p193) 재인용

2017년 이후 결핵환자의 치료성공률도 급격히 감소한 것을 보면, 2017년 대북제재 강화의 영향,[19] Global Fund의 결핵약 중단 및 재게 과정에서의 약품 지원 지연의 가능성 원인으로 생각할 수 있다.

....

19 서울대학교 통일의학센터, 복지부(2020) '북한 보건의료백서 개정판' 제3부, 제1절, 1.결핵

북한의 결핵환자 분포 중 연령별 분포양상을 보면, 30~50대 연령층의 환자 비율이 고령층보다 많음을 확인할 수 있으며, 이는 지역사회에서 결핵환자가 결핵을 전파시키고 있을 가능성, 그리고 젊은 연령에서도 고령층만큼 면역력이 저하되는 건강상태를 가지고 있을 가능성 등이 있다.

MTSP 2016－2020에 수록된 국가 결핵퇴치 전략으로 다음의 네 가지 주요 전략이 선정되었다.

1. 환자 발견율과 치료성공률 개선을 위한 DOTS 질적 개선
2. 다양한 영역, 부처, 기관간 협력체계 구축
3. 지역사회 내 소통, 인식 제고, 행동 변화위한 노력
4. 다제내성 결핵 관리 위한 중재사업 수립 및 지원

결핵 환자를 찾고, 성공적으로 치료하는 것에서 시작하여 지역사회에서 감염 확산방지를 위한 노력과 다제내성 결핵 관리 중재사업의 필요성이 언급되었다. 북한의 내성결핵에 대한 데이터는 매우 제한적이어서 정확한 질병부담의 규모를 파악하지 못하고 있으나, 이에 대한 중요성은 지속적으로 강조되고 있다. 북한은 여전히 전세계적으로 결핵 부담이 높은 30개국, 특히 다제내성 결핵 부담이 높은 30개국 중 하나로 보건의료 영역에서 외부의 지원을 집중적으로 받았던 질병임에도 여전히 높은 질병부담으로 인해 지속적인 지원 및 관리강화가 필요한 질병영역이다.

3) 말라리아

우리나라는 6.25전쟁 이후 말라리아의 발생이 급격히 증가한 후, WHO의 지원으로 적극적인 예방사업을 통해 남한과 북한 모두 1970년 초에 말라리아 박멸지역(malaria－ free area)으로 분류되었다.[20] 이후 남한에서 말라리아가 재출현한 시점은 1993년이며, 북한에서는 1996년 말라리아 치료를 위한 지원요청이 이뤄진다.[21] 1990년대 중반부터 북한은 경제적 위기로 인해 영양

20 Global Health Group, Eliminating malaria in the DPRK, 2012
   Available at http://apmen.org/storage/country－briefings/DPRK.pdf.
21 서울대학교 통일의학센터, 복지부(2020) '북한 보건의료백서 개정판' 그림(p.351) 재인용

그림 5 북한 말라리아 발생 현황(1998-2016년)

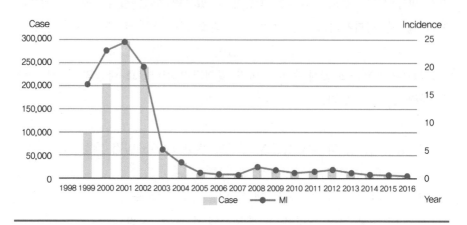

자료원: National Malaria Elimination Strategies 2018-2022, DPRK(2017)

그림 6 북한의 말라리아 발생 현황(2004-2016년)

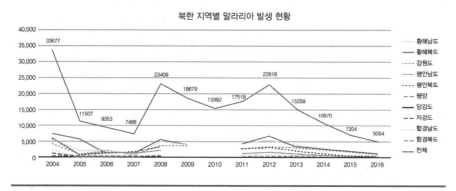

자료원: Malaria Incidence of the Regions Adjacent to the DMZ in the DPRK, Kim JH et al.(2019)

상태 악화된 상황에서 수차례의 수해로 인해 모기의 서식지 증가, 진단 및 치료적 대응 미흡 등의 원인으로 감염환자가 급격히 증가하였고, 2000년대 초반까지 남한과 북한 모두 휴전선 근방지역에서 말라리아는 크게 유행하였다. 북한은 WHO의 지원을 받아 1999년부터 2007년까지 '말라리아 관리 국가전략'(National Malaria Control Strategy)을 수립하고 말라리아 퇴치 사업을 진행하였다.[22] WHO를 통한 말라리아 퇴치사업은 2009년까지 지속되었으며, 남한 정부가 2001년부터 2009년까지 WHO를 통한 북한사업의 주요 공여국으로 역할을 하였다. 특히 2002년부터 2007년까지 북한은 Mass Primaquine preventive treatment(MPPT)를 말라리아 고위험지역에서 지속적으로 시행하면서 말라리아 환자 수를 크게 감소시켰다.

WHO 지원사업을 통해 모든 말라리아 의심환자에게 진단적 검사를 시행하고, 진단된 환자에게 약물치료를 시행할 수 있도록 지원을 받았으며, 예방사업으로 매개모기 제거(Vector control)를 위해 모든 위험지역 인구군에 살충처리모기장(ITNs, Insecticide-treated net)를 배포하고, 필요시 실내방역시스템(IRS: Indoor residual spraying)을 시행하도록 지원을 받았다. 말라리아 위험인구에게 화학적 예방치료는 2002년부터 적극적으로 시행되었다.

2010년 이후부터는 Global Fund의 지원을 받아 말라리아의 진단, 치료 그리고 예방사업까지 지원하였다. 2008년부터 2011년의 기간에는 남한의 지자체 중 북한과 국경이 접해있는 경기도와 강원도 그리고 인천시에서 '남북 공동 말라리아 방역 사업'을 추진하였다. 경기도의 경우 북한의 민족화해협의회와 말라리아 공동 방역 사업 합의서를 직접 체결하여 사업에 참여한 경험을 가지고 있다.[23]

4) 간염

북한은 현재까지 국가단위의 간염 항원 양성자 유병률 조사를 시행하지 못하였다. WHO에서 사용하는 북한의 만성 B형간염 유병률은 2003년 발표된 4.5%의 추정치뿐이며, 아직 정확한 수치를 알 수 없다. 북한은 세계보건기구(WHO)의 동남아시아지역(South-East Asia)에 속하며, SEAR지역은 방글라데시, 부탄, 북한, 인도, 인도네시아, 몰디브, 미얀마, 네팔, 쓰리랑카, 태국, 동티모르 11개 국가가 속한다. 이 중 B형간염 표면항원 양성률 추정치가 8% 이상의 높은 유병률을 보이는 국가는 북한, 미얀마, 동티모르 세 개 국가(2015년)이다.[24] 또한 북한 사망원인 중 간암이 암으로 인한 사망 중 1위였으

22 WHO website, DPRK, Essential Health Intervention, Malaria

23 경기도(2011), 경기도 남북교류협력 10년 백서, pp. 168-175

24 Feasibility of establishing a WHO South-East Asia regional goal for hepatitis B control through immunization. Background paper for the Sixth meeting of the WHO SEARO Immunization Technical Advisory Group(ITAG) meeting, 2015년 6월 15-19일.

표 4 감염성질환 관련 SDGs지표들의 비교, 북한, 남한, 그리고 지역별, 전세계 평균

Indicators		DPRK	ROK	AR	RoA	SEAR	EurR	EMR	WPR	Global
3.3	New HIV infections (per 1,000 uninfected population)	–	–	1.24	0.16	0.08	0.25	0.06	0.05	0.26
3.3	Tuberculosis incidence (per 100,000 population)	513	70	237	28	226	30	113	95	134
3.3	Malaria incidence (per 1,000 population at risk)	0.2	0.1	219.4	7.3	7.1	0	14.8	2.5	90.8
3.3	Hepatitis B surface antigen(HBsAs) prevalence among U5 (%)	0.53	0.69	3	0.2	0.7	0.4	1.6	0.9	1.3
3.3	number requiring interventions againts NTDs	5,554,958	3	594	76	733	5	75	98	1,583
3.9	mortality rate attributed to unsafe WASH services (per 100,000)	1.4	1.8	–	–	–	–	–	–	–

자료원: World Health Statistics(2019)
국제개발협력학회 연구총서II, 박지연, 손혁상 외.'북한개발협력과 지속가능발적목표' 6장 표5 재인용

며, 전체 사망원인 중 간암이 16.2%(2017년)을 차지하며 4위를 기록하고 있다. 2007년도 발표된 통일부 하나원의 자료 중, 6,087명의 북한이탈주민 중 (2004~2007년 건강검진 분석자료) 669명(10.9%)의 만성B형간염 환자가 확인된 자료가 존재한다. 과거의 한정된 대상의 자료이기는 하나, 높은 수치를 확인한 자료이다.

현재 전세계 감염의 위한 사망자 수는 결핵으로 인한 사망자 수만큼 많으며 HIV로 인한 사망자 수보다 많다. 간염으로 인한 사망자는 결핵이나 HIV와는 다르게 그 사망자 수는 지속적으로 증가하고 있다. 간염으로 인한 사망은 간경화와 악성종양으로 진행됨에 따름이며, 이러한 합병증으로의 진행은 5세 이하의 아동에서 감염되었을 때 위험성이 가장 높다. 성인이 되어 감염된 경우 5%만이 만성간염으로 진행된다면, 신생아나 소아에서 감염되면 95%가 만성간염으로 진행된다. 따라서 감염된 산모로부터 신생아로의 감염, 5세 이하 아동들의 감염을 막는 것이 매우 중요하다. 이는 예방접종(태어난 지 24시간 이내에 B형간염 백신을 접종)으로 가능하다. 신생아 B형간염 접종이 전 세계적으로 시작된 것은 1990년부터이며, 북한에 GAVI를 통해 출생시 접종하는 B형간염 백신이 도입된 것은 2004년부터이다. 현재 북한의 신생아 B형간염 접종률은

95% 이상의 높은 접종률을 보이고 있으며, 북한의 5세 이하 아동의 B형간염 항원 양성률은 2015년 자료에서 0.53%를 보이고 있다. 북한 보건성의 MTSP 2016~2020년 B형 간염 예방과 관리를 위한 첫 번째 정책전략이 출생시 접종하는 B형간염 백신의 24시간 이내 접종을 지키는 것(Birth Dose timeliness)이다. 이는 북한의 백신보관 시스템인 저온공급망(Cold chain system)의 말단 지역단위의 구축 및 기능과 연결되며, 예방접종이 이뤄지는 리 단위 진료소 및 인민병원의 저온공급망 구축과 맞물려 함께 개선될 수 있을 것이다.

II. 통일대비 감염성질환 관리체계 구축을 위한 준비

2015년까지 전 세계 보건영역의 MDGs 목표인 아동사망의 감소(MDGs 4), 모성건강 증진(MDGs 5), 감염성질환의 퇴치(MDGs 6)에서 2016년부터 변화된 전 세계 보건영역의 목표인 지속가능발전목표(SDGs)의 범위는 훨씬 개념이 확장되어 모든 연령층이 보편적 권리인 건강권을 누릴 수 있도록 복지를 기본 전제로 한 개인의 유전성향, 신습관, 운동습관 등의 영향, 그리고 나아가 보건의료의 제도, 인력, 환경까지 질병에 영향을 준다는 개념 하에 SDGs 3 하에 9개의 세부목표, 4개의 세부실행목표를 두었다. 이는 모성과 아동의 건강과 감염성질환 퇴치 이외에 정신건강 증진, 비감염성 질병의 예방과 관리, 약물남용, 교통사고, 성생식 보건, 의료비 및 서비스의 질, 환경오염의 영역까지 세부목표의 범위를 확장한 목표이다. SDGs 3의 지표는 22개이며, 각 지표들의 수치를 국가별로 연도별로 분석하고 있는 워싱턴 대학의 Institute for Health Measure & Evaluation(IHME)의 자료를 기반으로 북한의 보건 관련 지표의 연도별 변화를 살펴보았다. 2000년부터 2020년까지 22개의 보건지표들 중, 수집 및 추정 가능한 지표들 가운데 지속가능발전목표 기준 대비 상대적으로 낮은 수준의 북한 보건지표들을 추리면 12개의 지표가 확인된다.[25]

25 국제개발협력학회 연구총서, 북한개발협력과 지속가능발전목표, 제6장 p. 206

그림 7 북한의 보건영역과 연관된 SDGs 지표 성적의 연도별 변화

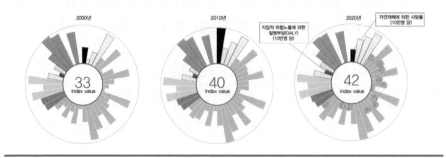

자료원: Institute for Health Metrics and Evaluation
　　　국제개발협력학회 연구총서II, 박지연, 손혁상 외. '북한개발협력과 지속가능발적목표' 6장 그림 16 재인용

① 모성사망비

② 5세 이하 아동사망률

③ 신생아 사망률

④ 결핵 발생률

⑤ 말라리아 발생률

⑥ 5세 이하 아동의 B형간염 항원 유병률

⑦ 30~70세 사이에 심혈관질병, 암, 당뇨 또는 만성 호흡기 질병으로
　 죽을 확률

⑧ 자해에 의한 사망률

⑨ 교통사고로 인한 사망자 수

　　ⓐ 대기오염에 노출된 도시지역의 인구

　　ⓑ 의도치않은 중독에 의한 사망률

　　ⓒ 보건의료인력(의사, 간호사, 조산사, 약사) 밀도

　　12개의 지표들 중, 전세계의 평균값 그리고 지역별[26](아프리카, 아메리카,
동아시아, 유럽, 동지중해, 서태평양 지역) 평균값과 비교했을 때에도 낮은 점수를
보인 지표를 추리면 ① 결핵 발생률, ② 비감염성질환에 의한 사망 확률, ③

26　AR: African Region, RoA: Region of America, SEAR: SouthEast Asian Region, EurR:
　　European Region, EMR: Eastern Mediterranean Region, WPR: Western Pacific Asian Region

교통사고로 인한 사망률, ④ 대기오염에 의한 사망률 4개의 지표가 선정되었다. 이들 영역은 북한의 보건의료 영역 국가전략 우선순위에도 강조된 영역들이다.

국제사회 및 한국정부가 북한으로 지원하였던 보건의료 영역은 MDGs 영역에 집중되었었고, 모자보건과 영양, 예방접종 그리고 결핵, 말라리아에 치중되어 있었다. 그 결과 해당영역에서 많은 개선을 확인하였다. 그러나 여전히 SDGs의 목표기준에 미치지 못함은 물론, 결핵과 같이 시스템을 통한 관리, 지속적인 관리가 필요한 질환들은 질병부담이 감소되지 못함을 확인할 수 있다. 이는 외부의 지원을 통한 감염병 관리의 한계가 있음을 보여주는 것이며, 북한의 감염병관리체계의 기능 및 역량의 강화가 필요함을 보여주는 결과이다. 북한의 자체적인 진단역량, 관리역량, 치료역량을 시스템적으로 강화하기 위해 어떠한 노력이 필요할 것인가? 이에 대한 고민이 남북교류협력 및 한반도 공동체를 준비하는 과정에서 필요할 것이다.

본 장에서는 초판에서 다룬 북한의 감염병관리체계의 개괄적 조명에서 조금 더 질환별 북한의 현황 중심으로 다루었다. 현황 이상으로 어떠한 교류협력이 필요할지에 대한 구체화된 그림을 제2판에서는 담지 않았다. 이는 실제 교류가 이뤄지는 시점에서 상호간 의견의 교류를 바탕으로 구체화되어야 할 것으로 판단된다. 본 장이 북한의 질병별 현황을 좀 더 구체적으로 파악하는 데 도움이 될 수 있기를 바란다.

참고문헌

통일법제 데이터베이스 http://www.unilaw.go.kr

IHME, Institute for Health Measurement & Evaluation. Global Burden of Disease Study. http://www.healthdata.org/north-korea

WHO, Situation Report #5 DPRK_Seasonal influenza(A/H1N1pdm09) outbreak, 2018 April

UNICEF Comprehensive Multi Year for Immunization, 2015

WHO, EPI Fact sheet DPR Korea, 2015

WHO, World Health Statistics 2019, Monitoring Health for the SDGs

Global Health Group, Eliminating malaria in the DPRK, 2012

National Malaria Elimination Strategies 2018-2022, DPRK(2017)

Malaria Incidence of the Regions Adjacent to the DMZ in the DPRK, Kim JH et al.(2019)

WHO website, DPRK, Essential Health Intervention, Malaria

WHO. GHO, Global Health Observatory data

https://www.who.int/gho/countries/prk/country_profiles/en/

WHO. 2015. "Feasibility of establishing a WHO South-East Asia regional goal for hepatitis B control through immunization." Background paper for the Sixth meeting of the WHO SEARO Immunization Technical Advisory Group(ITAG) meeting, 2015년 6월 15-19일

WHO. 2016. 『World Health Statistics 2016, Monitoring Health for the SDGs』

국제개발협력학회 연구총서II, 박지연, 손혁상 외. '북한개발협력과 지속가능발적목표'

서울대학교 통일의학센터, 복지부(2020) '북한 보건의료백서 개정판'

경기도(2011), 경기도 남북교류협력 10년 백서

09

비감염성 질환에 대한 준비

김신곤·윤석준*

Ⅰ. 서론

전 세계적 영역에서 비감염성 질환은 가장 큰 질병 부담을 야기하는 영역이다. 세계보건기구는 2012년 전 세계 인구의 사망원인 중 1위는 비감염성 질환이며(52%), 그 중 76%가 심혈관질환, 암, 만성호흡기질환, 당뇨병이라고 보고한 바 있다.[1] 흔히들 비감염성 질환은 경제적으로 부유한 인구집단이나 국가에서 발생하는 것으로 인식하곤 한다. 그러나 실상은 달라 비감염성 질환으로 인한 사망의 대부분은 소득수준이 높지 않은 나라들에서 발생하고 있다. 에이즈 등 감염성 질환의 사망률이 높은 아프리카 지역에서도 2030년이 되면 비감염성 질환이 사망원인 중 수위를 차지할 것으로 예상되고 있다.

북한에서 가장 많은 사람의 생명을 앗아가는 질병 역시 영양부족이나 감염성 질환이 아닌 심혈관질환이며, 북한 전체 사망의 1/3 정도를 차지하는 것으로 보고되었다. 이것은 흡연, 과도한 염분 섭취 등 북한주민들의 생활습관이 좋지 않은데다, 만성질환을 관리할 수 있는 의료체계가 제대로 작동하지 않으면서 질병에 걸린 경우 치사율이 높기 때문인 것으로 추정된다.

개발도상국가들의 질병부담을 설명하는 소위 '이중 부담(double burden)' 이론이 있다.[2] 영양불량이 만연한 개발도상국가에서는 높은 모성 및 영유아

---

* 김신곤: 고려대학교 의과대학 내과학교실 내분비내과 교수
  윤석준: 고려대학교 의과대학 예방의학교실 교수
1 WHO., 2014, Global Status Reports on NCDs 2014
2 FAO, The double burden of malnutrition: case studies from six developing countries, FAO food and nutrition paper 84(Rome: FAO, 2006)

사망률과 감염성 질환이 문제가 된다. 그러나 이 과정에서 영양 박탈을 경험한 채 생존한 아이들이 이후 경제개발과정에서 만성질환에 취약한 인구 세대로 남게 된다는 것이다. 생애 초기의 영양부족이 이후 전생애를 걸쳐 오히려 영양 과잉과 관련된 질환의 유병률을 높이며, 그래서 대사질환과 같은 만성질환을 빈곤과 풍요가 만나는 병이라고 말하곤 한다.

　북한은 90년대 후반 최악의 영양학적 박탈을 경험한 국가이다. 따라서 이후 경제발전 과정에서 그 어떤 개발도상국보다도 만성질환과 같은 비감염성 질환에 취약할 가능성이 높다. 통일 이행기 예측되는 북한 비감염성 질환의 폭발적인 발병률 증가와 이로 인한 사회적 부담에 주목해야 할 이유이다. 또한 현재에도 지속적인 유엔의 제재와 반복적인 자연재해, 게다가 2020년부터 닥친 코로나19로 인한 북한의 자발적인 국경봉쇄는 감염성 질환뿐만 아니라 비감염성 질환의 위험이 높은 취약계층들에게 치명적인 결과를 초래할 수 있다. 지금 바로 북한의 비감염성 질환의 양상과 이로 인한 부정적 결과를 극복하기 위한 노력을 기울여야 할 이유이다.

　통일 이행기 북한 만성질환의 변화를 예측할 수 있는 몇 가지 창이 있다. 최근 북한의 건강구조 변화 양상, 북한이탈주민의 남한화 과정에서 건강변화의 추이, 그리고 사회주의 체제 이행국들의 사례 등이다. 그 중에서도 서구 국가 못지않은 만성질환 구조가 정착된 우리나라에 이미 정착한 북한이탈주민의 사례가 북한 비감염성 질환 관리에 중요한 시사점을 줄 수 있을 것이다.

　본 글에서는 북한의 비감염성 질환의 실태를 살펴본 후, 통일과정에서의 미래 질병부담을 예측해보고, 통일시대 한반도의 비감염성 질환 관리를 위해 무엇을, 어떻게 준비할 것인가에 대한 논의를 진행할 것이다.

II. 북한의 비감염성 질환 실태

　최근 들어 대부분의 저소득 국가들에서도 감염성 질환에서 만성질환 중심으로 질병 구조가 변화하는 역학적 변이(epidemiological transition)를 경험하고 있다. 그런데 흥미롭게도 북한의 경우에는 70~80년대에 이미 이런 역학적 변이를 경험하여, 90년도 소위 고난의 행군 직전만 하더라도 당시 선진국 수

그림 1 북한의 연도별 DALYs 순위 변화

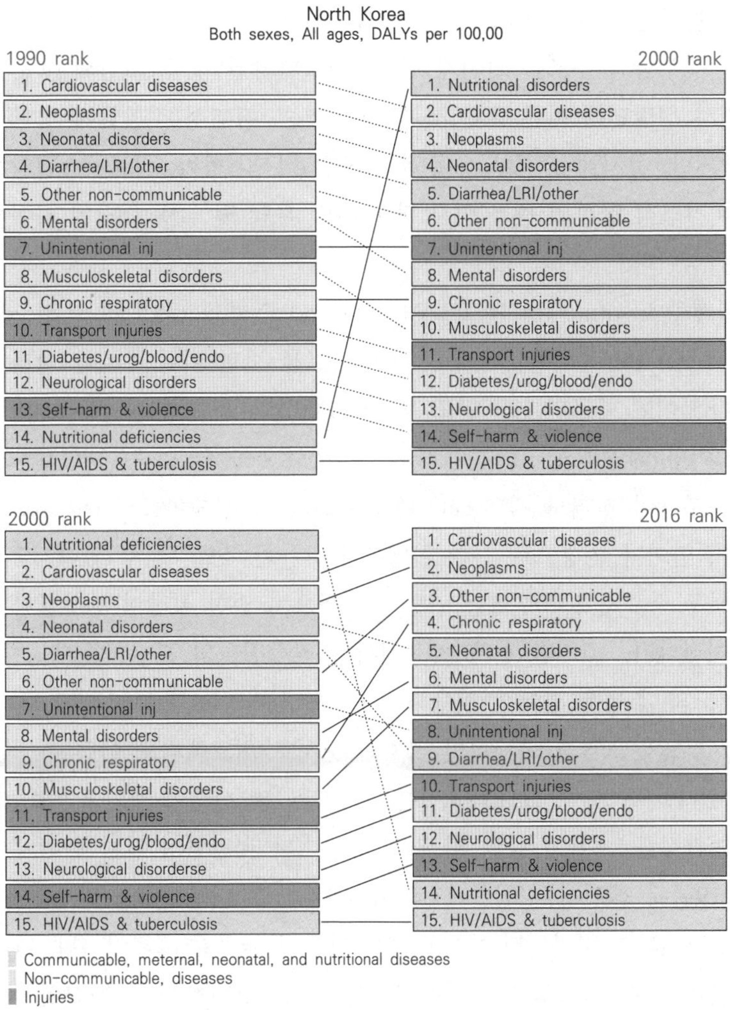

North Korea
Both sexes, All ages, DALYs per 100,00

1990 rank	2000 rank
1. Cardiovascular diseases	1. Nutritional disorders
2. Neoplasms	2. Cardiovascular diseases
3. Neonatal disorders	3. Neoplasms
4. Diarrhea/LRI/other	4. Neonatal disorders
5. Other non-communicable	5. Diarrhea/LRI/other
6. Mental disorders	6. Other non-communicable
7. Unintentional inj	7. Unintentional inj
8. Musculoskeletal disorders	8. Mental disorders
9. Chronic respiratory	9. Chronic respiratory
10. Transport injuries	10. Musculoskeletal disorders
11. Diabetes/urog/blood/endo	11. Transport injuries
12. Neurological disorders	12. Diabetes/urog/blood/endo
13. Self-harm & violence	13. Neurological disorders
14. Nutritional deficiencies	14. Self-harm & violence
15. HIV/AIDS & tuberculosis	15. HIV/AIDS & tuberculosis

2000 rank	2016 rank
1. Nutritional deficiencies	1. Cardiovascular diseases
2. Cardiovascular diseases	2. Neoplasms
3. Neoplasms	3. Other non-communicable
4. Neonatal disorders	4. Chronic respiratory
5. Diarrhea/LRI/other	5. Neonatal disorders
6. Other non-communicable	6. Mental disorders
7. Unintentional inj	7. Musculoskeletal disorders
8. Mental disorders	8. Unintentional inj
9. Chronic respiratory	9. Diarrhea/LRI/other
10. Musculoskeletal disorders	10. Transport injuries
11. Transport injuries	11. Diabetes/urog/blood/endo
12. Diabetes/urog/blood/endo	12. Neurological disorders
13. Neurological disorderse	13. Self-harm & violence
14. Self-harm & violence	14. Nutritional deficiencies
15. HIV/AIDS & tuberculosis	15. HIV/AIDS & tuberculosis

Communicable, meternal, neonatal, and nutritional diseases
Non-communicable, diseases
Injuries

자료원: Global Burden of Disease (GBD), Institute for Health Metrics and Evaluation (IHME).
http://www.healthdata.org/gbd/2019.

순에 머금가는 평균수녕과 사망률 수준을 보이고 있었나. 실세도 '소션민주주의 인민공화국 보건통계'의 사망원인 분포에 따르면, 1960년 감염성 및 기생충 질환의 비율이 28.3%에서 1986년 3.9%로 감소한 반면 같은 기간 순환계 질환이 사망에 기여한 비율은 12.1%에서 45.3%로 크게 증가한 것으로 나타

났다.[3]

　그러다가 90년대 말 고난의 행군 당시, 영양결핍이나 감염성 질환으로 인한 질병부담이 증가하였으나 동시에 비감염성 질환의 부담 역시 커진 예외적인 이중부담의 구조를 가지게 된 것으로 파악된다. 즉 고난의 행군 시기를 거치면서 식량난에 따른 조산, 신생아 뇌병증. 감염성 질환들에 의한 사망이 증가했지만, 동시에 극심한 스트레스, 생활습관의 악화, 의료시스템의 붕괴에 따른 비감염성 질환의 증가 역시 당시 사망 부담 및 질병 부담에 기여했을 것이라는 점이다.

　실제로 Institute for Health Metrics and Evaluation(IHME)에서 제공하고 있는 Global Burden of Disease(GBD) 자료를 보면 이런 추세를 쉽게 파악할 수 있다.[4] 이에 따르면 1990년도 북한의 DALY는 허혈성 심질환(IHD), 뇌졸중(Stroke)이나 폐암(Lung C), 간암(Liver C), 위암(Stomach C) 등 만성질환으로 인한 질병부담이 하기도 감염(LRI), 설사(Diarrhea), 신생아 조산(NN preterm) 등 감염성질환이나 손상으로 인한 질병부담보다 큰 것을 알 수 있다. 그러다 고난의 행군 직후인 2000년에는 감염성 질환으로 인한 부담이 만성질환의 그것을 넘어섰다가, 2019년 현재 자료에서는 만성질환의 부담이 훨씬 증가하여 1990년도의 추세를 넘어선 것을 확인할 수 있다.

　DALYs의 크기를 구체적인 질병의 순서로 비교해봐도 이런 추세를 확인할 수 있다. 1990년도 DALYs의 1순위는 모성 및 신생아 질환이었고, 그 다음이 심혈관질환, 호흡기 감염 및 결핵, 암, 기타 비감염성 질환 등의 순서였다가, 2019년에 들어서는 심혈관질환이 1순위, 그 다음이 암, 만성호흡기질환 순으로 역전되어 나타났다(그림 1). 이외에도 근골격계 질환이 4위, 기타 비감염성질환이 6위, 당뇨병과 만성신질환이 7위를 차지하는 등 비감염성 질환의 질병부담이 지속적으로 상승하고 있다. 따라서 북한의 질병부담은 1990년도 이미 비감염성질환의 크기가 적지 않았다가, 2000년도 고난의 행군 당시 영

3 북한 중앙통계국. 조선민주주의 인민공화국 보건통계, 1987 Eberstadt 보고서에서 재인용

4 IHME는 130개국 3,000명 이상의 연구자들의 콘소시엄으로부터 모아진 자료를 기반으로 다양한 시각적인 데이터를 제공하고 있는데, 고전적 역학지표인 사망률, 발생률, 유병률뿐만 아니라, 삶의 질을 반영하는 장애보정생존연수(disability adjusted life year, DALY), 조기사망으로 인한 수명손실연수(years of life lost, YLL), 장애로 인한 건강연수의 상실(years lost due to disability, YLD) 등을 제시하고 있다.

양결핍과 감염성 질환의 크기가 커졌을 뿐, 최근에는 1990년도의 질환 구조를 넘어서 비감염성질환의 부담이 더욱 커진 것으로 요약할 수 있다.

고난의 행군 시기를 거치며 북한의 보건의료체계는 붕괴되다시피 하였다. 이에 따라 감염성 질환, 영양실조 등의 후진국형 질병이 주요 문제로 대두되었고, 북한 당국이나 국제 사회 역시 이런 문제를 우선시하게 되었다. 그러나 이런 후진국형 질병 이슈들은 북한 사회가 원래 가지고 있던 우선적 문제라기보다는 고난의 행군 이후에 새롭게 등장한 문제라고 할 수 있다. 전술한 대로 최근 들어서는 그간 내재되어 있던 북한의 비감염성질환 중심의 질병부담이 더욱 커지고 있다.

북한의 의학논문도 비감염성질환의 실태를 들여다볼 수 있는 하나의 창이다. 필자들은 북한에서 발간되는 9종의 의학논문 중 북한 의학과학출판사에서 발간하는 <내과>를 대상으로 분석을 하였다. 북한의 <내과>지는 1979년부터 2015년까지 146호가 발간되었는데, 최근 10년간 논문 2,092편 중 소화기, 순환기, 호흡기, 내분비 영역에 초점을 맞추어 분석을 진행하였다.[5]

북한 내과 논문들을 한국표준질병사인분류(KCD) 대분류를 기반으로 분석한 결과, 순환기질환이 가장 많았고(396편), 소화계통의 질환(344편), 신생물(138편), 특정 감염성 및 기생충성 질환(126편), 호흡계통의 질환(121편), 내분비, 영양 및 대사질환(111편), 비뇨생식계통의 질환(108편), 근골계통 및 결합조직의 질환(84편), 신경계통의 질환(77편), 정신 및 행동 장애(138편) 순이었다.

또한 논문으로 다루어진 구체적 질환을 보자면, 소화기내과에선 소화성궤양과 위와 십이지장염, 간염 및 간경병증, 담도질환이 많았고, 순화기내과에서는 고혈압, 고지혈증, 심부전 순이었다. 또한 호흡기내과에서는 폐렴, 늑막염 등 감염성 질환이 제일 많았고, 만성폐쇄성폐질환, 천식, 이산화탄소 중독 순이었으며, 내분비내과에선 당뇨병과 자기면역성갑상선질병 순이었다.

결론적으로 북한의 내과 논문에서 다루고 있는 주제는 비감염성 질환이 가장 많았는데, 이는 일차적으로는 북한 의료인의 관심사를 반영하는 것이나, 근원적으로는 북한의 질병 양상을 일정 정도 반영한다고 할 수 있겠다.

---

5 A peek into the Galapagos of the medical research field. Lancet. 2016 Dec 17;388 (10063):2989 – 2990.

Ⅲ. 미래 북한의 비감염성 질병부담 예측

이상에서 살펴본 것처럼 이미 내재화되어 있던 북한사회의 비감염성 질병부담은 의료체계의 붕괴가 어느 정도 만회되면서 최근에 그 경향성이 더욱 강화되고 있다. 따라서 북한이 개혁개방에 나설수록, 그리고 그 결과 북한의 의료체계가 정비되면 될수록, 이미 내재해 있던 비감염성 질환의 부담이 폭발적으로 증가할 가능성이 있다. 통일과정에서 북한 질병 구조의 변화를 예측해 볼 수 있는 몇 가지 실증적 근거가 있는데, 현재 북한의 현황, 남한 정착에 따른 북한이탈주민의 건강 변화, 사회주의 체제 이행국의 사례 등이 그것이다.

1. 북한 현황을 통해 본 예측

북한이 최근 시행한 역학조사에 따르면[6] 대표적인 비감염성 만성질환인 당뇨병의 북한 전 지역 유병률은 4.56%였다. 지역간 편차가 있어 유병률이 제일 높은 평양은 8.8%였고 가장 낮은 양강도는 2.5%였다. 평양은 북한의 수도로 현대화가 빠르게 진행되고 있는 도시이기에 당뇨병 유병률이 높게 나온 것으로 평가되며, 이것은 다른 나라에서 관찰되는 도시와 농촌 사이의 지역간 편차와 유사한 결과이다.

세계보건기구가 수행한 북한주민들의 비감염성 질환 위험요인에 대한 실측 자료(Step towards a healthier world: monitoring noncommunicable diseases and their risk factors: STEPS survey)를 통해서도 비감염성 만성질환의 유병 규모의 증가를 엿볼 수 있다.[7] 2008년 마지막 조사 결과에 따르면, 북한 성인 남성의 흡연률은 52.3%, 음주율은 43.2%로 높았다. 고혈압의 비율도 남녀 각각 20.4%와 17.1%로 높았고 연령에 따라 증가하는 양상을 보였다. 최근 단편적이고 제한적이지만 가능성을 보여준 비감염성 질환에 대한 중재 시도가 보고되었다.[8] 평양에 거주하는 35세 이상 18,340명을 대상으로, 북한의 1차 의료

---

6 필자가 2019년 5월 3일부터 7일간 참석한 평양당뇨병의학과학 토론회에서 북한의 발표 내용.

7 https://www.who.int/ncds/surveillance/steps/dpr_korea/en/

8 Hyon, Choe Suk, et al. "Package of essential noncommunicable disease (PEN) interventions in primary health-care settings in the Democratic People's Republic of Korea: a feasibility

인력인 호담당의사를 통해 WHO가 고안한 필수 중재(Package of essential noncommunicable disease (PEN) interventions)를 1년간 수행한 결과 고혈압, 고혈당, 고지혈증, 비만 등으로 대표되는 심혈관질환의 위험요소를 상당히 줄인 것으로 나타났다. 본 연구결과는 평양이라는 특정 지역에서 호담당 의사들의 적극적 개입을 통해 생활습관 개선의 가능성을 보여주었으나, 영양섭취와 경제생활 유지가 우선적일 북한 외곽 지역 주민들에게 일반화하기 어려울 수 있다. 한편 2008년 조사 당시 체질량지수로 대표되는 비만의 비율은 상대적으로 적어 북한의 좋지 못한 영양 상황을 반영한 것으로 보이나, 전술한 대로 이후 영양과잉으로의 전이는 오히려 비감염성 질환의 유병규모를 늘리는 위험 요인이 될 수 있다. 무엇보다도 북한의 고위층들이 금연과 절주, 비만 관리 노력을 보이지 않는다면 북한 체제의 특성상 일반 대중에 대한 보건 교육 효과는 미미할 수밖에 없을 것이다.

북한의 비감염성 질환의 증가를 예견하게 하는 또 하나의 근거는 고령화이다. 북한의 2020년 출생 기준 기대여명은 72세로 전 세계 평균과 유사하며 통상의 개발도상국가보다는 긴 것으로 추정되었다. 이런 추세는 노인 인규 비율에서도 비슷해 현재 전 세계의 65세 이상 노령인구 비율은 9%인 데 반해, 북한의 그것은 10%였다.[9] 그런데 이런 추세는 앞으로 더욱 강화되어 2047년도가 되면 전 세계의 노령인구 비율은 16%인 반면, 북한의 그것은 20%로 급증할 것으로 추정되었다. 고령화된 사회와 비감염성 질환의 유병률 증가는 동전의 양면이기에 앞으로 다가올 미래의 유병 규모는 더욱 커질 것으로 예상할 수 있다.

2. 북한이탈주민 건강을 통해본 예측

우리나라에는 현재 30,000명이 넘는 북한이탈주민이 거주하고 있으며, 이들은 통일 이후 북한주민의 건강 변화를 추정해볼 수 있는 시금석이다. 필자는 2008년 10월부터 NOrth Korean Refugees IN South Korea(NORNS) 연

study." WHO South—East Asia journal of public health 6.2 (2017): 69—73.

9 United Nations. World Population Prospects 2019.
Available from:https://population.un.org/wpp.

구를 진행하며, 특별히 생활습관병을 중심으로 북한이탈주민의 건강 상태를 추적해오고 있다.[10]

북한이탈주민은 남한주민과 동일한 유전자를 가지고 있으나, 오랜 기간 상이한 생활습관과 환경에 노출되어 왔다. 그 결과 상대적으로 서구화된 환경에서 살아온 남한주민에 비해 북한이탈주민의 질병 발생 양상은 상당한 차이가 있다. 이 코호트를 통하여 확인된 몇 가지 결과를 요약하면 아래와 같다.[11,12]

- 1990년대의 북한의 극심한 기아사태의 여파로 당시 청소년기를 지낸 30대의 경우 남한주민들과 대비하여 키가 남녀 각각 6 cm 및 5 cm가 적었음. 나이가 들수록 그 격차는 줄어들어 60세 이상에서는 남북 주민 사이에 차이가 없었음.

- 30대 북한이탈주민들의 복부비만 정도는 남한 사람의 그것에 비해 현저히 적으나(남자 1/6 수준, 여자 1/3 수준), 대사증후군의 유병률은 이미 남한의 그것과 비슷해짐. 대사증후군은 당뇨병의 위험요인인데다, 이 연령층 북한이탈주민들은 췌장의 인슐린분비기능이 매우 낮은 것으로 나타났기 때문에 이후 당뇨병 유병률의 급격한 증가를 예상하게 함.

- 남한 입국시 정상체중이었던 북한이탈주민 중 약 3/4이 체중이 증가하였으며, 남한 정착 후 8년 정도 지나면 남한 주민들과 비슷한 비만률을 보이는 것으로 나타남. 특히 남한 입국 후 5% 이상 체중이 증가한 사람은 체중증가가 없었던 사람에 비해 대사증후군을 가질 확률이 10배까지 증가함.

10 North Korean refugee health in South Korea (NORNS) study: study design and methods. BMC Public Health. 2012 Mar 8;12:172.

11 Prevalence of metabolic syndrome and its related factors among North Korean refugees in South Korea: a cross−sectional study. BMJ Open. 2016 Jun 1;6(6):e010849.

12 Prevalence of General and Central Obesity and Associated Factors among North Korean Refugees in South Korea by Duration after Defection from North Korea: A Cross−Sectional Study. Int J Environ Res Public Health. 2018 Apr 20;15(4).

　이상의 자료를 종합하면, 북한이탈주민은 소위 '마른비만'(비만정도가 심하지 않으나 대사위험도는 비만자와 유사) 양상을 보이며, 이후 이들의 남한화 정도가 진행함에 따라 대사성질환의 위험성은 우리의 그것을 뛰어넘을 가능성을 시사한다고 할 수 있다.

　당뇨병, 고지혈증, 고혈압, 대사증후군과 같은 대사성 질환을 흔히 빈곤과 풍요가 만나는 병이라고 한다. 우리나라의 대사증후군과 당뇨병의 유병률은 이미 미국과 비슷한 수준으로 지난 30여 년간 폭발적으로 증가해왔다. 한국인의 비만 정도가 미국의 그것에 비해 적다는 점을 고려할 때 한국인의 대사적 취약성을 보여주는 사례이다. 이에 대한 유력한 설명이 한국전쟁 이후 빈곤의 때 임신한 모성에서 태어난 아이들의 영양결핍과 발육 장애가 이후 사회경제적으로 발전해 풍요의 때를 만나게 되면, 대사성 질환의 발병을 증가시킨다는 것이다. 따라서 90년대 후반 우리보다 훨씬 심각한 영양 박탈을 경험한 북한이 이후 사회경제적 풍요를 경험하게 된다면, 대사성 질환의 발병이 우리보다 더 폭발적으로 증가할 것으로 예상할 수 있다.

　북한이탈주민들은 '우리 안에 이미 다가온 통일'이다. 따라서 이들의 건강상태를 추적하는 것을 넘어 이들이 비감염성 질환에 이환되지 않도록 중재하는 모델을 개발하고 성공적으로 적용할 수 있다면, 이후 통일시대 북한지역에서 outbreak가 될 가능성이 높은 비감염성 질환에 대한 선제적 준비가 될 수 있을 것이다. 필자는 2020년부터 보건복지부의 지원으로 [북한이탈주민 건강부담에 기반한 맞춤형 건강관리 중재 모델 개발 - 생활습관병을 중심으로] 연구를 주관하며 시범적인 모델 개발을 수행하고 있다.

　북한이탈주민 연구는 '우리 안에 들어온 북한'에 대한 연구이자, 통일 이후를 대비한 '프로토타입'의 연구이다. 북한이탈주민은 동일 민족 내에서의 이주민으로서, 환경적 요인이 질병에 미치는 영향을 탐구하기에 매우 좋은 코호트이다. 더 나아가 통일 과도기 및 이후 북한 비감염성 질환 관리전략 마련을 위한 소중한 기초자료로 활용될 수 있다. 관련 연구가 더욱 활발해져야 하는 이유이다.

3. 사회주의 체제 이행국을 통해본 예측[13]

국영의료체계로부터 급격한 민영화 과정을 거친 구소련국가와 동유럽 국가에서는 산업화 모델이 약속했던 국민건강의 지속적인 향상과는 정반대로 사망률이 급격히 증가하고 기대수명은 하락했다. 1960년대 중반까지만 해도 동유럽 국가들의 평균수명은 유럽보다 1~2년 짧은 수준이었으나, 체제전환 이후 격차가 크게 벌어져 1980년대 후반부터 사망률이 급증하고 기대수명 역시 감소하였다. 이는 시장화 정책으로 인해 기존 사회질서가 급격히 해체되고 사회 안전망이 무너지면서 사회적 긴장과 스트레스가 높아졌기 때문이며, 시장경제로의 전환 과정에서 나타난 실업률 증가 및 사회 불평등 심화도 국민건강 악화의 원인으로 지목되었다.

특히 성인 남성의 사망률, 특히 심혈관질환 사망률이 급격이 증가했는데, 이는 흡연율 및 고위험 음주율의 증가, 그리고 사회적 실업과 스트레스의 확대가 여성보다는 남성에게 큰 영향을 미쳤음을 시사한다. 따라서 체제전환국의 건강 위기는 체제 전환에 따른 극도의 스트레스와 생활습관의 악화, 사회적 불평등 등과 관련되어 있으며, 이런 변화가 비감염성 질환의 발생률 증가와 관리 부족으로 인한 사망률 증가를 초래했다고 할 수 있겠다.

이상에서 언급한 사회주의 체제 이행국 사례가 미래 한반도의 통합과정에 주는 시사점은 무엇일까? 지구상에서 가장 폐쇄된 사회 구조를 가진 북한이 자본주의가 매우 발달한 남한과 통합하는 과정에서 북한 주민들이 겪게 될 혼란과 충격은 적지 않을 것으로 예측할 수 있다. 따라서 통합과정에서 북한 주민들의 스트레스 증가, 생활습관의 악화, 민영화에 따른 의료접근성의 저하 등이 초래할 건강악화를 대비하지 않는다면, 사회주의 체제이행국이 보여준 부정적인 전철을 북한 역시 밟게 될 가능성이 높다 하겠다.

---

13 본 절은 윤석준, 이요한, 김신곤 등의 연구보고서 '북한 비감염성 질환관리 중장기 전략. 서울. 한국국제보건의료재단. 2014'을 요약한 것이다.

Ⅳ. 통일시대, 한반도의 비감염성 질환 관리를 위한 전략

위에서 언급한 통일시대 비감염성 질환의 폭발적 증가와 이로 인한 사망률 증가 등 부정적 여파가 현실이 되지 않도록 하기 위해선, 남북한이 힘을 모은 전략과 대응이 중요하다. 북한 비감염성 질환관리 중장기 전략은 1기 [남북 경색기], 2기 [경색 완화기], 이후 통일 시점까지 3기 [교류협력 확대기], 그리고 통일 직후 완전한 통합까지의 4기 [통합 과도기]로 나눌 수 있다.

1기 [남북 경색기]의 교류협력 준비기에는 남과 북이 서로의 영역에서 교류협력이 가능할 영역을 탐색하고 준비해야 한다. 가능한 범위 내에서 비감염성 질환의 관련 정보를 상호 교류하고, 남북 보건의료인의 직접적 만남을 추진하되 이것이 어렵다면 국제적인 차원의 학회 등을 통해서라도 접촉면을 확대하고 정보를 나눌 수 있도록 해야 한다. 2019년 국제당뇨병연맹의 대표단으로 필자가 참여한 '평양 당뇨병 의학과학 토론회'가 그런 예이다. 남한에서는 북한이탈주민의 비감염성 질환 양상에 대한 추적과 중재, 남북한 비교연구 등에 노력을 기울일 수 있다. 북한에서는 평양을 중심으로 시행해 본 경험이 있는 WHO PEN intervention의 전국 확대 등을 고려하며 준비할 수 있는 시기이다.

2기 [경색 완화기]에는 거점 중심의 교류협력 모델 창출과 남북한 공동 실태조사가 필요하다. 남한의 상급종합병원 및 국공립병원과 북한의 거점 의료 기관과의 1:1 결연을 통해 인적인 교류와 더불어 현대화에 상호 협력한다. 거점 의료기관 관할 지역의 비감염성 질환 이환자들을 대상으로 선도적인 치료사업을 시행한다. 특히 뇌졸중 발병과 같은 중증 비감염성 질환의 급성기 관리 시스템을 구축한다. 또한 우리의 국민건강영양조사와 유사한 형식으로 북한의 비감염성 질환에 대한 실태조사를 통해 질환별 우선순위를 도출한다. 가칭 [당뇨병으로부터 자유로운 한반도]를 향한 남북 공동연구와 같은 질환별 상호협력 플랫폼을 구축한다.

3기 [교류협력 확대기]에는 시군별 거점병원을 전국적으로 확대, 북측 최 일선 보건기관인 리·동 진료소의 호 담당의사를 지원, 협력하여 비감염성 질환 유병자를 발굴, 관리한다. 또한 지역 진료소를 기반으로 생활습관병 예방 시범사업을 진행한다. 2기에 준비된 질환별 상호협력 플랫폼을 기반으로 남북 공동연구, 공동 R&D를 수행한다. DMZ 등 남북 접경 구역에 보건의료 연구-진료-교육-산업의 총체적 협력이 가능할 바이오-메디컬 클러스터를 구축한다. 이상의 협력 사업을 관장할 거버넌스로 남북 만성질환 공동관리 위원회를 설립하고 이후 남북한 질병관리본부로 확대, 발전시킨다.

4기 [통합 과도기]에는 남북한 전역에 대한 공동영양조사를 실시하고, 한반도의 만성질환 지도를 작성한다. 유전적 동일성을 전제한 환경의 변화가 세대를 넘어 질병에 미치는 영향을 추적할 수 있는 전 세계적으로 유일한 코호트가 한반도이기에, 환경이 남북한의 만성질환에 미치는 영향을 비교하는 것은 세계적으로 가치 있는 매우 중요한 연구영역이 될 것이다. 일반 인구집단으로 생활습관 중재를 확대하고, 고위험군을 대상으로 맞춤형 생활습관 관리 서비스를 제공한다. 비감염성 질환 중재의 성공적 경험을 기반으로 한반도형 모델을 개발하여 개발도상국가 등에 수출하고, 세계적 차원의 비감염성 질환 관리의 선도적 리더십을 발휘한다.

통일 이전 교류기부터 이후 통일 이후 일정기간 남북 주민의 건강은 남북 보건의료인 각각의 주도성과 책임성이라는 원칙 하에 접근할 필요가 있다. 서로의 보건의료체계와 인력구조, 의료 문화나 수준 등에 있어서 상당한 차이가 있기 때문에, 북한의 비감염성 질환을 우리가 주도해서 관리하겠다고 하면 상당한 난맥상을 초래할 가능성이 있기 때문이다.

북한과 남한의 의료는 매우 상이하다. 남북한의 의료 격차가 매우 크기는 하지만, 그렇다고 남한의 의료가 장점만을 가진 것은 아니다. 남한의 지나친 민간자원 중심의 의료 구조는 치료 위주의 의료를 발전시키는 데는 효과적이었으나, 만성질환 예방과 같은 공적 성격의 중재에는 취약하였다. 최근 들어 국가 차원의 만성질환 관리 모델을 시범적으로 시행하고 있으나 아직은 미흡한 상태이다. 반면에 북한은 고전적인 예방사업 우선국가이나 치료중재에 있어서는 취약성을 보여왔다. 향후 통일의 과정에서 비감염성 질환 관리 모델을 구축하는 데 있어 남북한이 힘을 모아 장점을 극대화해야 하는 이유이다.

V. 결론

북한의 보건의료 이슈를 다룰 때 감염성 질환이나 영양 및 영유아 문제에 비해 비감염성 만성질환의 중요성이 상대적으로 간과되어 왔다. 그러나 비감염성 질환은 이미 북한에 가장 큰 질병 부담이 되었고, 이 문제를 적절히 다루지 못한다면 남북한의 보건의료 격차는 결코 줄어들지 않을 것이다.

향후 우리나라의 기대수명은 세계 최고 수준을 구가할 것으로 전망되고 있다. 북한 역시 경제가 개혁되고 남한 및 서구 사회와의 교류가 확대될수록 평균수명이 증가할 것이고, 미래 한반도는 가장 고령화된 인구구조를 가진 사회로 변모해갈 것이다. 고령화된 사회와 비감염성질환의 유병률 증가는 동전의 양면이다. 향후 한반도 건강공동체를 위해서, 특히 비감염성질환에 주목해야 하는 이유이다.

비감염성 질환 영역에 있어 한반도는 전 세계적 차원에서 매우 독특한 코호트이다. 유전적으로는 동일하나 70년 이상의 분단을 통해 상이한 환경적 변화가 질환의 발병 양상에 상당한 차이를 초래했을 것이기 때문이다. 남북한의 보건의료인들이 힘을 모아 만성 질환의 발병 양상, 병인, 치료 등에 있어 전 세계적으로 울림과 영향을 줄 수 있는 공동연구를 진행하고 관리 전략을 공동으로 수행하여, 비감염성 질환으로부터 자유로운 한반도를 만들어가는 데 협력했으면 하는 마음이 간절하다.

참고문헌

김신곤. "보건의료분야의 제도와 실천". 양옥경, 김진수, 이철수, 김석향, 이민영, 민기채, 장인숙, 정지웅, 김신곤, 김선화, 최혜지. 통일과 사회복지. 서울. 나남. 2019.

이요한. 북한의 경제와 주민 건강. KDI 북한경제리뷰. 2020.

윤석준, 이요한, 김신곤, 박상민, 이혜원. 북한 비감염성 질환관리 중장기 전략. 서울. 한국국제보건의료재단. 2014.

신희영, 이혜원, 안경수, 안형순, 임아영, 전지은, 최소영. 통일 의료 – 남북한 보건의료 협력과 통합. 서울. 서울대학교 출판문화원. 2017.

WHO., 2014, Global Status Reports on NCDs 2014.

FAO, The double burden of malnutrition: case studies from six developing countries, FAO food and nutrition paper 84(Rome: FAO, 2006)

Eberstadt et al. The population of North Korea. 1992

Kim SG et al. A peek into the Galapagos of the medical research field. Lancet. 2016 Dec 17;388(10063):2989 – 2990.

Lee YH et al. North Korean refugee health in South Korea (NORNS) study: study design and methods. BMC Public Health. 2012 Mar 8;12:172.

Kim YJ et al. Prevalence of metabolic syndrome and its related factors among North Korean refugees in South Korea: a cross – sectional study. BMJ Open. 2016 Jun 1;6(6):e010849.

Kim YJ et al. Prevalence of General and Central Obesity and Associated Factors among North Korean Refugees in South Korea by Duration after Defection from North Korea: A Cross – Sectional Study. Int J Environ Res Public Health. 2018 Apr 20;15(4).

10

신장질환 분야에서의 남북한 의료협력

박 철 휘*

I. 시작하는 말

한 나라의 건강수준을 알 수 있는 지표로는 평균수명, 영아사망률, 5세 미만 영아사망률, 모성사망률, 의사의 수 또는 상하수도 보급률 등으로 매우 다양하다. 하지만 북한(조선민주주의 인민공화국)은 자국의 주요 건강지표 공개를 꺼려하였고, 공개하더라도 체제 선전에 도움이 되는 자료에 국한되었다. 그러므로 북한의 의료현실에 대한 파악은 탈북자의 증언과 공개된 제한적인 자료에 의존할 수밖에 없다. 그러나 북한 주민들의 일상생활과 의료실태에 대한 공개 자료도 매우 드물어, 북한 내 일정한 질병의 발생빈도와 유병률, 질병의 심각도, 치료약제 및 치료시설에 대해 알려진 내용은 극히 제한적이다. 이러한 현실적 상황에서 북한 신장질환에 대한 정보도 예외는 아니어서, 현재 북한에서의 신장질환과 만성신질환(3개월 이상의 소변 내 혈뇨·단백뇨 존재와 신기능의 감소)의 종류, 유병률 및 치사율, 급·만성 신장질환의 빈도, 신장질환에 대한 치료 약제와 말기신부전에서의 치료시설과 신대체요법(혈액투석, 복막투석 또는 신장이식) 등의 치료행위의 공급 여부와 치료 적절도에 대해서 알려진 것이 거의 없다. 이는 남한을 포함한 전 세계적으로 만성신장질환의 유병률이 인구의 10~13%가 되므로, 북한 신장질환의 유병률도 이와 비슷하리라고 추측된다. 남한에서의 경제발전, 생활환경과 영양상태 개선과 서구화에 따른 생활습관의 변화는 당뇨 및 대사성 신장질환의 증가와 고령화를 초래하여,

---

* 가톨릭대학교 의과대학 내과학교실 신장내과 교수

급속한 말기신장질환의 증가를 초래함으로써 말기신부전에 대한 신대체요법의 증가가 발생되어, 개인적 또는 국가적으로 경제적·사회적 부담이 가중되고 있는 것이 현실이다. 북한도 생활환경과 영양상태의 개선과 고령화의 정도가 남한과는 차이가 있으나 유사한 경과를 보이고 있다. 1990년 남북한의 사망률에서 만성신장질환과 당뇨가 남한에서는 8위 북한에서는 10위를 보였으나, 2017년 남한에서 4위 북한에서 7위로 모두 사망률의 순위 증가를 보여 만성 신장질환과 당뇨가 향후 주된 사망요인의 하나가 될 것이다. 참고로 2020년 발표된 WHO의 '2019 세계건강추정'보고서에 의하면 북한의 사망원인 1위는 뇌졸중, 2위는 심혈관질환, 3위는 만성폐쇄성폐질환, 4위는 폐암이다. 또한, 북한에서 사망과 장애를 유발하는 데 가장 영향을 주는 대사, 환경 및 행위 위험인자 중 신장질환이 2009년 10위에서 2019년 7위로 증가하여 향후 북한주민의 건강을 위협하는 중요한 비감염성 질환이 되었다. 1960년 2월 시작된 북한의 무상의료제도는 1991년 이후 현재까지 동구권 사회주의 몰락, 자연재해, 고난의 행군을 겪으며, 북한식 의료보장체계의 마비와 경제난까지 겹쳐 의료자원이 부족해지면서 북한의 의료서비스는 붕괴에 이르렀다. 이러한 무료 의료보장체계의 붕괴는 의료체계가 제대로 작동할 때에도 소외되었던 신장질환환자의, 특히 말기신부전 환자, 돌봄에 있어 더 큰 손상을 주었을 것으로 생각된다. 즉, 북한에서의 이전에 비해 증가되는 당뇨와 고령화로 신장질환의 증가와 북한 의료보장체제의 붕괴로 인한 신장질환환자에 대한 현실적인 지원의 어려움의 증가가 향후 신장질환에 의한 유병률과 사망률을 더 증가시킬 것이다.

본 연구는 북한의 제한적인 신장질환에 대한 정보에도 불구하고, 접촉 가능한 자료를 통해 향후 남한의 민간단체와 정부 및 국제기구와 국제민간단체를 통한 인도적 의료지원에 대한 실현가능한 효율적인 접근방법에 있어 논의하고자 한다.

Ⅱ. 신장학 분야 남북협력

1. 북한 신장질환의 상황

일반적으로 현재 북한에서 신장질환에 대한 정보는 잘 알려져 있지 않으나, 알려진 내용으로는 현재 북한에서의 신장질환에 대한 특별한 치료는 없는 상태이며, 말기신부전 치료에 대한 프로그램은 소수의 병원만이 혈액투석이 가능하여, 매우 제한적인 혈액투석 프로그램이 운영되고 있고, 복막투석과 신장이식은 이루어지지 않는다. 한 여성 탈북자의 증언에 의하면 신장병을 앓고 있는 아버지를 위하여 의사의 집에 찾아가 밤까지 가사 일을 도왔다고 하는 것은 부족한 의료서비스의 단면을 보여주는 것이다. 북한에 비해 상대적으로 신장질환에 대한 등록사업과 치료가 잘 이루어지는 남한에서 현재 말기신부전으로 신대체요법(혈액투석, 복막투석 및 신장이식)을 시행하고 있는 환자 수는 108,873명(2020년; 백만명당 1,618명)이며, 2018년 말기신부전 발생환자 수는 17,621명(백만명당 340명)으로 북한에서의 말기신부전 환자의 유병률은 추측하기 어려우나, 2020년 북한인구인 25,643,466명을 기준으로 추정하면, 2020년 말기신부전 환자 수는 40,500명, 새로운 말기신부전 환자 수는 적어도 8,700명에 이를 것이다(단, 남한에서처럼 환자에 대한 치료가 이루어지는 경우에 한함). 말기신장질환의 치료 방법 중 북한에서 가능한 방법은 혈액투석이 유일한 것으로 알려져 있고, 그나마도 평양을 제외한 지역에서 시행하지는 않으며, 평양의학대학에 6대, 김만유병원 2대(1대만 사용가능) 및 적십자병원에서 수 대(?)의 혈액투석기가 있어 응급상황에서 사용이 가능한 것으로 알려져 있다. 그러나 안정적인 혈액투석에 반드시 필요한 투석바늘, 투석기의 투석관, 안정적 전기 공급, 투석액과 정수된 물의 공급 등의 기반시설에 문제가 있는 것으로 알려져 있다. 또한 일반적으로 급성신장질환과 말기신장질환에서 모두 투석 치료가 가능한 것은 아니고, 급성신부전에서만 사용이 가능함으로써 대다수의 투석 치료가 반드시 필요한 말기신부전 환자에서 치료접근이 어려워, 북한 주민의 사망의 주요한 요인의 하나가 말기신부전일 것으로 추측되나, 이 또한 정확한 자료는 없다. 이러한 상황에서 신장분야의 남북협력은 일부 민간단체((사)하나반도의료연합 (사)남북보건의료교육재단)가 관여하고 있으며, 최근 2019년 이후 '대한신장학회'와 같은 민간학술단체가 '세계신장학회'와 협력을 통해

표 1　신장학분야의 남북한 의학용어

남한의학용어	북한의학용어
사구체신염	토리체콩팥병
포도상구균	포도알균
혈뇨	피오줌
단백뇨	단백오줌
신증후군	콩팥증증후군
면역글로불린 A 신증	면역글로불린 A 신증
바이러스	비루스
압통	고타통
낭창성신염	랑창성콩팥염
이뇨제	오줌내기약
인공신장실	혈액정화실

남북협력 가능성을 보이고 있다. 이 중 민간단체 (사)하나반도의료연합은 북한 평양의학대학에서 혈액정화실(인공신장실)의 지원, 혈액투석 세미나, 투석환자의 중심정맥삽입술(이중도관 카테터; tunneled double lumen catheter)을 시행하였다. 이는 민간단체를 통한 남북협력의 한 예가 되겠다. 이러한 남북협력의 가장 큰 문제 중 하나는 남북한에서 사용하는 용어 자체에도 서로 차이가 있으며, 가장 우선적으로 시급한 일은 용어 자체의 통일이 최우선적으로 이루어져야 한다(표 1).

　　현재 신장질환 분야에서 북한이 처한 문제점으로는 만성신장질환 환자의, 특히 말기신부전 환자, 유병률과 발생률 등의 정보부족, 치료할 재정의 부족, 교통 및 통신의 기반시설의 부족, 깨끗한 물과 전기 공급의 어려움과 신장전문의와 같은 인력의 결손 등의 산적한 문제가 있어 신장질환 환자와 말기신부전 환자에 대한 치료에 심각한 어려움이 존재한다.

2. 남북한 신장학분야 협력

　　한반도 평화의 조건은 정치군사적 측면의 대결구조의 해소와 경제적 측면에서 남북공동번영을 통한 발전이 동반됨은 물론이고, 최우선적으로 사회문화적 측면의 공존 문화형성을 전제로 이루어져야 한다. 이는 민간교류의 발전, 인도주의적 협력의 활성화(대북 식량지원과 의료보건 지원)와 UN 대북제재와 상관없는 영역으로 민간에서 적극 추적하는 것이 필요하다. 이에 따라 신장질환 분야 남북협력 역시 정치·경제·사회의 다른 분야에서와 같이 서로 상호

관계의 인간관계 형성의 기본 단계인 접촉-연개-상호대화-상호협력-공감형성의 단계를 통해 ① 남·북한 정부의 상호이해 및 협의 ② 북한정부의 의료지원 법제화 ③ 통일 후 새로운 의료체재 준비 ④ 통일된 의료체재의 연구 ⑤ 남한 민간의료단체의 권한부여 ⑥ 상호교류 프로그램 초기연구 ⑦ 북한과 세계국가의 협력을 통해 이루어져야 한다. 이는 남북 신장질환 의료협력도 다른 분야의 의료협력 과정과 같이 의식변화가 전제가 되어야 하며, 과거의 원조(aid), 도움(help) 및 지원(support)의 개념이 아니고, 협력(collaboration), 공동작업(teamwork) 및 동반자(partnership)라는 새로운 개념으로의 전환이 반드시 필요하다. 의식 전환에 뒤이어 신장질환 전문가로서의 구체적인 역할은 ① 자주 상호 방문함으로써 우의 형성 ② 신장질환을 포함한 교섭 건강단체의 상호관계 형성 ③ 남·북한 지역 및 대학 간의 양해각서(MOU) 작성 ④ 남·북한 신장학에서의 공동 관심사에 대한 임상 및 기초연구 ⑤ 의료인과 의료관리자에 대한 권한위임 ⑥ 남·북한의 소규모 단체의 연대 형성을 토한 공동체(community)의 형성이 필요하다. 이러한 공동체는 서로의 관심사를 공유하고, 행동과 사상을 연합하여 궁극적으로 일체가 된 협력체가 되어야 한다. 이는 신장질환뿐만 아니라 다른 의료분야의 공동된 노력을 통하여 함께 이루어져야 한다.

3. 민간단체를 통한 남북한 신장분야 협력

현재 남북한 신장분야 협력에 극소수의 민간단체의 협력 이외에는 전무한 상태이다. 다행이 2019년 '대한신장학회'에서 처음으로 '대한신장학회'와 '세계신장학회'공동 모임을 통해 남·북한의 신장학분야에서 상호교류에 대한 심포지움이 처음 개최되었으며, 이는 작은 시작이지만 향후 커다란 결실을 가져올 수 있는 의미 있는 출발이라고 여겨지고 있다. 심포지움에서 제시된 남북교류는 북한 신장학분야 발전에 대한 남·북한 신장학 관련단체의 접촉-연개-상호대화-상호협력-공감형성을 통해 우선적으로 남북협력-공동작업-동반자 관계 형성을 이루어야 한다. 이러한 협력은 제3세계 개발도상국에서의 협력에서 얻은 경험을 통해 의료인력의 교육과 훈련을 통해 시작하는 것이 현실적이다. '대한신장학회'와 '세계신장학회' 협력을 통한 북한 의료진의 신장학에 대한 교육, 신장질환 전문의와 신장질환 전문 간호사의 양성이 필요하며, 북한 각 지역 내에 혈액 또는 복막투석이 가능한 투석센터의 확보와 지속적인 관심, 남·북한 투석센터에 대한 지속적인 상호교류 및 남한 의료진의 파견 등이 현실적인 대안이 되리라고 생각된다. 또한 외국에 거주하는 한국 출신의 신장내과 전문의의 도움도 남북의 정치적 대치상황에서는 주요한 대안이 될 수 있을 것이다.

현재 국제사회 대북 보건의료 지원은 개발지원과 인도주의 지원이 있으며, 개발원조 비용은 기초 보건진료, 결핵퇴치 및 영양개선이 주된 지원 사업으로, 이외에 말라리아 퇴치, 기초의료설비, 보건정책 및 행정관리에 적은 비용이 사용되고 있다. 이는 감염병과 기본 의료시설에 대한 지원 사업이 주된 사업으로, 향후에는 만성질환과 암 등의 비감염병 부문에 대한 필수의약품의 안정적이고 원활한 공급이 긴급히 필요하다. 신장질환은 만성질환에 속하며, 특히 말기신부전은 적절한 투석치료를 제공함으로써 상당 기간의 안정적인 환자의 삶이 가능하므로 보다 더 적극적인 도움이 필요하다. 감염병 위주의 지원에서 오는 문제점의 해결은 향후 북한 의과대학에서 교육을 통한 만성질환인 신장질환에서 신장전문의료인의 양성을 통한 치료시설 확충에 집중적인 노력을 통해 이루어져야 한다. 현재 국내 신장질환 전문의의 개발도상국에 대한 지원과 교육 과정이 있으나, 이를 보다 전문적이고 지속적으로 지원이 가능한 민간단체(예, '대한신장학회'와 '세계신장학회')의 관여가 필요하며, 이에 대한 정부기관의 후원이 반드시 필요하다. 지원 프로그램은 의대학생, 전공의 및 전문의 교환 프로그램, 세계 보건단체와의 관계망 형성 및 온라인(on-line) 인터넷 교육 등의 방법이 제시될 수 있다. 김신곤과 윤석준이 제시한 비감염성 질환관리를 위한 노력에서의 중장기 전략이 한 좋은 선례가 될 수 있다. 제시된 모델로는 통일 전 남북보건의료협정 체결 시점까지 1기(경색완화기)에는 거점중심 병원의 남북 병원의 교류 협력을 통해 신장질환을 포함한 비감염질환에 대한 실태조사를 시행하고, 이후 통일 시점까지 2기(교류협력확대기)에는 시군별 거점병원을 중심으로 전국적으로 확대 유병자의 발굴과 관리를 시행하고 남북 만성질환 공동관리 위원회를 설립하고 질병관리본부로 확대·발전시키며, 통일 직후 완전한 통합까지의 3기(통합과도기)에는 만성질환 한반도 지도를 완성하여 생활습관 관리, 치료관리 및 합병증 관리의 치료

극대화를 이루어야 한다. 단, 남북한의 의료 격차와 의료체계가 다르며, 비감염질환에 대한 남북한 국가 예방사업과 치료중재에 대한 차이가 상관한 괴리감이 있음을 자각하고 이를 우선적으로 해소해야 함이 전제조건이 되겠다.

Ⅲ. 끝내는 말

남·북한의 신장학과 신장질환 분야의 의료협력은 일반적인 남북 의료협력에 준하여 의료인력의 공동 노력과 협력 하에 북한에서의 신장질환의 유병률, 원인질환, 질환관리사업 및 주요 신장질환의 공동 조사의 수행이 가능할 것이다. 특히 말기신부전 환자의 예방, 치료관리와 신대체요법 치료에 대한 적극적인 교육과 시설지원이 시급하게 해결해야 할 과제이다. 또한 북한에서 현실적으로 사용가능한 신대체요법(혈액투석, 복막투석 또는 신장이식)의 방법의 확립과 이에 대한 임상적 경험과 교육이 국내 민간단체(민간의료기관, '대한신장학회')와 국외 민간단체('국제신장학회' 등)의 협력을 통해 지속적으로 이루어져야 한다. 또한 추후 통일 후 신장질환을 포함한 만성 비감염질환에서의 극복 과제의 인식을 통해 의료시스템의 차이 극복, 통합의료비용의 부담 및 의료인의 차이와 같은 문제점의 해결을 위한 노력도 지속되어야 한다. 최근 북한 내 2차(시/군/구역 인민병원) 및 3차(도 인민병원) 의료기관에 대한 의료기술 및 장비의 현대화와 '먼거리 의료체계'가 도입되고, 다수의 대형병원이 건립·운영되고 있는 등 보건의료전달 및 조직체계의 문제점을 해결하고자 하는 다양한 노력이 감지되고 있어, 이러한 북한 당국의 보건의료 안정화와 지역 중심의 기간의료시설 구축 등을 통한 보건의료영역에서 개선 노력에 신장질환 분야에서 공조 가능한 적은 사업부터 시행하는 것이 해결의 첫 걸음이라고 생각된다.

참고문헌

김신곤·윤석준. 주요 질환 관련 준비 – 비감염성 질환에 대한 준비. 한반도 건강공동체 준비. 2018.

신준식. 북한의 보건의료 실태'뇌물이 일상인 북한 의료 현실. 북한연구소. 2019.

신희영·이혜원·안경수·안형순·임아영·전지은·최소영. 통일의료 – 남북한 보건의료 협력과 통합. 서울대학교 출판문화원. 2017.

조창익. 북한 보건의료체계의 현황과 남북한 협력의 방향 고찰. 여성경제연구. 17(2), 59 – 80. 한국여성경제학회, pp.59 – 80. 2020.

Daeyoung Roh. The future of healthcare and medical education in DPRK. KSN 2019 학술대회. KSN – ISN Joint Symposium.

Sang – Eun Park. The past/present/future of the medical cooperation in nephrology between South Korea and North Korea. KSN 2019 학술대회. KSN – ISN Joint Symposium.

Sin Gon Kim. Challenge and response for health community in the Korean peninsula. KSN 2019 학술대회. KSN – ISN Joint Symposium.

국가통계포털. http://kosis.kr., 2021년 1월 28일

대한신장학회. www.ksn.or.kr 2020년 우리나라 신대체요법의 현황. 대한신장학회 자료실. 2020.

Institute for Health Metrics and Evaluation, https://www.healthdata.org/north – korea, 2020.

11

정신질환에 대한 준비*

김석주 · 이소희**

70년 이상의 분단으로 인해 남한과 북한의 정치, 사회, 경제, 문화는 큰 차이를 보이게 되었다. 사회와 문화가 서로 달라지면서 주민들의 정신과 심리에도 역시 상당한 차이가 나타나게 되었다. 주민들의 정신과 심리의 차이는 필연적으로 정신 질환의 유병률이나 양상의 차이를 불러일으키게 된다. 따라서 다른 신체 질환에 비해 남한과 북한의 정신 질환 양상의 차이는 클 것으로 예상할 수 있다. 북한이탈주민의 정신 건강에 대한 많은 선행 연구들은 북한 주민들의 정신 질환에 대한 준비가 필요함을 시사하고 있다.

통일 이후 정신 질환에 대한 대비는 더욱 중요하다. 2017년 발표된 연구에 따르면 북한이탈주민들의 우울증상, 불안증상, 외상 후 스트레스 장애 증상의 정도가 남한 사회 정착에 대한 만족도에 결정적 영향을 주는 것으로 보고되었다(Choi et al, 2017). 이 결과는 결국 통일 이후 남북한 주민의 사회 만족도와 여론 형성 자체에 정신 건강과 정신 질환이 매우 중요할 수 있다는 것을 시사한다. 과거 사회주의 붕괴로 인한 체재 전환기에 우울장애와 같은 정신질환이나 자살의 유병률이 크게 증가하기도 했다.

따라서 정신 질환의 조기 진단과 예방, 치료는 통일 한국인의 삶의 만족도에 매우 중요할 것이다. 그러나 분단이 고착되면서 남북한의 정신의학은 학문적으로도 임상적으로도 큰 차이를 보이게 되었으며, 정신건강의학과 의료

* 본 내용 중 일부는 2015년 신경정신의학 54권 5호에 실린 "통일에 대한 정신의학적 과제 및 준비" 종설에 게재된 것을 기초로 작성하였음.
** 김석주: 성균관대학교 의과대학 삼성서울병원 정신건강의학교실 교수
 이소희: 국립중앙의료원 정신건강의학과 과장

시스템과 정신 보건 체계에도 큰 차이를 보이게 되었다. 따라서 통일 이후 정신 질환에 대한 준비는 매우 절실하다. 본 장에서는 통일 이후 정신 질환에 대한 준비를 ① 진료 현장에서의 임상적 준비, ② 정신 보건의료체계의 정비 등 정책적인 준비로 나누어 설명하려고 한다.

Ⅰ. 진료 현장의 임상적 준비

1. 진단 기준 재정립

북한에서 정신장애의 범주는 주로 환청이나 망상을 호소하는 정신증에 국한되어 있다(Kim et al., 2012). 남한과 달리 신경증적 우울장애나 불안장애, 물질 의존은 일반적으로는 정신건강의학과 질환으로 보지 않는 경우가 많다. 정신질환의 원인도 뇌 기능 이상 등의 생물학적 이상으로 주로 해석하며, 사회심리학적 병인은 거의 다루지 않는다.

북한에서 발간한 '가정의학편람'에 따르면 '신경순환무력증', '심장신경증', '자율신경실조증'이라는 질환이 기술되어 있다(Choi, 2004). 신경순환무력증은 기질성 질병소견이 없으면서 심계항진, 호흡곤란, 가슴 부위의 불편, 불안초조, 공포, 불면 등을 호소하는 질환으로 벤조디아제핀 계열 약물이나 베타길항제, 수면제 등을 처방한다고 기술되어 있다. 심장신경증 역시 기질성 변화 없이 심장병과 같은 증상을 보이고, 심계항진, 호흡곤란, 흉통, 초조를 보이면서 반복적으로 입원 요구를 하는 질환으로 묘사되어 있다. 심장신경증의 통증은 협심증 정도로 강할 수 있다고 기술하고 있다. 자율신경실조증 역시 우울, 불안, 초조, 심계항진, 불면 등을 호소하는 질환이다. 이러한 질환들은 남한의 관점에서는 범불안장애, 공황장애, 우울장애, 신체화 장애와 같은 정신건강의학과 질환의 가능성이 매우 높다. 북한 의사들 역시 심장신경증은 가정이나 주변의 심리적 환경이 영향을 주는 것을 임상적으로 경험했다고 하였다(Kim et al., 2012). 그러나 북한에서는 이를 정신건강의학과 질환보다는 내과나 신경과 질환으로 간주하는 경향이 높다고 한다(Kim et al., 2012).

통일 이후 북한의 의사와 환자들이 사용하는 정신건강의학과 질병의 진단 분류가 남한 의사와 환자와 다를 때 큰 혼란이 나타날 수 있다. 현재 남한에서는 국제적으로 통용되는 Diagnostic and Statistical Manual of Mental Disorders(DSM) 5판이나 International Statistical Classification of Diseases and Related Health Problems(ICD) 11판의 정신질환의 분류와 진단기준을 사용한다. 가능하다면 남북한의 교류를 통해 정신질환 진단 분류 체계를 통일할 필요가 있다. 불안장애나 공황장애에 대한 인식이 낮아 공황증상이나 불안발작을 신체증상으로 간주하는 경우 적절한 치료가 이루어지지 않고 습관성이 높은 벤조디아제핀의 남용이나 의존이 크게 증가할 가능성이 높다. 따라서 통일 이후 가장 우선적으로 남북한의 의사들에게 정신질환에 대한 통일된 진단기준과 기본 치료 지침을 교육할 필요가 있다.

2. 심리적 외상 관련 장애 준비

북한의 경우 심리적 외상이 흔한 편이다. 북한이탈주민 관련 연구에 의하면 자기보고식 설문조사 결과 44~46%가 우울하고 43~54%가 불안하며, 외상후스트레스장애는 성인 탈북민의 40~52%, 청소년 탈북민의 13~30%로 추정된다(Noh & Lee, 2020). 북한이탈주민은 북한뿐 아니라 제3국 등지에서도 심리적 외상을 겪는데 국가인권위원회 실태조사에 의하면 북한에서 직접 경험한 다빈도 인권침해 사건은 공개적인 자아비판 82.3%로 가장 많았고, 심한 굶주림 또는 질병 62.7%, 이웃과 당원의 감시와 고발 57.0% 등의 순으로 나타났다. 북한에서 직접 겪은 트라우마 경험은 강제적인 노동이나 지속적인 굶주림 또는 식량 부족, 지속적인 노숙 상태, 고문과 같은 심각한 인간적 고난이 64.0%에 달해 가장 많았고, 그다음으로는 공격, 가격(손, 주먹, 몽둥이로 공격), 따귀를 맞음, 또는 발로 채이거나 두들겨 맞는 등의 신체폭력 경험이 46.3%으로 나타났으며, 홍수나 태풍, 폭풍, 지진과 같은 자연재난 44.3% 순으로 나타났다(이소희 등, 2017).

게다가 한 사람이 다양한 종류의 외상을 겪거나, 저항하기 어려운 상황에서 반복적, 장기적으로 외상에 노출되어 복합성 외상후 스트레스장애(complex PTSD)가 발생할 가능성도 높다. 통일 이후 심리적 외상의 경험이 심각한 북한 주민에 대해서는 특별한 정신건강의학과적 접근이 필요할 것이다. 과거 독일 통일 이후 동독 수용소의 수감 경험이 있는 이들은 다른 동독 주민에 비해 정신과적 증상의 호전이 잘 이루어지지 않았다(Bauer et al., 1993).

3. 자살 예방 준비

현재 남한의 자살률은 OECD 국가 중 최고에 달한다(OECD, 2017). 반면 북한에서는 자살이 민족반역죄로 분류되어 남은 가족들에게 피해를 주기 때문에 거의 보고되고 있지 않다(Kim et al., 2012). 최근 WHO에서는 북한의 자살률이 매우 높은 수준이라고 추정하였으나, 이에 명확한 근거는 부족하다고 시인하였다(WHO, 2014). 그러나 통일이후 북한의 자살률이 급증할 가능성은 매우 높다. 과거 사회주의 국가들은 1990년대 탈사회주의 과정에서 자살이 50% 이상 증가하였다(Park et al., 2014). 1994년 러시아의 자살률은 미국의 6배에 달했다. 북한이탈주민의 자살 생각 및 자살 행동은 31.3%로서 한국, 서양 및 동양 다른 국가(0.9~15%)에 비하여 훨씬 높은 실정이다(An et al., 2018). 따라서, 통일 이후 세계 최고 자살률의 남한 사회와 자살률이 급증하는 탈사회주의 시대의 북한이 만나게 된다면 자살률이 급증할 가능성이 상당히 높다. 이에 대해 임상적으로는 급성기 자살 예방요원 양성과 준비가 필요하며, 통일 후 주민들의 자살 위험에 대한 선별, 조기 진단, 예방, 조기 치료를 할 수 있는 가이드라인 마련이 필요하다.

4. 신체화 증상 준비

북한 주민들은 심리적 고통을 신체적 증상으로 나타내는 신체화 증상이 흔하며, 이에 따라 신체증상을 주로 호소하는 가면성 우울증이나 신체형 장애가 많을 것으로 추정된다. 현재 남한에 거주중인 북한이탈주민의 상당수가 신체화 증상이나 의학적으로 설명하기 어려운 신체 증상(medically unexplained physical symptoms, MUPS)을 호소한다(Kim HH et al., 2011). 국립중앙의료원 북한이탈주민 센터에서도 내원 사유로 MUPS가 정신증상보다 세배 가량 높았다. MUPS는 사실상 우울이나 불안 증상의 신체적 표현일 가능성이 높다. 실제로 북한이탈주민의 우울이나 불안의 가장 강력한 예측 변수는 다른 사회경제적 변인이 아니라 신체 건강이었다(Kim SJ et al., 2011). 통일 이후 이러한 신체화 증상을 보이는 정신 장애가 급증할 가능성이 높고 이에 대한 대비가 필요하다. 비슷한 동양문화권인 몽골의 경우 불면, 두통, 피로 호소하는 몽골의 문화 증후군 Yadargaa가 탈 사회주의 과정에서 급증하기도 하였다(Kohrt et al., 2004). 통일 이후 북한 주민들은 우울장애나 불안장애가 있을 때 신체 증상으로 호소하며 정신건강의학과가 아닌 다른 병원을 방문할 가능성이 높다. 이 경우 내과적 검사에서 이상이 없을 가능성이 높고, 치료는 되지 않고, 환자의 불만이 높아질 수 있다. 이를 막기 위해서는 통일 이후 내과로 찾아오는 환자들에 대한 우울장애와 불안장애에 대한 선별 작업이 강화되어야 한다.

5. 물질 남용 준비

북한에서는 고난의 행군 이후 물질 의존이 늘어났다는 보고들이 있다. 북한 내 20만 명 이상이 소위 '빙두'라고 불리는 필로폰을 사용한다는 보고가 있으며, 가정에서 아편을 재배해서 설사 약으로 쓴다는 보고도 있다(Kim et al., 2012). 실제 북한 정부의 통제가 실패한 경제난 이후 필로폰이나 아편 등의 남용이 매우 커져 있을 가능성이 있다. 통일 이후 이러한 물질 의존과 남용에 대한 치료 시스템 정비 역시 필요하다. 북한이탈주민의 높은 알코올 의존 유병률을 볼 때 알코올 의존 역시 통일 이후 증가할 가능성을 대비해야 한다. 알코올을 제외한 물질의 경우 처벌을 두려워해 사실을 쉽게 고백하지 않기 때문에 필로폰 중독이나 금단 증상을 염두에 두고 있어야 한다.

6. 소아정신장애 준비

북한에서는 1990년대 이후 식량난으로 영유아 영양 결핍이 심각했다. 이는 탈북청소년 연구에서도 드러나는데(Lee et al., 2011) 학령기 아동(7~14세)을 한국 소아청소년 성장발육표준치와 비교하였을 때, 신장은 대상자의 19%, 체중은 15%에서 성장 미달을 보였다. 북한 영유아의 심각한 영양 불량 문제는 북한보건당국과 국제아동기금(UNICEF), 세계식량계획(WFP)의 조사(UNICEF, WHO & WFP, 2012)에서 드러났는데 북한 5세 미만 아동의 약 1/4이 만성영양 결핍상태이고 생후 6개월 이후 보충 식이 부족으로 영양결핍이 시작되어 생후 2년이 되면 36.8%로 최고조에 이른다. 소아 청소년 시기에 영양 공급이 부족하면 뇌 발달이 저해되어 지능과 다른 인지 기능의 저해가 있을 수 있다. 이러한 뇌 발달 저해는 성년기 이후 영양을 충분히 보충하더라도 회복되지 않고 후유증이 남아 있을 가능성이 있다.

한편, 탈북 청소년의 경우 탈북 과정에서 가족 해체, 중국 등 제3국에서 불안한 은신 생활, 심리적 외상 노출로 인한 정신 건강 문제 및 가족 갈등에 취약할 수 있다(이선혜·이소희, 2014). 무연고 탈북 청소년도 증가하고 있는데, 부모의 사망 혹은 생존에도 불구하고 홀로 탈북하여 남한으로 입국한 경우로 자신의 생활을 스스로 책임져야 하는 어려움, 탈북 브로커에게 갚아야 할 채무, 심지어 북에 남은 가족들을 위해 돈을 벌어야 하는 상황에 놓이는 경우가 있다.

또한, 제3국 출생 탈북민 자녀의 경우 탈북민이 중국 등 제3국에서 장기 체류하면서 자녀를 출생하고, 남한에 동반 혹은 선입국하여 초청한 경우인데, 모는 대부분 북한(약 95%) 출신이지만, 부가 중국(약90%) 출생인 경우가 주류를 이루며, 한국어가 모국어가 아니라서 의사소통, 학교 수업에 어려움이 있고, 장기간 부모와 이별했다 재결합한 경우가 많아 불안정한 양육환경에서 자라게 될 가능성이 높다(북한이탈주민지원재단, 2011).

북한은 경제난 이후 생계를 위해 가족이 흩어지는 경우가 생겨났고, 학교의 수업과 교육에도 문제가 생기게 되었다. 이는 아동 청소년의 방치와 학습 부족으로 이어지고, 결국 학습장애, 행동장애, 애착장애가 증가했을 가능성이 높다. 통일 이후 북한 아동 청소년의 정신의학적 문제에 대한 대비 없이는 학습과 입시에 과도하게 몰두하고 있는 남한의 아동청소년과의 사회적 통합에 큰 장애를 줄 수 있다. 북한 아동 청소년의 인지 기능과 학습 능력을 적절히 평가하고 필요한 경우 특수 교육이나 정신건강의학과 치료가 제공될 수 있어야 한다.

7. 치매 및 경도인지장애 준비

인구 고령화 현상은 북한도 마찬가지로서 치매 등 노인성 질환에 대한 대비가 필요하다. 북한이 출산율을 높이기 위해 다산정책을 추진하고 있으나 어려운 생활난으로 인해 자녀 출산을 기피하고 있는 것으로 보이고, 북한의 기대수명은 남한보다는 낮지만 최근 10여 년간 증가 추세이다(2019년 북한 기대수명 70.4세, 남한 83세)(송철종, 2020). 북한 노인 질환에 대해서는 10.2%가 기억 및 집중력 장애를 느끼고(CBS & UNFPA, 2014), 10% 이상이 기억장애 및 정신질환을 보이고 있는 것으로 파악하고 있다(RC, 2018).

치매 및 경도인지장애의 경우 진단을 내리는데 필요한 검사 도구에 있어서 남북한을 아우를 수 있는 표준화된 도구 개발이 필요하다. 예를 들어 검사에 사용되는 어휘력 검사, 속담 풀이, 기본 상식 문항에 있어 남북한 언어와 문화적 차이에 대한 고려가 필요하다. 그리고 현재 북한은 노인 생활에 국가 시스템이 실질적 기능을 발휘하지 못하여 개인화와 시장 의존성이 큰데, 장기적인 관점에서 삶의 질을 고려하여 노인요양시설 또는 노인 여가(생활)시설 구축 등에 대한 준비가 필요하다.

8. 정신 치료 및 약물 치료 준비

대부분의 사회주의 국가처럼 북한도 개인 무의식을 중시하지 않는다. 사회주의 심리학에서는 인민의 계몽을 위해 설득과 교육, 사회화를 강조하며, 자본주의적인 사고를 제거하는 것을 목표로 하는 경우가 많다. 따라서 북한에서 무의식의 의식화를 목표로 하는 정신분석이나 역동정신의학적 정신 치료는 찾기 어렵다. 북한 사회 특유의 문화와 정신의학에 대한 편견, 상담에 대한 반감은 통일 이후 북한 주민들이 정신치료를 받는데 더욱 장애를 줄 가능성이 높다. 따라서 통일 이후 북한 주민에 적합한 정신치료 치료 체계를 미리 준비하여야 한다. 현재 남한에서 주로 사용되는 정신치료를 사회 문화 경제적 특성을 고려하여 변형된 방식의 인지행동치료를 적용할 수 있을 것이다. 통일 이후 북한 주민의 정신치료의 대상과 방식, 시간 등에 대한 가이드라인과 지침이 필요하다.

남북한의 정신건강의학은 약물 치료에서도 차이가 있다. 빠른 효과를 바라는 북한 주민의 특성상 벤조디아제핀 계통 약물은 비공식적으로 장마당에서 유통되고 있다. 그러나 벤조디아제핀은 장기적 치료라기보다는 증상 조절에 가까운 약물이며, 습관성이나 의존성이 있다. 치료 효과가 뛰어나고 부작용이 현저히 낮은 정신과 약물이 1990년대 이후 남한에서는 널리 사용되고 있다. 그러나 경제난과 약물 부족으로 인해 남한에서 널리 사용되는 세로토닌 흡수 억제제와 같은 항우울제나 비정형 항정신병약물은 북한에서는 거의 사용되지 않고 있다. 이러한 약물은 가격이 낮지 않은 편이므로 이에 대한 재원 역시 필요하다. 통일 이후 북한의 정신건강의학과 환자들에게 새로운 약물을 공급한 경로와 제도가 정비되어야 할 것이다. 새로운 정신과 약물에 대한 사용은 통일 직후에는 북한 의사들에게 익숙하지 않을 수 있으므로 약물 치료 가이드라인이 준비되어야 한다.

II. 정신 보건 제도 및 정책 준비

1. 보건의료체계 전반에서의 정신건강의학 제도

북한은 '사회주의 의학은 예방의학이다'라는 슬로건 아래 예방, 조기 진단과 조기 치료를 중시하였다. 전반적 무상치료제를 시행하고, 지역이나 직장마다 담당의사를 두는 담당구역제도를 시행하였다. 의료인에게는 육친의 정성으로 돌보라는 정성의학을 강조하였다. 일차 진료의 위주의 의료가 중심이었으며, 전문의 면허제도가 남한처럼 확립되어 있지 않았다. 정신건강의학과의 경우에도 의과대학 졸업 이후 정신병원에 배치되는 경우 정신건강의학과 의사의 역할을 하게 된다.

나름 체계를 이루고 있던 북한의 의료체계는 경제난 이후 정상적인 가동이 어렵게 되었다. 약을 구할 수 없는 병원을 점점 가지 않고, 스스로 자기 증상을 보고 자의적으로 판단하여 장마당에서 약을 알아서 구입해서 자가 처방하거나 민간요법을 사용하게 되었다. 의약품은 일종의 재화로 간주되었으며, 약물의 오남용이 만연하게 되었다. 증상과 질병의 경계가 모호하게 혼용되기 시작하였다. 생명을 위협하는 영양부족과 전염병에 비해 정신과적 질환은 보건당국과 대중의 관심에서 더 멀어지게 되었다.

통일 이후 그동안 무상의료 체제가 제대로 가동되지 않았던 것에 대한 결과로 북한 주민의 미충족 의료 수요의 급증이 예상되고 특히 심리적 외상 경험자들의 정신건강의학과를 비롯한 의료비용이 매우 증가할 것이 예상된다. 북한이탈주민 대상 연구에 의하면 만성신체질환을 겪는 것은 전반적·심리적 문제의 예측인자로 나타났고, 북한이탈주민의 진료 기록을 검토한 결과 심리적 외상의 후유증을 겪는 환자들이 그렇지 않은 환자에 비하여 외래 방문을 더 자주하고 전체 의료비 부담도 증가하는 것으로 보고되었다(Noh et al., 2019). 따라서 증가하는 의료 이용 및 비용 부담에 대한 보건의료적 정책적 제도적 대비가 필요하다. 또한 장기적으로는 남한과 북한을 아우르는 정신건강의학과 수련과 전문의 과정에 대한 정비가 필요하다. 이를 위해서는 남북한의 의과대학 정신 질환에 대한 교육 내용이 통합되어야 한다.

2. 정신장애 사회적 편견 해소

과거 사회주의 국가에서는 정신장애에 대해 부정적인 시각이 만연해 있었다. Fry 등은 공산주의 사회에서는 정신장애는 없어야 하며, 아직 남아 있는 것은 사회주의형 인간형 개발이 미완 단계인 것이라 하였다(Fry, 1969). 앞서 말했듯이 북한에서는 심한 정신증만을 정신건강의학과 문제로 파악하였다. 대부분의 정신증 환자는 49호 병원으로 불리는 정신병원에 수용한다. 이러한 이유로 북한 주민들은 정신건강의학과나 정신장애에 대한 사회적 편견이 매우 크다. 실제 북한 의사들도 정신건강의학과와 49호를 동일시하고 있었으며, 49호라는 단어가 다른 사람에 대한 욕설이나 경멸의 의미로 사용된다고 하였다(Kim et al., 2012). 북한 주민들이 가진 정신건강의학과에 대한 편견이 사라지지 않는다면, 통일 이후 북한 주민의 정신 장애를 적절히 치료하기 어렵다. 따라서 통일 이후 정신건강의학과에 대한 편견을 해소하는 교육과 홍보가 필요하다. 국가의 대규모 홍보도 필요하며, 실제 주변에서 불안장애나 우울장애를 치료 받고 호전되는 모습이 알려져야 한다.

3. 정신장애인 지역사회 복귀 대비

다른 사회주의 국가처럼 북한에서는 사회 안전을 정신 장애 치료보다 우선시한다. 실업자가 없는 사회주의 국가의 특성상, 심하지 않은 정신장애인은 지역사회에서 직업을 유지하게 하나 중증 이상의 정신장애인은 인력과 시설이 부족한 외곽 지역의 대형 정신 병원에 수용하는 경우가 많다. 이에 비해 외래 및 비입원 치료는 부족하다. 지역사회에는 정신 재활 시설 역시 부족하다. 또한 신체 건강관리 체계와 정신건강 관리 체계를 분리하고 있다.

만성 병원 수용 위주의 북한의 정신보건정책에 대해 통일 이후 대책을 세워야 한다. 통일 이후 정신장애인 과수용화를 해소하려고 지역사회에 준비 없이 복귀시키는 경우 부작용이 나타날 수도 있다. 대안 없이 정신병원을 폐쇄하는 경우 조급한 탈수용화로 인해 노숙자가 양산될 위험이 있으며, 입원 정신장애인 인권이 역설적으로 악화될 수 있다.

경증의 지역사회 정신장애인이 대부분 실직될 가능성도 염두에 두어야 한다. 루마니아의 경우 심한 정신장애는 아니지만 탈사회주의 사회에 적응하기 어려운 환자들이 입원을 원하는 사회적 증례(social case)가 생기기도 하였다(Friedman, 2009). 따라서 탈수용화 정책은 단계적으로 이루어져야 하며, 이를 위해서는 정신건강의학과 외래 및 단기 입원 병동의 확보와 지역사회 재활 시설의 설립이 선행되어야 한다.

4. 사회 정신의학적 대비 사항

통일 이후에는 북한의 의료제도 역시 변할 가능성이 높다. 현재 남한의 의료 보험제도와 의료급여 제도를 북한에 그대로 적용할지를 결정해야 하며, 이에 따라 현재 정액제로 되어 있는 남한의 정신건강의학과 의료급여제도가 북한의 정신건강의학과 진료에 어떻게 적용될지도 예상해야 한다. 전문의 제도가 미비한 북한에서 누가 정신건강의학과 진료를 담당할 것이며, 정신건강의학과 진료를 맡을 의료진을 어떻게 교육할지에 대한 프로그램이 있어야 한다. 정신과적 약물의 부족, 특히 최신 약물의 부족을 어떻게 해결할지 대안도 필요하다. 북한 주민들에게 정신장애에 대한 편견을 해소하게 할 홍보와 교육, 정책 역시 마련되어 있어야 한다. 현재 수용 위주의 북한의 정신장애인의 탈수용화를 어떤 방식과 준비로 시도할 것인지 단계적 계획도 필요하다.

III. 결론

남북 통일 이후 정신의학적 대비를 하기 위해서는 통일 이전부터 준비가 필요하다. 가장 효과적인 것은 남북한 정신의학계의 상호교류일 것이다. 다만 사회 문화적인 부문에 영향을 많이 받는 정신질환에 대한 교류는 정치적인 의미가 크므로 어려울 수 있다. 우선적으로는 가장 비정치적인 영역부터 교류가 이루어져야 한다. 오히려 문화정신의학이나 정신역동보다는 뇌과학과 관련된 정신의학, 치매나 조현병과 같은 생물학적 질환, 약물 치료 방법이나 다른 생물학적 치료에 대한 교류가 선행되는 것이 유리할 수 있다. 수면이나 음주 같이 정치적인 의미가 높지 않은 정신의학 영역에서 남북 공동으로 건강 지침을 만들 수 있을 것이다. 멀리는 정신 질환에 대한 진단 기준 분류 체계에 대한 남북한 통일을 교류를 통해 이룰 필요가 있다.

그 외에도 남한 내부적으로 다음과 같은 준비들을 생각할 수 있다. 우선 남한의 정신건강 전문가들에게 교육을 통해 북한과 통일에 대한 인식을 증가시켜야 한다. 반면 북한 전문가 혹은 통일 문제 전문가들에게 정신 건강의 중요성을 홍보하고 교육해야 한다. 통일 이후 남북한의 의과대학에서 사용할 정신건강의학 교과 과정을 미리 정립해야 하며, 통일 이후에 적합한 정신건강의학 전문의 제도를 미리 준비해 두어야 한다. 또한 남북한의 언어와 문화의 차이를 고려한 정신장애 선별 도구를 미리 개발해야 두어야 한다. 북한 주민의 정신건강과 심리적 특성을 유추하고 효과적인 정신치료 가이드라인을 만들기 위해서는 북한이탈주민에 대한 정신건강과 사회심리적 연구도 강화되어야 한다. 북한 주민의 사회심리적 특성에 대해 북한의 각종 자료들을 이용한 정신역동적 연구가 도움이 될 수 있다.

결론적으로 통일 한국의 정신건강증진을 위해서는 임상적, 사회정신의학적, 문화정신의학적 대비가 필요하다. 임상적으로는 정신건강의학과 진단 및 치료 체계의 재정립이 필요하며, 급격하게 늘어날 가능성이 있는 심리적 외상 관련 증후군, 자살, 신체화 증상, 물질의존, 일부 소아정신장애, 치매 및 노인 정신장애에 대한 대비가 필요하다. 사회정신의학적으로는 정신장애에 대한 편견 해소와 정신장애인의 지역사회 복귀 대비가 필요하다. 그 외에도 통일 이후 정신건강 변화에 대한 중요성 인식, 의학 교육 및 전문의 양성 제도 정

비, 주민 교육 및 관련 연구 강화 등도 필요할 것이며, 남북한 정신의학 교류
가 이루어지기만 한다면 큰 도움이 될 것이다.

참고문헌

북한이탈주민지원재단. 2011 북한이탈주민 생활실태조사 기초분석 보고서. 서울: 북한이탈주민지원재단. 2011.

http://www.nkrf.re.kr/center.do?cmd＝view&depth1＝1&depth2＝2&depth3＝1

송철종. 북한 노인의 삶과 남북한 교류협력의 시사점. 보건복지 ISSUE&FOCUS. 한국보건사회연구원. 2020.

이선혜·이소희. 문화적 재적응을 요하는 가정. 소아정신의학. 학지사. 2014.

Bauer M, Priebe S, Häring B, Adamczak K. Long－term mental sequelae of political imprisonment in East Germany. J Nerv Ment Dis. 1993; 181:257－262.

Central Bureau of Statistics and United Nations Population Fund. Socio－economic, demographic and health survey 2014. DPRK. 2015.

Choi TS. Manual for Family Medicine. Pyoungyang. North Korea: Gwahakbekgwasajoen Publisher. 2004.

Choi Y, Lim SY, Jun JY, et al. The Effect of Traumatic Experiences andPsychiatric Symptoms on the Life Satisfaction of North Korean Refugees. Psychopathology. 2017; 50:203－210.

Friedman JR. The "social cases": Illness, Psychiatry, and Deinstitutionalization in Postsocialist Romania. Med Anthropol Q. 2009; 23:375-396.

Fry J. Medicine in Three Societies: A Comparison of Medical Care in the USSR, USA and UK. Aylesbury. MTP. 1969.

Kim HH, Lee YJ, Kim HK, et al. Prevalence and Correlates of Psychiatric Symptoms in North Korean Defectors. Psychiatry Investig. 2011; 8:179－185.

Kim SJ. Task and Preparation of Psychiatric Field for Korean Reunification. Journal of Korean Neuropsychiatric Association. 2015; 54:360－364.

Kim SJ, Kim HH, Kim JE, Cho SJ, Lee YJ. Relationship between Physical Illness and Depression in North Korean Defectors. Korean J Psychosom Med. 2011; 19:20－27.

Kim SJ, Park YS, Lee H, Park SM. Current Situation of Psychiatry in North Korean: From the Viewpoint of North Korean Medical Doctors. Korean J Psychosom Med. 2012; 20:32−39.

Kohrt BA, Hruschka DJ, Kohrt HE, Panebianco NL, Tsagaankhuu G. Distribution of Distress in Post−Socialist Mongolia: A Cultural Epidemiology of Yadargaa. Soc Sci Med. 2004; 58:471−485.

Lee IS, Park HR, Kim YS, Park HJ. Physical and psychological health status of North Korean defector children. Child Health Nursing Research. 2011; 17(4): 256−263.

Noh J, Lee SH. Trauma History and Mental Health of North Korean Defectors. Curr Behav Neurosci Rep. 2020. https://doi.org/10.1007/s40473−020−00219−0

Noh JW, Lee Y, Park H, Lee SH. Medical Expenses of North Korean Defectors with Post−Traumatic Stress Disorder. Psychiatry Investig. 2019; 16(2):154−158. doi: 10.30773/pi.2018.12.12. Epub 2019 Feb 21. PMID: 30808122; PMCID: PMC6393748.

OECD . Health Status. OECD; Paris, France: 2017. [(accessed on 15 September 2020)]. Suicide Rates. Available online: https://www.oecd−ilibrary.org/social −issues−migration−health/suicide−rates/indicator/english_a82f3459−en.

Park YS, Park SM, Jun JY, Kim SJ. Psychiatry in Former Socialist Countries: Implications for North Korean Psychiatry. Psychiatry Investig. 2014; 11:363−370.

UN Resident Coordinator. 2018 DPR Korea Needs and Priorities. UN. 2018.

UNICEF, WHO, WFP. Democratic People's Republic of Korea: Final Report of the National Nutrition Survey 2012. 2013.

World Health Organization. Preventing suicide: A global imperative. 2014.

전문
영역별
준비

12

통일 의료: 남북한의 치과 의료 통합

이 재 훈*

통일에 대한 관심이 증가하면서, 의료계에서도 남북한의 의료 환경의 차이를 이해하고 통일 이후 남북한의 의료계의 융합 및 융화 방안을 모색하기 위해 북한에 대한 연구를 활발하게 진행하고 있다. 북한의 보건체계, 의학 교육 체계 등에 대해 활발하게 연구를 진행하고 있으나, 아직 치의학에 대한 연구는 많이 부족한 상황이다. 남한을 포함하여 대분의 OECD국가에서 치의학 교육은 의학 교육과 분리되어 이루어지고 있으며 의료 체계 또한 차이를 보이는 만큼, 치과 분야에 대하여 그 특수성을 고려한 연구가 필요하다고 하겠다. 그러므로 북한의 전반적인 보건 의료 체계 속에서 구강 보건 체계 및 교육 체계를 알아보고, 통일 후 구강 보건 인력 통합을 위한 기초 자료를 구축하고자 한다.

Ⅰ. 북한 치과 의료 체계

1. 북한의 치과 인력

먼저 북한의 치과의료체계를 이해하기 위해서는 북한의 치과 의료 인력에 대한 이해가 필요하다. 북한에서 양성하고 있는 보건 인력은 다양한데, 크게 상등보건일군, 중등보건일군, 보조의료일군으로 나뉜다. 상등보건일군에는 의사와 고려의사(동의사라고도 불리며 남한의 한의사이다), 구강의사(남한의 치과의

---

* 연세대학교 치과대학 보철과 교수

사) 그리고 약제사(남한의 약사)가 있다. 중등보건일군으로 준의와 보철사가 있으며, 보조 의료일군으로 간호원이 있다. 그 이외에도 위생의사, 조산원, 조제사 등이 있다.[2]

치과의사는 북한에서 구강의사로 명명되고 있으며, 남한의 치과 보조인력인 치과위생사와 치과 기공사는 북한에 존재하지 않으며, 북한의 치과 보조인력으로는 보철사와 간호원이 활동하고 있다.[3] 구강의사는 의학대학의 총 6년 6개월의 구강학부 과정을 밟으면서 양성되며, 보철사는 보철기능공학교에서 2년 과정을 통해, 간호원은 간호원 양성소와 간호학교에서 각각 6개월과 2년 교육을 받고 양성된다.[4]

북한에만 존재하는 보철사는 구강의사가 배치되지 못하는 농촌의 진료소에서 1차 진료를 맡는다. 과거에는 도 의학대학 병원에서 진료 업무를 보조하는 역할도 수행하였으나, 현재는 보건의료인력의 증가로 인해 그 수가 줄어들고 있는 추세이다. 보철사는 의치의 제작과 보철기공을 할 수 있으며 구강과 내에 있는 안과에서 보철기공과 콘텍트 렌즈를 제작하는 기공사도 존재한다고 한다.[5]

동진료소 구강과에는 대부분 준의가 배치되어 있어 약물을 통한 치통조절이나 구내염 등 간단한 진료를 할 수 있다. 그 이상의 정상적인 치과진료를 위해서는 구역병원 구강과로 파송하게 되는데 구역병원 구강과에는 구강의사, 보철사, 준의, 간호원 등의 인력이 있어 보존, 외과, 보철치료들을 기본적으로 하게 된다.

WHO에서 2011, 2012년에 발행한 보고서에 따르면 북한 구강의사의 수는 약 4,314명으로 고려의사의 수와 비슷하며 의사수의 약 6% 정도이다. 의사, 구강의사, 고려의사, 위생의사를 합친 북한 보건인력은 인구 1,000명당 약 3.3명으로 집계되었다.[6]

....

2 신희영 외. 통일 의료 남북한 보건의료 협력과 통합, 서울대학교출판문화원, 2017.

3 구강 보건 정책연구회, 남북한 통일 구강보건 의료제도 구상, 건치, 2001

4 신희영 외. 통일 의료 남북한 보건의료 협력과 통합, 서울대학교출판문화원, 2017.

5 월남 귀순자 인터뷰 1998.2.14

6 북한 보건성 * WHO (World Health Organization) 2011, 2012

표 1 북한 보건일군 인원 수 및 비율

직종	인원 수 (명)		인구 1,000명당 비율(명)
의사	68,393		
구강의사	4,314	79,931	3.3
고려의사	4,384		
위생의사	2,840		

자료원: 북한 보건성 * WHO(World Health Organization) 2011, 2012

2. 북한의 치의학 역사

1946년 북한의 최고 대학으로서의 김일성종합대학이 창설되었다. 평양의학전문학교는 대학으로 승격되어 창설된 김일성종합대학의 의학부로 편입되었다. 의학전문학교의 3학년 학생은 의학부의 1학년생이 될 자격을 부여 받게 되므로 북한의 치의학 교육 시스템이 시작 되었다. 김일성종합대학 의학부는 의학과, 구강의 학과, 약학과로 구성되었고 1948년 평양의학대학은 150명의 신입생을 모집하였고, 1949년 당시 총 630명의 학생이 있었다. 자료에 의하면 일제시기 평양의학전문학교에서 일본어로 공부하던 학생들은 해방 후 김일성종합대학 의학부로 편입되면서 러시아어를 배우면서 공부를 해야 했었다고 한다. 북한의 초기 대부분의 의학교과서들은 구소련의 의학도서들을 번역을 해서 집필 되었다고 볼 수 있다. 북한의 의학서적 목록을 정리한 연세대학교 자료에 의하면 북한에서 1949년부터 1960년 이전 출판된 대부분의 의학서적들은 소련의 의학서적 번역판이었으며 그 중 치의학 도서는 다음과 같다.

- 리원주 역(와셀리에브 끼 아) 구강 외과학(의전용) 교육도서출판사 1956 /503면, 600부
- 구리꼬브 아 엔 림상 치아 보철학(의전용) 교육도서출판사 1957/281면, 1,000부

평양의학대학에서 구강학부는 1958년 처음으로 의학부에서 독립적인 학부로 분리되었고 1960년대 초반에 첫 졸업생을 배출한 것으로 알려져 있다.

구강의사를 양성하는 과정은 정규과정, 야간과정, 통신과정 등이 있었다. 부족한 의료인력보충을 위하여 정규과정뿐 아니라 구강부문에서 장기간 근무한 간호사들이 일하면서 배울 수 있는 교육시스템으로 야간 및 통신과정을 개설하여 양성하고 있다. 정규대학과 근거리에 있는 사람은 야간으로, 먼거리에 있는 사람은 한 학기에 한 달씩 통신과정으로 공부할 수 있다.

3. 북한의 치의학 교육과정

북한에는 총 12개교의 의과대학이 설립되어 있으나 (평양에 2개교, 그 외의 도에는 각 1개교의 의학대학이 존재한다) 치의학을 가르치는 구강학부는 일부 대학에서만 운영되고 있다. 평양에 위치하고 있는 김일성종합대학 평양의학대학에는 임상의학부, 기초의학부, 고려의학부, 구강의학부, 위생학부, 약학부, 체육의학부가 설치되어 있다.[7]

북한의 구강학부는 총 6년 6개월의 과정을 가지며, 예비학부(남한의 예과와 같다) 1년 과정을 마친 후 5년 6개월 동안 기초학 및 임상학 과정을 마친다.[8] 이에 반해 남한의 치의학과는 총 6년 과정으로 예과 2년 + 본과 4년 과정으로 이루어져 있어 북한의 교육과정과 차이를 보인다. 특히 가장 큰 차이점을 보이는 것은 의학대학과의 관계인데, 남한에서는 기초 및 임상 의학을 다루는 의학대학과 치의학을 다루는 치과대학이 분리되어 있지만, 북한에서 치의학을 교육하는 구강학부는 의학대학 산하에 존재하여 구강학부 학생들은 많은 과목들을 임상의학 학생들과 같이 교육을 받는다. 기초과학 및 기초의학을 배우는 예과와 기초학부(1~3학년)는 의학대학의 임상의학 학생들과 같이 수강하며, 이후 구강학부 학생들은 분리되어 기초 구강의학 강의 수강 및 실습에 들어간다. 평양의학 대학을 졸업한 구강의사가 밝힌 구강학부의 교육과정은 다음 [표 2]와 같다.

임상실습은 4,5,6학년 때 이루어지며 구강학부 학생들은 임상 과목 교육 및 구강병원 실습과 기공 실습을 받는다. 남한의 치과대학에서는 기공 실습이

---

7 신희영 외. 통일 의료 남북한 보건의료 협력과 통합, 서울대학교출판문화원, 2017.

8 김종열 외, 북한의 구강보건의료의 현황 분석, 한국과학기술단체총연합회, 1992

표 2 평양의학대학 구강학부의 교과과목

과목범주	과목명
교양과목	김일성주의 로작, 김일성혁명역사, 김정일혁명역사, 주체철학, 주체 정치경제학
기초과목	외국어, 응용수학, 물리학, 유기화학, 물리교실화학, 생물학
인접과목	조직학, 생리학, 생화학, 의학미생물학, 병태생리학, 병리해부학, 약리학, 구강해부조직학, 구강재료기구학
임상과목	방사선의학, 위생학, 내과학, 외과학, 고려의학, 소아과학, 산부인과학, 이비인후과학, 전염병학, 물리치료학, 보건경영학, 보건조직기술계산학
구강분야	구강학기초, 구강해부조직학, 구강재료기구학, 구강보철학, 구강내과학, 구강외과학, 구강교정학, 소화구강학, 군진의학, 치주과학

자료원: 월남 귀순자의 증언, 2017

성적에 크게 반영되고, 구체적으로 이루어지고 있는 반면 북한의 치과대학에서는 기공 실습은 성적에 반영되지 않으며 전체적인 교육과정에 큰 비중을 차지하지 않는다. 추가적으로 북한의 구강학부 학생들은 내과, 외과, 이비인후과 등과 같은 일반 의학대학병원의 실습에도 참여하고 있다.[9] 북한에서는 임상 실습을 '생산 학습'이라고 부르며 본격적인 병원 임상 실습은 졸업 6개월 전부터 진행 된다.[10]

평양의과대학내 구강학부의 경우 학년별 인원이 약 60명이고 3개의 학급으로 이루어져 있다. 남녀의 비율은 약 5:5이고 남자의 경우 제대 군인, 사회생(직장 생활을 하다가 온 학생)이 약 50%이며 이들의 나이는 대략 28세 이상이다. 여자의 경우 대부분 18세 직통생(고등학교 졸업 이후 바로 온 학생)이다.[11]

구강학부 학생들은 졸업 이후 추가의 국가시험 없이 졸업시험만 통과하면 바로 치과의사 자격을 획득하는 것으로 알려져 왔었다. 그러나 2010년경부터 대학을 졸업하고 동 진료소에서 3년 이상 근무하고 노동행정수첩에 근무연한이 채워지면 시험자격을 받고 자격시험을 보고 나서야 치과의사자격을 받을 수 있는 것으로 바뀌었다.

9 월남 귀순자의 증언, 2017
10 조영식, 조영식 이사 북한 방문기 1 : 북한의 구강보건의료제도, 치의신보, 2001
11 월남 귀순자 인터뷰, 2017

4. 북한의 의사 급수 제도 및 치의학 추가 교육과정

의과대학 내 구강 학부를 졸업하면 대게 출신 지역 종합 진료소의 구강 의사로 배치된다. 추가적인 교육을 받기 위해 대학원에 남아서 연구를 진행하거나 상급 병원에 수련을 신청 할 수 있다. 대부분의 남성과 미혼 여성은 출신 지역의 인민병원에 배치되며, 기혼 여성은 남편의 출신 지역에 배치되기 때문에, 고향을 떠나 평양에 남고 싶은 학생들의 경우 박사원(북한의 의학 대학원)에 남아 추가적인 공부를 진행하기도 한다

북한에서는 남한에서의 수련의, 인정의, 전문의 같은 정규 수련 과정은 없으나, 의사 급수 제도를 두어 경력이 있는 의사들을 차등 대우하고 있다. 위에서 언급했듯이 북한의 학생들은 의학대학을 졸업함과 동시에 의사 자격을 얻는데 이때 가장 낮은 급수인 6급을 얻는다. 이후 경력에 따라 상위 급수 획득 시험에 응시 자격을 부여받으며 진료 및 연구 실적, 그리고 두 편의 위생 선전 제강(구강보건홍보물) 작성 실적 등의 지표를 평가하여 진급이 이루어진다.[12] 급수에 따라 경제적 보상이 달라지게 된다. [표 3]은 의사 급수별 응시 자격을 정리해 놓았다.

'박사원'은 졸업한 의사나, 연구사들이 연구를 계획하고 집행 및 지도 할 수 있도록 양성하는 것을 목적으로 준박사반, 박사반, 및 의학대학에서 가르칠 수 있는 교원이 되는 교원과정이 있다. 준박사 및 박사를 취득 할 수 있는 방법으로 '박사원'에서 해당과목을 전공 하거나 통신 학습을 통해서 취득할

표 3   의사 급수 제도

급수	획득 요건
6급	대학 졸업 후 바로 취득
5급	졸업 1년 후 취득
4급	5급 취득 3년 이후에 응시 자격을 부여
3급	석사 학위 취득한 자에게 응시 자격을 부여
2급	외국어 두 개 이상, 부교수 이상인 자에게 응시 자격 부여
1급	박사, 교수에게 응시 자격을 부여

자료원: 월남 귀순자 인터뷰, 2017

----

12 조영식, 조영식 이사 북한 방문기 1 : 북한의 구강보건의료제도, 치의신보, 2001

수도 있다. 추가로 연구 사업 실적 논문 제출 및 시험으로도 취득할 수 있
다.[13] 북한에는 박사 이외에도 후보 원사 및 원사라는 명칭이 있는데, 이 원사
라는 자격은 의학 분야에서 최고의 학술 명예 자격이다. 2001년 기준으로 북
한에는 원사가 6~7명이 있는데, 구강의사와 고려의사는 없었다. 그러나 구강
의사 가운데 3명의 후보 원사가 있으며, 구강의사 중 2% 정도가 박사 학위를
취득하였다.[14]

5. 북한의 의료 체계

계획경제 하의 무상치료제도를 개발했던 구 소련은 중앙집권화된 의료체
계로 의료를 무상으로 제공하였다. 동구권 사회주의 나라들도 마찬가지였다.
모든 의료기관은 정부가 주관 및 관리 하였고 의사들도 모두 정부에 소속된
노동자로 간주 되었다. 따라서 의사의 임금도 자본주의 국가들과는 달리 사회
주의적 노동가치설에 입각하여 일하는 시간에 비례하여 결정되었기 때문에
일반 근로자와 큰 차이가 없었다. 따라서 의료체계는 효율성이 낮았으며 의료
의 질도 발전하기 힘든 구조였다. 소득이 높은 사람들은 더 좋은 서비스를 받
기 위하여 의료인에게 음성적 대가를 지불하게 되어 환자와 의료인과의 관계
에 따라 오히려 차별적 진료를 하게 되는 부작용도 낳게 되었다. 하지만 이러
한 사회주의식 의료체계에 있어서 가질 수 있는 장점도 존재한다. 북한의 의
료 자원은 국가에서 관리하며 고도로 조직화 되어 있는 전달 체계를 구축하
고 있어서 평양을 제외한 지역간의 보건의료 시설의 분포가 비교적 균형적이
며, 의사 구역 담당제(호담당의사제)를 중심으로 위생방역조직체계가 잘 설립
되어 예방과 치료 사업을 동시에 시행하고 있다. 또 다른 특이한 점은 서양의
학에 고려의학(한의학)을 사용하여 북한의 한정된 자원을 보충해 나가고 있다.
주민은 구강 진료를 위해 1차 진료기관인 진료소에서 보철사나 구강의사를
거쳐서 2차 진료 기관에서 구강의사로부터 진료를 본격적으로 받게 되며 이
후 전문성이 필요한 진료, 보철 치료, 및 큰 수술은 3차 진료 기관에서 받게

---

13 신희영 외. 통일 의료 남북한 보건의료 협력과 통합, 서울대학교출판문화원, 2017.
14 조영식, 조영식 이사 북한 방문기 1 : 북한의 구강보건의료제도, 치의신보, 2001

된다.[15] 4차 의료 기관은 희귀질병에 대한 치료와 연구 목적의 기관으로 주민들은 대부분 1~3차 기관에서 진료를 받게 된다.

6. 북한의 치과의료기관

북한의 의료기관은 1~4차 의료 기관이 있는데, 1차 의료기관으로는 리/동 진료소, 종합진료소, 리인민병원이 있으며 2차 의료 기관으로는 시/군/구역 인민병원, 3차 의료기관으로는 도 인민병원, 그리고 4차 의료 기관으로는 조선 적십자 종합병원이 있다.

이중 의학대학 병원과 시/군 인민 병원에는 구강과가 개설이 되어 있고 구강의사가 배치되어 있다. 구강의사가 배치되지 못하는 진료소나 인민병원에는 보철사를 두어 구강진료를 시행하고 있으나 진료소 대부분은 치과장비가 없어서 환자들은 시/군 병원으로 보내진다.

추가적으로 적십자 병원, 결핵병원, 운송부병원, 사회 안전부 병원, 방직병원, 건설자 병원, 육/해/공군병원 등의 중앙병원과 산업 지역의 산업병원, 동의종합병원, 간염병원, 김만유병원, 평양산원, 제1,2병원과 구강예방원 등에 구강의사가 배치되어 있다.[16]

1) 평양의 치과의료기관

평양에는 대다수의 4차 의료기관들이 집중되어 있는데 평양의학대학병원, 김만유 병원, 적십자 병원 등의 중앙 병원과 구강종합병원, 고려의학종합병원, 평양 산원 등의 3개 전문 중앙 병원 등이 있다.

구강 전문 병원으로는 평양의학대학 소속인 평양 구강 병원이 있으며 이 병원에서는 진료를 담당하고 보건성 중앙 구강예방원에서는 예방구강진료를 담당하고 있다. 구강예방원은 예방치과분야의 연구를 전담하고 있으며, 일반 환자를 진료하기보다는 중앙 기관급 일꾼들을 위주로 치료를 시행하고 있다. 전반적인 운영과 지도를 평양의대 구강학부 교수가 맡고 있으며 이곳에서 평

---

15 구강 보건 정책연구회, 남북한 통일 구강보건 의료제도 구상, 건치, 2001
16 구강 보건 정책연구회, 남북한 통일 구강보건 의료제도 구상, 건치, 2001

양의대 학생들의 임상 실습이 실시되고 있다.[17]

최근 북한에서는 의료계를 발전시키기 위해서 많은 노력을 하고 있는데, 2013에 류경 구강병원이 설립되었으며, 북한의 최신 의료 장비들을 갖추었다고 한다. 이 병원에서는 다목적 구강뢴트겐 촬영기, 구강종합치료기, 이동식 구강 뢴트겐 촬영기 등을 이용하여 진단 및 치료를 진행하고 있다. 또한 2015년에는 평양과학기술대학교에도 치과대학원을 신설하여 추가적인 치의학 교육에 힘쓰고 있다.

2) 구강학부 구강병원 진료 과목

각 구강 병원마다 설치되어 있는 진료 과목은 다르나, 크게 [표 4]와 같이 나누어지고 있다. 대다수의 진료과는 남한의 임상과목 명칭과 일치하나 구강 내과는 보존과 치료를 포함한다. 또한 미용외과는 남한의 구강외과와 성형외과의 진료 영역을 포괄하는 과목으로 진료 영역이 남한의 치과의사보다 넓다.[18] 북한 사람들은 악안면부위의 다양한 성형(코 성형, 쌍꺼풀 수술, 귀 성형, 주름살 제거 수술) 등을 구강의사에게 받는 것을 당연하다고 여기고 있다. 실제로 구강학부 학생들 또한 쌍꺼풀 수술 및 악안면부위 성형 수술 참관을 한다고 한다.

표 4 구강병원 진료 과목

의료기관	진료과	진료내용
구강학부 구강병원	구강내과	구내염(포진성, 궤양성, 아프타성, 아구창 등)
	구강외과	이삭기증, 이속염, 이뽑기, 이뿌리막염 등
	보철과	보철치료
	교정과	치열교정 및 턱뼈 교합
	치주과	치주치료
	미용외과	구강 악안면 성형
	소아과	소아의 구강진료
	시·도급 병원 이상의 구강과에 해당	

자료원: 구강 보건 정책연구회, 남북한 통일 구강보건 의료제도 구상, 건치, 2001

---

17 조영식, 조영식 이사 북한 방문기 1 : 북한의 구강보건의료제도, 치의신보, 2001
18 조영식, 조영식 이사 북한 방문기 1 : 북한의 구강보건의료제도, 치의신보, 2001

7. 북한의 의료 자원

북한의 약품 및 의료 기구의 생산 및 분배는 국가가 관리하고 있으며, 제약공장과 의료기구 제작소를 국가에서 운영하고 있다. 의약품 분배는 각 도에서 중앙의약품관리소와 신의약 공급 관리국에 제출한 요구서를 기반으로 진행된다.

특히 북한에서는 구강재료 전문의료기구공장, 구강치료재 전문의료기구공장이 건설되어 의료 기구를 직접 생산한다. 그러나 북한에서 생산되는 구강종합 치료기는 고속 터빈이 부착되지 않은 밸트 부착형 저속모터 수준으로 초급 의료기관에서 쓰이고 있으며, 고차 병원에서는 수입 의료기기를 일부 사용하고 있는 것으로 보인다. 평양의대는 독일제를, 구강예방원은 독일제와 체코제 치료기를 사용하고 있다.

구강 진료 재료 중 시멘트와 아말감은 신의주 제약 공장에서 제조하고 있다.[19] 그러나 북한에서 생산되는 제약과 수입되는 약품은 북한 주민 전체를 아우르기는 부족하여 1990년대부터는 각 병원에서 치료약을 환자에게 직접 가져오게 하였으며 이에 따라 장마당(북한의 시장)에서 약품을 직접 환자들이 사오는 형식으로 변화되었다.

8. 북한 치의학의 현재 주소

1991년 12월 소련이 붕괴되어 시장경제로 전환함에 따라 동구권 나라들은 무상치료제를 사회보험 방식의 건강보험제도로 전환하게 된다. 러시아, 동유럽국가, 중국, 베트남 등 공산경제에서 시장경제로 전환하면서 의료체계도 건강보험제도로 전환하였지만 북한은 여전히 전반적인 무상치료제를 유지하고 있다. 북한의 의료제도는 표면상으로 전 국민에게 무상으로 의료를 제공하여 형평성이 있어 보이지만 평양과 지방간의 의료 인프라의 차이, 도시와 농촌의 의료 접근성의 차이, 의료 인력의 질적 차이, 장비, 시설 등 물적 자원의 부족, 무엇보다 개인의 의료기관에 대한 자의적 선택의 결여 등으로 그 제도

---

19 구강 보건 정책연구회, 남북한 통일 구강보건 의료제도 구상, 건치, 2001

자체가 완전하고 형평성 있다고 볼 수는 없다. 월급제, 배급제 등으로 철저히 국가에 의존하면서 살아가던 주민들이 국가의 경제적 위기가 장기간 지속되면서 국가에 의존하지 않고 다양한 방식으로 자립적인 경제생활을 해나가면서 신흥부자의 출현과 소득에서의 차이가 생기고 장마당경제가 활성화하는 것과 맞물려 의료부문 역시 비공식적으로 개별적인 의료인들의 유상치료가 활성화되고 있다. 이미 여러 연구나 자료들에서 현재 북한에서 국가적인 무상치료제가 붕괴되고 비공식적인 유상진료가 이루어지고 있으며 이것은 북한 의료체계에 전반적으로 통용되는 보편적인 현상이라는 것을 밝히고 있다. 치과부문, 특히 보철부문은 경제위기 전부터도 국가가 보철물제작에 필요한 모든 재료나 장비, 설비 등을 공급해 주지 못하는 특성상 보철의사, 보철사들이 자체적으로 구입하여 제작하는 경우가 많았으므로 유상의 보상관계가 이미 오래전부터 성립되어 있었으며 경제위기가 지속되면서 보상이 현물이 아닌 현금으로 전환되면서 치료 종류에 따라 다양하게 가격이 형성되어 있고 치과의사와 환자 사이에 치과치료는 유상이라는 인식이 전반적으로 형성되어 있다. 북한의 무상구강의료제도에 대한 정확한 이해와 함께 공적, 비공적인 의료제도가 공존하고 있는 지금의 치과현실을 해부해 보는 것은 향후 보다 북한주민들에게 적합한 치과의료를 보장할 수 있도록 하는 효율적인 지원방안과 통일 후 북한 치과의료인과 주민들이 원하는 합리적인 치과의료시스템을 만들어 나가는 기초자료로 유용할 것이라고 생각된다.

방북 및 월남한 치과의사들을 통한 치과치료의 전반적인 의료수준을 비교해 보면 따르면 북한의 치과 의료 설비들이 많이 낙후 되어 있는 것으로 보인다. 특히 북한의 경우 전기 수급도 일정하지 않기 때문에 의료 기기들을 제대로 가동시키기 어려운 것으로 보인다. 의료기기의 미흡으로 인하여 북한의 치과 치료 수준이 남한에 비하여 떨어지는 것으로 보이며 이러한 양상을 보철 치료에서 두드러지게 찾아 볼 수 있다. 이러한 양상은 남한으로 탈북한 사람들의 북한에서 치료 받은 보철물을 통해서 알 수 있다. 그 예로 금관은 무봉관이라고 하여 교합면 모양을 따로 만들고 치아 장축면에 밴드를 두른 후에 두 조각을 납착하여 제작하는 형태의 보철물이 있으며, 가철성 의치의 경우에는 금속 프레임은 제작하지 못하고 의치용 레진만 플라스크에 중합하여 의치를 제작하는 형태에서 볼 수 있다. 하지만 최근에 조사된 자료에 의하면 개인치과진료가 성행하면서 보철 치료의 진료 수준이 과거에 비해 많이 향상되었고 보철 치료 재료 또한 혁신적으로 개선되었음을 알 수 있게 되었다. 치과 임플란트 시술도 일정 수준이상으로 시행 되고 있으며 이러한 개별적 유상 진료를 통해 치과의사들의 임상 진료 수준도 계속 향상되고 있으리라 짐작한다.

통일 후를 생각하면 남북의 진료 수준의 차이를 좁히는 것은 통일 비용을 절감하는데 크게 역할을 할 것으로 기대할 수 있다. 북한의 치과의사들이 임상 기술이 부족하다고 해서 북한의 기초 치의학 지식이 부족한 것은 절대 아니다. 북한 의과 대학 구강학부 학생들은 엄격한 교육을 받으며, 일본과의 잦은 교류로 일본의 최신 논문들을 끊임없이 연구하고 이론들을 가르치고 있다. 따라서 이러한 북한의 치과의사들을 통일된 한반도에서 구강건강을 책임지는 의료인력으로 자리매김 할 것으로 기대할 수 있으며 이들을 위한 임상 능력 평가 및 교육 등의 연구가 필요 할 것으로 생각된다.

또한 북한의 다른 치과의료체계의 특징은 사회주의 국가의 특성으로 공중구강보건 및 예방치의학 분야에 상당한 노력을 기울이고 있다는 것이다. 특히 구강 보건에 대한 계몽 내용과 수준이 상당하며 초등학생을 대상으로 불소용액 양치 사업을 실시하고 불소이온 도입기를 이용해서 불소를 도포하고 있다. 또한 초음파나 전기 자극을 이용한 구강 물리 요법 등을 소개하는 등 임상 예방 진료가 발전해 있는 것을 볼 수 있다. 더불어 매년 초등학생과 중학생에게 1년에 2회씩 주기적으로 구강검진을 받게 하는 등 예방 치의학에 상당히 신경쓰고 추진하려는 노력들이 보인다.

9. 최근 북한 구강의료의 시장화 경향

최근에 들어서서 평양에 문수거리에 병원촌을 만들고 많은 대형병원들을 건립하고 먼거리의료체계(원격의료체계)를 세우는 등 국가차원에서의 투자를 많이 한 것으로 보도되었다. 의료부문에 대한 연구사업도 강화하도록 장려하고 있으며 병원들마다 인트라넷을 통해 자료를 공유할 수 있도록 시스템을 구축해 놓았다고 한다. 치과부문에서는 1980년대에 보건성 중앙구강병원을 통일거리에 건립 이전시키고 최근에는 문수거리에 류경구강병원을 세웠다. 평양에서 제일 손꼽히는 구강병원은 보건성중앙구강 예방원, 시구강예방원,

류경구강병원으로 볼 수 있다. 북한의 의료정책에서 놀랄만한 큰 변화라고 볼 수 있는 것은 대외적으로는 무상치료를 선전하고 있지만 내부적으로는 북한이 합법적으로 의사나 약사자격을 가진 의료인들이 개인 자본으로 약국을 개설하게 하고 유상으로 약을 판매하도록 허용하였고 약국에서 임플란트 재료와 교정 재료 역시 판매를 하고 있는 것이다. 북한이 영상물을 통해 소개한 류경구강병원을 보면 최신식 체어들과 파노라마 촬영장치, 최신 치과 재료, 기구들을 볼 수 있을 뿐 아니라 네트워크로 연결되어 환자 정보를 공유하고 의사와 보조인력이 1:1로 진료하는 등 표면적으로는 한국과 거의 비슷한 방식으로 진료하는 것으로 보인다. 병원직원들에 대한 복지 역시 국가차원에서 지원해 주도록 하는 것과 동시에 전자식 차트를 이용하는 한편 매 의사들이 자기가 치료한 내용은 출력해서 실적평가 때 반영한다고 한다.

석고, 틀니용 레진을 제외한 거의 모든 재료를 중국산을 수입하여 쓰고 있으며 개별적 의사들이 일본산 등을 구입해서 쓰는 경우도 있다고 한다. 영상물을 분석해보면 수입산 재료들을 대체하기 위한 연구도 장려를 하여 자체로 개발한 제품들이 전시되어 있는 것을 볼 수 있다. 대표적으로 임플란트 수술을 위한 기구로 임플란트 수술 안내판, 잇몸 천공 뚫개, 기계식 나사틀개, 그리고 반도체 레이저치료기, 치과교정용 니티놀(NiTi), 삼산화광물성 응집물(MTA로 추측됨) 등을 자체로 개발한 것을 전시한 장면도 찾아볼 수 있으며 교정용 미니 임플란트도 자체로 생산하여 이용하고 있다고 한다.

모든 진료는 공식적으로는 무료로 진행이 되지만 실제로 임플란트는 파노라마 사진을 통해 진단 후 사이즈를 의사가 처방을 해주면 그 처방대로 약국에서 환자가 구입하여 임플란트를 식립하는 방식으로 진행되고 있다. 현재 쓰고 있는 임플란트는 스웨덴 브레네막 임플란트를 사용하고 자체 개발한 비류강 임플란트는 아직 연구 단계이며 임상에서는 효과가 좋지 않아 많이 사용되지 않고 있는 것으로 파악된다.

치아가 아플 때 응급치료는 어디서든 무상으로 치료 받을 수 있으며 지방저럼 보존치료 할 여건이 안 되면 발치하는 경우도 무상으로 받을 수 있다. 발치시 사용하는 마취제는 보통 병원에서 자체 제조하는 제조용 노보카인이며 일반 대상에게는 병원에서 나오는 제조용 노보카인을 쓰고 비용을 지불하면 의사개인들이 구입한 리도카인 마취약을 쓴다고 한다. 대부분의 환자들은 무상으로 받을 수 있는 보존치료나 발치치료도 더 잘 받기 위하여 대가를 지불한다고 한다.

예전에는 지방사람들이 평양에서 치과치료를 받는 것은 거의 불가능한 일이었지만 임플란트가 유료화되면서 지방사람들도 평양에서 임플란트 수술을 받고 가는 등 지불능력에 따라 의사와 치료방법을 선택할 수 있게 되었다는 것은 큰 변화라고 볼 수 있다.

치과의사들은 더 많은 환자들을 보기 위해서 개별적으로 치의학기술을 높이기 위한 노력을 하며 쉬지 않고 열심히 집에서 개별적 진료를 하며 개인수입을 올리고 있다고 한다. 탈북민들의 면접을 통한 자료를 종합해보면 2006년 이전까지는 환자들이 치료를 받으면 돈으로 쉽게 전환할 수 있는 고급담배나 술 같은 것으로 보상을 하였다면 전환시기는 불명확하나 2012년 이후부터는 달러 같은 현금으로 진료비를 지불하고 있다는 것이다.

병원마다 국가에서 보장해주는 것은 한계가 있고 자력갱생으로 병원을 운영해야 하는데 치과, 산부인과, 약국이 병원의 3대 기둥이라고 불릴 정도로 병원수익의 큰 비중을 차지한다고 한다.

자연적인 시장형성에 다른 평양시에서의 구강의료부문에서의 변화를 종합적으로 평가해보면 첫째, 환자와 의사 모두 구강의료서비스는 무상이 아니라 유상이라는 인식이 사회전반에 걸쳐 형성되어 있으며 둘째, 구강의사들이 치료에 필요한 재료, 기구들을 직접 구매, 보유하고 있고 중국을 통해서 다양한 제품들을 접하고 있으며 이에 다라 다양한 치료옵션을 환자들에게 제시하고 그에 따르는 치과치료의 가격화가 형성되어 있다(표 5). 셋째, 환자들이 국가의료시스템에 의한 순차적인 진료에만 의존하는 것이 아니라 지불능력이 있는 사람들은 소문이나 소개를 받고 의사를 선택하여 진료를 받고 있으며 넷째, 구강의사들이 더 많은 환자들을 보기 위하여 실력향상에 힘쓰고 있다는 것이다.

표 5 평양에서의 대략적인 치과치료 비용(단위 $)

종류	레진충전	GI충전	G-Inlay	Cr-Ni Inlay	G-Cr	틀니	임플란트	치아교정
비용	10	–	20~50	20	150	100	300	재료비+100

10. 북한의 치의학과 한의학

북한의 치의학은 고려의학(한의학)과 밀접한 연관을 보인다. 특히 침술과 고려의학 처방이 치과치료에 적용이 되고 있다. 침술을 국소 마취 및 통증완화, 삼차 신경통, 안면 마비 등의 치료에 사용하며 귀와 코 밑의 특정 부위에 지압을 하여 국소마취를 하기도 한다. 특히 단근치 발치 등 경증의 시술에는 침술 마취를 이용하기도 한다. 이러한 침술과 지압법은 의약품 (마취제) 공급이 원활하지 않은 기관에서 사용된다. 또한 민간 요법 및 동의학을 이용해서 통증을 완화시키기도 하는데, 치은염에는 구운 백반, 말벌집, 도라지 등을 이용하며 치조 농루증에는 생강, 쑥 처방을 하기도 한다. 이러한 상황에 맞추어 구강학부 학생들은 의학 대학에서 70시간 정도의 고려의학 강의와 실습을 받는다.[20]

11. 구강의사 보수 지불 체계

북한의 경우 모든 보건 의료 시설은 국가 소유로 되어 있으며 보건 의료 인력은 국가에 고용되어 있어 사적인 개업의는 존재하지 않는다. 따라서 의료 인력들은 환자의 수와 서비스 질에 상관없이 기간에 따라 급여를 받는다. 2000년대 기준으로 대학을 졸업한 의사(6급)의 경우 월급은 약 80원 수준이며 준의사와 월급 차이가 크게 없다. 환자의 수에 상관없이 봉급을 받으므로 의사의 생산성과 의료의 질이 떨어지는 양상을 보이고 있다.

12. 남북한 치과의료용어 차이[21]

북한의 치의학 용어에는 많은 변화가 있었으며, 특히 문화어사업 이후 외래어를 우리말로 바꾸어 쓰도록 노력한 흔적이 있다. 그러나 실제로 우리말이 널리 사용되지는 않았으며, 영어식 치의학 용어를 많이 사용한다. 북한 구

---

20 조영식, 조영식 이사 북한 방문기 1 : 북한의 구강보건의료제도, 치의신보, 2001
21 이송현, 북한구강의료의 이해

강의사의 조언, 북한 내 치과의료 서적, 북한 치의학 논문 등의 자료를 토대로 주로 사용되는 치과의료용어를 한국용어, 북한용어, 한자, 영어 순으로 비교 정리해 보았다.

한국용어	북한용어	한자	영어
치과	구강과	口腔科	Dental
치과의사	구강의사	口腔医師	Dentist
치과대학	구강학부	口腔衛生	Dental college
구강위생	입안위생	斑狀齒	Oral hygiene
반상치	얼룩이발		
칫솔	치솔		Tooth brush
치경	이거울	齒鏡	Dental mirror
간호사	간호원	看護員	Nurse
경구개	입천장뼈, 경구개	硬口蓋	Hard palate
백악질	백아질	白牙質	Cementum
상악	상악, 웃턱	上鄂	Maxilla
설측	설측, 혀쪽	舌側	Lingual
이하선	귀밑샘, 이하선	耳下腺	Parotid Gland
인접치	린접이발	隣接齒	proximal tooth
저작근	씹는 근육	咀嚼筋	Masticatory Muscle
치경부	이목부	齒頸部	Cervical
치관	이머리, 치관	齒冠	Crown
치근	이뿌리, 치근	齒根	Root
치근단	이뿌리끝, 치근단	齒根端	Root apex
치근단공	치근단공	齒根端孔	Apical foramen
치수	치수	齒髓	Dental pulp
치수강	치수강	齒髓腔	Pulp chamber
치수관	이뿌리관, 치수관	齒髓冠	Pulp canal
하악	아래턱, 하악	下顎	Mandible
혈관	혈관, 피줄	血管	Blood vessel
협측	볼쪽, 협측	頰側	Buccal
저작장애	씹기장애,저작장애	咀嚼障碍	Masticatory disorder
개구불능	개구장애, 입벌리기장애	開口障碍	Trismus
	다리이		
계속가공의치		橋齒	Bridge
고속엔진	고속전동기	高速電動機	High speed engine
교합기	교합기	咬合	Articulator
금속치관	금속관	金鍊冠	Metal crown
도재치아	사기이발, 도재치아	陶材齒牙	Porcelain Tooth
동통완화	아픔멎이	疼痛緩和	pain control
러버보울			Rubber bowl
레진치아	수지이발		Resin tooth
리이머/파일	이뿌리관확대침, 근관확대침,		Reamer/file
바브드부로치	발수침		Barbed Broach
발치	이뽑기	拔齒	Extraction
엘리베이터	이발들추개, 엘리베이터		Elevator
발치겸자	이뽑기용 겸자		Forcep
방사선검사	렌트겐검사		Radiologic Exam
시진	시진	視診	Inspection
타진	타진	打診	Percussion

촉진	촉진	觸診	Palpation
연하장애	삼키기장애, 연하장애	嚥下障碍	Swallowing Disorder
와동	삭은 구멍, 와동	窩洞	Cavity
의치	틀이(전부틀이, 부분틀이)		Denture
인공치아	인공치아, 인공치		Artificial tooth
인상	본뜨기, 인상	印狀	Impression
장점	우점, 장점		Advantage
지오이	산화아연에우게놀파스타		ZOE
지대치	지대이발		Abutment
지주	못이		Post crown
진통제	아픔멎이약, 진통제	鎭痛製	Analgestics
유니트,체어	치료의자		Unit chair
충전	충전, 땜	充塡	Filling
치은박리술	이몸박리술	齒肉薄離術	Flap operation
치은성형술	이몸성형술	齒肉成形術	Gingivoplasty
치은연하소파	이몸연하소파	齒肉緣下搔爬術	Subgingival Curettage
치은염	이몸염	齒肉炎	Gingivitis
치은절제술	이몸절제술	齒肉切割術	Gingivectomy
치주포대	이몸붕대		Gingipac
클래스프	갈구리	楔狀缺損	Clasp
치경부마모증	설상결손	齒蝕症	Cervial abrasion
충치	이삭기증	口內炎	Dental caries
구내염	입안염		Stomatitis

II. 통일 후 남북한 치과 의료 통합을 위한 방안

통일 이후 남과 북의 원활한 소통과 왕래가 이어지고, 북쪽에 거주하는 주민들과 남쪽에 거주하는 주민들이 동일한 양질의 치과 치료를 받기 위해서는 통일된 치과 의료 체계가 구축되어야 하며 치과 치료를 수행할 수 있는 보건 인력에 대한 합의된 검증 시스템이 필요하다.

하지만 위에서 언급 하였듯이 현재로는 남한과 북한은 치과 의료 체계를 비롯하여, 치과 교육 체계, 기술 및 장비 등에서 커다란 차이점들을 가지고 있기 때문에 단기간에 통합하는 것은 어려워 보인다.

통일 후 갑작스런 의료전달 체계의 획일적인 통일은 의료체계에 큰 혼란을 가져올 수 있으며 이를 해결하기 위한 막대한 의료비 지출을 감수해야 할 것이다. 통일 후 남한과 북한에서는 정해진 기간 동안 각각의 지역에서의 의료 면허제도를 인정하고 의료인력이 각각의 지역에서 의료인으로서 역할을 감당하면서 의료 통합을 준비해야 할 것이다.

준비과정으로서는 통일 전에 남한과 북한의 의료체계에 대한 체계적인 연구가 필요하다. 남북 각각의 의료전달 체계는 다른 장단점을 가지고 있기 때문에 일방적으로 특정 의료체계를 더 우위에 두고 다른 한 쪽의 의료체계 및 보건인력을 배제하면 안 되며, 서로가 같이 발전 할 수 있는 방향의 의료 체계를 발전시켜 나가는 것이 중요하겠다.

하지만 일단 치의학의 의료 기술면에서 상황을 바라보자면, 남한이 더욱 많은 장비 및 재료, 최신 기술에 대한 접근이 있으므로 통일 한국의 주민들이 양질의 진료를 받기 위해서는 이러한 기술들을 공유하여 남북한의 치과의사 모두 비슷한 수준의 치과 치료를 행할 수 있도록 하는 것이 권장되며, 이러한 목표를 이루기 위해 북한 치과의사들이 받지 못한 부족한 영역의 추가적인 임상 교육이 도움이 될 것이라고 생각된다.

물론 남한의 어떤 사람들은 극단적으로 북한의 치과 대학을 졸업한 사람들이 제대로 된 치과 치료를 행할 수 있을까? 하는 편견을 가질 수도 있다. 탈북한 북한 출신 치과의사들과의 인터뷰와 북한의 치과계 자료를 조사한 결과, 북한의 구강학부에서는 북한의 우수한 인재들이 남한의 치과대학과 비슷한 과목들을 일정 수준 이상으로 공부하고 있으며 최신 의학 기술들을 공부하기 위해 일본 논문들을 읽는 등 치의학 기초 이론과 지식은 남한의 치의학 교육 에 크게 떨어지지 않는 수준이라고 생각된다.

특히 탈북한 몇몇 치과의사가 대학병원에서 소정기간의 추가 임상 교육 을 받고 현재 개원의로서 원활하게 활동하고 있는 것으로 미루어, 일정 시간 의 추가적인 임상 실습 교육을 통해 북한에서 기존에 활동하는 치과의사들도 남한의 치과의사 수준으로 의료 활동을 할 수 있다는 좋은 예시를 보여주고 있다. 그러기에 통일 이전에 북한 치과 교육에 대한 체계적인 연구를 통한 구체적인 이해는 추후 북한의료 인력으로 하여금 통일 한국에서 중요한 역할 을 담당케 함으로써 막대한 의료비 지출과 의료공백을 막을 수 있을 것이다.

그러므로 통일 후 첫 번째 심혈을 기울여야 할 부분은 북한의 치과 의사 들로 하여금 남한에서 사용되고 있는 최신 치과기구와 치과재료에 익숙해질 수 있는 임상 교육과 실습 기회를 주는 것이다. 현재 남한의 치과대학생들은 갈수록 많은 수의 환자들과 다양한 케이스의 치과 치료를 직접 환자에게 수 행하고 졸업을 하고 있으며 필기 국가 고시에 응시하여서 역량을 검증해야 하며 수년 내에는 치과의사 면허를 위한 실기 시험이 시작되어서 임상능력을 검증한 후 치과의사 면허가 부여될 예정이다. 하지만 북한의 경우 전기 공급이 원활하지 않고 경제적 여건으로 인해 최신 장비의 이용이 어렵고 교육과정에서도 남한과 같이 치과의사로서 갖추어야 할 임상능력을 적정수준으로 끌어 올리는 임상실습이 부족하거나 전무한 상태이다. 따라서 앞에서 언급된 것과 같이 북한의 치과의사들에게 통일된 한국에서 치과의사 역량 시험 및 검증을 위한 수련 및 임상실습 과정이 요구된다.

통일 후 의료체계의 안정화를 이루기 위해 특정 기간 동안 북한의 기존 치과의사들로 하여금 북한지역 내에서 계속 의료활동을 할 수 있도록 보장을 해주고, 위에서 언급한 교육을 통해 남북한의 의료격차를 줄여 나갈 수 있을 것으로 생각한다. 충분한 시간이 지난 후 북한 내에 치과의사로 하여금 임상 능력에 대한 검증과정을 거치면 북한 지역뿐만 아니라 통일 한국 전역에서 의료행위가 가능한 면허를 부여하여 통일 한국에서의 의료인력으로 역할을 감당할 수 있을 것이다. 이러한 과정을 거친 후 치과의료 기술은 점차 평준화될 것이고 치과의료 전달 체계는 안정화되며 환자들도 자신들이 원하는 치과의사에게 진료를 받으며 혼란 없는 의료시장이 정착될 것으로 생각한다.

통일 후 북한 지역 내에 도 단위 혹은 더 작은 단위별로 치의학 임상교육을 담당할 임상교육 거점 병원의 지정이 요구될 것이다. 이러한 임상교육 거점 병원은 현재 남한의 치과대학 및 치과대학 병원과 자매결연 형식으로 연결시켜서 운영할 수도 있으며 일정 수준의 임상 교육을 제공하기 위해 병원에서 얻을 수 있는 수익 외에 국가의 지원이 필요하게 될 것이다.

해당 거점 병원에서 단기 및 장기간의 수련 및 임상 교육이 가능해지고 정해진 시간 이상의 교육과 함께 북한지역 내의 치과의사들의 임상 능력 역시 일정 수준 이상으로 끌어올릴 수 있을 것이다.

Ⅲ. 결론

지금까지 북한의 치과의료체계의 통일 후 의료 통합을 위한 대비책에 대해서 알아보았다. 사실 아직까지도 북한의 치과 대학 및 치과 체계에 대한 자료들이 많이 부족하고, 월남한 치과의사들도 폐쇄적인 북한 사회의 특성상 북한의 전체적인 치과 동향을 파악하기는 어려우며 많은 자료들도 왕래가 비교적 활발하게 이루어졌던 2000년대 초반에 작성된 자료들이어서 장마당의 등장 등 많은 사회적 변화가 일어난 최근의 북한의 상황을 이해하는 데는 어려움이 있다. 하지만 제한된 북한의사와의 교류와 자료들을 토대로 북한의 최근 상황을 이해할 수 있었으며 향후 보다 많은 학문과 임상에서의 교류를 통해 그 이해의 폭이 넓어지고 국가적 지원이 있는 체계적인 북한 치과의료에 대한 연구를 통해 통일 후 통합된 치과 전달체계가 준비될 수 있을 것이다. 남한 내의 치의학 교육 기관에서도 통일을 대비한 교육 시스템 개발을 준비할 때가 되었다고 생각되며 이러한 준비 과정에서 각 기관의 이해보다는 민족적 거국적 견지에서 이러한 준비가 이루어져야 할 것이다. 추후 통일을 준비하는 많은 관심을 통해 혼란이 없고 과다한 의료비 지출이 없는 준비된 통일 한국 시대를 맞기를 기대한다.

참고문헌

구강 보건 정책연구회, 남북한 통일 구강보건 의료제도 구상, 건치, 2001.

김종열 외, 북한의 구강보건의료의 현황 분석, 한국과학기술단체총연합회, 1992.

신희영 외. 통일 의료 남북한 보건의료 협력과 통합, 서울대학교출판문화원, 2017.

이송현, 북한구강의료의 이해.

조영식, 조영식 이사 북한 방문기 1 : 북한의 구강보건의료제도, 치의신보, 2001.

13

약학 분야에서의 한반도 건강공동체 준비

김 재 송*

Ⅰ. 시작하는 말

　30년 전, '베를린 장벽'이 무너졌다. 동독 공보담당 정치국원의 실수[1]로 갑작스럽게 통일이 되었지만 통일을 목표로 하는 정책과 노력은 독일에서 지속적으로 진행되고 있었다. 그러나, 통일 전부터 보건의료계의 교류가 허용되었던 독일과 달리, 남북한 보건의료계는 긴장과 화해를 반복하는 남북한 정치관계에 좌우되어 공동체에 대한 준비는 고사하고 서로에 대해서도 잘 알지 못하고 있다.

　분단 이후 현재까지 북한의 보건의료체계, 교육 체계 등에 대한 다양한 연구가 진행되었으나, 북한 무상치료제의 가장 핵심인 의약품 관리체계에 대해서는 잘 알려져 있지 않다. 따라서 이 장에서는 약학적 관점으로 북한의 의약품 관리에 대해 종합적으로 파악해보고자 한다. 먼저 남북한 약사 인력 현황에 대해 살펴본 이후, 남한 식품의약품안전처(이하 식약처)의 의약품 관리업무 중 실제 의약품 사용과 관련이 높은 '의약품 제조, 유통, 이용'에 대해 살펴보고, 남북한 의약품과 관계된 법률에 대해 알아보도록 하겠다. 마지막으로, 약학 분야에서 한반도 건강공동체의 단계적 통합을 위한 해결과제와 그와 관련된 제언을 하고자 한다.

---

* 연세대학교 약학대학 강사 및 동국대 약학대학 외래교수
1 한국일보 URL: http://www.hankookilbo.com/v/fba8b55801b747f6ba600910ba4cd8aa

II. 남북한 약사 인력 현황

1920년 10명의 약제사가 배출된 이래로 한국인 약제사 수는 미군정청[2] 통계에 의하면 1945년 광복 당시 남한은 122명(여자는 4명)이 등록되어 있었고, 북한에도 약 120여 명의 약제사가 있었던 것으로 추정된다(심창구, 2007). 광복 당시 등록된 인력 수가 유사했던 남북한 약제사는 70여 년이 지난 지금 인력 측면에서 단순한 숫자상의 간격뿐만 아니라 약학 환경 측면에서 커다란 간극이 벌어졌고 서로에 대해 정확한 파악도 하지 못하고 있다.

1. 남북한 약사의 정의 및 인력수

북한에서 '보건일군'은 병원, 진료소, 구급소, 위생방역소 등에 근무하는 보건의료 인력을 포괄하는 용어이다. 이러한 보건일군은 다시 상등, 중등으로 분류된다. 5~6년제 의·약학대학 출신의 의사, 구강의사(치과의사)와 약제사(약사)가 상등 보건일군에 속하며, 3~4년제 전문학교와 고등전문학교 출신의 준의사, 부의사, 구강준의, 조제사, 준약제사가 중등 보건일군에 속한다. 또한, 약사(藥事)에 종사하는 보건일군을 '약물일군'이라고 칭하기도 한다(이혜경, 2014; 이세정, 2011). 북한의 약제사는 크게 (신)약제사, 고려약제사로 나뉜다. 이는 남한의 약사와 한약사에 해당한다. 또한, 북한에서는 약학대학의 세부 전공에 따라 합성공학기사, 생물약품기사, 항생공학기사, 의료공학기사 등 공장기사 호칭의 약제사도 존재한다(이혜경, 2015). 2011년 발표된 세계보건기구(World Health Organization, 이하 WHO)의 북한 MDGs[3] Progress Annual Report on Health Status에서 의료인력 중 약제사는 총 8,622명[4]으로 조사되었다(신희영, 2017). 통계청에 따르면 남한 약사수는 2011년 62,245명, 2019년 70,904명[5]이다. 남한은 『약사법』에서 약사(藥師)를 명확하게 정의하고 있다.

----

2 재조선미육군사령부군정청(약칭: 미군정청, USAMGIK, United States Army Military Government in Korea)

3 새천년개발목표(MDGs, Millennium Development Goals)

4 탈북약사에 의하면 매년 약학대학 졸업생은 함흥약학대학 300~400명, 10개 의과대학 약학부 500명(50명×10개)이라고 한다.

구분	명칭	정의
남한	약사	• 한약에 관한 사항 외의 약사(事)에 관한 업무(한약제제에 관한 사항을 포함한다)를 담당하는 자(약사법 제2조 제2항)를 말한다. 여기에서 약사의 기능인 약사(事)에는 의약품, 의약외품의 제조[6], 조제[7], 감정, 보관, 수입, 판매(수여를 포함)와 그 밖의 약학 기술에 관련된 사항을 말한다(약사법 제2조 제1항). • 약사법 제3조에 의하면 약학을 전공하는 대학을 졸업하고 약학사 학위를 받은 자로서 약사국가시험에 합격한 자에게 면허를 부과한다.
북한	약제사	• 전문약학 기술지식을 가지고 독자적으로 의약품의 생산, 조제, 제제, 검정, 공급, 관리사업을 담당 수행하는 기술 일군을 말한다. • 의약품관리법(제12조, 제18조)에서 제약기사, 약제사 등 의약품 생산기술일군과 약제사, 의사, 화학 및 생물학 같은 부문을 전공한 기술자, 전문가 등 의약품 검정일군에 관해 규정하고 있다.

그러나, 북한은 법규상 명확하게 정의한 바는 없으나 업무 등으로 위와 같이 정의해 볼 수 있다(이혜경, 2015).

2. 남북한 약사 교육과정 및 자격 취득 방식

남한의 약사 양성은 약학대학에서 담당하고 있다. 남한 약학대학은 4년제 과정이었으나, 2009년부터 개방형 6년제(2+4) 과정으로 변경되었다. 그러나 2022학년도부터는 '통합 6년제'가 도입될 예정이다. 그리고, 현재 남한에는 총 37개의 약학대학이 개설되어 있다. 남한에서는 약학대학 졸업자가 한국보건의료인국가시험원에서 시행하는 약사국가시험에 합격해야 보건복지부장관의 면허를 발급받아서 약사가 될 수 있다.

남한의 『북한이탈주민의 보호 및 정착지원에 관한 법률 제16223호』 제13조에 의하면 대통령령으로 정하는 바에 따라 북한이나 외국에서 이수한 학교 교육의 과정에 상응하는 학력을 인정받을 수 있도록 규정하고 있다.[8] 이 법에 근거하여 보건의료분야는 보건복지부(한국보건의료인 국가시험원)에서 심

---

5 통계청 KOSIS 의사·약사 수[자료갱신일 2020-12-28], URL: http://kosis.kr

6 제주: 일반의 수요에 응하기 위하여 일정한 작업에 따라 의약품을 산출하는 행위(대법원 2001. 11. 27., 선고, 2000두8509, 판결 참조)
URL : http://www.law.go.kr/precInfoP.do?mode=0&precSeq=191760#searchId0

7 조제: 약사법 총칙 제1장 2조 11항에 의하면 조제란 일정한 처방에 따라서 두 가지 이상의 의약품을 배합하거나 한가지 의약품을 그대로 일정한 분량으로 나누어서 특정한 용법에 따라 특정인의 특정된 질병을 치료하거나 예방하는 등의 목적으로 사용하도록 약제를 만드는 것

8 국가법령정보센터 URL: https://www.law.go.kr

의를 거쳐 국가시험 응시자격을 인정하고 있고 2002년도부터 심사하기 시작하였다.9 따라서, 응시자격을 인정받은 북한이탈주민은 국가시험에 합격하면 약사 등의 면허를 받을 수 있으나, 실제 교육과정, 전문용어 등의 차이로 인해서 탈북 약사 중 남한 약사면허를 취득한 비율은 저조하다. 2016년까지 약사 직종에 북한이탈주민 8명이 응시자격 인정 신청을 하여 그 중 4명이 인정을 받았으나, 약사국가시험 합격자는 단 1명뿐이다.10

　해방 이전 북한에는 평양의학전문학교와 함흥의학전문학교가 있었고, 해방 이후 1948년 의학대학으로 확대개편 하였으며, 1948년 청진의과대학이 새로 설립되었다. 또한, 의학대학 내 의학부는 의학과, 약학과 및 구강학과로 구성되었다(박윤재, 1998). 그러나, 무상치료제를 전면적으로 실행하기 위해 필요한 인력 수만큼 보건일군을 양성하기에 의학대학은 턱없이 부족하였다. 이런 문제를 해결하기 위해 3년 동안 전국에 의학대학 13개를 신설·확장하여 상등 보건일군을 대량 양성하게 된다. 또한, 중등 보건일군도 동일한 목적을 위해 의학전문학교를 각 도마다 1개 이상씩 설립하였다. 북한에서는 양성기관을 통해 배출된 보건일군은 개인의 자율에 의해 직장을 선택할 수 없고 국가가 개입하여 임용·배치를 진행한다(이혜경, 2014). 북한의 약학교육기관은 1969년에 설립된 함흥약학대학 1개와 평양 및 9개 도에 위치한 의과대학 내 약학부 과정 10개를 합하여 총 11개가 있다(표 1). 남한과 달리 북한은 약사국가시험을 통한 약사면허증 취득 방식이 아니라, 공인된 약학대학 교육위원회에서 주관한 졸업시험을 통과하여 졸업증을 취득하면 약제사 자격을 준다(이혜경, 2015).

　남북한은 약학대학의 양성기간뿐만 아니라 교육과정(curriculum)에도 차이가 존재한다. 현재 정확한 북한의 교육내용에 대해 알려진 바가 없고, 탈북 약사에 의해 4년제 교육과정을 비교한 자료만 존재한다. 또한, 북한은 교육받은 지역 내에서만 임용·배치되어 근무하게 되고 전국적으로 통일된 국가면허시험이 아닌 졸업시험제도로 약제사 자격이 인정되므로 각 지역의 교육 수준·역량의 차이 및 표준화 과정에 대한 자료가 없다(이혜경, 2015). 실제 이미

9 2016년 북한이탈주민 거주지 정착지원 매뉴얼
10 헬스코커스, 2017.02.24.
　URL: http//www.healthfocus.co.kr/news/articleView.html?idxno=68761

표 1 북한 약학대학의 종류 및 양성 기간

구분	직종	교육기관	양성기간
상등 보건일군	약제사	10개 의학대학 약학부 (평양, 각 도)	5년[11]
		함흥약학대학	5년
중등 보건일군	준약제사	고등의학전문학교(각 도)	3년, 4년 (1990년 이전)
	조제사	의학전문학교	2년 6개월 (1990년 이전)

자료원: 이혜경, 2015

북한의 여러 부문에서 평양과 평양 이외 지역 간 격차가 심각한 것으로 조사된 바 있다. 따라서, 앞으로 교류를 통해 북한의 정확한 교육 및 역량 수준을 파악하여 남북한 표준화를 위한 단계적 통합이 필요하다.

3. 북한 의료기관 약사의 업무

북한의 의료기관 내 약국 조제실에는 약제사와 조제사가 함께 근무하고 있으나, 교육기관과 교육 기간에 따라서 직무를 엄격하고 철저하게 구분하고 있다. 약제사는 의약품의 조제(粗製)와 제제(製劑)를 모두 수행할 수 있으나, 조제사는 조제만 가능하다는 차이점이 있다(표 2)(이혜경, 2014). 또한, 약제사의 경우 대부분 대형 병원에서 조제 감독과 연구 업무를 담당하지만, 조제사는 소형 병원에서 조제업무나 인민약국에서 가정상비약 판매 업무를 담당한다(이혜경, 2015).

표 2 약제사와 조제사 역할의 차이점[12]

업무 영역	약제사	준약제사	조제사
1. 의약품 조제(粗製) 업무	O	O	O
2. 병원 원내 제제(製劑) 업무			
1) 피하 및 근육주사용 제형	O	O	X
2) 전매주사용 제형	O	X	X

자료원: 이혜경, 2014

---

11 고급중학교에서 대학교로 바로 진학하면 정규과정은 5년이지만, 10년 동안 군대 제대 후 약대에 진학한 학생들은 예비학과 1년 공부 후 정규과정으로 진학할 수 있다.

Ⅲ. 의약품 관리체계

1. 의약품 제조

1) 의약품 생산

북한 『의약품관리법 제9조』 의약품 생산에 의하면 '의료약, 예방약 같은 것을 보장하는 중요한 사업'이라고 명시하고 있다. 또한, 국가계획기관과 중앙화학공업지도기관 등의 해당 기관들은 의약품에 대한 수요를 정확히 타산하여 의약품 생산계획을 세우고 그것을 어김없이 실행하도록 규정하고 있다 (김진숙a, 2012).

(1) 의약품 생산 체계

북한에서 의약품 생산은 『의약품관리법 제9조』에 따라서 국가계획기관과 중앙화학공업지도기관, 중앙보건지도기관, 지방정권기관, 해당 기관 등에서 관장하고 있는데, 국가계획기관은 내각의 국가계획위원회이며, 중앙화학공업지도기관은 화학공업성, 중앙보건지도기관은 보건성에 해당한다(김진숙, 2012). 2009년 WHO 자료에 따르면, 보건성 산하 제약공업관리국은 신약 생산을 담당하고 국영제약공장의 생산계획 및 생산의약품 결정 등의 업무를 주관하며, 정성, 평양, 순천, 흥남제약공장, 신의주마이신공장 등의 제약공장을 관장한다. 반면, 고려약 생산 관리는 보건성 산하 고려약생산관리국이 담당하고 있다(신희영, 2017). 북한은 '의약품 생산의 계획화'에 따라 '대안의 사업체계'로 중앙에서 내려주는 공급체계를 갖추고 있었으나, 경제상황이 악화되자 중앙 공급에만 의존하지 않고 지방에서 자체적으로 생산하여 수요를 해결하는 방식으로 변화되었다(김진숙, 2012).

(2) 의약품 제조 · 품질관리 기준

북한 『의약품관리법 제13조』에 의하면 북한의 의약품은 '북한의 약전과 의약품 규격에 맞게 생산'하도록 되어있어 약전을 구비하고 있다는 것을 알 수 있다. 북한은 '조선약전' 제1판이 1958년에 출간되었고, 2018년 제8판까지 발간되었다.[13] '조선약전'을 근거로 북한은 북한산 의약품뿐만 아니라 수입약

---

12 의약뉴스, 2015.09.18. URL: http://www.newsmp.com/news/articleView.html?idxno=141534

품의 검정사업에 대한 근거를 갖게 되었다(김진숙a, 2012). 또한, 북한은 2016
년 10월《북한 약전해설서》를 집필하였다. 조선중앙통신의 보도에 따르면 약
전해설서가 편찬되어 의약품의 국산화 비중을 훨씬 높일 수 있고 새로운 의
약품을 더 빨리 연구·개발할 수 있는 조건을 갖추게 되었다고 이 책에 대해
설명하였다.[14] 함흥화학공업종합대학 약학대학, 평양의학대학, 국가의약품검
정원 등 여러 단위의 교원, 연구사, 약제사들이 10여 년 동안 집필해왔고, 북
한과 세계에서 널리 사용 중인 880여 종의 의약품에 대해 서술하고 있다(유기
연, 2017). 남한도 안전하고 유효한 품질이 확보된 의약품을 공급하기 위해
1958년 약전[15]이 제정된 이후 5년마다 전면개정되어 2019년 11월 현재 12개
정이 고시되었다.[16] 현재 전 세계 공통된 약전은 없으며, 각 국가별로 해당 국
가의 실정에 맞는 약전을 제정하여 사용하고 있다. 그러나, 안전한 의약품을
생산하기 위해서는 '약전' 이외에도 '우수의약품제조관리기준(GMP, Good
Manufacturing Practice)'을 적용해야 한다. 그러나, 북한 제약공장들이 GMP 기
준을 준수하여 의약품을 생산하기 위해서는 대규모의 시설 투자가 필요한데,
경제사정이 열악한 북한에 이를 단시간 내에 도입하기란 현실적으로 어렵다
(김진숙a, 2012). 북한에서는『의약품관리법 제10조』에서 생산허가를 받은 기
관 등에서만 약제사 같은 기술 자격을 가진 의약품생산기술일군이 의약품생
산을 하도록 명확히 규정하고 있으나,『제12조』에서 '의료예방기관에서도 자
기 기관에서 사용할 의약품을 생산할 수 있음'을 명시하고 있다. 그러나, 모든
곳에서 의약품을 생산할 수 있도록 보장은 하고 있지만, 생산에 필요한 구체
적인 시설기준의 준수에 관해서는 규정하지 않아 GMP에 근거한 의약품을 생
산하지 않는다는 것을 알 수 있다(김진숙, 2012).
　　남한은 의약품의 품질 향상을 위해 GMP를 도입하였다. 약사법 시행규칙
에서 규정한 GMP란 의약품의 제조업 및 소분업이 원료의 입고부터 제품의
출하까지 제조공정 전반에 걸쳐 완제 및 원료의약품에 대해서 우수한 품질이

13 통일부 북한자료센터 URL: https://unibook.unikorea.go.kr/
14 2016.10.24. 통일뉴스(http://www.tongilnews.com)
15 남한의 약전은「약사법」제51조에 근거하여 의약품에 대한 제법(製法), 성상(性狀), 성능. 품질
　　및 저장방법의 적정을 기하기 위하여 정해진 기준서(基準書)이다.
16 식약처 의약품안전나라 의약품통합정보시스템 URL: https://nedrug.mfds.go.kr/

확보될 수 있도록 시설 설비 등을 갖추기 위해 준수해야 할 기준을 말한다. 그러나, 남한도 1977년 규정을 마련하였지만 1985년에야 비로소 3개 업소만이 GMP 적격업체로 지정되는 등 적용이 쉽지 않았다. 그 후 1995년까지 188개 업소가 지정됨으로써 남한 내 불량의약품이 사라지고 제약수준이 선진국 수준으로 향상되어 수출도 증가하게 되는 계기가 되었다(주승재, 2014). 또한, 2008년 「새GMP」를 도입하여 품목별 사전 GMP 및 제조공정 밸리데이션 등 선진 GMP제도를 대거 채택하여 성장해왔다(김정연, 2013). 그 결과 남한은 2014년 7월 의약품실사상호협력기구(PIC/S)[17]에 가입하게 되었다. 이는 남한의 의약품 품질 및 제조소에 대한 운영 기준이 세계적인 수준임을 국제적으로 인정받은 것이며, 남한에서 제조한 의약품이 국제적 기준(GMP)에 따라 생산·관리함으로써 국제수준의 품질이 확보됨을 의미한다. 현재 의약품 수출 시 PIC/S 가입여부는 중요한 기본 요소이다. PIC/S에 가입한 이후 남한의 식약처는 의약품 제조단계에서 '품질 위해(危害) 최소화'를 위해 전체 의약품 제조소를 대상으로 3년마다 현장감시를 실시하고 부적합 시 업무정지, 개수명령 등을 조치하고 있다. 이후 식약처는 2016년 11월 '국제의약품규제조화위원회(ICH)[18]'에 정식 회원국으로 가입하여 남한의 의약품 분야 규제행정이 선진 수준임을 국제적으로 공인받은 바 있다.

(3) 의약품 생산 실태

북한은 경제상황이 열악하여 우수한 품질 확보 보다는 양적 생산 확대에만 초점을 맞춰왔다. 따라서, 의약품의 안전과 품질관리에 관한 정책이 북한에는 없었다(김진숙, 2012). 열악한 생산 현황을 단적으로 보여주는 사례가 다

---

17 의약품실사상호협력기구(PIC/S, Pharmaceutical Inspection Co-operation Scheme)는 의약품 제조 및 품질관리 기준(GMP, Good Manufacturing Practice)의 국제 조화를 주도하는 유일한 국제 협의체로 1995년에 설립되었으며, 본부는 스위스 제네바에 위치하고 있다. PIC/S는 GMP의 국제조화 및 GMP 실태조사 시스템의 질적 향상을 목적으로 설립되었다. 주요 활동으로는 GMP 실태조사 기초정보의 상호 교류, GMP 규정 국제조화 및 각종 가이드라인 발간, GMP 조사관 교육 및 정기회의(연 2회) 등이 있고, 현재 미국, 유럽 등 총 46개국 49개 기관이 PIC/S에 가입되어 있다(출처: 식약처 홈페이지).

18 국제의약품규제조화위원회(ICH: International Council on Harmonisation of Technical Requirements for Pharmaceuticals for Human Use)는 미국, 유럽, 일본 규제당국 등으로 1990년 구성·설립되어, 의약품 분야의 품질, 안전성, 유효성에 대한 가이드라인을 제정하는 등 국제 의약품 관련 규제 수준을 주도하는 국제 협의체이다.
(출처: 식약처 홈페이지 URL: http://www.mfds.go.kr/index.do?mid=1718)

음에 소개할 의료기관 내 기초 수액제 생산이다.

2002년 우리민족서로돕기운동본부가 방북 당시 수인성 전염병 환자들을 위해서 꼭 필요한 기초수액제를 생산할 수 있는 공장이 북한 내에 한 곳도 없었다. 따라서, 대부분의 병원에서 비무균적으로 수액제를 제조하여 의료사고가 빈번하게 발생하였다. 이렇게 생산된 수액제는 멸균 적합성 여부를 확인하기 위해 토끼에 먼저 투여 후 그 이상 여부를 확인한 다음 환자에게 투여하는 방법을 사용했다(손종도, 2011). 또한, 탈북 약사의 증언에 따르면 토끼 사육장이 없던 의료기관에서는 약국 직원 3명에게 소량을 정맥주사하고 6~7시간 동안 이상이 없으면 환자에게 투약했다고 한다(김진숙, 2012). 탈북 한의사도 수액 원료의 부족 및 전기 공급의 불안정으로 수액제가 절대적으로 부족했다고 언급했다. 병원에서 사용하는 수액제 약병은 계속 재활용하여 반복적으로 사용하고 있었으며, 이 용기(用器)마저 부족하여 의사들에게 할당제로 빈맥주병을 구입해오게 하였고, 이로 인한 감염이 자주 발생했다고 실상을 보고한 바 있다(석영환, 2006).

이러한 생산 실태에 관해 2008년 WHO와 같은 국제기구들도 북한의 의약품 생산과정의 안전성 미확보에 대해 우려를 표명하였다. 평양백신공장을 포함한 주사제 제약공장을 둘러본 결과, 매우 낡은 건물 상태, 수동적인 앰플 충진, 청정 구역의 미구획화, 환기 시스템 및 발효기 부재, 비무균상태에서 원료 혼합, 포장용기의 소독 조건에 대한 기준 부재, 생산된 의약품에서 육안상 부유물 발견 등이 목격되었다. 또한, 생산일군들은 최신 GMP 설비에 대해 무지했고, 이해도가 낮아 2주간의 해외 제약공장 견학을 권고하였다. 이러한 사례들은 제대로 된 시설에서 생산되지 못한 의약품이 북한 주민에게 위해를 가할 수 있음을 시사한다(김진숙a, 2012). 2005년 발행한 '조선약학[19]'에서 북한은 GMP를 북한 실정에 맞게 정확히 설정하고 철저히 집행하기 위해 여러 가지 노력을 기울이고 있다고 밝힌 바 있다. 이러한 노력의 일환으로 2007년 '남포어린이제약공장 개건 대상 계획제안서'를 WHO에 제출하여 275만 유로 지원을 요청하였으나, GMP 개념이 없던 1950~1960년대에 건

---

19 조선약학(평양: 의학과학출판사) : 북한의 약학 분야의 연구논문, 사설, 연구 성과와 경험 등을 포함한 약학 분야의 저널로 분기별(연간 4회)로 출간하는 연구집이다(유기연, 2017).

설된 공장이므로 결국 재보수보다는 새로 건설할 것을 권고받았다(김진숙, 2012). 평스제약합영회사(이하 평스회사)는 북한 평양제약공장과 스위스 '파라젤수스 그룹'이 합작해 10여 년 전 만든 회사이다. 이 회사는 국제적십자사연맹(IFRC, International Federation of Red Cross)이 진행하는 구호현장에서 사용할 의약품 중 항생제 cotrimoxazole과 진통제 paracetamol kit(성인용, 소아용) 생산부문의 공개 입찰에 참여하여 2007년 공급계약을 체결하였다. 당시 WHO의 국제적인 GMP 기준 충족을 위해서 평스회사는 정수시스템과 미생물 실험실에 필요한 장비들이 필요했다. 그러나, 국제사회가 북한과의 수출입을 금지시켜 해당 장비 확보에 어려움을 겪다가 중국업체의 도움으로 간신히 설치하였다(펠릭스 아브트, 2015). 이 사례를 통해서 2007년까지 대부분의 북한 제약공장들이 제대로 된 정수시스템과 미생물 실험실에 필요한 장비들을 구비하지 못했음을 알 수 있다. 의약품 포장 기준도 미비함을 알 수 있는 일화가 있다. 2007년 평스회사 사장이 직접 첫 외국 수출 전 최종 점검을 한 결과 박스 내에 약품설명서(insert paper)가 첨부되지 않았다는 사실을 확인하였다. 그 이유를 직원에게 물어보니 그 당시 북한 내 제약공장은 박스 포장에 약품설명서를 넣지 않는 것이 보편화되어 있어서 비용 절감을 위해 삽입하지 않았다고 답했다(펠릭스 아브트, 2015). 실제 북한에서 포장에 대한 『의약품관리법』을 살펴보면 의약품 포장에 대해 구체적으로 명시하지 않고 '정해진 대로'라는 표현으로 규정하고 있으며, 『제32조』에서는 의약품보관용기의 '회수리용률'을 높일 것을 명시하는 등 법규상으로도 안전 관리가 허술하다는 것을 파악할 수 있다. 보관용기 회수규정은 의약품의 안전성을 매우 위협하는 법조항이며 보관용기 조차 제대로 공급할 수 없는 북한의 현실을 반영한다. 현재 남한에서는 보관용기를 재활용하지 않는다.

2018년 1월 25일 김정은 위원장이 평양제약공장을 현지지도[20]한 내용이 보도되었다. 당시 김위원장은 제약공업부문에서 처음으로 의약품 생산 및 품질관리기준의 요구에 맞는 통합생산체계를 자체의 힘과 기술로 잘 구축해 놓았다고 만족을 표시했다고 한다.[21] 이 해당 보도내용을 통해 현재 북한 제약

---

[20] 현지지도 :김일성, 김정일, 김정은이 군대, 공장, 기업소, 협동농장, 기관, 학교 등의 현장에 직접 찾아가 행하는 특유의 정책지도 활동으로서의 통치방식을 뜻한다.
(북한정보포털. URL : http://nkinfo.unikorea.go.kr)

공장이 현대식 설비를 갖춰가고 있음을 추정해 볼 수 있으나, 국제적 GMP 기준에 적합한지 여부는 확인이 필요하다. 그런데, 2020년 2월 북한 보도자료에 의하면 정성제약종합공장을 현대적인 제약생산기지라고 소개하면서 2019년 이곳을 방문한 WHO 대표가 "이 공장의 GMP 수준이 세계적 수준"이라고 평가했다고 전하기도 했다.[22]

2) 의약품 제조 · 품질관리

남한의 의약품 제조업자는 품질로 인해 안전성 · 유효성의 문제가 없도록 의약품을 제조하여야 한다. 품질 목표 달성은 의약품 제조업소의 경영진의 책임이며, 이러한 목표 달성을 위하여 의약품의 제조 및 품질관리에 관해 제조 및 품질관리, 품질평가, 품질위험관리 등을 포함한 품질보증시스템을 마련하여 적절하게 시행하여야 한다. 남한의 식약처는 제조업자가 제출한 서류를 바탕으로 의약품의 개발단계에서의 임상시험계획 승인 심사와 허가신청시의 품질, 안전성 · 유효성 심사 및 허가 후의 재평가, 재심사 등을 통한 전주기 허가 · 심사로 안전한 의약품이 공급될 수 있도록 하고 있다.[23] 또한 2017년 1월부터 PIC/S 가입 이후 현장실사 체계로 개편하여 GMP 조사관이 제조소의 실태조사를 실시하여 GMP 적합여부를 평가·판단하고 있다.[24] 북한은 『의약품관리법 제17조』에서 의약품 검정을 바로 하는 것은 의약품의 질을 보장하고 의약품사고를 막는 데 필수적 요구라고 명시하고 있다. 또한, 『제20조』에서는 "의약품 검정은 북한 약전 또는 의약품 규격에 따라 하도록" 규정하고 있다. 종합해보면 제조업자가 자체적으로 품질보증시스템을 운영하는 남한과는 달리 북한은 국가에서 의약품의 품질을 검사하고 있다. 북한의 의약품 검정기관으로는 1960년 설립된 국가의약품검정원(NRA, National Regulatory Authority)[25]이 있고, 『의약품관리법 제21조』에 따라 의약품 허가 및 검정을 시행하는 '의

---

21 월간 북한 동향 2018년 1월호

22 SPN 서울평양뉴스 2020.02.24. (http://www.spnews.co.kr)

23 식약처 의약품 품목 허가 · 심사 절차의 이해 의약품가이드북 시리즈1, 2017.07

24 식품의약품안전처 URL : https://mfds.go.kr

25 국가의약품검정원 : 남한 식품의약품안전처에 해당한다고 볼 수 있다. 의약품 및 식품 등록 및 검정, 지방의약품 및 식품 생산공장에 대한 기술지원, 지방 제약공장에 대한 GMP 검사, 지방에서 생산된 신약품 샘플 및 수입약품 수집 및 검정 등의 업무를 수행한다(김진숙a, 2012).

뢰검정'과 지방 제약공장에 대한 GMP 검사와 기술을 지원하는 '검열검정'을
시행하고 있다(김진숙a, 2012).

(1) 의약품 품질 검사 실태

북한의 의약품 검사는 약전 또는 의약품 규격에 따라 제대로 제조되었는
지를 검사하는 '품질시험'에만 치중하여, 신약에 대한 평가 및 효능을 평가하
는 '유효성 시험'은 실시하지 않고 있다. 그러나, '품질 시험'조차 시약 부족
등으로 제대로 시행되지 못하고 있다(김진숙, 2012). 2009년 WHO의 북한
NRA 실사 보고서를 살펴보면, NRA에는 전문적인 역량을 갖춘 훈련된 GMP
검사관이 없고 WHO 기준에 맞지 않는 검사기준을 갖고 있기 때문에, 북한
NRA의 GMP 검사 결과를 신뢰할 수 없다고 보고하였다. 또한, HPLC[26] 등 검
사장비의 노후, 정제 용해기 미보유, 시약 부족 등으로 제기능을 못하고 있었
으며, 의약품 품질 개선을 위해서 검사관의 기능을 보강해야 하는 것이 아니
라 제약공장의 GMP 기준 적용이 시급하다고 WHO는 판단하였다(김진숙a,
2012). 2012년 WHO 보고서에 따르면 북한 NRA는 중앙 및 각 도마다 자체
Drug Testing Laboratory를 두고 있으며, 중앙에서 약 3,000~4,000개의 샘플
에 대해 매년 품질시험을 한다고 보고하였다(Kathleen, 2012). 중앙의약품관리
소에는 수입의약품의 검정을 위해서 자체 실험실(quality control laboratory)을
두고 있다. 그러나, 지방에서 생산된 의약품에 대한 검정은 진행하지 않고 있
으며, 고려약에 대한 검정은 군단위에서 자체적으로 실시하고 있다고 한다.
남한 및 국제기구에서 지원된 의약품들도 중앙의약품관리소를 통해 검사를
거쳐서 분배되는 방식을 취하고 있다(김진숙a, 2012). 북한에서 제일 처음
WHO로부터 GMP 기준 적합성을 인정받은 회사는 평스회사이다. WHO에 의
하면 이 공장에서는 2008 년 국제연합(UN, United Nations) 대북 제재 '금지목
록'에 등재된 품목의 시약이 의약품 생산에 꼭 필요하였으나, 세균학에서 매
개체로도 쓰일 수 있기 때문에 관련 시약의 조달에 어려움을 겪은 바 있다(김
진숙a, 2012). 이 회사는 또다시 2017년 12월 의약품 제조에 필요한 원료를 확
보하지 못해 국제기구와 신규 공급계약 미체결을 원인으로 폐쇄위기에 처했

26 고성능 액체크로마토그래피(HPLC, High Performance Liquid Chromatography)

다고 보도되기도 하였다.[27]

남한 정부는 2007년부터 2년간 '북한제약공장 의약품 생산협력(원료의약품지원)'에 대한 '정책사업'을 진행한 바 있으나, 정치 상황으로 2008년 중단되었다. 이 사업의 일환으로 실제 북한 의약품의 품질을 파악하기 위해서 2009년 2월 '북한 생산 의약품 품질검사'를 시행하였다. 북한 방문 당시 호텔과 기념품점 등에서 판매하는 거의 모든 의약품을 가져와 북한산 의약품의 품질검사를 남한에서 진행하였다. 그 결과, 당시 북한 내에서 유일하게 WHO의 GMP 기준에 적합한 설비를 갖추었던 평스회사의 cotrimoxazole에서 '함량부적합' 결과가 나왔다. 또한, 북한의 대표적인 제약공장인 순천제약공장의 penicillin G potassium은 질량 편차가 심했으며, 신의주마이신공장에서 생산되는 streptomycin 주사약은 무균시험 등에서 부적합한 결과가 나와 안전성이 우려되는 것으로 조사되었다(김진숙a, 2012).

2. 의약품 유통

1) 의약품 보관과 공급 체계

북한의 『의약품관리법 제28조』에 의약품 보관과 공급은 의약품의 질을 보존하고 손실을 막으며 그것을 수요자에게 보장하는 중요한 사업으로 명시하고 있다. 또한 의약품관리기관과 해당 기관, 기업소, 단체는 의약품을 책임적으로 보관하고 정확히 공급하여야 함을 규정하고 있다. 그리고 『제29조』에는 보관시설 준수 규정, 『제30조』에는 양과 질 보존의 의무규정을 두고 있다. 북한은 의약품공급 관리사업에서도 국가계획위원회의 통일적인 지도하에 '계획의 일원화, 세부화' 방침을 도입하기 위해 '대안의 사업체계[28]를 기반으로 한 의약품공급체계'를 수립하였고, 이에 따라 모든 의약품을 보건성에서 관리하여 각 병원에 공급하였다. 북한은 '제때 의약품을 공급하는 사람'을 애국자라고 강조하기도 하였다(김진숙a, 2012). 북한의 의약품공급체계는 먼저 북한산 의약품과 우방국가에서 수입된 의약품이 평양에 있는 중앙의약품관리소로 집

---

27 조선일보, 2017.12.09.
  URL: http://news.chosun.com/site/data/html_dir/2017/12/09/2017120900260.html
28 대안의 사업체계: 위에서 아래로 하달하는 공급방식

결되고, 전체적인 의약품 배정계획이 수립되면 그 계획에 의해서 중앙급 치료 예방기관과 각 도의 의약품관리소로 1차적으로 조달된다. 도 의약품관리소는 도 단위 치료예방기관과 시·군 의약품관리소[29]로 조달되고, 그 후 시·군 의약품관리소에서 각 시·군 단위 치료예방기관, 리 진료소, 산업병원으로 순차적으로 공급된다(김진숙, 2012). 또한, 일부는 병원뿐 아니라 인민약국[30] 및 의약품 매대(상점)로도 공급한다. 이 체계에 의해 중앙에서 의약품 공급과정을 체계적으로 감독·관리·통제할 수 있었다(이혜경, 2014). 그러나, 이 체계는 1990년대 초까지 제기능을 하였으나 수입약 공급중단 및 국내약 생산중단으로 의약품 공급이 악화되자 유통시스템이 마비되었다(이혜경, 2014). 이후 국제기구 등 외부에서 지원한 의약품은 중앙에서 공급하지만, 그 외 수요는 제약공장 이외에도 도·시·군 지역 의약품관리소와 지방 병원 등 모든 기관에서 자체생산한 의약품으로 충당하도록 정책을 변경하였다(김진숙a, 2012).

2) 의약품 보관과 공급 실태

2006년과 2008년 WHO에서 중앙과 도 단위 의약품관리소 5곳을 조사한 실사보고서에 따르면, 크게 보관조건과 운송수단이 문제점으로 지적되었다. 평양의 중앙의약품관리소와 원산 의약품관리소만 국제기구의 지원으로 온습도가 적절히 유지되는 저장조건을 갖추고 있었고, 그 외 3곳은 천장에서 물이 새고, 온습도계가 구비되지 않는 등 부적절하게 저장되고 있었다. 이로 인해 의약품 손실이 우려되고 실제 손실분이 많았다고 보고하였다. 또한, 도 단위 운송수단이 전체적으로 부족하여 군 단위까지 의약품 조달이 2~3개월씩 지연되었고, 원산 의약품관리소는 운송수단으로 자전거까지 동원하였다. 분기별로 중앙에서 도 단위 의약품관리소로 백신을 조달하고 이를 수령한 후 군 단위 의약품관리소로 매달 백신을 조달하는데 군 단위 관리소에 있는 태양열냉장고가 작동되지 않아 백신의 안전한 보관이 우려되는 상황이었다. 그리고,

29 의약품관리소: 지방의 10개 도와 1개 시에 각각 한 개의 의약품관리소가 있고, 그 아래 230개의 군의약품관리소가 있다(김진숙, 2012).
30 인민약국 : 2005년 발간한 '조선약학'에 따르면 의료기관들에 의약품과 의료기구를 공급해주고 인민들에게 대중의약품을 파는 기관임. 돈벌이를 위한 자본주의사회의 약국과는 근본적으로 다른 새로운 형태의 인민적인 약무기관으로 설명하고 있다(류국현, 2016).

직원 혼자 근무하던 중앙의약품관리소는 기본적인 저장수칙을 준수하지 않아 의약품의 보관상태 개선이 필요하다고 언급하였지만, 원산 의약품관리소는 의약품을 일목요연하게 분류 진열하는 등 보관상태가 양호했다고 평가하였다 (Kathleen, 2012). 2007년 UNICEF[31]가 자체적으로 진행한 평가에서 전체 의료기관의 30%가 3개월 이상 만성적으로 소아과 의약품이 채워지지 않았고, 구급산과(救急産科) 의약품도 전체 기관의 50%에서 부족한 것으로 나타났다. 그중에서도 마취제와 항생제 부족은 심각한 수준이었다. 2011년 국제 Amnesty[32] 보고서에 따르면 2001년 북한 이탈주민도 마취제가 없었기 때문에 손을 결박당한 후 맹장염 수술을 받았고, 환자들은 병원에서 진단 받은 후 장마당에서 항생제를 구해와야 했다고 한다(신희영, 2014).

2012년 WHO 보고서에 따르면 중앙의약품관리소에는 3개월분의 의약품이 비축되어 있고 도 단위 의약품관리소는 1개월분이 비축되어 있었으며, 조사자가 방문했던 병원에서는 분기별로 1~2회 응급 발주를 낸다고 보고하였다. 북한의 제약공업관리국 직원은 3세대 항생제, 지혈제, 수액제 등을 충분히 조달할 수 없고, 트럭 등 운송수단이 부족하여 의약품의 원활한 수송에 어려움이 있다고 토로했다고 한다. 따라서, 이전 WHO 실사 당시 운송문제가 아직도 해결되지 못했음을 추정할 수 있다. 또한, 일반적으로 공급되어야 할 제산제(예. ranitidine) 등 필수의약품이 공급되지 않았고, 만성질환에 사용되는 의약품(예. 당뇨병 치료제 glibenclamide 등)은 응급상황에서만 사용하는 것으로 추정되었다. 약사 인력은 모든 병원과 창고에서 업무를 하고 있었지만, 정부에 제출할 재고 수량을 파악하는 업무만 수행하였고, 처방전 검토나 의약품 소비량 분석 등의 업무는 하지 않는 것으로 나타났다(Kathleen, 2012).

3) 시대별 경제상황에 따른 북한 의약품 전달체계의 변화

남한은 의약품의 공급·유통 중 품질확보를 위하여 의약품 도매상이 갖추어야 할 시설과 관리기준 등을 정한 우수의약품 유통품질 관리기준(GSP, Good Supplying Practice)을 『의약품 등의 안전에 관한 규칙, 별표 6』에 규정하

---

31 유엔 아동 기금(UNICEF, United Nations Children's Fund)
32 국제 Amnesty : 전 세계 150개국 700만 명 이상의 지지자, 회원, 활동가로 구성되어 중대한 인권침해를 종식하기 위해 활동하는 세계적인 운동 조직

여 2002년부터 의무적으로 적용하고 있다.[33] 그러나, 북한은 1990년대부터 경제난이 악화되자 의약품공급체계가 마비되면서 각종 비공식적 경로로 의약품이 유통되는 상황이고, 심지어 개인이 무허가로 제조한 의약품을 장마당에서 구입한 주민들이 다수의 부작용을 겪고 있다. 북한의 장마당은 현재 시점에서 매우 중요한 의약품 유통체계의 한 축을 담당한다. 따라서 북한의 시대적 경제상황에 의해 장마당에서 출발하여 개인약국으로 변화되는 과정을 살펴보는 것은 북한의 보건의료체계를 이해하는 데 필요하다. 또한, 경제상황에 따른 북한 의약품 전달체계의 변화를 살펴본다면, 정상적으로 작동하지 못하고 있는 현재 북한의 보건의료체계를 십분 이해할 수 있을 것이다. 북한의 경제상황을 토대로 의약품 전달체계의 변화 과정을 살펴보기 위해서는 먼저 경제적 시대 구분이 필요하다. 주요 경제 정책인 2002년 7.1 경제관리개선정책과 2009년 화폐개혁을 기준으로 다음의 3가지 시기로 구분이 가능하다. 제1기 자생적 의약품 시장 발생기(1990~2002), 제2기 시장과 개인약국의 의약품 판매 혼재기(2003~2009), 제3기 의약품 개인약국 판매 확립기(2010~현재)이다(류국현, 2016). 이제부터 시대적으로 구분하여 의약품 전달체계에 대해 살펴보도록 하겠다.

(1) 제1기 자생적 의약품 시장 발생기(1990년~2002년)

경제난이 악화되자 국가중앙배급체계가 붕괴되면서 전국적으로 기존의 농민시장이 자생적인 시장으로 성장했다. 이렇게 건설된 시장을 정돈하기 위해서 2002년 7.1 경제관리개선조치[34]를 취하게 된다.

① 보건의료체계 상황

의약품 원자재의 공급 부족으로 제약공장 가동률도 20~30%로 감소되면서 의약품 생산에 큰 차질이 발생하였다. 따라서 의약품 공급체계도 붕괴되어 국영의약품공급시스템이 마비되었고, 의료기관에서 의약품을 구하지 못한 환

---

33 식약처 홈페이지 http://www.mfds.go.kr/index.do?mid=1714

34 7·1조치는 기존에 비합법적 영역이었던 시장을 종합시장이라는 이름으로 공식 제도화하여 북한 경제 내에 편입시켜 구조화하는 역할을 했다. 그래서, 주민들과 공장·기업소들은 국가에 정식으로 '장세' 및 '국가기업이익금'을 내고 종합시장에서 합법적으로 '매대장사' 및 상품판매를 할 수 있게 되었다.

자들은 자생적으로 시장을 통하여 의약품을 구입하게 되었다. 게다가, 경제난 악화로 보건일군과 제약공장 간부나 노동자들에게 배급과 임금수당도 지급하지 못했다. 이들에게 배급 등이 중단되자 의약품관리소·제약공장의 간부·보건일군·노동자들이 의료체제 및 공장 유지와 생존을 위해 병원과 제약공장의 의약품을 시장으로 전용(轉用)하게 되면서 의약품이 시장에 유통되게 되었다. 이로 인해 2000년 초반에는 시장과 개인 가정집에서 판매하는 약장사(이하 개인집약장사[35])가 출현하는 비공식적인 개인의약품 공급시스템이 형성되었다(류국현, 2016).

② 비공식적 의약품 유통경로

이 시기에는 의사들도 장사에 합류하여 중국의 조선족에게 물물교환 방식으로 중국의 의약품을 가져와서 의약품 도매를 시작하였다. 의약품은 대부분 의사의 친척·지인을 통해 중국 국경지역에서 내륙의 각 지역으로 유통되었다. 그러다가 2000년 이후 북한 내 생산량에 비해 의약품의 수요가 급증하자 본격적으로 중국 국경지역에서 의약품을 밀수하거나 화교들을 통해 중국의 의약품이 북한 내로 유통되게 되었다. 이러한 유통 증가에 따라서 시장뿐 아니라 상점이나 매점에서도 의약품의 판매가 이루어지게 되었다(류국현, 2016).

③ 시장을 통한 의약품 판매와 문제점

처음에 장마당에서 약초 장사가 주로 의약품을 판매했으나, 점점 잡화나 당과류 매대에서도 의약품을 판매하게 되었다. 그 후 의약품 도매를 통해 UN산, 북한산, 중국산 등 다양한 의약품이 유통되자 개인집약장사까지 등장했다. 의학적 지식이 없는 비전문적인 상인들이 의약품을 판매하고, 수공업 방식으로 만든 의약품이 유통되자 부작용을 경험한 사람들이 나타나는 등 관련 사고가 빈번하게 발생하기 시작했다(류국현, 2016). 북한이탈주민에 의하면 북한주민들이 의약품을 제조하는 방법은 중국 의약품, 국제기구 구호 의약품, 북한 내 제약공장에서 생산하는 의약품의 원료를 구매해 의약품 원료의 함량을 줄인 다음 부족한 함량은 전분과 밀가루 등을 섞어서 만들었다고 한다. 진

35 개인집약장사: 북한 의약품 판매의 비공식적인 유통시스템 중 하나. 개인 가정집에서 약장사를 하는 형태이며, 탈북자 포커스 심층면접에서 언급된 용어이다(류국현, 2016).

짜약과 똑같은 맛을 내기 위해 aspirin과 같이 신맛이 나는 약은 빙초산을 일정량 섞었으며, 마이신 등 쓴맛이 나는 약에는 구두약의 원료인 화학약품을 사용하고, 어린이용 의약품에는 단맛을 내기 위해 사카린을 섞어 제조했다고 한다(손희두, 2009).

(2) 제2기 시장과 개인약국의 의약품 판매 혼재기(2003~2009)

북한에서 집전화 및 휴대전화 사용이 증가하고 국제열차, 국영버스 등 교통 서비스가 발달함에 따라 시장화가 더욱 활성화 되었다. 이 시기에 개인자본을 많이 축적한 상인과 간부가 등장하면서 시장에 대한 통제가 불가능해지자 북한 당국은 2009년 화폐개혁[36]을 단행하여 개인 자본을 국가로 귀속시키려 하였지만, 오히려 매점 및 상점화를 가속화시키게 되었다(류국현, 2016).

① 개인약국의 등장

7·1 조치 이후 평양의 중심지인 중구시장 등에서 정부가 철저하게 의약품 판매를 통제하자, 2005년부터 평양에 개인약국[37]들이 생겨나기 시작하였다. 북한 주민들은 개인약국의 의약품 가격이 시장이나 개인집약장사보다 2~3배나 고가(高價)였지만 정품이므로 신뢰할 수 있어서 선호하였다. 주로 간부들이나 부유층이 개인약국을 이용하였고, 일반 북한주민들은 여전히 시장이나 개인집약장사에서 약을 구매하였다(류국현, 2016). 평스회사에서 개설한 개인약국인 '평스약국'의 운영형태를 살펴보면, 북한 시장에 개인약국을 개설하기 위해서 일종의 가맹점 형태로 운영한 것을 알 수 있다. 즉 '평스회사'는 상가에 임대료를 내지 않지만 1년 또는 2년 동안 운영한 이후 약국을 상가에 넘겨주는 방식이었다. 그 대신 새로 넘겨받은 약국 경영자는 '평스회사'에서 공급해 주는 약품만 판매한다는 조건으로 계약을 했다고 한다. 운영자금이 부족했던 '평스회사'는 개인약국을 직접 운영하게 되면 도매 15%와 소매 43%

---

36 화폐개혁은 신·구 화폐를 1:100 비율로 교환하는 화폐교환 조치이다. 이를 통해 중앙집중적 계획경제를 강화하고 종합시장도 축소·철폐하려는 시도를 했다. 그러나, 이미 국민 가계경제 및 국가의 재정수입조차 많은 부분이 시장의 토대위에서 성취되는 경제현실이기 때문에 실시 2개월 만에 실패로 끝났다(2017, 북한이해).

37 북한에서 개인 소유의 '개인약국'은 존재할 수 없다. '개인약국'이란 국영약국과 대비되는 개념으로서, 실제 중앙의약품관리소나 제약공장, 국영병원, 국가 기관 등이 소유한 약국으로 등록되어 있고, 약국에 자금을 투자한 후 개인 소유처럼 운영하여 얻게 된 운영이익금 중 일정 비용을 국가에 내는 운영 허가권을 받아서 약국을 개설한 것이다(엄주현, 2018).

마진 모두를 확보할 수 있는 상황이었다. 따라서, 2006년부터 회사 직영으로 북새거리에 모란봉약국을 개설한 후 점차 개인약국을 9개까지 설립하게 되었다(펠릭스 아브트, 2015).

② 의약품 유통경로

이 시기 의약품은 주로 시장, 국영약국, 개인약국, 상점이나 개인집약장사를 통해 구입할 수 있었으며, 발달한 교통과 통신을 활용하여 교통의 요지 중심으로 전국적인 도매지가 형성되었다. 제약공장·병원·중앙의약품관리소가 존재하는 평양, 전국적인 물품의 도매지인 평성, 제약공장이 존재하는 함흥, 신의주, 순천 등이 대표적이다. 이 도매 지역에 의약품이 집결된 후 전국 각지로 유통되거나, 또는 도매업자들에 의해 각 지역으로 유통되었다. 또한, 국제 열차를 이용해 북경에 파견된 북한 외교관 가족들이 의약품을 평양으로 유통시키기도 하였다. 게다가, 북한 의사들도 본인 병원 근무지 근처 개인집약장사와 담합하여 의약품을 판매하는 방식으로 생계를 유지했다(류국현, 2016).

③ 돈주와 제약공장 현황

2000년대 이후 북한의 돈주[38]가 돈을 합작·투자하여 중국 제약공장의 노후된 설비를 들여와서 새롭게 제약공장의 개건사업을 진행하였다. 그러나, 북한의 총체적인 경제난 때문에 신약보다는 고려약을 주로 제조하였다. 돈주 투자로 생산한 의약품은 도매를 통해 각 지역으로 유통시켜 이윤을 창출하였다(류국현, 2016). 2004년부터 북한 보건성의 요청으로 WHO는 북한 제약공장이 GMP 설비를 갖춘 뒤 필수의약품을 생산할 수 있도록 기술지원 사업을 진행하였다. 남한 민간단체들 중 우리민족서로돕기운동본부가 2003년부터 정성제약종합공장[39] 건설을 시작하였다. 이후 대동강제약공장, 김일성종합대학항생

----

[38] 돈주는 상당한 규모의 화폐자산(주로 달러·위안화 등 외화)을 보유한 사람으로서, 시장화 현상이 확산됨에도 불구하고 제도적인 상업금융 시스템이 구축되지 않음을 이용해 실물경제 활동에 필요한 사본을 내줄·융통해 무고 이사수익을 획득하는 '북한산 화폐사산가'라 일 수 있나(2017, 북한이해).

[39] 정성제약종합공장: 2015년 주간북한동향(제1276호 2015-09-26)에 따르면 수액공장을 연간 1,000만개 생산능력을 가진 수액약품 생산기지로 확장하고 수지주머니 성형으로부터 주입, 접합, 적재, 멸균, 포장에 이르기까지의 모든 생산공정을 자동화, 흐름선화하는 성과를 이룩하였다고 보고한 바 있다.
(북한정보포털, URL: http://nkinfo.unikorea.go.kr /nkp/trend/viewTrend.do)

제공장, 어린이영양관리연구소 제약생산시설을 지원하여 제약공장을 신설하거나 시설의 현대화를 추진할 수 있었다. 이 시기에 합영법40을 적용시켜 나진제약공장과 펑스회사가 설립되기도 하였다(엄주현, 2018).

④ 비공식적 의약품 공급체계의 문제점

북한 주민들은 병원에는 약이 없기 때문에 큰 병이 아니면 병원에 가지 않았다. 의사의 진료 없이 자가 판단으로 비공식적인 유통경로로 비전문적인 약장사에게 의약품을 구입하는 행태가 만연되자, 불량의약품에 의한 장파열이나 의약품의 오남용 문제가 발생하기 시작했다. 이런 이유로 북한 주민들은 퇴직한 의사나 약제사 출신이 운영하는 개인집약장사를 선호하게 되었다(류국현, 2016).

(3) 제3기 의약품 개인약국 판매 확립기(2010년~현재)

북한은 2012년 6.28 신경제관리조치를 취하여 기업의 자율성과 이윤 추구를 보장하고, 외자를 유치하여 경제특구를 개발하는 등 다양한 경제 개혁들을 시도하고 있다. 또한, 2013년 합법적으로 의사의 치료행위가 지표별로 수가화 되었다. 예를 들어 초음파 촬영의 수가는 담배 한 갑에 해당하는 북한돈 1,500~3,000원으로 책정되었다(류국현, 2016).

① 개인약국 판매의 활성화

이 시기는 개인약국 판매의 확립기로 분류할 수 있다. 2012년 WHO에서 조사한 바에 따르면 평양시내에 개인약국 60개가 있다고 보고하였다(Kathleen, 2012). 그 이후 2016년까지 구글지도를 통해 살펴본 개인약국은 평양에만 중구역 29개, 평천구역 31개, 보통강 구역 28개로 그 숫자가 증가하였고, 북한주민들이 개인약국에서 의약품을 사는 비율도 증가한 것으로 조사되었다(류국현, 2016).

② 제약공장 상황

이 시기 자산이 100억원대에 이르는 돈주는 100명 정도에 이르렀고, 신흥 돈주들은 합작 투자로 제약공장을 약 25개까지 신설하였다. 돈주가 투자

---

40 합영법 : 외국인이 대주주가 되어 북한에 공장을 설립할 수 있는 법

한 제약공장에서 생산된 의약품은 대형 의약품 도매업자들에게 판매하여 중간 도매상을 거친 후 시장, 개인집약장사, 개인약국, 상점으로 유통되어 소비자에게 전달된다. 현재 제약공장과 차량 소유 돈주들이 모여서 후방사업(광산, 어업, 농토산물 등)을 진행하여 막대한 이윤을 창출하고 있다(류국현, 2016). 그런데, 최근 북한 보건의료체계 동향 중 주목할 만한 점은 병원·제약공장·연구기관에 대한 현대화 작업을 최고지도자인 김정은 위원장이 직접 챙긴다는 점이다. 김위원장이 의료품 생산 공장을 직접 현장 방문하는 등 정권 차원에서 제약산업을 추진하고 있다(신희영, 2016). 북한산 의약품 중 국영공장 생산품은 개건된 제약공장 의약품보다 종류가 적고 품질이 저하되었으며 중앙의약품관리소를 통해 국정 가격으로 공급된다. 반대로 개건된 제약공장 생산품은 개인 유통업자에 의해 시장을 통해 유통된다. 따라서 북한 돈주들은 계획 단계부터 의약품의 70~80%를 개인 유통업자 판매용으로 생산하고, 수익이 나지 않는 국영시스템으로는 유통하지 않는다. 그 외 UN 구호 의약품과 중국산은 화교나 외화벌이회사를 통하여 북한 내로 유입되고 역시 개인 유통업자에 의해서 각 지역에 있는 개인약국으로 유통된다. 개인 유통업자를 통한 유통망은 사회주의제도 하에서는 비공식적인 경로만 가능하므로 당 간부 등 특권계층 사이에 성행하고 있다(류국현, 2016). 대북지원 중인 해외동포에 의하면 2017년에도 국영의약품공급시스템은 거의 없고 개인 유통망과 개인약국을 통해 의약품이 공급되고 있다고 한다. 그러나, 북한은 2014년부터 실시중인 사회주의 기업책임관리제와 연계하여 2015년부터는 시 산하의 의약품유통회사를 설립하여 개인약국들을 관리하기 시작하는 등 사회주의 제도를 유지하려는 시도들을 지속적으로 하고 있다(엄주현, 2018). 2016년 유엔의 세관통계 데이터베이스 '유엔 컴트레이드(UN Comtrade)' 분석 자료에 따르면, 북한은 2011년부터 2015년까지 의료용품을 수입한 37개 국가 중 중국이 전체 수입액의 약 68.2%를 차지할 정도로 그 비중이 높았고, 이중 91.5%가 의약품이었다(엄주현a, 2018). 그 후 2020년 3/4분기(9월 누계) 북한의 10대 대중 수입 품목 중 의약품은 9위로 전년 대비 16% 감소였고 수입액은 천 2백만 달러였다.[41]

---

41 한국무역협회 2020년 8호 KITA남북경협리포트_2020년 3/4분기 북중무역 동향 분석
(https://www.kita.net/cmmrcInfo/rsrchReprt/northTradeReprt/northTradeReprtList.do)

3. 의약품 이용

1) 의약품 이용 체계

북한『의약품관리법 제38조』에 의하면 의약품은 정해진 약국 또는 의약품 매대에서 판매할 수 있으며, 이 경우 중앙보건지도기관이 정한 일반판매지표 또는 치료예방기관이 발급한 처방전에 따라 판매하는 것으로 규정되어 있다. 또한『제41조』에서도 공민[42]은 대중의약품[43]을 설명서에 따라 이용할 수 있으나 대중의약품이 아닌 다른 의약품을 이용할 경우에는 의사의 지시에 따르도록 규정하고 있어, 대중의약품 이외의 의약품은 의사의 처방전에 따라 사용하도록 하고 있다. 2012년 WHO 보고서에 따르면 북한의 대중의약품은 필수의약품 18~25개와 고려약 60여 개로 구성되어 있다고 한다(Kathleen, 2012). 남한에서 약사가 취급하는 의약품을 분류하면 의사의 처방전에 의해 조제·판매가 가능한 전문의약품[44]과 약국에서 포장단위로 판매하는 일반의약품[45]으로 나눌 수 있다. 남한은 현재 소화제, 진통제 등 일부 일반의약품은 편의점이나 수퍼에서 판매하고 있다.

북한은 의약품 공급이 마비되자 의약품 생산을 제약공장뿐 아니라 생산이 가능한 '모든 곳'으로 다변화하면서 고려약을 주로 생산하도록 하는 자력갱생을 장려하였고, 환자 치료에 필요한 의약품의 80%를 자체 생산한 고려약으로 수요를 맞추고 있다(김진숙a, 2012). 필수의약품으로 대표되는 신약은 대부분 외부 지원에 의존하고 있고, 재원의 한계 때문에 국제기구와 북한의 합

---

[42] 공민: 1948년 헌법의 가족관계 조항 이후 가족법 등에서 법인에 대응하는 개인의 지위를 '국민'에 해당하는 법적 개념인 '공민'으로 일관되게 다루고 있다. 이에 따르면 북한가족법상 가족관계의 당사자로서의 개인은 통치관계가 반영된 공민으로서의 지위를 가진다(김영규, 2015).

[43] 대중의약품: 인민들이 가정에서 필요한 경우에 제때에 쓸 수 있는 의약품을 말한다. '상비약품'은 병원에서 인민들에 대한 질병치료를 위하여 반드시 갖추어놓고 있어야 할 의약품을 말한다(김진숙, 2012).

[44] 약사법 제2조 10항: "전문의약품"이란 일반의약품이 아닌 의약품을 말한다.

[45] 약사법 제2조 9항: "일반의약품"이란 다음 각 목의 어느 하나에 해당하는 것으로서 보건복지부장관과 협의하여 식품의약품안전처장이 정하여 고시하는 기준에 해당하는 의약품을 말한다. 가. 오용·남용될 우려가 적고, 의사나 치과의사의 처방 없이 사용하더라도 안전성 및 유효성을 기대할 수 있는 의약품 나. 질병 치료를 위하여 의사나 치과의사의 전문지식이 없어도 사용할 수 있는 의약품 다. 의약품의 제형(劑型)과 약리작용상 인체에 미치는 부작용이 비교적 적은 의약품

의 하에 어린이와 모성사망의 주요 치료제만 우선 지원하는 최소한의 필수의
약품 kit[46]를 제공하고 있다(김진숙, 2012). 2012년 WHO 보고서에 따르면 국
제기구 원조(주로 UNICEF와 국제적십자사연맹)에 의해 필수의약품의 70%를 평
양 이외의 지역에 공급하고 있으나, 이는 북한 필요량의 50% 미만에 불과할
것으로 추산하고 있다(Kathleen, 2012). 결국 북한은 '고려약에 의한 자력갱생
장려 정책'과 '신약의 외부 의존'으로 의약품을 이용하고 있다고 볼 수 있다
(김진숙, 2012).

2) 의약품 이용 실태

(1) 의약품 소비량

2012년 WHO 조사 자료에 의하면 북한 당국이 조사 당시 최근 1년간의
의약품 소비량 정보를 제공하지 않아 정확히 파악할 수는 없었지만, 2008년
WHO 권장 소비량인 1인당 연간 1달러 미만일 것으로 추정하였다. 또한 과
거 3년간의 평균 소비량을 기반으로 하여 의약품 구입을 하고 있으나, 만성적
인 의약품 부족 상태에서 산출되었으므로 필요량에 훨씬 미달할 것으로 보았
다. 참고로 2008년 남한의 1인당 연간 의약품 판매액은 237달러이고,[47] 2018
년 기준으로는 426.6달러이다.[48] 2005년 WHO는 의약품관리소의 유통 능력
향상과 적정 의약품 사용에 대한 훈련을 위해 전자물류재고관리시스템(LMIS,
logistic drug management inventory system) 구축을 위한 교육을 시행한 바 있다
고 밝힌 바 있다(김진숙, 2012). 그러나, 2012년 WHO 조사자가 방문 당시 북
한은 중앙과 지방 모두에 LMIS가 있었으나 ABC 분석[49]과 같은 소비량 분석

---

46 필수의약품 Kit : 25개 필수의약품으로 구성되어 있고 인구 4천명을 3개월간 진료할 수 있는 분
   량을 함유. 분기별로 모든 의료기관에 리단위 1개 kit, 군단위 3개 kit 지원됨. Aspirin, Tylenol,
   항생제, 살균제, 구충제, 진해제, 소독약, 국소마취제, 1회용 주사기, 밴드, 반창고, 거즈, 솜, 경
   구용탈수방지제(ORS), 종합비타민, 빈혈치료제 등 25종, 한 kit당 2006년 기준 249.11달러임
   (WHO 평양사무소, "Concept paper on Scailing Down Procurement of Essential Medicine for
   D.P.R.K, 2006.10)(김진숙, 2012).

47 한국 보건사회연구원, 2008년 의약품 소비 및 판매통계조사, 2009.08

48 건강보험심사평가원, 2018년 기준 의약품 소비량 및 판매액 통계, 2019.11.30

49 ABC 분석: 1950년초 General Electric의 H.F.Dickie가 제안한 방법. 재고 품목수가 많은 경우
   재고 품목의 중요도에 따라 ABC 세 그룹으로 분류하여 차별적으로 관리함으로써 재고비용 및
   관리노력을 절감하고자 하는 기법(김성규, 2014)

을 시행하지 않는 것으로 조사되었다(Kathleen, 2012). 그런데, 2016년 5월 26
일자 북한동향을 살펴보면 의약품관리정보체계[50]를 개발하여, 의약품관리정
보를 통일적으로 관리하는 체계를 구축하였고, 의약품을 보관하고 있다가 필
요한 때에 내어주는 단순한 사업이 아니라고 명시하고 있다(유기연, 2017). 이
로써 2012년 WHO 점검 당시 문제점으로 지적되었던 의약품 소비량 분석을
체계적으로 관리하기 시작한 것으로 추정된다.

(2) 의료기관 내 조제실

북한 의료기관 조직은 병원장 아래 외래부원장, 기술부원장, 약국장, 경
리부원장 등이 보직을 맡고 있으며, 그 중 약국장은 조제실과 제제실 업무를
총괄 관리한다. 조제실과 제제실에는 각각 신약과 고려약 담당으로 분류되어
있다(이혜경, 2014). 제제실 중 신약제제실은 주사제, 비타민 등과 수술 후 필
요한 의약품 제제를 담당하며, 고려약제제실은 일반 환제, 산제, 과립제, 탕제
와 시럽제 등의 제제를 담당하고 있다. 의료기관 원내제제 종류에는 수술에
필요한 주사약 이외에 환약 약 20~30여 종이 있고, 항생제는 제약공장에서
생산된 의약품을 공급받아 사용하고 있다(손희두, 2009).

(3) 북한의 필수의약품

WHO는 북한과 2012년 필수의약품 목록을 재정비할 계획이라고 밝힌
바 있다. 2011년 WHO가 조사할 당시 북한이 공유한 2011년 초안 버전에는
여러 의약품이 성분명이 아닌 상품명으로 작성되었으며, 다음과 같은 철자와
분류에 오류가 있었다(표 3)(Kathleen, 2012) 2002년 북한에서 발행된 《임상신
약물사전》에 등록된 의약품 중 북한에서 정한 필수의약품은 209종, WHO가
정한 필수의약품은 237종으로 둘 사이에 다수의 의약품이 중복되었다. 그 후
2011년 발행한 《약품리용편람》[51]에는 작용 특성에 따라 99개의 장으로 구성

---

50 의약품관리정보체계는 중앙으로부터 시·군에 이르기까지 의약품을 취급하는 모든 단위들에서
   의약품의 통일적인 관리를 실현하며 지역별 질병상황에 따르는 의약품소요량확정 등 의약품관
   리정보를 수집 및 보관하고 분석·이용하는 체계이다.

51 약품리용편람: '의약품을 과학적으로 쓰려면 그 약품의 조성, 성질, 약리작용, 특징, 배합금기,
   식품, 먹는 물과의 호상작용관계에 이르기까지 구체적으로 알아야 한다'라는 김정일 위원장의
   지적에 따라 보건일군뿐 아니라 모든 사람들이 약을 과학적으로 옳게 쓰는 데 조금이라도 도움
   을 주기 위해서 만든 책이라고 편집부는 밝히고 있다(의학과학출판사, 2011년 발행).

표 3 2011년 북한 필수의약품 초안 버전의 오류 사례

철자 오류	phenobarbithale(phenobarbital), tetradocaine(tetracaine), colenbuterol(clenbuterol), hydrocortisons hemisnccinas (hydrocortisone hemisuccinate)
일반명 대신 상품명 사용	analgin®(metamizole or dipyrone), omnopon®(papaveretum으로서 morphine, papaverine, codeine의 복합제), dimedrole®(diphenhydramine)
상품명 철자 오류	propofol의 상품명 diprivan®을 diprovan으로 기재
분류 오류	ephedrine(decongestant), clenbuterol(bronchodilator)을 진해제로 분류

자료원: Kathleen, 2012

되어 있고, 필수의약품은 북한 지정 160여 개, WHO 지정 200여 개가 수록되어 있다.

(4) 표준진료지침(STG, Standard Treatment Guidelines)

2012년 WHO 조사자가 방문 당시 북한의 2007년 표준진료지침(STG)을 검토한 결과, 치료권고 사항이 매우 광범위하며 국제적 기준과 일치하지 않음을 발견했다. 예를 들어 기침 감기의 경우 aspirin, codeine, paracetamol, ephedrine, chlorpheniramine, cotrimoxazole과 같은 의약품을 STG는 권고했지만, 감기의 경우 의약품이 불필요하며, cotrimoxazole이나 codeine은 권장하지 않는다. 또한, 급성 위장염에 경구용탈수방지제(ORS, oral rehydration solution), tetracycline, atropine, camphora[52] 주사제 및 정맥 수액 제제를 STG는 권고하지만, tetracycline, atropine, camphora 주사제 역시 모두 필수적이지 않다. 북한의 STG를 현장에서 검토한 결과, 권장치료 방법이 너무 광범위하고 북한의 필수의약품 목록과 일치하지 않았으며 국제적 기준에 부합하지 않는다는 사실을 알 수 있었다. 또한, 조사자가 처방전 검토에서 관찰했던 부적절한 처방 관행 중 일부는 북한 STG의 권장사항 때문일 것으로 추정했다(Kathleen, 2012). 이런 WHO 보고서 내용을 살펴볼 때 남한과도 상당한 차이가 있을 것으로 예상된다. 따라서, 앞으로 남북 공동체를 운영할 때 STG 측면에서도 이러한 간극을 감소시키기 위한 노력이 필요하다.

---

52 camphora: Sodium camphora sulfonate 성분으로 흥분작용과 강심효과가 있다. 적응증은 급성 및 만성 심장쇠약, 허탈, 심한 숨가쁨 등이다(약품리용편람, 2011).

3) 남한의 의료기관 인증기준으로 살펴본 북한의 의약품 이용 현실

　　남한의 의료기관 인증제는 자율적 신청제로 운영되지만, 요양병원은 2013년부터 의무적으로 인증을 신청하도록 의료법에 명시되어 있어 점차 요양기관 간 표준화를 이루어가고 있다. 북한에 대해서는 병원급보다 기준이 완화된 '요양병원 인증 2주기 기준' 중 '의약품 관리 항목'에 대해 북한 실태를 점검해 보고자 한다. 의약품 관리부분은 크게 의약품 보관, 처방 및 조제, 투약 및 모니터링 3가지 부분으로 나뉜다. 그런데, 의약품 공급도 제대로 되지 않는 북한 의료기관에 남한 인증기준의 충족여부를 살펴보는 것은 다소 과하다고 여겨지지만, 전 세계 의료기관은 장소를 불문하고 환자의 안전보장과 질 향상을 위해 항상 노력해야만 한다. 그러므로, 북한 의료기관의 의약품 관리 영역에서 부족한 부분을 파악하고 이를 보완하기 위해서는 현재 수준의 점검이 필요하다. WHO는 2011년 6월 북한을 10일간 방문한 후 북한 내 의약품의 사용 현황을 객관적으로 점검한 보고서를 2012년 발표한 바 있다(Kathleen, 2012). 이 보고서를 기준으로 검토한 결과, 3가지 부분 모두에서 미충족 항목이 관찰되었다. 그리고, '약사위원회 운영 기준' 항목은 요양병원보다 상위인 병원급 이상의 의료기관 인증기준에 속하지만 의약품 관리에 필수적 항목이므로 그 충족여부를 조사하고자 했으나 대부분의 북한 병원에서 약사위원회 자체가 구성되지 않은 것으로 조사되어 검토가 불가능하였다.

　　첫 번째, 의약품 보관기준에서는 의약품에 유효기간이 기재되지 않은 라벨링 목격, 보관상태의 비정기적 점검으로 인해 유효기간이 만료된 다수의 의약품 발견, 냉장고 노후와 전기공급 불안정으로 인해 백신의 안전한 보관상태 미확보 등을 근거로 미충족이라고 판단하였다. 두 번째, 처방 및 조제 항목도 충족하지 못하였다. 2009년 WHO에서 조사한 아시아 평균인 40~50%보다 상기도 감염환자에서 항생제 처방율이 높았으며, 일반 감기에 항생제를 처방하였고, 고혈압을 진단받은 환자에게 diazepam을 처방하거나, chlorpheniramine과 camphora 주사제는 다수의 진단명에 자주 처방하는 등 부적절한 처방 사례가 발견되었기 때문이다. 또한, schizophrenia 진단명에 chlorpromazine이 아닌 chlorpheniramine을 처방한 사례를 통해 약사가 적절한 처방중재 없이 조제하는 것으로 추정할 수 있다. 세 번째로, 투약 및 모니터링 항목도 미흡하였다. 약국의 약사가 충분한 시간이 있었음에도 환자에게 복용법과 주의사항 등을 설명하는 복약지도를 시행하지 않았고, 조제된 약에 용량용법 등의 표시 기재가 부족한 라벨링이 관찰되었다. 또한, 방문한 모든 약국에 유효기간이 경과된 의약품이 존재했으므로 정기적인 유효기간 점검을 통해 의약품을 폐기하는 절차가 부재한 것으로 판단할 수 있다. 지금까지 살펴본 것처럼 남한의 요양병원 인증 기준에도 못 미치는 열악한 상태로 북한에서는 의약품을 관리하고 있는 것으로 파악된다. 따라서 앞으로 의약품관리의 표준화를 위한 노력도 우리에게는 해결해야 할 과제이다.

Ⅳ. 남북한 의약품 관리 관련 법규

1. 남북한의 의약품관리법제 현황

북한은 1995년부터 심화된 식량난과 자연재해 등으로 마비된 보건의료체계를 체계적으로 관리하려는 필요성 때문에 1997년 『의약품관리법』을 제정하였고(손희두, 2009), 이를 근간으로 의약품 생산(제2장)·검정(제3장)·보관과 공급(제4장)·이용(제5장), 의약품관리사업에 대한 지도통제(제6장) 등에 관하여 제도와 질서를 규정하여 관리하고 있다(이세정, 2011). 약사(藥事)에 관해서 남한에서는 『약사법, 천연물신약개발촉진법, 마약류관리에 관한 법률, 한의약육성법』 등 다양한 법에서 규정하고 있어 비교적 세분화된 법률 체계를 갖고 있다. 그러나, 북한은 『의약품관리법, 마약관리법, 약초법』에서만 약사(藥事)에 대해 규정하고 있다. 법규상 두드러진 차이점은 동물용의약품에서 나타나고 있다. 남한은 약사법 제85조의 위임 규정에 의해 수의약품을 『동물약국 및 동물용 의약품 등의 제조업·수입자와 판매업의 시설 기준령』(대통령령) 및 『동물용 의약품 등 취급규칙』(농림축산식품부령)에서 규율하고 있다. 반면, 북한은 『수의약품관리법』으로 규율하고 있다는 차이점이 있다. 또한, 재정 악화로 원료 공급 등에 차질이 생겨 화학의약품의 생산이 부족해지자 고려약의 생산 및 수출을 장려하는 정책을 펼친 북한은 이를 『약초법』으로 별도 규율하고 있다(이세정, 2011).

남북한의 입법 기관과 절차 등에 차이점이 존재하기 때문에 남북한 의약품관리법 제도 현황을 직접적으로 비교하기에는 한계점이 존재한다. 그러나 기본사항을 비교해보면 남한의 의약품 관련 관리법제는 북한에 비해서 구체적인 사항을 실행할 수 있도록 법률, 시행령, 시행규칙 등으로 세분화되어 있다. 또한, 남한의 법률은 법치주의 원리 하에 법에서 상세하게 규율하지 못한 부분을 대통령령, 부령, 고시 등을 통해 보완하는 체계를 유지하고 있기 때문에 법체계가 잘 정비되어 있다. 그러나, 북한은 최고 지도자의 명령에 따라 법률이 제정·개정되기 때문에 법률의 규범과 실행을 보장하기 위한 하위 규정이 부족하다(이세정, 2011).

2. 북한의 마약관리법 및 사용·실태

1) 북한의 마약관리법

북한의 『마약관리법』[53]은 2003년 8월 13일 채택되었고, 마약관리법의 기본(제1장), 마약의 생산과 공급(제2장), 보관과 이용(제3장), 수출입(제4장), 마약관리사업에 대한 지도통제(제5장), 부록1(마약), 부록2(마약과 같은 작용을 하는 정신자극성 물질), 부록3(의존성이 있는 정신자극성 물질), 부록4(마약 및 각성제 생산에 이용할 수 있는 물질)로 구성되어 있고, 5장 총 67개 조항으로 되어 있다. 부록에 마약류로 규정한 의약품의 품목수를 가지고 남북한을 단순히 비교하면 마약은 남북한 간 큰 차이가 없다. 그러나, 향정신성의약품에 대해 북한은 단 68개만 지정하였고 남한의 경우 200여 개로 훨씬 많은 품목을 지정하였으며, 북한에서는 남한과 달리 부록4에 pseudoephedrine과 같은 '마약 및 각성제 생산 원료 물질'도 지정하였다는 차이점이 존재한다. 북한은 심각한 경제난과 식량난을 타개할 목적으로 정부 차원에서 필로폰 등 마약류를 대량으로 제조하여 세계 각국에 밀매·유통시키고 있어 국제사회에서 문제가 되고 있다. 이러한 불법 마약 생산 및 거래 국가로 계속해서 지적되고 있는 북한에서 마약관리법을 제정한 것은 국제사회에 대한 대응방안으로 여겨진다. 또한, 북한은 경제가 악화되어 사회주의체제가 마비됨에 따라 마약의 불법유통이 확산되는 추세이다. 특히 북한주민들은 의약품이 부족해지자 만병통치약처럼 가정에서

---

53 통일법제데이터베이스, URL : https://www.unilaw.go.kr/

양귀비 등을 재배하는 사례가 늘어나고 있으나 체계적인 관리를 하지 않고 있다. 따라서 2003년 제정된『마약관리법』은 주민들 사이의 마약 만연사태를 관리하고자 도입되었고,『마약관리법 제1조』에서 명시한 것처럼 마약의 생산부터 이용까지 제도와 질서를 바로 세워 마약으로 인한 사회적 위험을 막기 위한 것으로 보여진다. 북한『의약품관리법』에도 마약의 취급에 관해 규정하고 있다.『제42조』에 의하면 의료예방기관은 마약을 정해진 대로 이용하고, 마약을 이용할 경우에는 담당의사가 조작·입회·감시하도록 하고 있으며,『제45조』에도 기관, 기업소, 단체와 공민은 마약을 승인 없이 소지할 수 없도록 명시하고 있다(김현희, 2009).

2) 북한의 마약관리 실태

북한은 외환위기로 인해서 1974년 국제사회에서 마약밀매를 시작하였다. 1975년 3월에는 '외화벌이 돌격대'를 만들어 외화벌이가 될 수 있는 모든 수단과 방법을 동원하였고, 북한의 해외공관에서 활동하는 외교관의 모든 활동비를 현지에서 자체 조달하도록 하였다. 이에 수단과 방법을 가리지 않고 운영비를 충당해야 했던 해외공관은 마약밀매 방법을 동원하게 되었다. 1992년 초 김정일위원장이 내부교시를 통해 '농사가 안 되는 고산지대에 양귀비를 재배하여 외화를 획득하라'고 한 바 있어 북한의 마약밀매가 국가 차원에서 장려되고 있음을 알 수 있다(김현희, 2009). 그런데, 북한은『마약관리법』이 제정되어 있고『형법』에도 최고 '무기 로동교화형' 등 처벌 규정도 엄연히 존재하지만, 2007년 '평스회사'에서 생산한 diazepam이 보통강 호텔 선물상점에서 기념품처럼 판매되고 있을 정도로 마약류가 남한처럼 철저하게 관리되지 않는 것으로 판단할 수 있다(펠릭스 아브트, 2015). 현재 diazepam은 북한의『마약관리법 부록3』의존성이 있는 정신자극성물질에 속한다. 또한『마약관리법 제42조(마약의 취급자)』에 의하면 약제사, 의사, 수의사 같은 해당 자격을 가진 일군만이 마약을 취급할 수 있다.

현재 북한은 마약의 불법유통이 확산되는 추세이다. 북한주민들은 양귀비를 지사약 또는 백도라지로, 대마(마리화나)는 역삼으로, methamphetamine(필로폰)은 빙두, 어름, 아이스, 총탄으로 불리고 있다. 이 중 methamphetamine은 사용방법에 따라 은어도 존재하며, 통상적으로 주사형 보다는 흡연형 방식으로 사용하고 있고 methamphetamine 1회 사용에 대한 표현을 '한 코'라고 한다(이관형, 2016).

3) 북한이탈주민을 통해 본 북한의 마약사용 현황

2014년 3월부터 북한이탈주민들을 통해 북한의 마약사용현황을 조사해 오고 있는 북한인권정보센터(Database Center for North Korean Human Rights, 이하 NKDB)가 북한이탈주민들을 대상으로 남한 입국시기별로 북한주민들의 마약의 인지 비율을 조사한 결과, 1990년대 이탈주민은 17.6%(108명 중 19명)만 마약을 인지하였으나 점차 그 비율이 증가하여 2010년 이후 약 80%, 2016년에는 이탈주민 2명 모두 인지하고 있었다. 북한 주민들은 마약을 마약이라고 인지하였으나 남한의 마약 정의와는 다르게 치료제, 각성제, 약한 환각제 정도로만 인식하고 있었고 2016년 이탈주민 2명 모두 치료제로 답하기도 하였다. 또한 2015년 이탈주민 중 60.9%(23명 중 14명)는 마약의 유해성을 인지하고 있었으나, 39.1%(23명 중 9명)는 모른다고 응답하여 마약에 대한 정확한 인지가 필요함을 확인하였다. NKDB에 의하면, 남한에서 북한 마약사용현황에 대해 꾸준히 조사나 연구를 해야 하는 이유는 다음과 같다. 첫째, 북한 마약 밀매가 초국가적 범죄조직과 연대해 확대되면 한국을 포함한 동북아시아를 더욱 위협할 수 있기 때문이다. 둘째, 구 소련 등 붕괴된 공산주의 국가들이 체제전환 과정에서 마약 범죄조직이 급성장하였으므로 현재의 북한 마약문제가 과거의 전철을 밟지 않도록 공동체 형성 전 철저한 준비가 필요하기 때문이다. 셋째, 무분별한 마약 소비는 북한 주민들의 건강권에 심각한 장애를 초래하므로 주민들의 건강권 확보를 위해서이다(양옥경, 2016).

4) 남한의 마약류관리법

남한은 『마약법, 향정신성의약품관리법, 대마관리법』으로 각각 나누어 관리하였으나, 2000년 1월 『마약류관리에 관한 법률(약칭: 마약류관리법)』로 통합되어 그해 7월 1일부터 시행되고 있다. 남한에서는 『마약류관리법』을 통해 철저히 관리하여 마약청정국을 유지하려는 노력을 지속하고 있다. 그러나, 최근 propofol, zolpidem 등 마약류 오남용이 사회문제로 제기되면서 국민건강에 위해가 되는 마약류 의약품의 제조ㆍ수입ㆍ유통ㆍ사용 등의 모든 취급과정을 정부가 전산시스템을 통해 모니터링 하여 불법유통을 방지하고 사용량을 감소시키겠다는 취지로 2015년 5월 『마약류관리법』을 개정하였고, 3년 뒤인 2018년 5월 마약류 취급보고 제도를 전면 시행하였다.[54]

V. 남북한 약사 통합을 위한 제언

현재 북한의 모습은 북한을 소개한 책이나 인터넷 사진을 통해 추정하건 데 남한의 60~70년대 모습을 갖고 있다. 남북한은 해방 직후 여러 면에서 비슷했지만, 70여 년이 지난 지금 많이 달라졌다. 경제협력개발기구(OECD, Organization for Economic Co-operation and Development) 회원 국가 중 하나로 엄청나게 발전한 남한이 북한과 달랐던 점은 지속적인 원조가 가능하여 그것을 발판으로 자립할 수 있었고, 뒤이어 개최된 1988년 올림픽을 계기로 폭발적인 성장과 발전을 지속할 수 있었다는 점이다. 이와는 반대로 북한은 지속적인 원조가 불가능했고, 핵 개발로 인해 모든 국가 경제가 선군사상[55] 체제로 전환되었기 때문에 중공업뿐만 아니라 경공업까지도 발전할 수 없게 되었다. 그렇지만 남한과 마찬가지로 북한도 원조를 받는 입장에만 머무르지 않고, 원조를 발판으로 홀로서기를 하고자 부단히 노력해 왔다. 북한주민은 남한과 같이 납품기한을 맞추기 위해 밤샘 작업도 마다하지 않는 등 근면성실하며, 원조에 의존하기보다는 원조에서 벗어나 자력갱생하려는 시도가 계속해서 이뤄지고 있었음을 평양에서 사업을 진행했던 펑스회사 사장은 언급한 바 있다. 이렇듯 원조에서 탈피하고자 하는 북한의 모습은 우리 남한과 많이 닮아있다. 따라서, 앞으로 남북한 공동체가 형성되어 남북한이 힘을 합친다면 이러한 민족적 근성과 우수한 유전자를 바탕으로 엄청난 도약과 성장을 할 수 있으리라 예상된다.

----

54 식약처 홈페이지 URL : https://www.nims.or.kr/bbs/guide/usr/view.do

55 선군사상: 당과 국가의 노선 및 정책을 세우고 관철시켜 나가는 데 있어서 군대와 국방공업의 강화·발전을 우선적으로 강조하는 원칙을 내세움
   북한정보포털 URL :http://nkinfo.unikorea.go.kr/nkp/overview/nkOverview.do?sumryMenuId =PO002)

1. 약사 인력 양성을 위한 교육 측면

2018년 한 세미나에서 2012년 탈북 약사는 남북한 약사 통합을 위해서 약학 분야의 교육 및 민간 교류의 활성화, 남한 약대 교수들의 북한 초빙 강의, 남한 제약회사의 완제의약품 지원, 북한 제약공장에 원료 지원, 북한 공장 운영을 위한 전기 지원 등을 제안한 바 있다. 아직 많은 부분이 부족한 북한의 입장에서 다양한 남한의 지원을 필요로 하는 것은 당연하겠지만, 장기적 관점에서 일방적인 지원보다는 남북한 모두 상생할 수 있는 길을 모색하는 것이 필요하다. 2020년 갑자기 발생한 COVID−19로 원하지 않았지만 비대면 원격강의 수업방식이 보편화되었다. 따라서 앞서 탈북 약사가 제안한 남북한 약학대학 교류와 교육 지원 등은 보다 손쉽게 온라인 공개수업(MOOC, Massive Open Online Course), 화상 강의 등 다양한 교육 방식으로 얼마든지 제공가능하게 되었다. 다만, 북한에서 이러한 방식을 활용할 수 있는 인터넷망, 전기와 같은 기본적인 인프라 구축이 선결되어야겠다. 배움에 목마르고 성실하며 똑똑한 북한 주민에게 완제의약품과 원료 지원 등이 초기에는 절실하겠지만, 일정기간이 흐른 뒤에는 북한 스스로 성장할 수 있는 잠재력을 충분히 갖추었기에 비교적 단시간 내에 남한 수준으로 도약이 가능하다고 판단된다.

무상치료제를 표방했던 북한이지만 경제적 영향으로 인해 북한주민이 필요한 의약품을 장마당이나 개인약국에서 구입해야만 하는 유상치료제 형태로 변화하였다. 의약품 공급 부족으로 인해 북한은 1990년대 이후 공급의 양적 측면에만 초점을 맞추다보니 의약품의 질적 측면과 올바르고 효율적인 사용을 위해 필요한 약사의 약료서비스는 배제되었다. 생존을 위해 장마당에서 자가진단에 의해 필요한 의약품을 스스로 구매해 왔던 북한 주민들은 의약품에 대해 잘못된 지식을 가지고 있을 수 있고 그동안 축적된 자가치료 경험으로 의약사의 필요성에 대한 인식이 왜곡되어 있을 수 있다. 따라서, 남북 간 원활한 의사소통 및 교류가 가능해진다면 북한 주민들이 의사의 정확한 진단을 바탕으로 안전하고 효율적인 의약품 사용을 할 수 있도록 하기 위해서 북한 약학대학생과 기성 약제사를 대상으로 체계적인 의약품 공급 방법, 의약품의 질적 확보 절차, 그리고 처방중재나 복약지도 등의 약료서비스를 집중적으로 교육해야 하고, 이 부문 역시 남한의 협조가 중요하다.

2012년 WHO와 세계약사연맹(FIP, International Pharmaceutical Federation)은 우수약무기준(GPP, Good Pharmacy Practice) 가이드라인을 정하여 약사의 표준 업무로 할 것을 권고하였다. GPP에서는 다음의 4가지 약사 역할에 따라 준수할 각각의 기능(Functions)과 업무활동(Activities)을 제시하였다. 구체적으로 그 역할을 살펴보면, '첫째, 의약품을 준비, 구입, 저장, 보관, 전달, 투약, 조제, 폐기한다. 둘째, 효과적인 의약품치료 관리 서비스를 제공한다. 셋째, 전문가로서 업무능력을 유지·개선한다. 넷째, 보건의료체계와 공중보건의 효과를 개선하는 데 기여한다'이다. 그러나, 현재 북한 약제사는 그 중 첫 번째 역할도 제대로 수행하지 못하고 있다. 또한 FIP는 공중보건, 환자, 보건체계, 임상실무 4개의 영역으로 분류하여 각 영역에 필요한 '글로벌 역량 frame work'를 작성하였고, 각 국가에서 이를 활용하도록 하였다. 이러한 세계적 수준의 약사 역량에 발맞추기 위해서 미래지향적 관점으로 장기적인 남북한 약학공동체 형성계획과 전략 수립 시 앞으로 약사 인재에게 필요한 공통 역량도 함께 선정하여 달성해 나가도록 상호 협조가 필요하다.

2. 의약품 제조 측면

전체 의약품 제약시장의 패러다임이 이제 화학의약품에서 바이오의약품 쪽으로 이동하는 추세이다. 전체 의약품 시장에서 바이오의약품이 차지하는 매출 비중은 지속적으로 증가하는 추세로, 2026년 바이오의약품은 의약품 산업 내 비중이 35%이며 매출 상위 100대 제품 내 비중이 55%를 차지할 것으로 전망하였다.[56] 이런 세계적 흐름에 발맞춰 2016년 남한 바이오시밀러가 유럽시장에 본격적으로 진출한 것을 비롯해 남한 백신 등 수출이 급증하였다.[57] 또한 SK바이오사이언스는 자체 개발한 세포배양 독감백신과 대상포진백신, 수두백신을 판매하고 있고 빌&멜린다 게이츠재단의 지원 아래 국제백신연구소와 장티푸스백신, 글로벌 기구 PATH(보건의료 적정기술 프로그램)와 함께 개발도상국용 소아장염백신 3상 임상시험을 진행하고 있고, 2020년부터 코로나

---

56 생명공학정책연구센터 BioINwatch (2020. 8. 18) 글로벌 제약산업 2020년 프리뷰 및 2026년 전망 URL : https://nifds.go.kr
57 2017년 한국제약산업길라잡이, 한국제약바이오협회, 2017.04

19 치료제 자체 개발 및 위탁생산(CMO) 계약을 연이어 체결하였으며 현재 2개의 코로나19 백신을 개발하고 있다.[58] 반대로, 북한은 아직도 백신 공급을 전적으로 해외 원조에 의존하고 있는 상황이다. 따라서, 앞으로 남한의 바이오의약품 생산 능력을 제일 먼저 북한의 백신 생산에 전수하는 것을 제안해 본다. 이러한 접근방법은 원조에서 벗어나 자립적 갱생을 추구하고자 하는 북한의 욕구를 의약품 생산 측면에서 충족시킬 수 있을 것으로 사료된다. 그러나 생산된 백신의 안전한 보관관리를 위해서는 안정적인 전력공급이 우선적으로 필요하다.

남한은 세계에서 유일하게 원조받던 나라에서 원조를 제공하는 나라로 발전하였다. 2015년부터 남한의 식약처에서는 WHO 서태평양지역 5개 개발도상국의 공무원들을 대상으로 바이오의약품과 전통의약품 관련 공적개발원조 교육 프로그램을 운영하여 바이오의약품 등의 안전관리 기반 구축을 위해 노력해 왔다.[59] 이렇게 그동안 터득한 남한의 ODA 지원 노하우를 앞으로 북한의 제약산업 지원을 위해 적극 활용해야 하겠다.

3. 의약품 유통 측면

북한이탈주민을 통해 북한에서는 장마당 등에 의약품을 판매하기 위해서 불량의약품 등을 제조하는 사례가 심심치 않게 자행된다는 것을 파악하였다. 따라서 앞으로 남한의 필수의약품 지원사업을 통해 불법으로 의약품을 구매하지 않고도 정상적인 보건의료체계 안에서 의약품을 이용할 수 있는 북한 내 환경 조성이 필요하다. 그와 더불어 의약품은 장마당 등이 아니라 정상적인 유통경로를 통해서만 안전하게 구매해야 한다는 북한 주민들의 인식 개선이 시급하다. 앞에서 언급한 FIP의 GPP 중 네 번째 약사 역할에는 '국민 건강을 지키기 위한 국가의 정책을 홍보하고, 지원한다'라는 항목이 포함되어 있다. 이러한 약사의 기능을 충실히 실천하기 위해서 북한의 약제사가 최전선에서 활동할 수 있도록 우리 남한 약사의 적극적인 지원이 필요하다.

----

58 청년의사 2021.01.11 (http://www.docdocdoc.co.kr)
59 식약처 홈페이지 http://www.mfds.go.kr

4. 의약품 이용 측면

북한은 STG도 국제적 수준에 맞지 않고, 그에 따라 의사의 적절한 처방도, 약사의 제대로 된 처방중재도 이뤄지지 못하는 것으로 조사되었다. 그런데, 남한은 건강보험심사평가원의 의약품안전사용서비스(DUR, Drug Utilization Review) 제도[60]를 시행하여, 병용 및 연령금기 등에 관해 알리고, 처방과 조제 단계 모두에서 처방을 체계적으로 검토하여 관리하고 있다. 따라서, 북한에 이를 도입한다면 보다 안전하고 손쉽게 처방검토를 할 수 있을 것으로 사료된다. 장마당을 통해 북한 주민은 본인이 스스로 치료하는 자가치료(self care)가 만연된 상황이다. 보통 환자들은 증상이 발생하면 아무것도 하지 않는 것과 의사의 진찰을 받기로 결정하는 것 사이의 중간단계로 자기관리 행위 또는 자가 치료를 하게 된다. 전 세계적으로 다양한 치료를 위해 국가가 허용한 안전한 범위 내에서 이용하게 되는 자기관리 방법 중 하나는 자유판매의약품(OTC, over the counter)을 사용하는 것이다(권경희, 2017). 남한의 OTC 의약품에는 소비자의 자가치료를 위해서 안전하고 효과적인 것으로 간주되는 일반의약품이 포함된다. 그러나, 이미 북한주민들은 생존을 위해 자가치료를 해온 지 오래되었고 의사나 약사의 조언 없이 자가치료가 일상이 되어버린 상황이므로 이로 인해 의약사가 필요하지 않다고 생각하는 이들도 존재하며, 일반의약품과 전문의약품에 대한 확실한 개념이 없다. 따라서, 보건의료인의 대중교육을 통한 자가치료 및 건강관리 습관 교정이 시급하다.

남한의 의료기관은 의료기관 인증제로 의료서비스의 표준화를 시도한지 벌써 10년이 지났다. 의료기관의 서비스 질과 환자안전에 대한 신뢰성 보증을 목표로 하고 있으며 인증을 통해 국민들이 안심하고 찾을 수 있는 의료기관을 확산하고자 의료기관 인증제를 도입하였다. 현재 인증된 의료기관 수는 2,007개이다.[61] 그러나, 최소한으로 완화된 요양병원 기준을 적용하여 북한

---

60 DUR 제도: 병용 시 또는 어린이, 노인, 임부에게 투여 시 주의해야 하는 의약품 정보 등을 알리고, 정해진 기준에 따라 약물 사용이 적절하게 이뤄지는지 점검하고 평가하는 제도
출처: 한국의약품안전관리원 https://www.drugsafe.or.kr/iwt/ds/ko/useinfo/EgovDurUds.do?pageCsf=KR#dur1

61 의료기관평가인증원. https://www.koiha.or.kr/web/kr/assessment/accStatus.do
(방문일자 2021.05.17.)

의료기관의 의약품 관리항목을 검토한 결과 불충족 항목이 다수 발견되었다. 또한, 북한은 모든 부문에서 평양과 평양 이외의 지역 사이에 심한 불균형이 존재하고 있으므로, 이런 불균형의 교정도 필요하다. 특히나 보건의료영역은 최우선적으로 균형있게 표준화하는 작업이 시급하다. 따라서, 이러한 표준화 작업에 남한의 의료기관 인증기준을 적용하는 방법을 제안해 본다.

5. 마약류 관리 측면

마약류의 만성적 사용에 대해 철저한 규제방안을 도입하기 위해서는 북한의 이해를 바탕으로 한 주민의 인식 변화가 시급하다. 최초 남북 교류부터 이를 체계적으로 계획하여야 하며, 북한의 불건전한 마약류의 사용으로 인해 남한 사회가 영향을 받지 않도록 하여야 하겠다. 남한은 마약류 통합관리시스템을 2018년 5월 18일 전면적으로 도입하여 이전 보다 체계적이고 철저한 통합적 관리가 가능하게 되었다. 따라서, 마약류가 만연된 북한 사회에 이를 도입한다면 별다른 어려움 없이 마약류 관리 문제를 해결할 수 있을 것이라 여겨진다. 그러나, 그보다 먼저 마약류가 유해한 약이며 중독 시 가정뿐만 아니라 사회 모두의 안녕을 위협할 수 있고 쉽게 벗어날 수 없다는 인식을 심어주기 위해 북한 주민을 대상으로 마약류 사용의 폐해에 대한 대중 교육 및 의식개혁이 우선적으로 필요하다. NKDB에서 조사한 바에 따르면 북한에서 마약치료는 전문적인 치료기관이 없고 치료를 위해 정신병원에 보내거나, 교화소로 보내 구타와 강제노동을 시킨다고 한다. 따라서 중독자를 위한 전문 치료기관도 도입해야 한다. 마지막으로 마약류 등 규제 의약품에 관한 법규의 통합이 필요하다. 마약류 법규 통합을 위해서는 마약과 향정신성 의약품의 목록을 남북한이 함께 분류하여 개편하는 작업이 우선되어야 할 것이다.

6. 그 외 제언사항

북한은 오랫동안 의약품의 공급이 부족하여 원조에 의해 WHO에서 지정한 필수의약품을 공급받고 있다. 2011년 발간된 《약물리용편람》을 조사한 결과 북한에서 자체 지정한 필수의약품 160여 개와 WHO 지정 필수의약품 200

여개를 사용해 온 것으로 추정된다. 그러나 그동안 남한에서 민간단체에 의해 공급된 구호 의약품을 살펴보면 이러한 필수의약품에 대한 고려가 없었고 남한 의료진이 사용하는 의약품 위주로 공급해 온 것을 알 수 있다. 따라서, 남북한이 서로 교류가 시작된다면 북한이 의약품 공급부족으로 사용하지 못했던 WHO가 지정한 필수의약품부터 우선적으로 공급하고 이에 맞춘 한글 교육자료를 제공할 필요가 있다. 현재 남한의 보건의료계는 의료공급자가 아닌 환자 중심으로 의료의 패러다임이 바뀌고 있다. 이렇듯 앞으로 남북한 교류에서도 남한 위주가 아니라 북한의 입장에 서서 그들이 진정으로 절실히 원하는 항목에 대해 파악한 후 보다 표준화된 세계적 기준으로 도움을 제공하여 그들이 체계적으로 자립할 수 있는 마중물 역할을 해야겠다.

WHO 사전적격성평가(PQ, Pre-Qualification) 인증은 저개발국가 공급을 목적으로 품질, 안전성·유효성 및 생산국 규제당국의 안전관리 역량을 포함하여 평가하는 제도이다. WHO의 PQ 승인을 받으면 UN 산하기관인 UNICEF, 범미보건기구, 국제의약품구매기구 등이 주관하는 국제 구호 입찰 참여와 공급 자격이 주어진다. 남한 제약회사 중 일양약품이 2016년 3월 WHO로부터 독감백신 품질테스트 적합 통보를 받은 바 있다. 남한에서 생산한 백신이 국제기구 구호 의약품으로 선정되어 북한에 공급되면 남한과 동일한 문자인 한글을 사용하는 북한에게 같은 언어로 작성된 약품설명서를 제공하게 되므로 북한 보건의료인에게 도움이 될 수 있다. 이러한 장점을 최대한 살려 백신뿐만 아니라 WHO 필수의약품 공급자로서 남한 제약회사가 많이 진출하도록 PQ 승인을 장려하는 국가 차원의 정책이 필요하다. 이렇게 PQ 승인을 받아 북한에 공급하게 되면 남한은 북한을 지원할 수 있어 좋을 뿐 아니라 남한 제약산업의 수출이 증대되므로 남북한 동반 발전도 가능하다고 하겠다.

보건의료계는 남북한 공동체 형성의 선구자 역할을 담당해야 하고, 또 가장 먼저 해야 할 의무가 있다. 그러나 서로 만나야 할 수 있는 일이고 만나기만 한다면 당장 한순간에 이해할 수 있는 관계라고 생각한다. 왜냐하면 우리는 같은 얼굴, 같은 언어, 같은 문자를 사용하는 한민족이기 때문이다. 북한을 다녀온 수많은 사람들이 공통적으로 하는 말이 있다. 북한 사람들은 모든 매뉴얼을 하룻밤 사이에 외울 정도로 학구열이 높고 명석하며 스펀지처럼 지식을 흡수한다고 한다. 만일 그들에게 화학의약품뿐만 아니라 한 번도 접하지 못한 바이오의약품 및 약료서비스에 관해 교육을 수행한다면 얼마 지나지 않아 남북한이 서로 동반 향상될 수 있을 것으로 생각된다. 지금은 폐쇄된 개성 공단에는 다양한 사업이 진행되었으나 제약산업이나 의료에 관련된 산업은 없었다. 따라서, 앞으로 남북관계에 영향을 받지 않는 상호불가침 장소로 비무장지대(DMZ, Demilitarized Zone) 부근에 개성공단과 같은 장소를 선정하여, 보건의료인을 체계적으로 양성할 대학교 부터 병원, 제약공장까지 모두를 아우르는 최첨단 보건의료산업단지를 조성한다면, 우리 남한의 약학 부문 노하우를 자연스럽게 북한에 전수하는 교류의 장이 펼쳐질 수 있을 것이다. 또한, 이 단지 내의 제약공장을 WHO 필수의약품 공급자 역할을 할 수 있는 PQ 인증 자격까지 획득하게 한다면 남북한 경제협력도 도모할 수 있을 것이다.

VI. 마치는 말 : 단계적 통합 계획 제언

지금까지 남북한의 의약품 관리체계에 대해 살펴보았다. 그러나 아직까지 우리 약학계는 북한에 대한 이해와 준비가 부족하다. 따라서, 제일 먼저 상호교류를 통해 남북한의 현황과 차이점을 체계적으로 파악한 후 표준화사업을 진행하여 최종적으로 약학 공동체를 구축해 나가야 하겠다. 그러나, 정부 단독으로는 불가능하고, 민간단체인 대한약사회 단독으로도 부족하다. 정부 및 대한약사회와 더불어 약학대학 및 기성 약사 모두의 참여가 절실하며 전체를 아우르는 구체적인 로드맵도 필요하다. 그러기 위해서는 기성 약사들이 많이 활동하고 있는 개국약사뿐 아니라, 병원약사, 제약회사, 공직약사 등이 모두 동참할 수 있는 실질적인 협조와 상호연계가 가능한 남북한 약학 민관협의체가 필요하다고 생각된다. 이렇게 구성된 남북한 약학 민관협의체를 중심으로 다음의 단계별 공동체 추진사업을 진행해야겠다. 더불어 이 시대가 요구하는 미래지향적이고 거시적인 관점으로 남북한 약사 발전에 대한 장기적인 계획 및 전략의 수립이 필요하다. 또한, 그에 요구되는 약사 인재상은 무엇인지, 그런 인재를 육성하기 위해 필요한 약사 역량은 무엇인지, 그리고 남북한 약사가 동반 발전하려면 요구되는 역량은 무엇인지에 대해 남북한이 함께 고민하고 상호 협의하여 공통 미래 약사 역량을 선정해야 하겠다.

    단계별 공동체 추진사업의 첫 번째 단계는 분단된 상황에서 최초의 통일을 이루었던 독일과 공산주의 체제 전환국의 사례에 대해 학술연구를 통해 살펴보는 것이다. 지금까지 연구가 부족했던 약학적 관점에서 통일이나 체제 전환 시 문제점과 이를 해결하려는 시도와 과정은 무엇이 있었는지 조사해 보고, 거기에서 도출된 경험과 노하우를 남북 공동체 형성과정에 접목하거나 참고하여 그들이 겪은 혼란을 반복하지 않아야 한다. 또한, 앞서 언급한 약학 민관협의체 내의 여러 분야별로 연수 및 학술대회 등의 방법으로 남북 상호 간 활발한 교류를 통해서 다양한 약학 연구 및 통계 자료를 수집하여 각자의 수준 및 격차를 점검해야 한다.

    두 번째 단계로 서로의 수준 점검 이후에는 이를 바탕으로 단기적 목표로 남북한 표준화 사업계획을 세워 실행해야 한다. 먼저, 인력 양성 측면에서 남북 약학대학 교육의 표준화를 위해 신약은 남한 약학교육 콘텐츠를, 고려약은 북한의 콘텐츠를 활용하여 남북한 약대생을 위한 단계별 교재를 개발하거나, 직접 강의가 불가능한 먼 거리 지역을 위해 실시간 비대면 화상강의 또는 동영상을 제작하는 등의 방법을 활용할 수 있겠다. 이런 방법을 통해서 궁극적으로는 남북한 약학대학이 공통 교재를 사용하여 통일된 교육을 실시할 수 있을 것이다. 또한, 의약품 관리측면 중 '의약품 제조'에는 PIC/S 가입 등으로 세계적으로 인정받은 남한 GMP의 운영기준을 적용할 수 있겠다. 그리고, '의약품 유통'에는 남한의 우수의약품 유통품질 관리기준(GSP, Good Supplying Practice)을, '의약품 이용'에는 남한의 의료기관 인증기준, 마약류통합관리시스템, 의약품안전사용서비스 등을 적용하여 상호간 통일성을 확보하는 방법을 도입할 수 있다. 그러나, 이에 대한 선결과제로 남북한 약학용어 표준화 작업, 남북한 약학대학 교육과정 통일, 남북한 GMP 공통 기준 마련, 약사(藥事)와 관련된 법규의 통합 등을 해결해야 한다.

    최종적인 세 번째 단계는 남북 공통자격 인증제도 또는 약사면허 통합 단계이다. 두 번째 단계에서 표준화를 달성했다 하더라도 남북한 약사가 동질성을 회복했다고 단정할 수는 없다. 따라서, 약학 민관협의체가 장기적인 공동체 형성계획과 전략 수립 시 공통의 인재 육성을 위해 선정한 남북 공통 미래 약사 역량의 달성 여부를 평가하는 과정이 필요하다. 남북한의 각자 상황에 따라 역량강화 교육(임상실기 교육이나 재교육 등)을 실시한 이후 신규약사와 기성약사로 구분하여 통일된 평가방법을 도입해야한다. 신규약사는 남한 면허시험과 북한 졸업시험 항목을 통일하여 균등한 수준의 약사를 배출하고, 기성약사는 남한의 정기적 면허 재인증시험 및 북한의 급수 승진시험 문항을 공동 개발하여 최종적으로 이를 통합하는 방안도 고려할 수 있겠다. 남북한 약사의 역량이 점진적으로 균등해진다면 공통자격 인증제도 및 면허 통합은 수월해질 것이다.

현재 북한 이탈주민 등을 통한 한정된 자료를 취합하여 북한의 의약품 관리상황을 정리하였지만, 북한 약학계의 현재 모습을 정확히 파악하기에는 역부족이었다. 필자가 2019년 아부다비 FIP 학술대회에서 북한 약제사를 만났지만 짧은 시간 동안의 대화로는 서로를 잘 파악할 수 없었다. 그러나 북한이 처한 어려운 상황 속에서도 그들이 확보한 최선의 약학적 지식을 최대한 업무에 적용하려고 열심히 노력하고 있다는 사실만은 명확하게 확인할 수 있었다. 앞으로 제3국을 통해서라도 지속적 교류 및 협력 관계의 유지를 기대하면서, 이 자료가 남북한 약학공동체 구축에 소중한 밑거름이 되었으면 한다.

Ⅶ. 남북한 약학용어 차이[62,63]

북 한	남 한	영 어
교갑약	캡슐	capsule
단물약	시럽	syrup
왁찐, 예방약	백신	vaccine
단알약, 사탕알약	당의정	sugar coating tablet
달임약	탕약	herb water
된고약	첩부제(파스)	plaster
무른고약	연고	ointment
살가죽밑주사	피하주사	subcutaneous injection
싸락약	과립제	granule
붙임약	패치제	patch
알약 옷	필름 코팅	film coating

62 NKhealth 북한보건의료네트워크 URL:http://www.nkhealth.net/sub_0306.html
63 《약품리용편람》 의학과학출판사, 2011년 발행

굳은 고약	경고(硬膏)	
거충약	외용약	medicine for external use
방울눈약	점안제	eye drops
끼움약	좌제	suppository
암풀	앰플	ampule
기름젖제수액	지질유제	lipid emulsion
약내는 곳	투약구	
약짓기	조제	dispensation
가정약	가정상비약	home medicines
게우기	구토	vomiting
머리아픔	두통	headache
알맞음증/적응증	적응증	indication
위생솜	탈지면	sanitary cotton
접촉안경	콘택트렌즈	contact lens
죽는량	치사량	lethal dose
균약	살균제	disinfectant
가라앉힘약	진정제	sedatives
게움멎이약	진토제	antiemetics
독풀이약	해독약	antidote
땀멎이약	지한제	anhidrotics
열내림약	해열제	antipyretic drug
열물내기약	이담제	choleretic
오줌내기약	이뇨제	diuretics
위산누름약	제산제	antacid
잠약	수면제	hypnotic
피만들기약	조혈제	hemopoietic
피멎이약	지혈제	hemostatic
가래삭임약	거담제	expectorants
비루스억제약	항바이러스제	antiviral agent
긴날병	만성 질환	chronic disease
쓰는데	효능효과	efficacy effect
쓰는법	용량용법	dosage
년로자	노인	
몸질량	체중	body weight
피속농도	혈중농도	blood concentration
연효성 의약품제제	지속성 의약품제제	Long acting drug
류산 마그네시움	황산 마그네슘	Magnesium sulfate
입맛 떨구는 약	식욕억제제	anorectic agent
담배 떼기약	금연보조제	

참고문헌

심창구. 한국약학사 약학회지 제51권 제6호 361~382 (2007) Yakhak Hoeji Vol. 51, No. 6. 한국약학사

손희두, 한국법제연구원 2009 남북법제연구보고서, 남북한의약품관리법제 비교연구 2009.

이세정. 남북한 보건의료분야 법제통합방안. 한국법제연구원. 통일부 연구용역. 2011.12

신희영, 이혜원, 안경수, 안형순, 임아영, 전지은, 최소영. 통일 의료 – 남북한 보건 의료 협력과 통합. 서울. 서울대학교 출판문화원. 2017.

이혜경. 북한의 약사교육 시스템과 시험제도(국가면허) 연구. 한국임상약학회지 제 25권 제4호 Korean J Clin Pharm, Vol. 25, No. 4, 2015

박윤재, 북한의 의학교육제도 연구, 의사학 제7권 제1호(통권 제12호):61–74, 1998

이혜경. 통일대비 북한 보건의료인력 실태분석 및 통합방안, 2014

김진숙a, 북한 의약품정책의 특징과 한계 분석. 보건사회연구 32(4), 2012, 631–665

김진숙, 북한 '약학부문사업'과 보건의료연구. 북한대학원대학교. 2012년 7월

주승재, 주경식. 한국 약사제도의 변천. 약학회지 제58권 제6호 405–412. 2014

손종도. IPA & 우리민족서로돕기운동 공동 캠페인 2 : 북한 의약품 제조·관리 기준 바꾸다. 통일한국 2011년 2월호(통권 제326호), 2011.2, 64–66 (3 pages)

석영환. 북한의 의료 실태; 주제가 있는 통일문제 강좌 18. 통일부 통일교육원, 2006

2017 북한이해, 통일부, 2018

류국현, "북한 경제정책에 따른 의약품 유통 실태 및 변화과정에 대한 연구"(고려대 학교 북한학과 박사학위논문, 2016)

김영규. 북한 가족법상 공민의 지위와 그 변용, 경북대학교 법학연구원 『법학 논고』 제51집 (2015.08) 67~91면,

식약처. 의약품제조 및 품질관리기준(GMP) 정기약사감시 주요 보완사례('15–'17) 2017.12

곽인옥, 류국현. 북한 경제정책의 변화에 따른 식·의약품 유통실태 및 변화과정에 대한 연구. 북한연구학회 2015년 춘계 학술회의 (2015년 4월 10일)

팰릭스 아브트. 평양자본주의, 한국외국어대학교 지식출판원, 2015, p. 96, p. 100, p. 105

Kathleen A Holloway. Democratic People's Republic of Korea — Drug Policy and Pharmaceuticals in Health Care Delivery. WHO. Mission Report 4 — 15 June 2012

신희영. 대북 보건의료분야 인도적 지원 단계적 확대방안. 통일부, 2014.10

엄주현. 북한의 의약품 유통현황과 통일시대 과제, 의약품정책연구, 13권 1호, 2018

엄주현a, 북한 의약품 생산체계의 형성과정에 대한 고찰, 약학회지 제62권 제4호 237~246 (2018)

신희영, 이혜원, 안경수, 전지은. 김정은 시대 북한 보건의료체계 동향 — 전달체계와 조직체계를 중심으로. 서울대학교 의과대학 통일의학센터. 통일과 평화 8집 2호 2016

의료기관평가인증원. 요양병원 인증조사 기준집(Ver 2.0)

김성규. 다품목 재고관리를 위한 계층분석모형의 개발. Journal of the society of Korea Industrial and Systems Engineering Vol, 27, No.4, PP110 — 116. 2014

북한 의약품관리법. 통일부 북한정보포털 홈페이지

김현희. 남북의 마약관리법제에 관한 비교 고찰, 2009

유기연. 통일시대 의약품 안전관리체계 구축 및 운영방안연구. 식약처 용역연구개발과제 최종보고서. 2017년 7월 31일

Good Pharmacy Practice. Joint FIP/WHO guidelines on GPP: Standards for quality od pharmacy service

권경희 외, 사회행동학적 측면에서의 약료, 신일북스, 2017

김정연, 의약품의 국제적 품질 경쟁력 확보를 위한 의약품실사상호협력기구(PIC/S)와 한국의 GMP 비교연구, 약학회지, 제57권 제6호 432~441 (2013)

이관형. 북한 주민들의 마약소비 실태 — 북한이탈주민 심층면접 결과를 중심으로, 북한인권정보센터 북한 마약문제 조사결과 발표 세미나, 2016

양옥경. 북한의 마약사용 현황과 과제, 북한인권정보센터 북한 마약문제 조사결과 발표 세미나, 2016

14

남북 전통의학 교류 방안에 대한 포괄적 접근*

백 유 상**

I. 들어가기

　　동아시아 전통의학의 하나인 한의학과 고려의학(동의학)은 오랜 역사 속에서 정체성을 유지해 왔기 때문에 공통의 요소들을 많이 가지고 있다. 따라서 수십 년간의 남북 분단의 상황에서도 상호 격차가 다른 분야보다 상대적으로 크지 않다고 할 수 있다. 이와 같은 이유로 인하여, 최근 몇 년간 기대가 높아지고 있는 남북 교류·협력의 여러 분야 가운데 특히 전통의학 분야는 남북의 관계 회복과 통일한국의 준비 과정에서 우선적 교류 분야로 주목받고 있다.[1]

　　지금까지 남북 전통의학 분야의 교류·협력을 살펴보면 2000년대 초중반에 한의학과 고려의학 간의 협력을 위한 상호의향서 교환, 2차에 걸친 남북 민족의학 학술대회 개최 등의 교류가 있었다.[2] 그러나 2008년부터 2018년까지 약 10년 동안은 남북관계의 경색으로 인하여 교류·협력 사업에 장기간의 공백이 있었으며, 비록 최근 남북관계와 국제 정세의 불확실성 속에서 가까운 미래에 다시 교류·협력이 활성화되리라는 기대가 있으나 그에 대한 체계적인 준비는 미흡한 실정이다.

* 본 글은 저자가 한의약정책리포트(2020)에 기고한 '남북 전통의학 협력체계 구축을 통한 한의약 발전 방안 제언'을 수정 보완한 것임을 밝힘.
** 경희대학교 한의과대학 원전학교실 교수

1 김동수 외. 고려의학 현황과 남북 전통의학 교류·협력 방안. 대전. 한국한의학연구원. 2020. p.3.
2 김동수 외. 고려의학 현황과 남북 전통의학 교류·협력 방안. 대전. 한국한의학연구원. 2020. p.3.

　　미래 남북 전통의학 교류·협력의 준비 과정에서 드러날 수 있는 현실적 문제들로는, 개별 단위 주체들의 생각과 활동들이 하나로 모이지 못함으로 인하여 많은 혼란을 일으킬 수 있다는 점, 단기적 성과만을 추구함으로써 중장기적으로 마련해야 할 교류·협력의 기본 토대를 구축하지 못하는 점 등을 들 수 있다. 이러한 문제점들을 해결해 나갈 수 있는 궁극의 지향점은 결국 전통의학을 포함한 통일한국 보건의료의 큰 밑그림이 될 것이며, 이를 어떻게 그려나가야 하는지의 포괄적 접근이 필요한 시점이다. 이러한 밑그림을 염두에 두면서 남북 전통의학 교류·협력 관련 정책 또는 실행 방안이 지속적으로 논의되어야 하며, 한편 이러한 정책과 방안에 대한 연구와 논의는 남북 교류·협력뿐만 아니라 현재 한국의 보건의료계 전반의 문제들을 미래지향적으로 해결하는 시작점이 될 수 있을 것이다.

　　본 글에서는 한의계에서 기존에 제안된 대표적인 남북 전통의학 교류·협력 방안들의 내용을 살펴보고, 그에 대한 분석을 바탕으로 향후 남북 전통의학 협력과 관련하여 고려할 사항과 기본적인 방안 등을 간략히 제시해 보았다. 특히 통일한국의 보건의료 전반에 대한 밑그림 속에서 남북 전통의학 교류·협력을 생각해 보는 포괄적 접근의 주제들을 살펴보았다.

II. 본문

1. 기존 전통의학 남북 교류·협력 관련 정책 및 방안 분석

1) 한의학분야의 남북한 교류·협력 활성화 방안에 관한 연구[3]

　　숭실대학교 석사학위논문으로 작성된 연구 결과로서 남북한 교류·협력의 의미, 절차, 기본 방향, 개선 방안 등을 간략히 다루고 있다. 이 연구에서는 남북한 교류·협력의 기본 방향을 다음의 5가지로 설정하였는데[4] 그 내용은 다음과 같다.

---

3 김주영. 한의학분야의 남북한 교류·협력 활성화 방안에 관한 연구. 숭실대학교통일정책대학원. 1998. pp.1−76.

4 김주영. 한의학분야의 남북한 교류·협력 활성화 방안에 관한 연구. 숭실대학교통일정책대학원. 1998. pp.19−21.

첫째, 민족의 동질성 회복에 기여하는 방향으로 나가야 한다.

둘째, 철저한 한의학적 근거를 통한 증진방향이 추진되어야 한다.

셋째, 실질적 이익을 얻을 수 있는 실사구시의 방향으로 교류·협력이 증진되는 방안이 강구되어야 하고 경제성이 고려되어야 한다.

넷째, 모든 교류·협력의 방법은 법령이 정한 방법과 절차에 따라 합법적으로 진행되어야 한다.

다섯째, 한의학 분야의 교류·협력의 주체는 한의학 전문가들이 되어야 한다.

한의학적 근거 기반, 협력의 합법적 진행, 한의학 전문가 주체의 교류·협력을 강조하여 한의계 주도로 교류·협력이 이루어져야 한다고 보았다. 또한 이러한 기본 방향을 바탕으로 제4장에서는 구체적인 '한의학 분야의 남북한 교류·협력 개선방안'을 제시하였다(표 1).[5]

이 논문에서 제시한 교류·협력의 기본 방향을 정리해 보면, 민족 동질성 회복에 한의학 교류가 기여해야 하며, 한의학의 전문가인 한의사를 중심으로 체계적인 교류·협력이 이루어져서 실제적인 이익이 창출되도록 설정되어 있다. 또한 교류·협력의 개선 방안들은 주로 남북한 전통의학 분야의 교류를 활성화하기 위한 정책과 제도의 수립, 기관 및 기금 설립 등의 기본 지원 방

표 1 한의학분야의 남북한 교류·협력 개선방안

카테고리	방안
분야별 정책 및 제도의 개선 방안	– 한약재 교류의 개선 방안 – 정책 기구의 강화 – 학술교류의 지속적인 개최 – 문헌정보 교류의 체계화 및 전문화 – 일관성 있는 협력사업의 추진
교류·협력 추진 단체 및 연구기관 설립	– 한민족 한의학 교류 추진위원회(가칭)의 설립 – 고려의학연구소(가칭)의 설립
한의학 교류·협력 기금 확보	– 기금확보의 구체화 – 기금확보의 방법

자료원: 김주영. 한의학분야의 남북한 교류·협력 활성화 방안에 관한 연구. 숭실대학교통일정책대학원. 1998. pp.52-69.

5 김주영. 한의학분야의 남북한 교류·협력 활성화 방안에 관한 연구. 숭실대학교통일정책대학원. 1998. pp.52-69.

안에 초점이 맞추어져 있다. 이들 방안 가운데 한약재 교류, 학술 교류, 문헌정보 교류 등 실천적 교류·협력 방안이 일부 포함된 것이 특징이다. 전체적으로 볼 때 남북 전통의학 교류·협력 방안에 대한 초기 저작으로서 보건의료 전반의 밑그림보다는 주로 한의계의 입장 중심으로 기술되어 있다.

2) 북한의 보건정책과 고려의학 정책에 관한 연구
(남북한 의료(醫療)제도의 통합 및 활용방안에 관한 연구)[6]

이 보고서는 한국한의학연구원의 연구과제 수행의 결과로 남북 전통의학 교류·협력 방안에 대한 국책연구기관의 첫 공식적인 보고서이다. 제3장 제3절에서 '남북한 의료제도의 통합 방안'을 제시하고 있으며, 우선 동의학과 한의학 교류를 위한 원칙으로 다음의 4가지 원칙을 다음과 같이 설정하였다.[7]

첫째, 민간차원의 교류가 이루어지기 이전에 정부 차원의 교류 협력에 대한 정책이 필요하다.

둘째, 다른 분야와 마찬가지로 동의학과 한의학(韓醫學)의 교류는 통일의 제1단계인 화해협력 단계에 주로 이루어져야 하며 2단계(남북연합)에도 계속되어져야 한다.

셋째, 동의학이나 한의학(韓醫學)의 우월성에 대한 선입견을 배제해야 한다.

넷째, 협력의 자세한 방식은 전체 보건의료 부문의 교류 협력 방안에 준하며 해당 전문가들의 자문을 구한다.

제시된 4가지 원칙의 내용을 살펴보면, 민간보다 정부 차원의 교류·협력 선행, 상호 호혜에 의거한 의료제도의 통합, 전통의학뿐만 아니라 전체 보건의료 부문의 전문가 의견을 토대로 한 방안 마련 등으로 요약된다. 한의계뿐만 아니라 전체 보건의료의 틀 안에서 교류·협력 방안을 마련해 나가고자

---

6 최환영, 윤창열 외. 북한의 보건정책과 고려의학 정책에 관한 연구(남북한 의료(醫療)제도의 통합 및 활용방안에 관한 연구). 서울. 한국한의학연구원. 1998. pp.1-372.

7 최환영, 윤창열 외. 북한의 보건정책과 고려의학 정책에 관한 연구(남북한 의료(醫療)제도의 통합 및 활용방안에 관한 연구). 서울. 한국한의학연구원. 1998. p.355.

표 2   동의학(고려의학)과 한의학 교류를 위한 제언(최환영, 윤창열 외, 1998)

분야	교류 방안
인적교류	– 한의사협회와 북한의 해당 민간조직 간의 상호 교류 – 상호 교환교수 파견 – 한의사들의 의료지원단(가칭) 참여
물적교류	– 한의사협회 차원의 대북지원사업 적극 참여 – 동의학 서적과 한의학(韓醫學) 서적의 교류 – 진단 및 치료기기의 교류 – 북한의 동의약제의 수입
학술세미나 및 공동연구 시행	– 국가적 지원 상황과 방식에 대하여 – 유관학문과 철학에 대한 상호 이해 – 임상진료의 범위와 노하우에 대한 교류 – 중의학, 일본의 전통의학, 인도의학, 티벳의학 등 고려의학과 한의학(韓醫學)을 제외한 동양의학에 대한 협력연구 – 동의학과 한의학(韓醫學) 용어의 통합을 위한 협력연구 – 동서의학의 공동연구 상황과 방안에 대한 교류
한국한의학연구원과 북한 고려의학 연구원의 상호 인적·물적 교류 시행	해당 사항 없음

자료원: 최환영, 윤창열 외. 북한의 보건정책과 고려의학 정책에 관한 연구. 서울: 한국한의학 연구원. 1998.
     pp.355-358.

시도한 것이 특징이다. 이상의 원칙에 따라 제시된 분야별 구체적인 교류 방안은 [표 2]와 같다.[8]

    대분류의 분야 구성에서 인적, 물적 교류 이외에 두 항목은 카테고리 수준에 맞지 않으므로 인적, 물적 교류 분야 하부에 포함되어야 한다. 분야별 구체적인 교류 방안을 살펴보면, 주로 대한한의사협회와 이에 대응하는 북한의 민간단체 간의 교류를 바탕으로 단기적으로 가능한 인적, 물적 교류에 집중되어 있고, 중장기적인 대규모 사업은 포함되어 있지 않다. 대한한의사협회와 한국한의학연구원을 중심으로 단기적으로 시행 가능한 방안들을 주로 제시한 것으로 보인다. 교류·협력의 4가지 원칙에서 제시하였던 전체 보건의료 부문의 방안에 준한다는 큰 방향성에도 불구하고 세부 분야별 구체적인 교류 방안은 한의계 중심의 실천 방안에 주로 초점이 맞추어져 있다.

---

8 최환영, 윤창열 외. 북한의 보건정책과 고려의학 정책에 관한 연구(남북한 의료(醫療)제도의 통합 및 활용방안에 관한 연구). 서울. 한국한의학연구원. 1998. pp.355-358.

3) 남북통일에 대비한 보건의료의 대응방안
  (남북통일을 위한 과학기술분야의 대응방안)[9]

이 보고서는 2014년 박근혜 정부 당시 한국과학기술한림원에서 출간한 남북통일을 대비한 각 분야별 대응 방안 시리즈 중 하나로 작성되었다. 과학기술 분야 대응방안 보고서 가운데 제3장이 보건의료의 대응 방안이며, 그 중 '제4절 남북한 전통의학의 융합과 발전 모색'에 남북한 전통의학 융합과 발전을 위한 정책과제가 제시되어 있다. 또한 남북한의 이질적인 사회문화적 특성, 남북한 통일시대가 안고 있는 정치경제, 사회문화 통합의 복잡성 등을 고려하여 단계적 접근 방식을 제시한 것이 특징이다. 보고서에서 제시한 3단계의 접근 방식은 다음과 같다.[10]

- 1단계(소통과 교류)

한의학과 고려의학의 용어 및 개념의 표준화 작업, 기초 정보 및 데이터 공유 등을 통하여 향후 소통을 위한 기반을 마련한다. 이를 통하여 학술 및 임상 분야에서 인력 교류를 활발히 하여 동질성을 높이는 것을 우선 목표로 한다.

- 2단계(통합과 실천)

인력 양성 분야에서 교육과정과 국가인증제도 등을 상호 균등, 균질하게 맞추기 위한 작업을 진행한다. 이 과정에서 내용적으로 심도 있는 통합이 이루어지도록 국가가 지원한다. 또한 이러한 통합이 실제 임상 분야와 연구 분야에까지 확장될 수 있도록 정책을 수립하고, 관련 법규를 제·개정하며, 이를 집행하는 정부의 통합 기구를 설치하여 운영한다.

- 3단계(융합과 발전)

전통의학이 남북한이 각각 가지고 있는 의료사회적 특성에 적합하게 대

9 김성훈, 박상민, 이혜원, 백유상, 이왕재. 남북통일에 대비한 보건의료의 대응방안(남북통일을 위한 과학기술분야의 대응방안). 성남. 한국과학기술한림원. 2014. pp.43–70.
10 김성훈, 박상민, 이혜원, 백유상, 이왕재. 남북통일에 대비한 보건의료의 대응방안(남북통일을 위한 과학기술분야의 대응방안). 성남. 한국과학기술한림원. 2014. pp.68–69.

처함으로써 새로운 통일한국에 기여할 수 있는 방안을 모색한다. 이 과정에서 새로운 보건의료 정책과 기술들을 개발 적용하는 융합의 단계까지 발전시킨다. 또한 통일한국의 전통의학을 주제로 국제화를 추진함으로써 새로운 부가가치 창출이 가능한 전통의학의 융합 분야를 발굴하고 발전시켜 나가는 단계이기도 하다.

이상의 단계별 접근의 밑그림 위에서 남북한 전통의학 융합과 발전을 위한 구체적인 정책과제들을 제시하였다. 남북한 전통의학 관련된 이질적인 법률과 제도로 인한 문제 해결과 통일한국의 새로운 의료체계 속에서 전통의학의 역할, 미래 통일한국 사회에 대비한 정책 개발 등을 목표로 한 세부 정책과제들은 [표 3]과 같다.[11]

표 3 남북한 전통의학 융합과 발전을 위한 정책과제

주제	부분	방안
법률과 제도의 정비	의료 인력의 통합	- 한의사와 고려의사 간의 의료법 상 제반 조문과 규정의 통일 - 고려의사에 대한 한의사의 지위 부여에 관한 규정의 제정 - 남북한 전통의학 교육과정 및 교육목표의 통일과 관련 법규의 제·개정
	의료 시행과 지원 인력	- 침구 시술 관련 행위 및 기타 의료행위 관련 법규의 제·개정 - 한의약학과 고려약학의 통일 관련 법규의 제·개정 - 전통의학 의료 지원인력의 지위 및 관련 법규의 제·개정
새로운 의료 시스템의 구축	의료 행정과 의료기관	- 한의학과 고려의학의 정부 내 행정담당 부서의 통폐합 - 층차별 전통의학 의료기관의 인력 배치와 운영에 관한 제도 구축 - 전통의학의 의료전달 체계에 대한 정책 연구와 관련 제도 구축 - 전통의학 관련 의료정보의 표준화와 보호 관리에 대한 제도 구축
	사회보장과 공공의료	- 전통의학의 사회보장(의료보험) 제도 구축과 법규의 제·개정 - 전통의학의 공공의료 강화에 대한 제도 개선 정책 수립과 시행
통일한국 사회에 대비한 미래 정책 개발	남북한 동질화	- 전통의학의 남북한 동질화 매개 역할에 대한 정책 연구 - 통일한국의 사회, 경제, 문화의 변화에 대비한 전통의학의 기여 방안에 대한 정책
	미래 통일한국의 신동력	- 전통의학 기반의 신의료·의약 기술개발과 부가가치 창출 - 통일한국의 세계화 전략 속에서 전통의학의 역할에 대한 정책 연구

자료원: 김성훈, 박상민, 이혜원, 백유상, 이왕재. 남북통일에 대비한 보건의료의 대응방안(남북통일을 위한 과학기술분야의 대응방안). 성남. 한국과학기술한림원. 2014. pp.69-70.

. . . .

11 김성훈, 박상민, 이혜원, 백유상, 이왕재. 남북통일에 대비한 보건의료의 대응방안(남북통일을 위한 과학기술분야의 대응방안). 성남. 한국과학기술한림원. 2014. pp.69-70.

이상의 내용은 남북한 전통의학 융합과 발전을 위한 정책과제 리스트의 성격이므로 구체적인 인적·물적 교류 방안은 드러나 있지 않고, 법률, 제도, 시스템, 정책 등의 키워드를 위주로 한 정책 과제들로 구성되어 있다. 사회보장과 공공성의 측면으로 접근한 것이 특징이며, 산업화 등 경제성을 고려한 정책 이슈들도 '미래 통일한국의 신동력' 항목에 포함되어 있다.

4) 고려의학 현황과 남북 전통의학 교류·협력 방안[12]

한국한의학연구원의 연구보고서로서 가장 최근에 발표된 남북한 전통의학 교류·협력 관련 정책 방안을 담고 있다. 제4장에서 '남북 전통의학 교류·협력 방안'을 제시하고 있는데, 우선 남북관계의 상황에 따라 남북 전통의학 교류·협력 3단계의 시기를 다음과 같이 설정하였다.[13]

- 1단계: 교류·협력 준비 단계

(남북관계) 제재 국면의 지속, (교류·협력) 교류 불가, (전통의학) 북 고려의학 이해 초기 단계

- 2단계: 교류·협력 초기 단계

(남북관계) 제재의 일정 해소, 평화 준비 시기, (교류·협력) 2000년대 교류·협력 수준, (전통의학) 교류를 통한 상호 이해, 상호 신뢰 구축 단계

- 3단계: 교류·협력 확산 단계

(남북관계) 제재의 완전 해소, 평화시기, 통일 모색, (교류·협력) 전면적 교류 및 높은 수준의 협력 단계, (전통의학) 남북 공동 이익을 바탕으로 한 협력 모색

이상의 3단계 설정은 주로 최근 벌어지고 있는 남북 및 기타 국가 간의 국제 관계 동향을 고려한 것이 특징이며, 상호 이해와 신뢰 구축, 공동의 이

---

12 김동수 외. 고려의학 현황과 남북 전통의학 교류·협력 방안. 대전. 한국한의학연구원. 2020.
    pp.1–152.
13 김동수 외. 고려의학 현황과 남북 전통의학 교류·협력 방안. 대전. 한국한의학연구원. 2020.
    p.144.

표 4 남북 전통의학 교류·협력 단계별 방안

주제	부분	방안
1단계 교류·협력 준비 단계	납북 전통의학 교류·협력을 위한 한의계 리더십 구축	- 사업 추진의 효율과 모색 및 정보 공유를 위한 전문가 포험 운영 - 정기적인 고려의학 최신 정보 취득을 위한 고려의학 동향 브리프 발간
	분야별 남북 전통의학 교류·협력 전략 수립	- 연구, 임상, 제약, 교육 등 각 분야별 교류·협력 전략 수립
	삼각협력을 통한 지식공유 사업	- 중국, 러시아, 베트남 등 북한의 지리적·정치적 접근성이 높은 지역에서 남측의 비교 우위 기술에 대한 교육과 교육 기반 마련
	남북 전통의학 용어 표준화 기반 구축 사업	- 남북의 전통의학 관련 용어 수집 및 데이터 베이스 구축 - 북 전통의학 용어의 특징 분석 및 남 전통의학 용어와의 비교
2단계 교류·협력 초기 단계	남북 전통의학 학술교류 사업	- 정기적이고 지속적인 학술교류를 위한 '남북 학술교류 협의체' 구성 - '민족의학 학술토론회' 정례화 및 남북 분야별 학술교류 활성화 - 남북 각자 비교우위 분야에 대한 상호 교육 사업 - 남북 전통의학 용어 표준화
	한반도 한약(약초)자원 공동개발 사업	- (추진단 구성) 한국한의학연구원, 농진청, 과학기술정보통신부 등 관련 산, 학, 연, 관의 회의 체계를 구성하여 사업범위 및 추진방향 설정 - (공종조사) 남북 공동으로 한반도 약용식물 분포와 표본 수입을 위한 식생 분포 조사 연구 - (DMZ조사) 한반도 전역 조사 이전에 접경지역이면서 특수 생태환경을 보유한 DMZ에 대한 우선 공동 조사
	한약재 가공공장 설립	- 1단계: 현재에서 물량확보가 가능한 한약재를 의약품으로 수입 - 2단계: 한약재 제조업체의 북한내 가공공장(GMP) 건설
	한의약한의약 관련 인도적 지원 지속	- 의료장비, 왕진가방, 서적, EMR 시스템 등 고려의학과 관련한 물품 지원
3단계 교류·협력 확산 단계	한약제제 공장 건립 사업	- 남측 제약회사를 중심으로 "(가칭) 이북 제약 공장 건립 관련 산업 협의체"를 구성하여 북한과 협의를 통해 현지 수요 확인 및 공지 부지 등 시설투자 검토 진행 - 생산 초기에는 북한 수요에 맞게 생산하고, 점차 생산량을 늘려 남측 또는 해외 수출 추진
	남북 공동 전통약·의료기술 개발 사업	- 남측의 연구기관을 중심으로 '남북 공동 연구 개발 사업단' 구성 - 북한 우수 처방 및 우수의료기술 발굴 - 북한과의 특허(기술료) 문제 해결 - (의약품) 제약회사와 공동으로 연구개발 후 의약품 허가와 출시 - (의료기술) 남측의 임상연구 전문인력 기술을 통해 북의 대학병원과 고려의학연구원 병원을 중심으로 임상연구 수행. 이후 성과가 좋은 경우 남측에 의료기술 교육 및 신의료기술 등록

지료원: 김동수 외, 고려의학 현황과 남북 전통의학 교류·협력 방안, 대전, 한국한의학연구원, 2020, pp 144-148

익 추구 등을 목표로 하고 있다. 본 보고서에서는 기존 대한한의사협회, 한국
한의학연구원 등에서 제시하였던 교류·협력의 세부 아이템 10개를 선정하여,

3단계 시기별로 배치하였다. 단, 각 아이템은 교류와 협력에만 국한되어 있으며 제도 통합에 대한 방안은 제시하지 않았다. 각 단계 별 세부 사업의 내용은 [표 4]와 같다.14

이상의 남북 전통의학 교류·협력의 단계별 아이템들을 살펴보면, 1단계에서는 한의계 내부에서 사업을 추진하는 리더십과 각 분야별 전략 수립의 필요성을 강조하였다. 또한 주변 국가들을 통한 대외적 국제 협력, 학문 분야의 남북 전통의학 용어 표준화를 기반 사업으로 제시하였다. 2, 3단계에서는 학술 교류사업을 제외하고 주로 한약물 관련 사업이 주를 이루고 있으며, 의료기술 개발 등 산업화도 포함되어 있다.

2. 남북 전통의학 협력 체계 구축을 통한 한의약 발전 방안 제언

기존 제안된 남북 교류·협력 관련 정책 및 방안을 검토한 결과는 다음과 같다. 남북 전통의학의 교류·협력은 전문성을 갖춘 한의계 중심으로 진행되어야 하며 이를 위하여 한의계 리더십 구축이 제안되었다. 또한 한의계의 역량을 감안하여 정부 차원의 행정·재정적 지원과 실질적인 이익을 창출할 수 있는 경제성이 많이 고려되었다. 남북 간의 관계에 대해서는 상호 이해와 호혜 평등을 추구해야 함이 강조되었으며, 학문 분야에서는 전통의학 용어 표준화 등의 기반 연구에 대한 제시가 많았다. 기타 장기적으로 통일 이후의 남북 전통의학 통합에 대한 구상, 정치경제 및 사회문화의 차이를 고려한 단계별 접근 방식, 사회보장과 공공성 측면의 접근, 한국 보건의료 전체의 교류·협력에 대한 고려, 주변국들과의 국제 협력 제시 등이 특징적으로 포함되어 있었다.

이러한 정책 방안 제안에도 불구하고 미흡한 부분으로는, 구체적인 방안이 수익성 사업에 편중되어 있는 점, 특정 단체나 기관의 단기적 사업들이 제시된 점, 최근 국내외 동향에 영향을 많이 받는 내용이 포함된 점, 법률, 제도, 시스템, 정책 등을 어떻게 개발할지에 대한 현실적인 방안이 전반적으로

---

14 김동수 외. 고려의학 현황과 남북 전통의학 교류·협력 방안. 대전. 한국한의학연구원. 2020. pp.144 – 148.

부족한 점 등을 들 수 있다.

이상을 고려하여 남북 전통의학 협력체계 구축을 통한 한의약 발전 방안을 제시하기에 앞서, 우선 몇 가지 고려해야 할 점들을 나열하면 다음과 같다.

1) 남북 전통의학 협력체계 구축 관련 고려 사항

(1) 한의계 리더쉽 구축

북측의 경우는 교류·협력의 창구가 단일화되어 있으므로 상당 기간 남측도 그에 상응하는 체제를 유지할 필요가 있다. 그러나 실제 정부 및 공공기관, 대한한의사협회, 국책연구기관 등이 단독으로 창구 역할을 할 수 없으므로, 협의체를 구성하여 관련 정보를 공유하고 사업을 조정해 나가야 한다. 특히 사업 조정에서 중요한 것은 특정 기관이나 단체에 편중되지 않도록 균형을 유지하면서 가급적 공동으로 사업을 진행하는 것이 바람직하다. 또한 중요한 점은 협의체에 참여하여 종합적인 정책 결정과 사업 추진을 도우며, 한편 견제도 할 수 있는 비영리 공익 학술단체의 역할이다. 그리고 보건의료 각 분야별 학술단체의 연구와 참여뿐만 아니라, 현재 활동 중인 통일보건의료학회의 예와 같이 한국 보건의료계 전체의 남북 교류·협력에 대하여 연구하는 학술단체와의 협력도 매우 중요하다.

(2) 남북 간 상호 이해와 새로운 호혜 평등의 정립

그동안 남북 간 상호 호혜의 관계 설정이 강조되어 왔으나, 그 수준이 단순한 기계적인 득실의 균형을 맞추는 데에 머물러 있었다. 인도적 지원의 성격뿐만 아니라 오히려 통일 한국을 내다보면서 공공 인프라 구축의 차원에서 현재 고려의학이 가진 유형·무형의 자원들을 보완해 나가는 사업을 적극적으로 진행해 나갈 필요가 있다. 남북 공동의 미래에 대한 투자 차원에서 지원과 협력에 대한 공감대를 넓혀가야 한다.

(3) 공인된 교류·협력의 시행

대부분의 실제 교류·협력을 민간이 진행하기는 하나 공신력을 갖지 못할 경우 상호 불신을 야기할 수 있다. 따라서 민간의 교류·협력 주체들은 반드시 정부, 지자체 또는 공공기관과의 공식적인 관계를 유지하면서 사업을 진행할 필요가 있다. 지속적이고 일관성, 안정성을 갖춘 교류·협력이 이루어지기 위한 장치가 될 수 있다.

(4) 시기별 단계와 단기·장기 플랜의 수립

남북의 정치경제, 사회문화의 차이가 극복되기까지는 긴 시간이 소요될 것이므로, 단계별 접근 방안이 구체적으로 마련되어야 한다. 또한 중요성, 난이도, 최종 목표의 차이에 따라 세부 방안이 수립되어야 한다. 예를 들어 변화가 심한 국제 관계에 기인한 정치적 리스크가 비교적 적은 분야부터 우선적으로 사업을 추진하고, 통일한국의 의료 통합에 대한 정책 개발은 중장기 과제로 병행하여 진행할 수 있다.

(5) 자원 공유와 컨센서스 지향

정부와 민간으로 구성된 협의체를 중심으로 종합적인 남북 전통의학 교류·협력의 밑그림을 만들고, 지속적인 협의를 통하여 이를 수정·보완해 나가야 한다. 최근 한국한의학연구원 주최로 진행된 '남북 전통의학 협력 포럼'[15]도 이러한 노력 중 하나이다. 각 단위 주체 간의 협력 작업을 통하여 상호 정보를 공유하고 공동의 교류·협력 방안을 수립함으로써 기회의 불균형 등을 해소할 수 있다. 이에 각 교류·협력 주체들은 단기적 사업 성과와 이해득실에 연연하지 않는 자세를 견지해야 한다.

(6) 한국 보건의료 체계의 전반적 고려

한의학은 한국 보건의료의 체계 안에 놓여 있으므로, 보건의료 전체의 남북 교류·협력과 궤를 같이해야 전통의학 교류·협력이 성과를 거둘 수 있다. 그 이유는 북한의 보건의료 체계가 이미 모든 의학 분야를 아우르고 있기 때문이다. 또한 남북의 모든 교류·협력은 통일한국을 지향하고 있으므로 남과 북의 보건의료 체계를 재구축해야 하는 목표를 가지고 있다. 따라서 전체 보건의료 체계에 대한 전통의학의 위치와 역할, 기여도 등을 고려하여 교류·협력 방안이 수립되어야 한다. 한국 보건의료 체계의 구성단위들이 교류·협력하지 않는 상황에서 남북 보건의료의 교류·협력은 제대로 진행되기 어렵다.

---

15 한국한의학연구원 주관으로 2019년부터 연속 개최되었음.

2) 남북 전통의학 협력체계 구축을 통한 한의약 발전 방안

이상의 6가지 사항들을 종합적으로 고려하여 단기, 중장기 단계별 사업을 추진할 필요가 있다. 예를 들어 한약 관련 사업의 경우, 지자체의 승인과 재정 지원을 바탕으로 한약물 수출입, 재배, 제약 등을 진행하는 것이 안전하며, 민간 개별 사업들의 난립을 막고 사업 주체 스스로의 역량을 높일 수 있는 방안이다.

또한 정부 및 공공기관의 승인과 행·재정 지원을 받아 고려의학의 유·무형 인프라를 구축(사회보장 및 공공의료 인프라 포함)하는 사업도 공적 지원 하에 안정적으로 사업을 수행할 수 있으며, 통일한국의 보건의료 기반 구축의 하나로서 단순한 공동 이익 추구라는 기계적 평등 논리의 한계를 벗어날 수 있는 장점을 가지고 있다. 이러한 공적 사업들을 통하여 현재 남북 보건의료계 모두가 가지고 현실적 문제점들이 동시에 해결될 수 있으며, 통일한국의 새로운 보건의료 체계를 구축하게 되는 일석이조의 효과를 가져 올 수 있다. 예를 들어 남북 전통의학 공동 플랫폼의 EMR 시스템 구축을 통하여 현재 한의계의 지식정보 표준화, 관련 DB 구축 등의 문제들도 자연스럽게 해결될 수 있는 것이다.

표 5 남북 전통의학 협력체계 구축을 통한 한의약 발전 방안(제안)

카테고리	방안
기존 제안 내용 요약 및 보충	- 학술 교류 사업: 학술대회 개최, 용어 표준화, 공동 연구 과제 수행 - 한약 관련 사업: 한약재수출입, 한약물 자원 공동 재배, 한약 제약 사업 - 경제 협력 사업: 임상연구 수행, 신의료기술 공동 개발, 통일한국의 전통의학 세계화 - 인도적 지원 사업: 의료지원단 파견, 의료장비 지원, 기타 남북 동질화 사업 - 정책 개발 및 행정 지원: 통합을 위한 법률 및 제도 연구 및 정비, 관련 행정 체계 구축, 사회보장과 공공의료 강화 - 국제 협력: 동아시아 전통의학 관련 국가와의 연계 강화
추가 제안 내용	- 고려의학 유·무형 인프라 구축: 고려의학 지식정보 표준화, 공동 DB 구축, 공동 EMR 개발, 임상 및 연구 기반 시설 구축 - 교육 사업: 의학의 교육과정 공동 운영, 학생 인적 교류, 의료인력 양성을 위한 교육과정 운영 - 사회보장과 공공의료 사업: 통일한국의 보건의료 체계 구축을 목표로 관련 법률, 제도, 행정 지원 및 시설 인프라, 인력 등 지원 - 공공기관 및 지자체 협력 사업: 정부, 공공기관, 지자체와의 협력 사업 강화

자료원: 백유상. 남북 전통의학 협력체계 구축을 통한 한의약 발전 방안 제언. 한의약정책리포트. 2020. 5(2). p.100.

기존에 제안되었던 남북한 교류·협력 관련 정책 및 방안들 이외에 새로 추진 가능한 구체적인 사업들을 예시해 보면 [표 5]와 같다.

상대방의 입장을 이해하고 가능한 수용하려는 자세가 남북 간 교류·협력을 진행하기에 앞서 우선적으로 양측 모두에게 필요한 요소라 할 수 있다. 이점은 남북 전통의학 교류·협력을 원하는 모든 단위 주체들 사이에도 공통적으로 적용된다. 정보와 자원을 공유하여 서로 협력하지 않고 단기적 성과만을 추구하였을 때에는 아무리 좋은 정책과 방안도 단순한 선언에 그치는 무용지물이 될 수밖에 없으며, 달리 말하면 내용의 수준보다 공유와 공감을 바탕으로 한 컨센서스 위에 수립된 정책과 방안이 가장 좋은 것이라는 의미이다. 즉, 향후 남북 전통의학 교류·협력의 정책과 방안을 어떻게 잘 만들어낼지가 한의계 또는 한국 보건의료계의 관련 제반 문제들을 올바로 풀어나가는 가늠자가 될 것이다. 정부와 관련 연구 및 정책기관, 대학 그리고, 한의계의 모든 구성원들이 남북 전통의학 교류·협력의 중요성을 인식하고 서로 협력하여 지혜를 모으는 것이 필요하다.

Ⅲ. 나오기

남북 전통의학 분야의 교류·협력 정책 및 방안에 관한 연구 보고는 그동안 많지 않았다. 그만큼 이에 대한 한의계의 관심이 부족하였던 점도 있으며 또한 미래 한국의 보건의료 체계 속에서 한의학이 어떠한 역할을 해나갈지에 대한 명확한 방향이 설정되지 않았던 때문이기도 하다. 기존의 정책 및 방안들을 살펴보면 주로 한의계 주도의 전통의학 고유 분야의 교류·협력 방안에 국한되어 왔으며, 최근에 와서야 의료정보의 표준화와 의료전달 체계 구축, 사회보장과 공공의료 등의 포괄적 주제들이 포함되기 시작하였다.

본 글에서는 기존에 제안된 남북 전통의학 교류·협력 정책 및 방안들을 정리 분석하고, 발전적으로 미래 통일한국의 보건의료 체계 구축을 위한 포괄적 접근 방안들을 제시해 보았다. 남북 전통의학의 통합을 위한 법률 제도 및 행정 체계 연구뿐만 아니라, 지식정보 표준화와 DB 구축, 표준 EMR 개발 보급 등의 유·무형 인프라 구축, 의료인력 양성을 위한 공동의 교육과정 개발,

통일한국 보건의료 체계 구축을 위한 법률·제도·행정 관련 정책 개발 및 시행 등이 진행되어야 하며 이를 뒷받침할 수 있는 정부, 공공기관 및 지자체와의 협력이 필요함을 강조하였다. 또한 이러한 사업들이 성과를 이루기 위한 조건으로 한국 보건의료 체계 전반의 밑그림 속에서 교류·협력의 리더쉽 구축, 호혜 평등에 대한 새로운 정립, 공인된 교류·협력의 시행, 단계별 단기·장기 플랜 수립, 자원 공유와 컨센서스 지향 등의 여러 고려 사항들을 제시해 보았다.

남북이 하나로 합쳐지는 미래 통일국가가 추구하게 될 지향점을 고려하고 현재 보건의료 체계 전반의 상황을 인식하면서 남북 전통의학 교류·협력의 방안이 마련되고 시행되어야 한다. 여러 가지 다양한 단기적 교류·협력도 이러한 밑그림 속에서 진행되었을 때 서로 조화를 이루고 남북 공동체 구성원들의 공감 속에서 소기의 성과를 이룰 수 있을 것이다.

참고문헌

김동수, 오준호, 이준혁, 이은희, 박지은, 송민호. 고려의학 현황과 남북 전통의학 교류·협력 방안. 대전. 한국한의학연구원. 2020.

김동일, 량병무, 허익근, 김락헌, 전순녀. 고려의학대사전. 평양. 의학과학출판사. 2005.

김성훈, 박상민, 이혜원, 백유상, 이왕재. 남북통일에 대비한 보건의료의 대응방안 (남북통일을 위한 과학기술분야의 대응방안). 성남. 한국과학기술한림원. 2014. pp.43－70.

김주영. 한의학분야의 남북한 교류·협력 활성화 방안에 관한 연구. 숭실대학교 통일 정책대학원 석사학위 논문. 1998.

박상민, 이왕재, 김석주, 이혜원, 김보현, 정회인. 북한 보건의료 백서. 서울. 서울대학교 통일의학센터. 2013.

백유상. 남북 전통의학 협력체계 구축을 통한 한의약 발전 방안 제언. 한의약정책리포트. 2020. 5(2). pp.92－101.

신재용. 북한 한의학. 서울. 동화문화사. 1992.

윤창렬. 북한의 고려의학 연구. 대전. 주민출판사. 2004.

최고야. 남북전통약재기원사전. 완주. 도서출판우석. 2020.

최환영, 윤창열 외. 북한의 보건정책과 고려의학 정책에 관한 연구(남북한 의료(醫療)제도의 통합 및 활용방안에 관한 연구). 한국한의학연구원, 대전대학교. 1998.

한창현, 박선희, 신미숙, 최선미. 북한 전통의학의 시대적 발전과정 및 의료체계. 한국한의학연구원논문집. 2007. 13(2). pp.37－45.

15

북한의 간호교육

신 나 미*

북한에서는 모든 보건의료시설을 국가가 소유하여 관리·운영하며, 국민에게 보건의료서비스를 무료로 제공하고, 중앙집권적인 보건의료조직을 운영한다.[1] 북한의 <인민보건법>에는 "조선민주주의 인민공화국에서 보건일군은 전체 인민의 건강한 몸으로 사회주의 건설에 적극 참가하게 하는 인간생명의 기사이며 영예로운 혁명가"(38조)로 "정성운동을 힘 있게 벌려 환자들을 자기의 육친처럼 아끼고 사랑하며 온갖 지혜와 정성을 다 바쳐 치료해야"(40조)한다고 기술되어 있다.[2]

I. 남한의 간호교육과정에 상응하는 북한의 보건일군 양성과정

북한의 보건일군은 3가지 계층으로 분류되는데, 상등 보건일군은 의학대학 졸업자이고 중등 보건일군은 준의, 부의사, 조산원, 고려약사, 구강준의, 약조제사, 보철사, 엑스레이기사 등을 말하며 상등과 중등 보건일군의 사회적 등급은 사무원으로 같다. 간호원은 보조의료일군으로 이들은 노동자계급에 속한다. 북한의 보건일군들 가운데 남한에는 없는 양성과정이 "준의사"와 "준의"이다.[3] 준의사는 평양과 11개 각 도의 고등의학전문학교에서 3~4년의 양성기간을 거치는데 남한의 간호사 교육과정 기간과 맞먹는다. 인민보건법에

---

* 고려대학교 간호학과 교수
1 문옥륜 (2001). 북한의 보건의료제도 운영 – 탈북자 증언을 중심으로. 북한보건의료연구소
2 Ministry of Unification (2000). Open data about North Korea – Society.
3 신희영 등(2017). 통일의료 – 남북한 보건의료 협력과 통합.

표 1 북한의 보건일군별 양성기간에 상응하는 남한의 간호인력 비교

북한 보건일군과 양성 기관 및 기간				양성기간에 상응하는 남한 간호인력		
준의사	중등 보건 일군	고등의학전문학교(4년)	정규 과정	정규 과정	대학(4년)	간호사(학사)
준의		고등의학전문학교(3년)			전문대학(3년)	간호사(전문학사)
조산원		고등의학전문학교(2년)			조산사양성기관(1년)	간호사인 조산사
간호원	보조 의료 일군	간호학교(1년);4 간호원양성소(6개월)	비정규 과정	비정 규과 정	학원(12개월)	간호조무사

자료원: 김지은, 북한의 간호교육체계분석 및 통일단계별 통합방안, 2016, 재구성 및 일부 참조.

따라 1960년부터 양성된 준의는 1994년부터 2년제에서 3년제로 상향되어 각 도에 설치된 고등의학전문학교에서 양성한다. 또한 북한의 간호원 양성기간은 보건간부학교에서의 2년제이거나 간호학교 및 간호원 양성소에서의 1년 과정으로 남한의 간호조무사 교육기간과 유사하다(표 1 참조). 또한 중등 보건일군에 속하는 조산원을 배출하기 위한 북한의 양성과정은 보건간부학교에서의 2년제이지만, 남한에서는 조산사를 배출하는데 최소 5년의 소요된다. 남한의 조산사는 간호사인 조산사(Nurse-Midwife)로서, 1990년 1월부터 실시해온 조산사 국가고시에 합격하면 보건복지부 장관 명의의 면허가 발급된다. 즉 간호사 면허를 가진 자만이 1년간의 조산수습과정을 마친 후에야 조산사가 될 수 있다(의료법 제6조).

II. 남·북한의 간호교육과정

남한은 광복 후 미국식 4년제 간호교육을 이화여자대학교에서 1955년에 시작한 이래, 1969년에는 석사과정을, 1977년에는 박사과정을 연세대학교에 개설하였다. 반면, 소련과 중국의 영향으로 북한은 직업 위주의 간호교육을 지향하였기에5 대학원 제도가 부재하다. 4년제 교육과정을 운영하는 남한의

---

4 김지은(2016). 북한의 간호교육체계 분석 및 통일단계별 통합방안. 서울대학교 대학원 간호학과 박사학위 논문.

5 Kim, J.H. (1998). A Comparative study of the health laws in North Korea and South Korea. The Graduate School of Health Science and Management, Yonsei University.

표 2　남한과 북한의 간호 교육과정과 제도 비교

구분	북한	남한
사전교육	유치원 1년, 인민학교 4년, 고등중학교 6년 (총 11년)	초등학교 6년, 중학교 3년, 고등학교 3년(총 12년)
교원	준의	석·박사 이상의 교수진(강사 포함). 기초의학분야의 일부는 의대교수가 담당. 임상실습교육은 수(경력)간호사가 담당
교육기간과 특성	- 11개 각 도의 간호학교가 동일한 1년 교육과정 개설로 선택과목 부재 - 여성에 국한. 남학생의 입학 불가 - 컴퓨터와 영어교육이 거의 전무함 - 나이팅게일이 누구인지 모름	- 2012년, 4년제 학사과정으로 통합 후 2020년, 205개 간호학과 중 203개가 4년제로 운영 - 각 교육기관 고유의 교육이념 구현한 다양한 교양과목과 전공 선택과목 개설 - 성별 구분 없이 입학 가능 - 영어와 컴퓨터 교육 등 활발함

교육과정			간호학교(2000~2010년)		4년제 간호대학(고려대학교, 2021년)	
		정치사상	김일성, 김정일, 김정숙 혁명활동, 당정책	교양선택	세계의 문화, 역사의 탐구, 문학과 예술, 윤리와 사상, 사회의 이해, 과학과 기술, 정량적사고	
		일반기초	제1외국어(일어나 영어), 라틴어, 콤퓨터	공통교양	자유정의 진리, 1학년 세미나, Academic English, 글쓰기, 정보적 사고	
		일반	체육			
		전공기초	해부생리학, 병리학, 약리학, 미생물학	전공관련교양	일반물리학 및 연습, 일반화학 및 연습, 일반생물학 및 연습; 인간심리와 행동, 가족건강과 사회, 건강의사소통, 인간발달과 건강	
	전공	이론교과목	기본간호학, 외과간호학 내과간호학, 소아과간호학 산부인과간호학, 신경과간호학, 특수간호학, 고려의학	전공필수	간호학개론, 기본간호학, 성인간호학, 모성간호학, 건강사정, 아동간호학, 정신간호학, 간호관리학, 간호전문직과 윤리, 지역사회간호학, 노인간호학, 간호연구방법론, 기초간호과학, 병원미생물학, 보건의료관계법규, 건강과 국제화, 건강과 식이, 간호정보학 및 실습, 간호통계, 간호진단, 생명윤리	
		실습교과목	기본간호학실습 내과간호학실습 외과간호학실습 산부인과간호학실습 소아과간호학실습		기본간호학실습, 건강사정실습, 기초간호과학실습, 간호학실습입문, 성인간호학실습, 모성간호학실습, 아동간호학실습, 정신간호학실습, 지역사회간호학실습, 노인간호학실습, 간호관리학실습, 간호학통합실습	

자료원: 김지은, 북한의 간호교육체계분석 및 통일단계별 통합방안, 2016, 일부 참조 및 재구성
　　　고려대학교 간호대학 교육과정표.

간호교육은 졸업 후 국가시험을 대비하기에 반드시 이수해야 할 교과목이 많은 편이지만 학생 스스로 자율적인 선택이 가능하도록 다양한 교양교과목을 제공하고 있다(표2 참조).

또한 북한에서는 동의학(고려의학)을 주체의학으로 규정하여 필수과목으로 이수하는데 우리 고유의 것에 대한 자부심이 대단하여 한의학이라고 하지 않으며 서양의학과 거의 같은 비중을 둔다. "진단은 양의학적으로 하되 치료는 동의학적으로 하라"는 정부방침을 준수하여 간호원도 뜸과 부항 등을 수행한다. 이는 의약품 물자의 부족 때문인 영향도 있는데 약초나 약재도 치료에 쓰이고 이들의 업무에는 약초 캐러 다니는 것도 포함된다.

게다가 북한에서는 컴퓨터와 영어교육이 매우 소홀하기에 북한귀순 동포들이 남한에서 간호학을 전공하는 경우, 영어나 영어가 주로 쓰이는 의학용어 및 교재 학습에 큰 어려움을 호소하곤 한다. 북한에서 2년제 간호학교를 마친 간호원 출신 간호학생이 비교한 남한과 북한의 간호교육의 차이는, '남한의 4년제 간호교육은 체계적이고 수업량이 방대하며 학습내용에 전문성을 요구하는 깊이가 있어서, 따라가기 힘들었고 북한의 간호학교에서 제가 뭘 배웠는지 말하기도 부끄럽지만, 무엇보다도 큰 차이는 남한의 간호교육과 임상현장에 흐르는 생명존중의 가치였다'[6]라는 보고로 남한 간호교육의 철학과 정신을 정리할 수 있겠다.

추가로, 간호(전문) 학사학위를 받은 후 졸업 후 과정으로 1년간 조산사 교육을 받고 Nurse-midwife의 자격을 취득하는 남한의 조산사 양성과정은 조산학과만 졸업하여 조산사가 되는 일본이나 유럽국가들보다 질적으로도 높은 수준이다.[7]

III. 남·북한의 간호 인력 면허제도

정규 교육과정 졸업 후 국가시험에 합격해야 면허를 취득하는 남한과 달리 북한에서는 면허를 취득하는 시험 없이 졸업시험에 합격하면 간호원의 자격을 수여하는 졸업증을 취득한다. 남한에서는 연 1회 있는 국가시험에 합격하면 보건복지부 장관 명의의 면허증을 취득하는 반면 북한에서의 등록증은

6 2019 통일보건의료학회 추계학술대회-생명을 살리는 소통, 남북보건의료용어통일을 위한 준비 (2019.11.29.) (비공개)

7 대한조산사협회, http://www.midwife.or.kr

시·도 인민보건부에서 주관하고 의학전문학교장이 발급한다. 졸업 후 시·도 인민위원회 위원장이 지시하는 보건기관에서 의무적으로 근무해야 한다. 최소 2년간 근무해야 한다지만 북한에서는 간호사만 아니라 의사도 취업이 거주소재지로 제한되기에 계속 같은 곳에서 근무하게 되는 등 직장을 선택할 여지가 없다.

북한은 인구 1,000명당 간호원 비율이 3.9명, 조산원 비율이 0.3명이다.[8] 북한의 조산원은 보건간부학교 2년 과정인 조산학과를 졸업하면 자격이 수여되지만, 남한의 조산사는 간호사 면허를 취득한 후 1년의 훈련과정을 완료한 후에 국가고시를 치룰 수 있는 자격이 부여되며, 시험에 합격해야 면허를 취득할 수 있다.

추가적으로, 남한의 간호조무사는 고등학교 간호조무사 취업반이나 사설 간호학원에서 12개월 과정으로 양성되며 면허를 취득하는 간호사와는 업무와 역할 등이 구분되고 있다. 반면에 간호조무사에 상응하는 북한의 간호보조인력은 도·군병원에서 자체적으로 양성하는데, 취업은 의사나 간호원과 마찬가지로 거주 소재지로 제한되고, 간호원과 임금 격차가 적으며, 간호원과 구분 없이 간호보조인력도 간호원으로 부른다.

IV. 간호용어와 명칭 및 간호술의 차이

지금까지 살펴보았듯이 북한에 흔한 주요 내·외과 질환과 관리를 위한 성인간호학 교육, 북한 여성과 아동의 열악한 건강문제 개선을 위한 아동간호학과 모성간호학 교육, 그리고 보건환경 문제와 위생상태 등을 향상하기 위한 지역사회간호학 교육도 중점적으로 시행할 필요가 있다. 같은 듯 다르게 기술된 기본적인 간호지식에 대한 교정 및 정확한 정보와 과학적인 근거 제공이 용어통일 등과 병행되어야 한다. 북한 교재에는 전문적인 의학용어를 순우리말로 기술하기도 하였고 두음법칙대로 표현한 경우도 있다(표 3 참조).

기본간호학의 이론적 지식과 술기에 대한 교육도 우선적으로 실시되어야

---

8 신희영 등(2017). 통일의료-남북한 보건의료 협력과 통합.

표 3 남북한 간호처치 및 간호물품 용어 비교 예시

남한	북한	남한	북한
혈관/혈액	피줄/피	엉덩이	엉뎅이
이완기압	최저혈압, 확장기압	노출/이발/늑막/임시	로출/리발/륵막/림시
응급처치/구조	1차치료/구원	소변/복부/두개골	오줌/배/머리뼈
저체온	저온, 허탈열	장폐색증/통증	장불통증/아픔
정상체온	평열	주사바늘(Needle)	주사침
항문	홍문	담요/시트	포단/백포
액와, 겨드랑이	겨드랑이	거즈(Gauze)	가제
지혈	피멎이	흉통/발열	가슴쓰리기/열나기
직장	곧은 밸	노인/여자	늙은이/녀자

자료원: 일반간호상식, 인민보건사 주채99, 2010, 일부 인용; 김인숙 등, 남북한 간호학 용어의 비교분석, 2015, 일부 인용.

한다. 또한 북한 간호교육 교재에는 부재한 '간호기록'에 대한 인식과 중요성을 깨우치고 "핵무기 피해자에 대한 1차 치료"대신 재난간호나 환자 안전을 위하여 화재 시 대처방법과 감염관리에 대한 내용을 간호교육에 추가해야 할 것이다. 또한 임상에서 실제 쓰이거나 교재에서 언급되는 간호 장비나 기구에도 차이가 있는데, 가령 환자의 안전을 위하여 더 이상 사용하지 않는 수은체온계가 북한에서는 여전히 쓰이고 있으며, 체온 측정 시, 고막체온을 측정하는 전자체온계를 사용하는 남한과 달리 여전히 구강이나 겨드랑이 혹은 직장의 체온을 수은체온계를 사용하여 측정하도록 기술되어 있다.

　이와 같이, 간호용어나 사용하는 장비의 다름에서 오는 차이도 교육을 통해 해결해야 하겠지만, 무엇보다도 인간 중심적인 돌봄의 간호와 전인간호를 위한 접근이 성취되도록 간호학의 메타파라다임(metaparadigm)인 인간, 환경, 건강, 간호가 북한의 주민을 돌보는 간호사를 교육하는 간호학 교육과정과 교육내용에 반드시 반영되도록 개선해야 할 것이다.

그림 1 북한의 간호교육 교재의 예

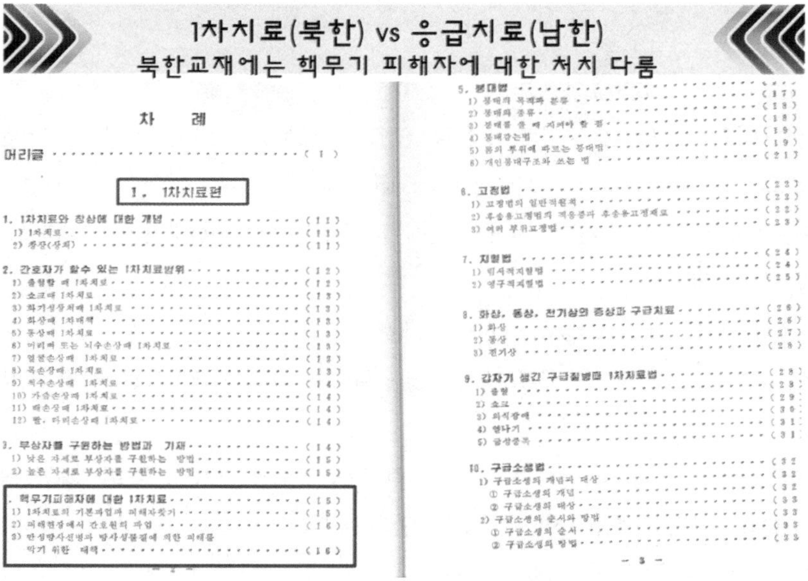

자료원: 일반간호상식, 인민보건사 주체99, 2010.

참고문헌

김인숙·이희정·고일선·강경화·장윤경 (2015). 남북한 간호학 용어의 비교분석. Studies in Humanities and Social Services, 48, 93~108.

김지은 (2016). 북한의 간호교육체계 분석 및 통일단계별 통합방안. 서울대학교대학원 박사학위 논문

대한조산사협회, http://www.midwife.or.kr

문옥륜 (2001). 북한의 보건의료제도 운영 - 탈북자 증언을 중심으로. 북한보건의료연구소

신희영, 이혜원, 안경수, 안형순, 임아영, 전지은, 최소영 (2017). 통일 의료: 남북한 보건의료 협력과 통합. 서울대학교 출판문화원.

일반간호상식(2010). 인민보건사 주체99.

2019 통일보건의료학회 추계학술대회 - 생명을 살리는 소통, 남북보건의료용어통일을 위한 준비(2019.11.29.)

Kim, J.H. (1998). A Comparative study of the health laws in North Korea and South Korea. The Graduate School of Health Science and Management, Yonsei University.

Ministry of Unification (2000). Open data about North Korea - Society.

16

북한이탈 간호사와 간호대학생의 인력양성과
남한 간호인의 준비

김 희 숙*

Ⅰ. 북한이탈 간호사의 남한에서 간호사 면허취득률과 실태

2016년까지 약 90여 명의 북한 의사 출신의 탈북 의사는 남한에서 의사 국가시험에 응시하였으며, 그중 24명이 합격하였다고 보고하고 있다.[1] 그러나 현재까지 국내에서 북한 간호사 출신의 탈북 간호사가 남한에서 간호사 국가시험에 응시하여 남한의 간호사 면허를 획득한 사례는 없다. 남북한 간호사의 통합 인력체계 양성을 고려할 때, 탈북 간호사의 재북 시절 학력과 자격을 인정받고 면허를 취득하는 과정에서 도출되는 문제점과 지원방안이 마련되어야 할 것이다. 이를 기반으로 향후 남북 간호 인력 통합에 따른 자격인정의 기준과 원칙, 재교육 프로그램이 설계되어야 한다. 특히 재북 간호사를 위한 계속 교육의 내용에는 북한에서 간호교육의 기회가 없었던 간호교육 교과목의 교육과정을 다루어 남북한 간의 간호교육 격차를 줄이는 노력이 필요하다.

간호사 면허에 대한 자격 인증기준의 통합과 더불어 자격의 유지와 관련한 계속 교육에 대한 프로그램도 개발되어야 한다. 간호사 면허취득을 위한 간호교육의 제도적 측면, 교육과정 등의 통합이 효율적으로 운영되기 위해서는 모든 세부적인 내용에 대한 법적 기준이 마련되어야 할 것이다. 남북한 간

* 동남보건대학교 간호학과 교수
1 신희영·이혜원·안경수·안형순·임아영·전지은·최소영(2017). 통일의료 – 남북한 보건의료협력과 통합. 서울대학교출판문화원, pp. 198–210.

285

호교육 행정기관이 설치되어 독립적으로 활동할 수 있는 지원책이 있어야 할 것이다.

Ⅱ. 북한 이탈 간호대학생의 적응 문제와 지원방안

1. 북한 이탈 간호대학생의 적응 문제

최근 코로나19의 영향으로 인한 탈북 이동 경로가 국가의 국경폐쇄 등으로 감소하여, 2020년 9월 말 기준 국내 입국한 북한이탈 주민은 195명으로 감소하고, 누적 총수는 3만 3,718명에 이른다.[2] 이 중에서, 10~19세의 청소년과 20~29세의 청년대학생이 약 40%를 차지하고 있다.[3] 이는 학령인구의 대학입학 희망률 증가로 이어지고 있다. 정부는 북한이탈 주민에 대한 대학입학의 특별 전형 등의 정책으로 그 수는 증가할 것으로 예측한다. 정부의 교육지원정책으로 2014년에는 253개 대학에 1,892명의 북한이탈 주민에게 42억원의 교육지원금이 지원된 바 있다.[4] 한편, 북한이탈 주민은 취업 문제에 가장 큰 애로를 호소하고 있어,[5] 북한 출신 청년대학생은 취업이 비교적 쉬운 간호학과에 입학하여 남한 사회에서 성공적으로 적응하기를 기대하고 있다.[6] 2017년 기준 북한이탈 대학생이 남한에서 가장 많이 선택하는 전공은 사회복지학이 25.9%로 가장 많고, 경영학 6.2%, 중국어학 6.1%, 간호학 4.9% 순으로,[7] 간호학과는 북한이탈 대학생들에게 선호하는 전공 중에 속한다. 그러나

---

2 Ministry of Unification. (2020). Report of status of defectors from North Korea. Retrieved September 31, 2020, from Ministry of Unification
Web site: http://www.unikorea.go.kr/unikorea/ business/NK DefectorsPolicy/status/lately/

3 Ministry of Unification. (2020). Report of status of defectors from North Korea. Retrieved September 31, 2020, from Ministry of Unification
Web site: http://www.unikorea.go.kr/unikorea/ business/NK Defectors Policy/status/lately/

4 Ministry of Unification(2015). Unification white paper. Ministry of Unification. Ebooks:Seoul: Ministry of Unification.

5 Ministry of Unification & Hanawon (2017). Life Design of North Korean Defectors, Student Resource Kit.

6 Cha, C. Y., Lee, K. E., Kweon, Y. L., & Jeong, H. J. (2016). The experience of setumin college students' adaptation to the nursing education in South Korea. Journal of Qualitative Research, 17(1), 22−38.

7 Ministry of Unification & Hanawon (2017). Life Design of North Korean Defectors, Student

생소한 영어 중심의 의학용어를 익히고, 이론과 실습을 병행해야 하는 학업 구조와 국가고시에 합격하여 간호사 면허를 취득해야 하는 어려움을 경험하고 있다. 이에 북한이탈 주민 대학생이 간호대학 진학 후 중도 탈락하거나 졸업 후 국가고시에 합격하지 못하는 사례가 자주 발생하여 이들의 학업 적응과 남한 사회 정착을 지원하기 위한 적절한 대안모색이 시급한 실정이다.[8] 그뿐만 아니라 북한이탈 대학생들의 대학교육은 남한의 교육체계와 교육문화에 대한 부적응 등 준비 없는 상태에서 진행되면서 중도 탈락이라는 문제를 겪고 있다. 최근에 각 대학은 특별 전형 입학제도에 대한 비효율성을 인지하고, 북한이탈 청소년의 입학 규모 및 기준을 제한하는 때도 나타나고 있다.[9]

2013년 발표된 「탈북대학생 중도탈락 원인 및 대안」 보고서[10]에서 중도 탈락 한 북한이탈 대학생 132명 중 간호를 포함한 의료계열 전공 대학생은 16명으로 조사대상 전공계열 중 세 번째로 많은 수를 차지하고 있었다. 이들의 중도 탈락의 주요한 이유는 '영어 공부의 준비'와 '학교 수업내용을 따라갈 수 없어서'의 두 가지 학업상의 이유가 전체 응답자의 40%를 차지하였으며, 28.6%의 북한이탈 대학생은 '경제력으로 생활비를 벌기 위해'로 응답하였다. 또 다른 북한이탈 간호대학생의 대학생활 경험에 관한 연구[11]에 의하면, 북한이탈 대학생은 대학생활과 관련된 정보의 부족으로 수강 신청, 익숙하지 않은 강의 수강, 객관식 시험평가, 조별 발표 및 활동, 인간관계, 기초학력 부족으로 인한 전공과목 수강에도 어려움을 경험한다고 하였다. 4년제 간호대학에 재학 중인 북한이탈 간호대학생은 대학 차원 스트레스 중 학업 범주가 가장 높게 나타났으며, 학년이 높을수록 대학 차원 스트레스가 낮은 것으로 나타났다.[12]

Resource Kit.

8 박은영·이은자 (2013). 북한이탈 간호대학생의 대학 생활 경험. 한국간호교육학회지, 9(3), 351~361.

9 유시은·배형준·조명숙·김경희·최영실 (2013). 탈북대학생 중도탈락 원인 및 대안. 북한이탈주민지원재단. pp. 3~142.

10 유시은·배형준·조명숙·김경희·최영실 (2013). 탈북대학생 중도탈락 원인 및 대안. 북한이탈주민지원재단. pp. 3~142.

11 박은영·이은자 (2013). 북한이탈 간호대학생의 대학 생활경험. 한국간호교육학회지, 9(3), 351~361.

12 김희숙·김성해·채경숙·김옥심 (2019). 북한이탈주민 출신 간호대학생의 자아존중감, 우울, 대

　　북한이탈 주민 출신 간호대학생의 대학생활 경험분석 연구[13]에서 심층면담에서 '대학입학 준비의 어려움', '언어 문제', '학습 차이', '문화적 문제'의 4가지가 도출되었다. 이들은 남한에 정착하는 데 여러 가지 측면의 어려움을 겪고 있지만, 그럼에도 불구하고 '포기하지 않고 완주'하기 위해 노력하였다. 자세한 내용은 다음과 같다.

　　(1) 대학입학 준비의 어려움으로 북한이탈 간호대학생은 간호사라는 직업이 전문직이라는 인식과 안정성, 높은 취업률과 봉사의 정신으로 간호학과를 선택하는 것으로 나타났다. 그러나 간호학과를 지원하는 과정에서 '정보 부족의 어려움', '기초학습의 부족'을 경험하는 것으로 나타났다. 이를 토대로 '대학입학 준비의 어려움'이 나타났다.

－ "정보 부족의 어려움"으로 북한이탈 주민은 본인의 꿈을 이루고 보다 나은 삶을 살기 위해 대학진학을 희망한다. 이에 정부는 대학 특례입학 및 학비 지원과 같은 교육 지원제도를 마련하여 북한이탈 주민의 남한 정착을 지원하고 있다. 그러나 이러한 지원정책에도 불구하고 이들은 대학입학 준비과정에서 정보가 부족하다고 느끼고 있었다. 북한이탈 간호대학생은 대부분 주위 사람을 통해 정보를 취득하거나 지지체계 없이 혼자 준비하며 정보 부족으로 인한 어려움을 경험하는 것으로 나타났다.

－ "기초학습의 부족"으로 북한이탈 후 새로운 환경에 정착하는 과정에서 대학진학을 위한 학업을 병행하여야 한다는 점은 더 큰 부담감과 두려움을 느끼게 하는 것으로 나타났다. 이들은 북학에서의 학력을 인정받고 대학에 진학하기도 하지만 대부분 인민학교 또는 고등중학교를 중퇴하거나 졸업한 자들로 대학진학을 위해서는 검정고시부터 시작해야 하는 경우가 많았다. 본 연구에 참여한 대상자들도 단과대학을 졸업한 1명을 제외하고는 모두 고등중학교 중퇴 또는 졸업 이하의 학력을 가지고 있었다. 이들이 대학입학을 준비하면서 공통으로 어려움을

학 차원 및 문화적응 스트레스. 학습자 중심교과교육연구. 19(22), 1399－1412.

13　김희숙·채경숙·김옥심 (2020). 북한이탈 주민 출신 간호대학생의 대학 생활 경험분석, 한국콘텐츠학회논문지, 20(2), 649－657.

느끼는 과목은 영어였다. 기초학습이 부족한 상태에서 생소한 영어를 공부하여 대학을 진학할 수 있을까 하는 막연한 불안감은 대학입학 준비과정에서 스트레스원이 되는 것으로 나타났다.

"대학 준비를 하면서 생물 쪽에서 매우 부족한 것 같고, 영어나 용어들을 다 외워야 하고… 생소한 것들이 많고 기본적인 것들이 매우 부족해서 힘들었던 것 같아요."(참여자)

(2) 언어 문제로 북한이탈 간호대학생이 남한에 정착하면서 가장 힘들어하는 점은 바로 언어문제였다. 의사소통 과정에서 오해를 받은 적도 있었고, 말투의 차이로 인해 색안경을 끼고 바라보는 사람들의 시선으로 인해 자신감 하락을 경험하였다. 이를 피하려고 대학진학 후 본인이 북한이탈 출신이라는 사실을 숨기거나 스스로 소통을 차단하는 예도 있었다. 말과 글은 들리고 읽을 수 있지만, 그 뜻을 이해하는 데는 어려움이 있었다. 이러한 언어적 문제는 정체성 혼란을 야기하기도 하였다. 언어 문제는 '의사소통의 어려움', '말투의 차이', '용어에 대한 이해 부족'의 주제로 분류할 수 있다.

- "의사소통의 어려움"으로 북한이탈 간호대학생들은 남북한 간 언어의 차이로 인한 의사소통의 어려움을 경험하고 있었다. 이는 일상생활에서의 문제뿐 아니라 낯선 대학문화에서 관계의 어려움을 만드는 원인이 되기도 하였다. 많은 외래어의 사용은 소통의 걸림돌이 되기도 하였고, 언어의 차이로 인한 의사소통의 문제는 종종 오해를 가져오기도 하였다.

"시장이나 옷 가게 같은 곳에서 옷을 살 때, 예를 들어 후드 티가 뭔지 몰라요. 말을 해야 하는데 못해서 모자 달린 옷 주세요. 그러면 그 사람이 못 알아듣고 다 추천해주는 거예요. 식당에 가서 '컵 있어요?' 물어봐야 하는데 '고뿌 있어요?'하니까 못 알아듣고 쟤 어디서 왔나 하고 이상한 눈길로 보니까… 그런 점들과 외래어도 매우 어려웠어요."(참여자)

- "말투의 차이"로 북한 사투리의 사용으로 인한 사람들의 시선에 북한이탈 간호대학생들은 불편함을 경험한다고 하였다. 발표수업이 많은 간호학과의 교과과정에서 사투리를 사용하여 많은 사람의 시선을 받

게 될까 봐 긴장하고 스스로 위축되게 했다. 이러한 말투의 차이는 자
신감 하락으로 이어져 대학 생활을 힘들게 만드는 요인이 되었다.

"한마디를 했는데 '혹시 어디서 오셨어요? 한국 사람 아니세요?' 이러면 … 이런 질문
받아도 괜찮게 생각하는데 자꾸 듣다 보면 기분 나쁘게 들린다고 하더라고요."(참여자)

– "용어에 대한 이해 부족"으로 대학에서 배우는 약리학이나 병리학과같
  이 생소한 용어와 영어들로 이루어진 교과목이나 원서로 진행되는 교
  과목을 이해하는 데 어려움을 호소하였다. 용어에 대한 이해 부족이
  남한 학생보다 공부에 할애해야 하는 시간을 늘어나게 만드는 원인이
  되고, 많은 시간을 투자하고 노력하였음에도 불구하고 본인들에 비해
  쉽게 이해하고 높은 학점을 받는 남한 학생에 대해 스트레스를 받기
  도 하였다.

"남들이 놀 때 저는 항상 녹음하고 … 약리학이랑 병리학이랑 하다 보면 용어나 영어들
이 매우 새로운 … 우리 일상에서 쓰지 않는 것들이 나오잖아요. 영어를 암기했던 경험이
있으면 한 번 보고도 이해하고 외울 수 있는데 저는 열 번 봐도 잘 안 외워지더라고요. 단
어의 뜻을 이해하는 데 조금 어려워요. 혈전이라고 하면 혈전이라는 것을 찾아봐서 어찌
어찌 이해했는데 그걸 설명하는 단어들이 또 어려운 것에요. 그쪽(북한)에서 안 쓰는 단어
들이 많아서 그런 것 같아요."(참여자)

(3) 학습 차이로 학습 방법 및 평가의 차이가 있다고 제시하였다. 북한의 경
우 주입식으로 강의하고 암기하여 평가하는 학습 방법이지만, 남한의 경우 교
수 주도학습보다는 자기주도 학습을 통해 창의적인 사고능력을 강조하는 강
의가 주를 이루고 있다. 또한 평가방식도 대부분 절대평가 방법이 아닌 상대
평가 방법으로 성적평가를 하고 있다. 이러한 학습방법 및 학습평가의 차이는
연구 참여자들이 간호학을 공부하면서 경험하는 어려움 중의 하나였다. 상대
평가방식으로 인해 함께라는 느낌보다는 치열한 경쟁의 느낌이 강하였으며,
주어진 주제를 논리적인 사고방식으로 전개해 나가는 과정에서 어려움을 느
꼈다. 한편, 남한의 대학생들과 다르게 북한 출신 대학생들은 북한에서의 학

교생활에 있어서는 몇 가지 학교 풍토적 특성이 있다. 먼저 학습 분위기에 있어 경쟁적이지 않다는 점이다. 학생들 내에서 순위를 부여하는 등의 활동으로 인한 경쟁 상황이 발생하지 않는다는 것이다. 또한 북한 학생들은 수업 시간에 직접 참여하는 활동이 적은 주입식 교육을 받으며, 수업 시 자율적인 활동을 하지 않는다는 점이다. 그리고 교수와 학생 간의 관계는 수직적인 특성이 있으며, 학생들은 노동 인력으로서 학기 중에도 인력으로 활용되고 있다.

"발표하는 수업도 많이 있잖아요. 제가 원래 했던 공부는 이과 쪽이니까 교수님이 그냥 주입식으로 강의하시고 저희는 그냥 받아서 적고, 문제 풀고 이런 식으로 진행해요. 그런데 한국에 오니까 창의성이나 발표능력, 사고능력이 매우 필요하고…"(참여자)

"여기는 상대평가니까 되게 치열하다는 걸 많이 느껴요. 서로 같이 이끌어 가고 같이 공부하고 이런 게 생각보다 좀 없는 것 같아요. 북한은 상대평가가 아니니까 그냥 다 같이 공부하고 모르는 문제 있으면 다 같이 공유하고 그러는데… 여기는 교수님이 과제를 내주시면 서로 그 과제의 내용에서 공유를 안 하더라고요."(참여자)

(4) 문화적 문제로 북한이탈 간호대학생은 대학생활을 하며 경험하는 문화적 차이로 인한 난관에 봉착하게 되는 내용을 담고 있다. 북한이탈 간호대학생은 대학생활에서 서로 다른 유년시절 문화의 이질성으로 인해 동질감이 결여되어 토론에 적극적으로 참여하지 못하는 문제가 나타났다. 본 주제는 '문화의 이질성'으로 남북한 간의 문화 차이로 인해 대학생활에서 어려움을 경험하고 있다고 호소하였다. 서로 다른 유년시절을 보냈기 때문에 각자가 알고 있는 책, 영화, 동요 등에서 차이가 있었고 이는 학업에 영향을 미치기도 하였다. 알지 못하는 문화로 인해 토론을 진행하는 과정이 매끄럽지 못하였다. 또한 한국인이 헤어지면서 으레 하는 '밥 한 번 먹자'라는 말에 대해 오해를 하는 경우도 있었고 끼리끼리 문화로 인해 동질감이 결여되는 경험을 하기도 하였다.

"우리가 한국에 살지 않았으니까 한국의 사례를 모르는 거예요. 아무리 말이 같다고 해도 한국 애들은 어렸을 때 무슨 동화를 배우면 그거에 대한 문화를 다 알고 있잖아요.

말은 똑같지만, 그 문화를 같이 보내지 않았기 때문에 토론하는 거에 있어서도 서로 그게 힘들어요. 어릴 때 책, 만화, 노래, 영화 이런 것들을 잘 모르니까…"(참여자)

2. 북한이탈 간호대학생의 적응 문제의 지원방안

탈북대학생 중도 탈락 원인 및 대안의 연구[14]에서는 북한이탈 대학생의 중도 탈락을 예방하기 위해 대학입학 이전 예비학교의 연령 확대(현행 만 6~19세의 초등학교 교육 한정을 20~25세까지 포함하여 중등교육 의무화로 확대하는 것)와 정착 이후 전환기 교육과정 제도화(현행 하나원 3개월에 한정할 것이 아닌 정착 이후에도 예비학교를 연장하여 중고등 과정을 졸업할 수 있도록 제도화하는 것)를 통해 기초학력을 증진하고, 정서 심리적 치유와 배려 시간을 갖는 것을 정책적으로 제안한 바 있다. 이 방안은 북한이탈 대학생의 기초학력 증진과 대학생활 적응에 더 효율적인 방안이 될 것이라 여겨진다. 또한 현재 북한이탈 대학생들의 적응을 돕기 위해 정부차원과 민간차원에서는 다양한 교육지원이 이루어지고 있다. 북한이탈주민의 보호 및 정착지원에 관한 법률 24조[15]에 의해 북한이탈 주민이 수학능력, 연령, 기타 교육여건 등을 고려하여 교육받을 수 있는 법적 근거가 마련되었으며, 만 35세 미만인 사람이 일반대학에 입학하거나 편입할 때 거주지 보호 기간인 5년 이내 또는 고졸 검정고시 합격 등 대학진학 자격을 획득한 지 5년 이내에 진학한 때에만 등록금 지원이 이루어지고 있다. 또한 남북하나재단에서는 대학장학금 지원, 북한이탈 대학생 인턴십 프로그램, 북한이탈 간호대학생 실습지원, 원어민과 1:1 영어 화상 교육 등을 지원하고 있다. 그 외 우영재단, 남북보건의료교육재단, 종교단체 등의 민간단체에서도 북한이탈 대학생들에게 장학금과 경제적 지원을 부분적으로 실시하고 있다. 북한이탈 청년학생들에게 영어교육과 학업능력 배양을 위해 우양재단 파고다어학원 영어 학원비 지원프로그램, 영국대사관의 무상 영어 교육 프로그램을 1년간 이용할 수 있는 등 다양한 지원활동이 이루어지고 있

---

14 유시은·배형준·조명숙·김경희·최영실 (2013). 탈북대학생 중도탈락 원인 및 대안. 북한이탈주민지원재단. pp. 3~142.

15 북한이탈주민의 보호 및 정착지원에 관한 법률 24조: '통일부 장관은 보호 대상자에 대하여 정하는 바에 의하여 그의 연령, 수학능력, 기타 교육여건 등을 고려하여 교육을 받을 수 있도록 필요한 지원을 할 수 있다.'

다.16 또한 북한 이탈 대학생의 입학이 꾸준히 이루어지고 있는 주요 대학 내에서도 학사지도, 생활지도, 멘토링 사업, 동아리 지원, 학내 아르바이트를 통한 재정적 지원, 취업지도 등이 이루어지고 있고, 남북하나재단에서 대학과 연계하여 북한이탈 대학생을 고려한 교수학습 지원과 기초학력 지원을 위한 멘토링 프로그램이 2018년에 실시되었다. 북한이탈 대학생에 대한 이해의 부족과 소수 대학생을 위한 대학 안에서 별도의 프로그램이 마련되어 있지 않아서 대학 차원에서 탈북대학생을 위한 학습지원 프로그램의 활동이 정책적으로 필요한 실정이다. 하지만 일부 대학 간의 북한이탈 대학생들에 관한 관심과 지원이 일관되지 않고, 간호대를 포함한 보건의료 계열 대학생의 경우 국가시험을 통과해야 하는 부담감이 있다기보다 문화 친화적이고 체계적인 학습 및 재정적 지원이 필요한 실정이다. 이런 요구에 따라 민간차원에서 2015년에 설립된 남북보건의료교육재단에서는 보건의료 계열 대학생들의 학업지원과 남한 생활 적응을 돕기 위해 2017년도부터 북한이탈 보건의료 대학생을 대상으로 멘토링 프로그램을 계획하고 운영되었다.17 공개적인 모집과정을 거쳐 총 17명의 멘티와 대학 및 의료기관에서 활동하고 있는 보건의료 계열 전문가 멘토를 1:1로 매칭하여 멘토링 활동을 시행하였다. 멘토링 프로그램의 핵심은 보건의료 계열 대학생의 중도 이탈을 감소시키고, 간호 보건의료 분야의 특수한 상황에서 대학생활과 학업 적응에 대하여 더 실제적이고 전문적인 조언과 방향을 제시해 주는 것이었다. 북한이탈 보건의료대학생의

표 1 북한이탈 간호보건 대학생 멘토링 프로그램 운영 예시

활동구분	활동내용
참가자 모집 및 결연	멘티-멘토 공개모집 및 1:1 결연식
오리엔테이션	멘토링 활동 관련 전체 오리엔테이션
일대일 멘토링 활동	월 1회 이상 일대일 대면 멘토링, 필요시 SNS 등 활용
집단멘토링 활동	연간 3~4회 집단 멘토링 활동에 참여
멘티-멘토 교육	북한이탈주민에 대한 이해를 돕기 위한 교육제공
멘토 간담회	멘토링 활동과 관련된 멘토들 간의 경험 공유
멘토링 활동 평가회	멘토링 활동 후 평가 및 마무리

자료원: 남북보건의료교육재단 (2018) 북한이탈 보건의료대학생 멘토링 활동 평가회 보고서

16 백영옥·유조안 (2011). 북한이탈주민의 대학생활. 북한이탈주민지원재단. pp. 3~183
17 남북보건의료교육재단 (2018). 북한이탈 보건의료대학생 멘토링 활동 평가회 보고서.

멘토링 프로그램 운영에 대한 예시는 [표 1]과 같다. 프로그램은 총 10개월에 걸쳐 진행되었으며, 공개적인 멘토와 멘티 모집 후 멘티와 멘토의 멘토링 활동 요구사항을 고려하여 멘티−멘토 결연식을 시작으로 활동을 진행하였다. 멘티와 멘토는 매월 최소 1회 이상 직접 만남을 갖고 필요하면 유선으로 대학 생활 적응에 필요한 도움을 주고받았으며, 연간 3~4회 이상 집단 멘토링을 시행하여 북한이탈 대학생들의 사회성을 증진하고자 하였다. 멘토링 프로그램의 활동 결과 총 17명의 멘티 참가자 중 1명을 제외하고 16명 모두 학업을 지속하여 10~40%로 보고되고 있는 탈북대학생의 중도 탈락률을 낮출 가능성이 확인되었다. 또한 멘티와 멘토 모두에게 멘토링 활동의 보람과 만족도를 향상할 수 있었고, 1년간의 꾸준한 멘토링 활동을 통해 북한이탈 대학생의 자아존중감, 대학 생활 적응, 대인관계 문제 등에 긍정적인 영향을 주었다.[18]

또한 2017년 광주 교육청은 다문화·탈북학생 252명을 대상으로 학교생활 적응과 기초학력 향상을 지원하는 멘토링 사업을 운영을 보도하였다.[19] '다문화·탈북학생 멘토링 사업'은 대학생 252명이 1대 1 멘토로 나서 연간 120시간 학생들을 지도하고, 남한의 대학생들은 다문화·탈북학생들의 학교 생활과 사회적응을 돕는 것은 물론 부진 과목 학습지도와 진로지도, 고민 상담 등을 실시함을 제시하고 있다.

이처럼 일부 민간단체와 공공기관에서 부분적으로 수행하는 북한이탈 대학생의 멘토링 프로그램이 각 대학 안에서 지원프로그램의 마련이 필요하다고 본다. 하지만 북한이탈 대학생에게 효과적이고, 적용 가능한 별도의 프로그램이 마련되지 않으면 전문가들로 구성된 신뢰할 만한 민간재단에서 지원하는 멘토링 프로그램과 다양한 지원프로그램들을 적극적으로 활용하는 방안이 필요하다고 본다. 간호 보건의료 계열에서 수학하고 있는 북한이탈 대학생들의 남한 적응과 학업 적응을 돕는 것은 건강한 한반도 공동체 건설을 위한 핵심적인 인적자원을 양성하는 데 초석이 될 것으로 보인다. 이를 위해 간호 보건의료 분야별 단체와 협회 및 교육전문가들의 체계적이고 지속적인 동참과 관심이 필요하다.

---

18 남북보건의료교육재단 (2018). 북한이탈 보건의료대학생 멘토링 활동 평가회 보고서.
19 전남일보, 2017. 5.2, 다문화·탈북학생 기초학력 지원 멘토링 사업 운영, 최동환 기자.

간호대학에 입학하는 북한이탈 대학생이 늘어가는 만큼 제대로 대학 생활에 정착하여 학업을 중도에 포기하지 않게 하기 위한 다양한 대응책이 마련돼야 할 것으로 판단된다. 이를 위해 남한 출신의 간호대학 교수와 간호대학생이 북한 출신의 간호대학생을 연결하여주는 멘토링 사업뿐 아니라 또래 동료집단과 어울릴 수 있는 프로그램을 개발하여 심리적 지지 세력을 구축하거나 대학입학 전부터 영어를 포함한 기초수학능력뿐 아니라 작문법, 토론법 등 다방면의 분야를 학습할 수 있도록 학습지원 시스템이 갖추어져야 할 것이다.

북한이탈 간호의료인은 향후 건강한 한반도를 위한 북한 주민과 남한 주민 사이에서의 교두보 역할과 통일 후 북한을 재건하는 데 앞장서야 할 주역으로서 그 역할이 기대되고 있다. 이에 증가하고 있는 북한이탈 간호대학생의 대학 생활에 잘 적응하고, 남한 사회에 적응하고 미래 건강한 한반도 공동체 형성의 주역으로 양성되도록 해야 할 것이다.

III. 북한이탈 후 한국 간호사 면허를 취득한 간호사의 취업 적응

북한 이탈 후 남한의 간호학과 교육과정을 통해서 한국 간호사 면허를 취득하여 남한에서 병원 등 취업기관에 성공적으로 적응하고 자립하는 것이 남한의 정착에 중요한 부분이다. 북한이탈 후 한국 간호사 면허를 취득한 간호사로서 직장에 적응하면서 겪는 이질감과 어려움에서 성공적으로 한국 간호사로 적응하도록 간호계의 준비와 조성이 필요하다. 2019년 발표한 연구에 의하면,[20] 북한이탈 후 한국 간호사 면허를 취득한 간호사의 임상 적응 경험을 보면, '한국의 간호사가 되었다는 자부심', '북한이탈 주민으로서 한국 간호사 되어가기', '차이를 인정하고 받아들이기', '하나의 민족으로 나아가고픈 희망', 새로운 꿈을 위한 열정과 도전'으로 나타났다.

이 중에서 북한이탈 주민으로서 느끼는 간호사 취업의 장벽대상자들은

---

20 김희숙·이도영·서임선 (2019). 북한이탈 후 한국 간호사 면허를 취득한 간호사의 임상 적응 경험. 한국융합학회논문지. 10(1), 317−328.

취업이 잘되는 이유로 간호학과를 선택하였지만, 막상 취업의 문턱에서 북한 이탈 주민에 대한 보이지 않는 사회적 장벽으로 어렵게 한 것은 다음과 같다고 표현하였다.

"성적이 안 좋지요. 영어를 배우지 않아서 토익점수도 없지요. 출신도 북한인데 한국에서는 자기소개서에 성장 과정을 적도록 하지요." (참여자)

"교수님께서 취업 지도를 해주시면서 '너희는 문화가 다르니 적응하기 더 힘들다'라고 단정지어 버려서 그다음부터는 세세한 말을 하지 않았어요."(참여자)

"병원에서 입사하는데 신원조회를 한다는 거예요. 그래서 아는 친구가 제가 탈북자라서 떨어지는 거 아니냐고 하는데…. 제가 간첩도 아닌데…. 누구나 하는 절차지만 괜히 신경이 쓰였어요."(참여자)

이러한 상황에서 남한의 간호대학 교수진은 북한이탈 대학생이 졸업 후 임상에 적응하는 데 필요한 역량들이 충분히 배양되고 있는지 확인할 필요가 있다. 또한, 병원의 간호사 교육담당자는 북한이탈 간호사들의 병원 간호사이면서 성공적으로 한국 간호사로 적응방안을 계속된 탐색과 교육 개발이 필요할 것으로 본다. 간호 현장에서는 북한이탈 간호사들이 한국 간호사로 성공적으로 병원에 적응해서 이 땅의 건강한 직장인으로 적응하도록 돕는 사회적 풍토의 조성이 필요하리라 본다.

Ⅳ. 남한 간호인의 준비

위에서 북한이탈 간호사의 남한에서 간호사 면허취득률과 실태와 북한이탈 간호대학생의 적응 문제와 지원방안에 대해서 고찰했다. 앞으로 남한의 간호대학생, 간호사, 간호교육자와 간호지도자들의 준비에 대해서 고찰해 보고자 한다.

먼저, 간호대학생과 간호사는 향후 남북교류 및 남북통합 시 북한 주민의 간호 수행과 미래의 보건의료 활동을 위해서 북한 이탈 주민에 대한 다문화 효능감을 통해 다문화 간호 역량을 준비하는 것이 필요하다.[21] 이에 국내의 많은 간호대학에서 다문화 간호 역량을 갖춘 간호사 양성을 위하여 정규 교육과정에 다문화 교과목을 운영하여 글로벌 간호 리더로 준비는 시대적 과제이다.[22] 간호대학생과 간호사는 다문화 간호를 제공할 수 있는 역량 증진을 위한 교육체계의 변화가 시도되어야 할 것이다. 특히 다양한 교수·학습 방법으로 체계적 다문화 간호 교육프로그램을 활용할 수 있는 교과과정 개발이 이루어져야 할 것이다. 이를 통해 문화적 공감과 문화적 역량의 개발이 필요함을 강조한다. 문화적 공감은 일반적인 공감의 범위를 넘어서 타 문화권 대상자에 대한 이해와 수렴을 포함하는 것으로 문화적 역량을 습득하고 효율적으로 발휘하기 위해서 선행되어야 하는 요소이다. 문화적 역량은 간호사가 다문화 대상자를 돌보기 전에 다 문화권에 속한 사람들의 신념, 가치, 관습, 행동 등을 이해하고 상호작용할 수 있는 기술을 습득하여 능숙하게 행동할 수 있는 능력을 갖추는 것이다. 간호사에게 문화적 공감과 역량은 필수적으로 갖추어야 할 핵심 역량으로 강조되고 있다.

또한 통일안보의식은 통일에 대한 제반 인식과 국가의 안정을 지키기 위한 가치관으로서 통일과 안보의 가치에 대한 의식을 의미한다. 한반도는 70여 년을 남북 분단의 현실을 보내고 있으며, 남북 간의 정치적 태도는 계속 변화되고 있다. 이 상황에서 간호대학생의 통일안보의식을 확인하고 통일을 준비하는 방법을 찾는 것도 중요한 부분이다. 2021년 보고한 통일안보의식과 문화적 공감이 간호대학생의 문화적 역량에 미치는 영향의 연구에 의하면, 북한이탈 학생과의 학습경험을 갖는 간호대학생은 높은 통일안보의식을 갖는 것으로 확인되었다.[23] 따라서 간호대학생의 문화적 역량 증진을 위해 인지적 공감 능력을 높일 수 있는 사례 중심의 교육과 함께 안보 인식 및 대북정책 인식 등을 포함하는 통일교육의 시행이 필요함을 제안한다.

----

21 박진경·최순옥·김희숙·서임선 (2019). 간호대학생의 북한이탈 주민에 대한 다문화 효능감에 관한 연구. 한국콘텐츠학회논문지. 19(5), 632–643.
22 국제한인간호재단 (2019). 국제간호. 학지사메디컬.
23 김희숙·노기옥·이도영·송효빈 (2021). 통일안보의식과 문화적 공감이 간호대학생의 문화적 역량에 미치는 영향. 학습자중심교과교육연구. 21(2), 817–830.

간호교육자와 지도자는 북한이탈 간호대학생과 간호사는 남북교류와 남
북의료 통합 및 재건에 중요한 역할을 할 수 있는 인재임을 인식해야 한다.
따라서 이들이 이 남한에서 대한민국 국민과 전문간호사로 잘 성장하도록 지
원과 관심이 필요하다. 앞으로 간호인은 북한의 심각한 붕괴된 의료시스템을
재건하고, 한반도 건강공동체 준비를 함께 준비해야 할 것이다. 특히 간호교
육자는 미래 한반도 건강공동체 준비를 위한 간호전문가를 양성해야 하고, 간
호교육 안에 "남북보건의료 실태와 준비"에 대한 교육을 통해 미래 남북보건
의료 교류와 통합을 위한 범의료인의 의식 고취와 과업을 성취하도록 기본능
력을 배양하도록 해야 한다. 한반도 건강공동체 준비는 사람이다. 사람 중심
으로 통일을 바라봐야 한다. 물질주의를 넘어서 건강한 한반도 공동체를 준비
할 수 있는 큰 그림을 볼 수 있어야 하고, 북한 보건의료 재건 사업 전문가
육성이 절실하다. 이는 보건의료를 통한 남북교류의 대화와 교류 협력은 남북
한의 국민이 안전하고 행복한 세상을 꿈꾸고, 생명을 살리는 기초가 되고, 세
계평화에 이바지하는 중요한 실마리가 될 수 있기 때문이다. 끝으로 건강한
한반도 공동체 준비를 위한 간호인의 사명 선언문을 [표 2]에 제시하고, 이를
보건의료인뿐만 아니라 모든 국민이 실천할 수 있기를 기대한다.

표 2   건강한 한반도 공동체 준비를 위한 사명 선언문

나는 건강한 한반도 공동체를 준비하는 국민(간호인)으로서 다음과 같이 엄숙히 선언한다.

1. 나는 이 땅의 애국 시민으로 부름을 받은 국민이다.
2. 나는 미래 건강한 한반도 공동체의 주역이고 준비된 국민이다.
3. 나는 우리 민족의 아픔을 치유와 회복을 위해 소명 받은 국민이다.
4. 나는 북한 현실에 애통한 마음을 갖고, 건강한 한반도 공동체를 위해 준비한다.
5. 나는 건강한 한반도 공동체를 위한 리더로서 전문성을 갖춘다.
6. 나는 한반도 공동체 비용을 위해 일정 금액을 저축하고 필요한 곳에 기부한다.
7. 나는 통일을 준비하는 단체의 회원이 되어서 일정한 시간과 재능을 드린다.
8. 나는 통일 준비위원으로 주위의 북한이탈 주민을 돕는다.
9. 나는 통일 준비위원으로 통일 통합사회를 만드는 일에 동참한다.
10. 나는 통일 전·중·후의 국가비상사태를 알고 국민의 일원으로 협력한다.

출처: 김희숙(2016). 누가들의 세계. 한국누가회. p.41

참고문헌

국제한인간호재단 (2019). 국제간호. 학지사메디컬.

김종영 (2013). 탈북대학생 중도 탈락 높다. 통일신문. Available from:http://www. unityinfo.co.kr/sub_ read.html?uid=16136&section=sc4&section2=

김지은 (2016). 북한의 간호 교육체계 분석 및 통일단계별 통합방안. 서울대학교 대학원. 박사학위 논문. 1-147.

김희숙·노기옥 외 (2018). 통일과 건강간호. 서울: 현문사.

김희숙·김성해·채경숙·김옥심 (2018). 북한이탈 간호대학생의 자아존중감과 우울과 스트레스와 문화적응 스트레스 및 대학생활 경험분석, 통일보건의료학회 춘계학술대회보고서.

김희숙·김성해·채경숙·김옥심 (2019). 북한이탈주민 출신 간호대학생의 자아존중감, 우울, 대학차원 및 문화적응 스트레스. 학습자중심교과교육연구. 19(22), 1399-1412.

김희숙·채경숙·김옥심 (2020). 북한이탈주민 출신 간호대학생의 대학생활 경험분석, 한국콘텐츠학회논문지, 20(2), 649-657.

김희숙·노기옥·이도영·송효빈 (2021). 통일안보의식과 문화적 공감이 간호대학생의 문화적 역량에 미치는 영향. 학습자중심교과교육연구. 21(2), 817-830.

김희숙·이도영·서임선 (2019). 북한이탈 후 한국 간호사 면허를 취득한 간호사의 임상적응 경험. 한국융합학회논문지. 10(1), 317-328.

박진경·최순옥·김희숙·서임선 (2019). 간호대학생의 북한이탈주민에 대한 다문화효능감에 관한 연구. 한국콘텐츠학회논문지. 19(5), 632-643.

박진경·서임선·김희숙 (2019). 간호대학생의 다문화 효능감에 영향을 미치는 요인. 학습자중심교과교육연구. 19(5), 785-802.

남북하나재단 (2020). 2021학년도 북한이탈주민 특별 전형 입시자료집(일반대학)(전문대학).

남북보건의료교육재단 (2018). 북한이탈 보건의료대학생 멘토링 활동 평가회 보고서.

박은영·이은자 (2013). 북한이탈 간호대학생의 대학 생활 경험. 한국간호교육학회지, 9(3), 351~361.

백영옥·유조안 (2011). 북한이탈주민의 대학생활. 북한이탈주민지원재단. pp. 3－183.

신영전 (2013). 통일 이후 북한 의료안전망 구축방안. 대한의사협회지, 56(5). 394－401.

신희영·이혜원·안경수·안형순·임아영·전지은·최소영 (2017). 통일 의료-남북한 보건의료 협력과 통합. 서울대학교출판문화원, pp. 198－210.

유시은·배형준·조명숙·김경희·최영실 (2013). 탈북대학생 중도 탈락 원인 및 대안. 북한이탈주민지원재단. pp. 3－142.

이혜경 (2016). 남북한 보건의료 인력의 통합방안 연구. 의학교육논단, 18(1), 1－15.

전남일보, 2017.5.2, 다문화·탈북학생 기초학력 지원 멘토링사업 운영, 최동환 기자.

통일부 통일교육원 (2017). 북한 이해. eBook, 181－204.

Cha, C. Y., Lee, K. E., Kweon, Y. L., & Jeong, H. J. (2016). The experience of setumin college students' adaptation to the nursing education in South Korea. Journal of Qualitative Research, 17(1), 22－38.

Ministry of Unification & Hanawon (2017). Life Design of North Korean Defectors, Student Resource Kit.

Ministry of Unification (2015). Unification white paper. Ministry of Unification. E books: Seoul: Ministry of Unification.

Ministry of Unification. (2020). Report of status of defectors from North Korea. Retrieved September 31, 2020, from Ministry of Unification Web site: http://www.unikorea.go. kr/unikorea/business/NK DefectorsPolicy/status/lately/

17

통일시대를 준비하는 간호교육

추 상 희*

사회 경제적 영향을 많이 받는 보건의료분야에서 남북한 통일 또는 통합의 진정한 의미는 남북한 주민 누구나 필수적인 양질의 보건의료서비스를 이용하여, 기대수명, 사망률 등 보건의료 분야의 격차를 해소하고 함께 지속 가능한 발전을 이루어 진정한 한반도 건강공동체를 추구하는 것이다. 이제는 북한의 간호를 바라볼 때 남한의 기준으로 '통합' 또는 '통일'하고자 하는 시각에서 벗어나, 북한을 이웃 국가로 인정하고 협력 관계 속에서 북한의 간호 발전을 돕는 국제적인 시각과 노력이 필요함을 의미한다. 이를 위해서는 남북한 간 상이한 보건의료 환경과 간호교육 제도뿐만 아니라 북한사회, 북한 주민을 이해하고, 이러한 상호이해 및 신뢰를 바탕으로 교류하며, 함께 한반도 건강공동체를 이루고, 통일시대를 준비하고 이끌어나갈 간호인재 양성이 필요하다. 최근 간호대학들은 성과기반교육 패러다임하에 다양한 교육혁신을 시도하고 있다. 국내외적으로 급변하는 북한과의 관계에서 마주하는 정치적·경제적·사회문화적 상황에 대응하면서, 한반도 건강공동체를 형성하는 과정에서 보건의료계가 직면하는 문제를 해결하기 위해서는 간호 분야에서 필요로 하는 역량을 정의하고, 이를 갖춘 인재를 양성하는 교육이 필요하다.

---

* 연세대학교 간호대학 교수

Ⅰ. 통일간호 역량

지난 약 70년간의 오랜 분단으로 인한 남북 간 법적·제도적 이질화 등 사회경제적 수준 및 언어의 차이는 북한, 북한사회, 북한주민을 이해하는 데 있어서, 현재의 간호교육으로는 충족되지 않는 새로운 역량을 요구하고 있다. 즉, 간호에 대한 전문적 지식을 바탕으로 한반도 건강공동체 및 통일과 통합에 대한 이해, 북한에 대한 이해와 포용적 자세를 갖춘 인재 양성이 필요하다.[1]

통일간호 역량은 낙후된 북한지역의 보건의료 환경을 개선하고, 북한주민의 건강 향상을 위해 북한의 보건의료인과 협력하고 북한 주민과 소통하기 위해 필요한 역량이다. 이는 북한사회와 북한 주민에 대한 이해를 바탕으로 북한 주민의 보건의료전달체계에 대한 인식과 문화에 맞는 전문서비스를 제공하는데 필요한 지식, 의사소통 기술, 태도를 포함한다. 통일간호 역량은 간호사를 비롯하여 의사, 치과의사, 약사 등 보건의료인 양성 체계가 다르고, 보건의료 및 사회경제적 환경이 다른 두 사회에서 훈련받은 사람들이 함께 한반도 건강공동체를 구현하기 위해 필요한 역량이라 할 수 있다. 북한의 보건의료제도 및 인력 양성체계, 질병 현황 및 의학용어 이해 등 북한의 특수성을 반영한 전문적인 지식과 함께 무엇보다도 북한 주민을 이해하고 수용하며, 북한출신 보건의료인과 동등한 관계에서 협력하고자 하는 태도가 요구된다. 따라서, 미래 한반도 건강공동체와 통일 이후 시대를 선도해야 할 대학생들을 대상으로 간호학을 포함한 보건의료 특성이 반영된 통일교육을 체계화하여 통일간호 역량을 높일 필요가 있다.

Ⅱ. 간호분야에서의 통일교육

1. 통일교육이란

일반적으로 통일교육이란 "자유민주주의에 대한 신념과 민족공동체 의식 및 건전한 안보관을 바탕으로 통일을 이룩하는 데 필요한 가치관과 태도의

---

1 김지은(2016). 서울대학교 박사학위 논문

함양을 목적으로 하는 제반 교육"이라고 규정하고 있다.[2] 다시 말하면, 통일교육은 국민들로 하여금 남북한의 현실과 통일의 과정, 통일의 상황에 관한 올바른 지식과 합리적인 판단력을 습득하도록 하며, 통일을 준비하는 동시에 통일 이후에 대비하는 바람직한 태도와 가치관, 사고능력 및 제반 행위규범과 절차 등을 습득하도록 지도하는 교육이라고 할 수 있다. 보건의료 분야에서의 통일교육도 남북한 보건의료 현실을 이해하고, 이후 남북한 보건의료 통합과정에서 발생하는 문제들을 합리적으로 해결할 수 있도록 준비하는, 통일 후 사회통합을 위한, 미래지향적인 교육의 성격을 가져야 한다.[3] 그러므로, 간호 분야에서의 통일교육도 통일과 관련된 전반적인 지식교육과 더불어 북한의 보건의료에 대한 교육 및 통일 이후의 파생되는 보건의료 분야의 문제점 해결 실천을 위한 가치관 및 태도, 의지 함양을 위한 통합교육의 성격을 가져야 한다. 특히, 간호대학생들은 불확실하고 역동적인 남북한 관계 변화 속에서 한반도 건강공동체 구현의 소명을 인식하고 미래를 설계하고 준비할 중심세대라는 점에서, 통일문제에 대한 이들의 관심과 참여는 남북한 건강격차해소에 있어서 매우 중요한 요인이라고 볼 수 있다.

　　간호대, 의대, 치대 학생을 포함한 예비보건의료인의 통일보건의료에 대한 인식을 조사한 연구결과에 의하면, 남북한 통일에 대한 관심이 높은 군일수록, 통일보건의료에 대한 관심, 북한의 의료인과 함께 일할 의향, 통일 후 북한에서의 보건의료 활동에 참여할 의향이 높은 것으로 나타나(표 1),[4] 대학생들의 통일교육 참여 기회 확대를 통해 통일보건의료 역량을 강화할 수 있는 것으로 나타났다. 또한, '학생들을 대상으로 한 통일보건의료 관련 선택 강의가 열릴 경우, 이를 수강할 의향이 있습니까?'라는 질문에 대상자의 46.4%(237명)가 '있다'라고 답하여, 통일에 대한 감정(affect), 행태(behavior)를 포괄하는 통일에 대한 태도(attitude) 전반, 즉, 북한과 통일문제 등에 대해 무엇을 얼마나 알고 있고, 어떻게 느끼는가 그리고 실제로 어떻게 행동하고 있는가를 보여주는 통일의식을 함양시키는 교육이 간호를 포함한 보건의료계에도 필요한 시점이다.

----

2 통일부 통일교육원, 『2016 통일교육지침서: 통합용』 (서울: 통일부 통일교육원, 2016), p. 6.

3 배영애, 대학 통일교육의 현황과 개선방향 연구, 통일과 평화 (9집 1호, 2017),

4 장경진 등 (2016). 예비의료인의 통일보건의료에 대한 인식. 한국보건간호학회지, 제30권 3호. 456-469

표 1　통일에 대한 관심에 따른 예비의료인의 통일보건의료 인식 비교(N=513)

문항	평균±표준편차/N (%)	통일에 대한 관심도			p
		평균±표준편차 / N (%)			
		낮음 a (N=93)	중간 b (N=269)	높음 c (N=151)	
통일보건의료에 대해 얼마나 관심이 있으십니까? (0: 전혀 관심이 없다 / 10: 매우 관심이 많다)	4.28±2.26	2.48±1.83	4.11±1.80	5.68±2.37	<.001a<b<c
남북한 통일이 된다면 북한의 의료인들과 함께 일하는 것에 대해 어떻게 생각하십니까? (0: 매우 부정적이다 / 10: 매우 긍정적이다)	5.32±1.92	4.24±2.11	5.41±1.61	5.83±2.04	<.001a<b,c
남북한 통일이 된다면 북한에서 보건 의료 활동을 할 의향이 있으십니까? (0: 전혀 없다 / 10: 매우 많다)	4.49±2.51	2.89±2.55	4.54±2.23	5.40±2.48	<.001a<b<c
앞으로 대북의료사업 혹은 남북한 통일의료 관련 학회, 세미나, 강좌 등에 참여하거나 활동할 의향이 있으십니까? (0: 전혀 없다 / 10: 매우 많다)	4.67±2.31	2.92±2.17	4.62±1.81	5.83±2.51	<.001a<b<c
북한의 의료인 양성과정(예: 의과대학, 치과대학, 간호대학 등이 학제, 교육 과정)에 대해 얼마나 알고 있습니까? (0: 전혀 모른다 / 10: 매우 잘 알고 있다)	1.52±1.89	0.89±1.66	1.32±1.63	2.27±2.22	<.001a,b<c
간호대학, 의과대학, 치과대학 학생들이 통일보건의료에 관하여 배울 필요가 있다고 생각하십니까? (0: 전혀 필요하지 않다 / 10: 매우 필요하다)	5.59±2.15	4.12±2.16	5.54±1.76	6.60±2.26	<.001a<b<c
간호대학, 의과대학, 치과대학 학생들을 대상으로 한 통일보건의료 관련 선택 강의가 열린다면 수강하실 생각이 있으십니까? 있다	237 (46.4)	16 (17.4)	118 (44.0)	103 (68.2)	<.001
없다	274 (53.6)	76 (82.6)	150 (56.0)	48 (31.8)	

2. 통일교육의 방향: '사람들의 통합'을 위한 보건의료적 접근

대학 통일 교육 개선방향 연구[5]에 의하면 대학에서의 통일교육은 남북한 주민이 하나의 공동체 속에서 더불어 살아가는 데 필요한 가치관과 사고방식, 생활태도를 함양시키는 역할을 해야 함을 강조하고 있다. 이를 위해서는 주로 북한·통일관련 전공학과에서 다뤄졌던 정치, 경제, 군사, 사회 등의 분야의 주제에서 벗어나 문학, 법학, 의학, 공학, 예술 등의 다양한 전공분야에서의 통일문제의 접근을 제안하고 있다. 교육내용에 있어서도 통일과정에 대한 대비를 통한 단순한 제도적 통합이 아니라, 통일의 가장 핵심적인 가치가 바로 '사람'이며, '사람들의 통합'을 통한 사회통합이 이루어질 때 진정한 통일이 이루어진다는 관점에서 접근해야 함을 강조하고 있다. 따라서 대학 통일교육의 체제 중심의 내용에서 벗어나 사람, 일상생활의 사회통합을 중심으로 한 교육 내용의 변화가 필요하다. 또한 균형적인 통일의식 함양을 위해 북한 통일문제에 대한 정확하고 다양한 정보 제공을 통해 정치에 편중되지 않은 평화로운 삶의 가치관에 초점을 맞춰야 함을 강조하고 있다. 즉 '사람통합'과 '조화와 평화롭게 살아가기'에 관한 학생 개개인의 의식을 정립할 수 있도록, 지속적이고 현실적으로 준비할 수 있게 교육내용이 구성되어 향후 통일과정에서 사회 전체와 개개인이 경험할 수 있는 문제에 대한 적응력을 높이는 데 중점을 두어야 한다. 특히, 북한 보건의료를 위협하는 노인인구 증가, 비감염성 질환 증가에 따른 '이중부담', 준비되지 않은 정신건강 증진 분야에 대한 북한의 현황을 이해할 수 있는 교육이 포함되어야 한다.[6]

즉, 보건의료 분야에서의 통일교육은 '통일 지향 교육'이 아니라, 통일과정에서 나타날 수 있는 문제점을 중심으로 통일 이후 보건의료 분야가 당면할 과제와 사회통합을 비롯한 제도 통합 등의 내용을 포함하는 '통일 대비 교육'을 지향해야 한다. 따라서 보건의료계에서의 통일 교육은 궁극적인 사회제도적 통합의 결과로서 통일보다는 남북한이 서로를 인정하고 협력하여 더 나은 건강사회를 구현할 수 있도록 노력하는 통일의 과정인 한반도 건강공동체

---

5 배영애, 대학 통일교육의 현황과 개선방향 연구, 통일과 평화 (9집 1호, 2017)

6 신정은, 추상희(2019). 북한 간호의 현재와 미래과제. 남북한 보건의료 제12권. 아주남북한보건 의료연구소

구현에 초점을 맞출 필요가 있다. 이는 한반도 차원에서 보건의료 문제를 생각하고, 새로운 보건의료체계 구축을 위한 의료서비스 전달, 보건인력, 보건정보, 의약품 및 기술, 건강재정, 지도력이 필요함을 인식할 수 있는 교육이 이루어져야 함을 의미한다.

3. 보건의료 분야 통일교육 예: 통일과 간호

통일에 대한 관심을 증가시키고, 북한 사람들에 대한 이해를 넓히며, 통일관련 활동에 대한 참여 문화를 확산함과 동시에 북한과 남한의 보건의료와 간호의 현실 및 체계의 차이를 이해함으로써, 통일시대에 필요로 하는 통일간호역량을 함양하는 것을 목적으로 국내 간호대학에서 처음으로 2017년 '통일과 간호(전공선택, 1학점)' 교과목을 운영하였으며, 2020년부터는 2학점으로 확대 운영하고 있다.

1) 교과목 학습 성과

과목 개설 시, 통일이라는 다소 낯선 주제를 성과기반 간호 교육과 접목시키기 위해 아래의 5개의 학습성과를 설정하였으며, 이러한 학습성과를 달성하기 위해, 강의 및 토의의 전통적인 교수학습법외에도 분단의 현실을 체험할 수 있는 현장학습, 영화 감상 등 다양한 체험과 영상제작 등의 조별과제 발표를 포함하였다.

1. 북한 사회, 북한 사람 및 북한이탈주민에 대한 공감의 태도를 가질 수 있다.
2. 북한 사람 및 북한이탈주민과 더불어 사는 사회적 책임의식을 가질 수 있다.
3. 북한과 남한의 보건의료와 간호의 현실 및 체계의 차이를 설명할 수 있다.
4. 통일시대 간호의 과제와 미래를 서술할 수 있다.
5. 통일시대를 준비하는 통일간호 역량을 표현할 수 있다.

각 수업의 학습성과를 달성하기 위해 강의 및 토의(6회), 현장학습(판문점 견학), 개인과제(영화크로싱 감상문, 현장학습보고서, 나의 생각과 과제), 조별과제 발표를 진행하였다. 수강생들이 최종 제출한 '북한, 북한 사람들, 통일, 통일

간호에 대한 나의 생각과 과제' 개인 보고서에서 발췌한 아래의 내용을 보면, 통일에 대한 관심 증가, 북한 사람들에 대한 이해 확장, 북한과 남한의 보건의료와 간호의 현실 및 체계의 차이 이해, 통일관련 활동에 대한 참여와 같은 다양한 수준에서 통일간호 역량 함양이라는 교과목 목적을 달성한 것으로 파악된다.

"지금까지 많은 강의들에서 다뤄왔던 역사적 흐름에서 남한과 북한의 분단을 보는 방식도 중요하고, 탈북자로부터 북한을 배우는 자세도 중요하다. 하지만 문화인류학적 관점에서 북한을 바라보니, 그 어떠한 방식보다 더 북한에 대한 이해가 깊어졌다."

"수업 전에는 북한과 통일에 대해 관심이 전혀 없었는데 적어도 수업 후, 지금은 북한 사람들의 생각을 이해하고자 노력하고 관심을 가져야겠다는 생각이 생겼다."

"통일과 간호 수업을 들으면서 나의 통일 체감 온도가 상승하였듯이, 많은 대학생들이 이러한 기회를 통해서 북한에 대한 정확하고 구체적인 인식, 통일 후 시대에 대한 진지한 고찰을 할 수 있는 시간이 필요하다고 생각한다."

"나는 이 수업을 듣고 지금도 남북한의 통일이 나에게 있어서 정말로 필요한 일인지, 통일이 우리나라에 지대한 이익을 가져올 수 있을지 확신을 가지고 있진 않다. 하지만 이전보다는 통일에 대해 깊이 생각해 볼 수 있었으며, 내가 배우고 있는 학문이 통일과 큰 연관성이 있다는 것을 깨달을 수 있었다."

"통일에 대하여 이런저런 생각들을 해보는 것은 참 좋은 시작인 것 같다."

"판문점에서 총상을 입으면서 귀순한 북한군인에게 내가 가졌던 생각이 스스로를 놀라게 했다. '무슨 잘못을 하고 동맹친 것은 아닐까'라는 의심의 눈길이 아니라 총격을 해서라도 귀순을 막으려고 하는 북한의 체제에 대한 안타까움과 귀순을 한 군인에 대해 조금은 이해할 수 있는 마음을 가졌기 때문이다."

"북한에 대한 생각 외에도 통일이 된다면 간호계는 어떤 변화를 맞이할까에 대해 생각도 걱정도 많이 하게 되었다."

"의료인들은 기본적으로 모두 사람을 살리고 생명을 위한 일들을 한다. 이러한 공통적인 목표가 있기에 의료계열에서의 남과 북의 소통이 훨씬 원활할 것 같다는 생각이 들어, 언젠가 이루어질 통일에 더욱 적극적이고 통일 후에도 먼저 행동할 수 있을 것 같다는 생각이 들었다."

"만약 다른 과 친구들이 통일과 간호의 연관성에 대해서 다시 질문을 한다면, 앞으로 간호계에서 통일 시대에 주어진 과제와 이룰 수 있는 성과에 대해서 말하고 싶다."

"통일과 간호 수업을 들으면서 북한의 의료체계, 특히 북한의 간호사에 대한 관심이 생겨 이번 학기에는 북한 의료 관련 세미나에도 참석하며 관련 활동을 해보았던 것 같다."

"현재 활동하고 있는 독서토론 동아리에서도 "극장국가 북한"도서로 발제를 하기 위해 준비하고 있다."

2) 강의평가 결과

한 학기 동안의 교과목 진행 후, 진행된 강의 평가를 통해 수강생들의 통일에 대한 관심, 통일과 간호의 유관성, 정치, 문화, 상담전문가 등 다양한 시각에서 통일문제를 접근한 것에 대한 유익성과 간호 및 보건의료 분야 이슈에 대한 심화된 학습 요구도 등이 확인되었다.

"생각지도 못했던 통일, 북한사람에 대해 다양한 관점에서 바라볼 수 있는 매우 유익한 기회였습니다. 우리 사회의 다양성을 간접적으로 체험한 좋은 기회였습니다."

"통일에 대해서 다시 생각해볼 수 있었고, 통일시대의 간호에 대해 생각해 볼 수 있는 기회가 되었다."

"통일과 간호를 연결시킨다는 것이 매우 특이하고 흥미로왔습니다. 여러 분들의 강의를 들을 수 있다는 점 또한 좋았습니다. 다음번에는 간호와의 연관성이 강화된 내용도 조금 더 들을 수 있으면 좋겠습니다."

"기대 이상으로 배우는 내용이 다양하였고 신선한 접근이었습니다. 특히 여러 분야의 전문가들의 의견을 많이 들을 수 있어서 좋았습니다. 다만 좀 더 간호와 의료와 관련된 수업이 추가되었으면 좋겠습니다"

"다양한 전문강사의 강의와 폭넓은 시각으로 접근할 수 있어서 유익하였다"

"유익한 수업이었습니다"

"통일에 대해 보건의료 외의 다양한 관점을 가지고 볼 수 있어서 좋았습니다. 특히 판문점 방문이 참 좋았습니다."

"매우 유익했습니다."

3) 간호대학생의 '통일과 간호'교과목 수강경험: 북한사람에 대한 이해

2017년 처음으로 개설된 '통일과 간호' 교과목을 수강한 학생들을 대상으로 포커스그룹 인터뷰를 진행하여 교과목 선택 동기를 확인하고, 통일보건의료 인식에 어떤 변화가 있었는지 질적 내용분석한 연구 결과에 의하면,[7] 수강

전 간호대학생들은 통일보건의료에 대해 충분한 사전 정보나 인식을 갖지 못한 상태에서 수강신청을 하여 '통일과 간호' 교과목 수강을 도전으로 인식하고 있었다. '통일과 간호' 교과목 수강 계기는 크게 두 가지로 학년이 올라갈수록 강도 높은 전공 이론 수업과 실습교육으로 이루어지는 간호학과에서 '통일'이라는 낯선 학습에 대한 호기심과 확장, 한편으로는 가족을 통해 직·간접적으로 북한 출신 사람과 관련된 경험이 있거나, 전공이 북한과 관련된 경험이 있어 북한 사람과 관련된 개인적 경험의 확장을 기대하는 것으로 확인되었다. '통일과 간호' 교과목을 수강하면서 간호대학생들은 대중매체를 통해 접했던 굶주리고 가난한 실상과 다른 평양의 모습, 북한 사회에 대해 자부심을 갖고 있는 북한 사람들의 모습을 통해 "기존 정보와의 부조화로 인한 혼란"을 겪기도 하였지만, 스스로 "북한을 향한 분별력 없는 판단과 태도에 대해 자각"을 경험하며, "북한사람에 대한 공감과 변화된 시각"을 확인할 수 있었다. 이러한 수강생들의 북한사람을 이해하기 시작하는 변화된 모습은 '통일과 간호' 교과목의 첫 번째 학습성과인 북한사회에 대한 이해와 북한사람들에 대한 공감의 태도 변화를 충족시키는 것으로 나타났다. 북한이탈주민의 외상 경험과 심리적 부적응을 의료인의 시각에서 바라보며 트라우마로 이해하게 된 모습이나, 북한의 간호사와 함께 일하게 되는 상황을 가정하며 통일 이후 삶의 모습에 관심을 갖고 고민하기도 하고, 보건의료 영역에서 당면하게 될 문제에 대해서 좀 더 생각하게 됨을 본 연구를 통해 확인할 수 있어 예비의료인에게 통일보건의료 교육을 제공하는 자체가 중요한 의미가 있음을 알 수 있었다.

그러나 통일의 당위성에 대해서는 통일의 과정과 이후 통합에 대해 구체적으로 고민을 하는 그룹이 있는가 하면, 필요성은 인식했지만 마음은 생기지 않는 회의적인 그룹으로 크게 나뉘어, 간호대학생들을 대상으로 한반도 건강공동체의 의미를 지속적으로 교육하려는 노력이 필요함을 확인하였다.

---

7 신정은 등 (2020). 간호대학생의 「통일과 간호」 교과목 수강 경험: 북한사람에 대한 이해. 한국보건간호학회지. 제34권 3호, 444 - 456.

4) '통일과 간호' 개선방향

'통일과 간호' 교과목을 지속적으로 운영하고 학생들의 요구를 충족시키기 위해서는 정치, 경제, 사회문화 분야의 다양한 시각으로 북한체제와 북한 사람들을 이해할 수 있도록 다양한 분야의 전문가를 강사로 확보하려는 노력을 지속하는 한편, 북한의 간호 및 보건의료 분야 이슈를 심도 있게 다룰 전문가를 강사풀로 확장하는 노력이 필요하다. 특히, 2020년부터는 전공선택 2학점으로 학점을 상향 조정하면서, 한반도 건강공동체의 개념과 이를 통한 치유에 관한 강의, 독일의 사례를 통한 보건의료 시사점, 국내외 대북보건의료 지원경향, 남북한 진료실에서의 문화적 차이 등의 전문가 강의를 추가하여, 북한의 보건의료 및 간호 문제를 좀 더 국제적인 시각에서 바라보고, 북한이탈주민 간호에 대해서도 관심을 가질 수 있도록 수업내용을 개선하였다. 또한 새로운 현장학습 및 북한이탈 주민들이 경험하는 사회문제 해결을 위한 과제 등을 개발하여, 지역사회 경험활동을 통해 실천함으로 좀 더 사회참여적인 수업으로 개선하여 통일간호역량을 함양할 필요가 있다.

III. 한반도 건강공동체 구현을 위한 간호의 나아갈 방향

남북한 간호의 통합은 남북한 학문 분야간 상호이해와 지원을 바탕으로 교류와 협력을 통해 간호사의 지식, 술기 태도의 격차 해소를 극복하여 한반도 건강공동체를 구현하는 데 궁극적인 목적이 있다. 단계적 접근의 첫 단계 시에는 남북한 간호학 분야의 교류의 장을 형성하고 정보를 교류하여, 북한의 간호교육 및 임상실무 현황 분석을 위한 체계적 연구를 필요로 한다. 진료 및 보건의료 인프라 지원, 학술활동을 매개로 보다 적극적인 교류가 이루어졌던 의학 및 치의학 분야에 비해 간호학분야의 경우 북한의 간호교육 및 임상실무 수준에 대한 구체적인 정보가 부족하다. 이러한 정보의 부족은 '통일과 간호' 교육에 있어서 간호분야 전문성을 확장하는데 한계점으로 작용하고 있어, 교류 및 연구를 통해 이를 적극적으로 해소하려는 노력이 필요하다. 또, 통일 간호 역량을 갖춘 인재양성과 연구 활성화를 위한 예산 및 인프라 확보에도 힘써야 한다.

　동시에 간호교육 분야별 전문가 그룹을 형성하여 북한 간호사 재교육 프로그램과 교재 개발도 추진해야 한다. 재교육을 통해 북한 간호사의 질적 수준을 향상시켜 북한에서도 직업교육의 영역이 아닌 고유한 학문으로서 간호학이 자리매김하기 위한 노력과 간호교육의 보편적 가치를 알려 간호사 및 간호학에 대한 남북한보건의료인 및 일반 대중의 전반적인 의식의 격차 해소를 위한 노력도 필요로 한다.

　이를 위해서는 남한 간호대학생의 통일간호역량 강화를 위한 간호교육뿐만 아니라, 북한이탈 대학생/청소년을 대상으로 한 간호교육에도 지속적으로 관심을 기울여 이들이 남북한 통합 간호교육 모델 및 면허체계 수립을 위한 연결과 소통의 역할을 하는 인재로 양성될 수 있도록 하여야 한다.

참고문헌

김지은(2016). 북한의 간호교육체계 분석 및 통일단계별 통합방안. 서울대학교 대학원 박사학위 논문

배영애(2017), 대학 통일교육의 현황과 개선방향 연구, 통일과 평화 9(1), 317－357

변종헌 (2012). 20대 통일의식과 대학 통일교육의 과제. 통일정책연구, 21(1), 157－186.

신정은 등 (2020). 간호대학생의 「통일과 간호」교과목 수강 경험: 북한사람에 대한 이해. 한국보건간호학회지. 제34권 3호, 444－456.

신정은, 추상희(2019). 북한 간호의 현재와 미래과제. 남북한 보건의료 제12권. 아주 남북한보건의료연구소

이혜경(2016). 남북한 보건의료인력의 통합방안 연구. 의학교육논단, 18(1), 1－15.

장경진 등 (2016). 예비의료인의 통일보건의료에 대한 인식. 한국보건간호학회지, 30(3), 456－469

황나미 (2014). 통일 대비 보건의료분야의 전략과 과제. Issue & Focus, 240, 1－8.

신희영 등. 통일 의료: 남북한 보건 의료 협력과 통합. 서울. 서울대학교 출판문화원. 2017

통일부 통일교육원. 2016 통일교육지침서: 통합용. 서울: 통일부 통일교육원, 2016

WHO(2000) － Health systems: improving performance. Geneva, World Health Organization

18

한반도 영양건강 공동체 준비를 위하여

이 수 경*

지난 1990년대 북한의 심각한 기근과 영양불량은 전 세계적 뉴스가 되었고 고난의 행군이라 명명될 정도로 심각하였다. 이후 당시의 극심했던 상황에서는 벗어났으나 여전히 불안정한 상황이다. 이에 북한의 현재영양상태와 추이를 알아보고 그 의미를 숙고해보고자 한다. 더불어 북한의 불안정한 영양상태를 안정화하고 개선하는 방법과 한반도 공동체로서 영양개선을 위한 제언을 덧붙이고자 한다.

I. 영양상태와 영양상태 지표

1. 영양상태란?

영양상태는 "식품섭취와 영양소 활용에 영향을 받는 개인의 건강상태"로 정의하고 있다(Todhunter, 1970). 영양상태는 면역력과 같은 신체기관 상태나 활용에 영향을 주어 건강과 궁극적으로 삶의 질에 큰 영향을 준다. 특히, 생애주기 초기에 영양상태가 매우 좋지 않을 경우 사망에 이를 수 있고 그 상황에 따라 생애 전반에 걸쳐 영향을 미친다고 알려져 있다(Bhutta, 2013).

영양상태에 영향을 미치는 요인은 UNICEF framwork(그림 1)에 잘 나타니 있으며, 이 모델은 지금도 전 세게직으로 사용되고 있다. 영양상태에 영향을 미치는 주요한 두 요소는 식품섭취 정도와 질병이다. 당연하게도 식품섭취

----

* 인하대학교 자연과학대학 식품영양학과 응용영양연구실 교수

그림 1　UNICEF 영양불량 모델

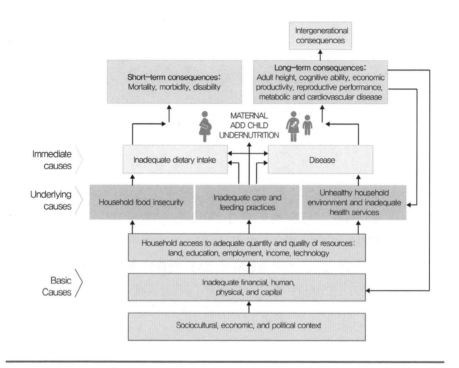

자료원: UNICEF, 2013

가 적절하지 못하거나, 질병, 특히 설사와 같이 영양소 흡수를 방해하는 질병이나 고열을 동반하는 소모성 질병은 에너지와 영양소 소화, 흡수, 활용을 저하하여 영양상태에 나쁜 영향을 미친다. 이 두 가지 요소가 함께 존재할 때 가장 나쁜 영향을 미치는데 개발도상국에서는 종종 함께 나타나곤 한다. 이 두 가지 직접적 요소(immdediate cause)는 다시 기저 요소(underlying cause)에 의해 영향을 받는데 식품안정성(food security), 부적절한 돌봄과 식사행동, 비위생적 환경과 부족한 건강서비스가 주요한 세 가지 기저 요소이다. 식품안정성 혹은 식품안보로도 번역되는 food security는 충분한 먹거리로서의 양적인 부분뿐만 아니라 먹거리 종류와 조달 방법 등까지 포함되는 넓은 개념이다. 식품안정성이 보장되어도 개인의 식생활이 건강하지 못하다면 당연히 영양상태는 좋을 수 없다. 또한, 비위생적 환경에서 건강관련 서비스가 부족하면 질병에 취약할 수밖에 없다. 이 모델은 이러한 기저 요소들이 사회, 경제, 정치와 같은 사회구조적 부분의 기본 요소(basic cause)에 의해 결정된다고 본다. 즉, 영양불량상태는 먹을 것이 부족해서 나타나는 단순한 문제라기보다 사회구조적인 문제로부터 시작되는 복합적인 문제가 발현된 것이라고 하겠다.

영양 상태 판정은 크게 네 가지 방법으로 이루어진다. 그 네 가지 방법은 신체계측, 생화학적방법, 임상적 관찰방법, 식사조사인데 요즘은 임상적 관찰방법은 많이 쓰이고 있지 않다. 개인이 아닌 인구집단을 대상으로 하는 영양상태조사는 신체계측이 가장 많이 사용되고 생화학적 방법과 식사조사가 제한적으로 함께 활용되고 있다.

2. 영양상태 지표

영양상태 평가는 대체로 식품섭취 상황과 신체상황을 조사하여 이루어진다. 식품섭취상황은 영양상태에 큰 영향을 주는 원인요인이고 신체상황은 식품섭취 등으로 나타나는 결과적인 현 상황이라고 하겠다. 식품섭취상황은 "에너지섭취부족률(Prevalence of undernourishment)," "식품불안정률(Prevalence of food insecurity)," "식품섭취불량 가구비율(Household proportion of poor food consumption score)," "최소적정섭취율(Prevalence of minimum acceptable diet)" 등의 지표가 많이 사용된다. 에너지섭취부족률은 식사의 "양"에 중점을 둔다면 식품불안정률은 식품공급방법 등 "사회적 측면"을 조사하며, 식품섭취불량 가구비율과 최소적정섭취율은 식사의 "질"을 알아본다. 또한, 영아의 경우 모유수유가 건강유지에 매우 중요하여 생후 6개월까지 모유를 제외한 다른 음식을 먹이지 않는 완전모유수유를 권장하고 있어 "완전모유수유율"을 중요한 지표로 삼고 있다. 이러한 식품섭취상황을 나타나는 지표는 다양한 조사에서 사용되고 있으며 북한 영양상태 평가 지표로써도 사용되고 있다. [표 1]에 지표정의를 요약하였다.

신체상황지표는 신체계측과 생화학적 방법을 통하여 주로 이루어진다. 기본적으로 측정되는 신장과 체중을 통하여 다양한 지표가 생성된다(표 1). 영양소 결핍상황을 생화학적 방법으로 분석하여 산출할 수가 있지만 비교적 높은 수준의 자원이 필요하여 신체계측처럼 많이 활용되고 있지 않다. 가장 많이 쓰이는 생화학적 영양지표는 빈혈 유병률이다.

표 1　북한 영양조사에서 사용되고 있는 지표 정의

지표 이름	정의
에너지섭취부족률	일상적으로 최소 에너지필요량보다 적은 에너지를 섭취하는 인구 비율
식품불안정률	정상적인 성장과 발달 및 활력 있는 건강한 삶을 위한 충분한 양의 안전하고 영양가 있는 음식에 대한 접근이 보장되지 못한 상황을 경험한 인구 비율
식품섭취불량가구률	식품섭취점수가 불량수준(12점)인 가구 비율. 식품섭취점수란 조사 전 7일 동안 가구가 소비하는 여러 식품군의 섭취 빈도를 사용하여 계산한 점수로 가구 수준에서 식이 다양성을 평가하는 지표임
최소적정섭취율	최소적정식사를 섭취한 사람의 비율. 최소적정식사는 최소식사다양성과 최소식사빈도를 충족하는 식사임
완전모유수유율	생후 6개월까지 모유만 섭취한 영아 비율
만성영양불량률	기준인구의 연령대비 신장 중위값에서 -2 표준편차 미만인 영유아 비율 (HAZ 〈 -2, WHO Growth curve기준)
급성영양불량률	기준인구 신장대비 체중 중위값에서 -2 표준편차 미만인 영유아 비율 (WHZ 〈 -2,WHO Growth curve기준)
저체중률	기준인구 연령대비 체중의 중위값에서 -2 표준편차 미만인 영유아의 비율 (WAZ 〈 -2, WHO Growth curve기준)
과체중률	기준인구 연령대비 체중 중위값에서 2 표준편차 이상인 영유아의 비율 (WAZ 〉 2, WHO Growth curve 기준)
빈혈 유병률	헤모글로빈 농도가 기준치 미만인 인구 비율 (WHO 기준치: 영유아와 임신부 110g/dL 미만, 가임기 여성 120g/dL 미만)
가임기여성 단백질에너지영양 불량률	단백질 및/또는 에너지 섭취부족에서 일어나는 영양불량 상태를 가진 15-49세 여성의 비율 (WHO 기준치: 상완위 둘레가 22.5cm 미만)

자료원: Gibson, 2005; 윤지현, 2019a

3. 영유아 영양불량

　　5세 미만 영유아의 경우 "만성영양불량률(prevalence of stunting)," "급성영양불량률(prevalence of wasting)," "저체중률(prevalence of underweight)," "과체중률(prevalence of overweight)"이 대표적인 영양지표이고 북한영양조사에서 중요하게 사용되고 있다.

　　만성영양불량률은 연령대비 신장에 근거하여 산출되는 지표로 신체적으로는 같은 나이 친구들에 비해 작은 키로 나타난다. 급성영양불량이 함께 나타나는 경우는 매우 마르고 작은 신체를 가지고 있겠고, 급성영양불량 없이 만성영양불량만 있을 경우 키만 작다. 장기간 식품섭취가 부족하거나 질병에 시달린 경우, 대체로 두 가지가 함께 일어났을 때 일어난다. 만성영양불량률은 위에 나열한 영유아 영양지표 중 가장 중요한 지표로 주목되고 있는데, 만성영양불량은 영양불량이 일어난 영유아 시기에 질병에 취약하고 학습에 어려움을 겪는 등의 악영향이 생애초기에만 한정되는 것이 아니라, 성인이 된 이후 비만과 만성질환에 취약하고 소득수준, 생산력 등에 영향을 준다고 보고되어 있다. 이는 개인의 문제일 뿐만 아니라 만성영양불량률이 높은 국가는 사회자원(social capital)의 저하와 노동생산성의 문제로 이어진다(Victora et al., 2008; Block, 2017). 그러므로 만성영양불량률은 잘 관리되어야 하는 영양지표이지만, 빠르게 변화하는 지표는 아니다. WHO는 영유아 영양불량 상태를 나누는 기준을 제시하였는데 근래에 개정되었다(de Onis et al., 2019). 만성영양불량률이 30% 이상일 경우 "매우 높음(very high)," 20~30%는 "높음(high)," 10~20%는 "중간(medium)," 5~10%는 "낮음(low)," 5% 미만은 "매우 낮음(very low)"으로 나누었다. 이 기준에서 사용하는 높음, 중간, 낮음 등 용어는 수치의 고저를 나타낼 뿐으로 좋다는 의미로 해석해서는 안 된다. 영양불량은 없어야 타당한 것이기 때문이다.

급성영양불량률은 신장대비 체중에 근거하여 산출된다. 급성영양불량은 단기간 식품섭취가 매우 부족할 때 일어난다. 기근으로 먹거리 부족이 극심할 때 주로 일어난다. 또는 질병으로 인하여 식품섭취가 어려울 때도 일어날 수 있지만, 의료체계가 갖추어진 사회에서는 임상에서 영양지원(nutrition support) 방법으로 영양상태를 보존할 수 있다. 급성영양불량은 적절한 대응이 이루어지지 않으면 생명을 잃을 수 있는 심각한 문제이다. WHO기준에 의하면 15% 이상은 "매우 높음(very high)," 10~15%는 "높음(high)," 5~10%는 "중간(medium)," 2.5~5%는 "낮음(low)," 2.5%미만은 "매우 낮음(very low)"으로 나누었다.

급성영양불량에 대한 대응은 잘 정립되어 있다. 환자 상태에 맞추어 높은 에너지와 영양소를 투여하여 영양상태를 빠르게 회복시키는 것으로 과거에는 병원이나 치료센터를 중심으로 대응이 이루어졌다. 그러나 병원이나 치료센터가 드물어 그곳까지 가는 동안 혹은 가지 못하여 사망하는 어린이가 많았다. 이러한 문제를 근래에는 지역사회기반 대응법(Community-based manage met of acute malnutrition, CMAM)으로 풀고 있다. 이러한 대응법은 고에너지와 고단백질뿐만 아니라 필수 비타민과 무기질을 일정량 포함하는 간편

치료식(ready-to-use theraputic diet, RUTF)을 지역사회에서 비교적 쉽게 만드는 방법이 개발되어 보급되었기에 가능했다. 또한, 냉장보관이 필요 없는 PlumpyNut과 같은 상품도 개발되어 CMAM이 빠르게 보급되고 효과적으로 실행되고 있다. 북한에서도 UNICEF주관으로 급성영양불량 어린이 대상으로 CMAM이 실행되고 있다. 급성영양불량은 적절한 대응이 너무 늦지 않게 이루어지면 빠르게 체중이 증가하는 등 호전을 보이지만 증가한 체중이 주로 지방조직이어서 이후 식생활 등 건강관리가 필요하다. 그러므로 지나치게 많은 에너지 공급을 오랜 시간 지속하는 것은 오히려 장기 건강관리에 나쁜 영향을 줄 수 있으므로 주의를 요한다.

반면, 만성영양불량에 대한 대응은 보다 복잡하다. 급성영양불량 없이 만성영양불량만을 가지고 있는 어린이에게 고에너지 보충식을 단기간 과량 제공할 경우, 작은 키에 체중만 빠르게 증가시켜 과체중이나 비만 위험도를 높여 이후 당뇨병 등 만성질환 위험을 초래할 수 있다. 적당한 양의 에너지와 영양소를 지속적으로 제공하는 것이 기본 대응방법인데 영양불량이 일어난 지역에서는 지속적으로 양질의 먹거리를 충분히 제공하지 못하는 경우가 대부분이다. 그래서 세계식량기구(World Food Program, WFP)의 영양비스킷과 같은 식품이나 다양한 국제기구와 민간기구에서 시도하고 있는 학교급식을 통해 필요한 에너지와 영양소를 일부 보충해주는 등의 대응을 하고 있다. 궁극적으로는 지역개발(regional development)을 통해 양질의 다양한 먹거리를 충분한 양으로 지속적으로 생산 및 공급하는 것이 해결책이라고 하겠다. 물론 만성영양불량이 일어나지 않도록 예방하는 것이 최선이다.

4. 북한 영양관련 조사

북한 주민 전체를 대상으로 대표성 있는 영양상태조사가 이루어진 사례가 없는 것으로 알려졌다. 건강영양취약계층이자 영양지원 우선순위를 가지고 있는 5세 미만 어린이와 가임기 여성을 대상으로 한 조사 결과에서 영양상태에 대한 가장 많은 정보를 찾을 수 있다. 그 외 인구집단을 대상으로 하는 영양조사는 드물게 이루어졌고 결과가 널리 공유되고 있지 않다. 그러므로 여기서는 5세 미만 어린이 영양상태에 대하여 집중적으로 알아볼 것이다. 5

세 미만 어린이 영양과 건강상태는 그 인구집단 전체의 상태를 잘 알려준다고 알려져 있으므로 의미가 있다고 하겠다.

북한에서는 최초의 영양조사가 이루어진 1998년부터 가장 최근 조사인 2017년까지 총 7회의 전국단위 영양조사가 실시되었다(표 2). 첫 조사는 북한이 심각한 기근으로 말미암아 국제사회에 원조를 요청하였고 그에 대한 대응의 일환으로 이루어졌다고 한다. 이 첫 조사는 UNICEF에서 주관하는 Multiple Indicator Cluster Survey(MICS) 1기 조사에 포함되어 이루어졌다. MICS(Unicef, 2021)는 국제적으로 통계학적으로 비교 가능한 자료를 수집하고자 하는 목적으로 1995년에 처음 고안되었으며 이후 25년간 118개국에서 이루어졌다. MICS에서 수집되어 발표되는 자료는 새천년개발목표(Millenium Development Goals)와 이후 지속가능한개발목표(Sustainable Development Goals) 모니터링에 광범위하게 사용되고 있다. 북한은 1998년의 1기 조사를 시작으로 2000년의 2기 조사, 2009년의 3기 조사, 2017년의 6기 조사에 참여하였다. 4와 5기 조사에는 참여하지 않았다. MICS는 UNICEF에서 고안하여 표준화한 대상자추출법, 설문지, 측정법 등을 북한 현지 요원에게 훈련시켜 실행했으며 실제 자료수집에는 국제요원이 대동하였다고 보고되었다. 수집된 자료의 통계처리도 국제기구의 도움으로 북한중앙통계청에서 실시하여 발표한다. MICS외에도 DPRK Nutrition Assessment와 National Nutrition Survey라는 이름으로 2002년, 2004년, 2012년에 전국단위 조사가 이루어졌다. MICS가 어린이와 모성의 생활 전반에 대한 기본조사를 하므로 영양부분에 대한 자료가 제한적이지만, DPRK Nutrition Assessment와 National Nutrition Survey의 경우보다 풍부한 영양관련 조사가 이루어진 특징이 있다. 각 조사의 결과보고서를 온라인에서 다운로드받을 수 있고(EU, UNICEF, WFP, 1998; DPRK CBS 2000; 2002; 2004; 2010; 2012; 2018), 국문번역본도 북한지원단체에서 마련하여 배포하고 있다. 다만, 총 7회 조사 모두 원자료는 공유되고 있지 않아 보다 자세한 분석은 할 수 없다는 점이 아쉽다고 하겠다. 여기서 다루는 대부분의 영양관련 자료는 [표 2]에 정리한 영양관련 조사에서 추출하였다.

표 2 북한에서 실시된 영양관련 조사들

이름	조사 시기	표본 가구 수
MICS 1	1998년 9~10월	3,600가구(212개 군 중 130개)
MICS 2	2000년 5월	3,600가구(212개 군), 응답률 100%
DPRK Nutrition Assessment	2002년 10월	6,000 가구(7개 도와 3개 시), 대부분 응답률 100%, 모성 Hb test 78.32% 〈강원도, 자강도 제외〉
DPRK Nutrition Assessment	2004년 10월	4800 가구(7개 도와 평양시) 대부분 응답률 100%, 모성 Hb test 50% 〈강원도, 자강도 제외〉
MICS 3	2009년 9~10월	7,496 가구(9개 도와 평양시) 응답률 99.9% *예산부족으로 충분한 표본수가 조사되지 못하였으므로 도 단위 수치해석에는 주의필요
National Nutrition Survey 2012	2012년 9~10월	8,040명 어린이와 어머니 (9개 도와 평양시, 남포시는 평양남도, 개성시는 황해북도에 포함)
MICS 6	2017년 8~10월	8,500가구 (9개 도와 평양시, 남포시는 평양남도, 개성시는 황해북도에 포함)

*MICS: Multiple Indicator Cluster Survey
자료원: EU, UNICEF, WFP, 1998; DPRK 2000; 2002; 2004; 2010; 2012; 2018.

II. 북한의 영양상태

1. 5세 미만 어린이 영양상태

1) 급성영양불량

북한 5세 미만 영유아의 급성영양불량은 1998년에 15.6%로 조사되어 WHO 기준 "매우 높음"으로 심각한 상황이었다. 급성영양불량에 대한 적절한 대응이 없으면 영유아가 사망할 수도 있기에 5세미만 영유아 5명 중 1~2명이 그러한 상황에 놓인 매우 위급한 상황이었다고 하겠다. 그렇지만, 다행스럽게도 급성영양불량률은 이후 꾸준히 줄어들어 가장 최근 조사인 2017년에는 2.5%까지 떨어졌다(그림 2). 한국은 급성영양불량률을 정기적으로 집계하지 않으나 World Bank의 자료에 의하면 2010년에 1.2%로 매우 낮은 상황을 보인다.

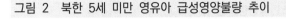

그림 2 북한 5세 미만 영유아 급성영양불량 추이

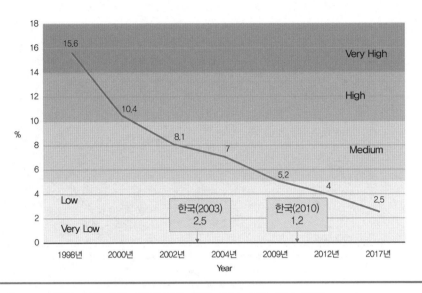

자료원: EU, UNICEF, WFP, 1998; DPRK 2000; 2002; 2004; 2010; 2012; 2018.

2017년 MICS 자료에 의하면 급성영양불량률이 남자 영유아에게서 3%였고 여자 영유아에게서는 2%로 나타났다. 농촌이 3.7%로 도시의 1.7%보다 높게 나타났다(p<0.05). 평양은 1.4%의 급성영양불량률을 보인 반면 양강도는 4.4%로 3배 이상 높았다. 그러나 평양을 비롯한 각 도의 급성영양불량률은 유의한 차이는 없었다. 급성영양불량률은 성별이나 지역에 따른 격차는 보이지 않으나 도농간 격차는 뚜렷하다고 하겠다.

2) 만성영양불량

북한 5세 미만 영유아의 만성영양불량률 역시 비슷한 경향을 보였다. 1998년에는 영유아 3명 중 2명이 만성영양불량을 보여 만성영양불량률 62.3%로 "매우 높음" 수준이었을 뿐만 아니라 당시 세계 최악의 만성영양불량률이었다. 2017년에는 19.1%로 "중간"수준으로 떨어졌으나 급성영양불량률에 비하면 여전히 높은 수준으로 더 낮아져야 하겠다. 앞에서 언급한 바와 같이 만성영양불량은 건강 영향뿐만 아니라 사회 전반에 미치는 영향이 크다. 그런데 북한 영유아 만성영양불량은 향상이 더디어 개선이 어려운 영양문제이다. 한

그림 3 북한 5세 미만 영유아 만성영양불량 추이

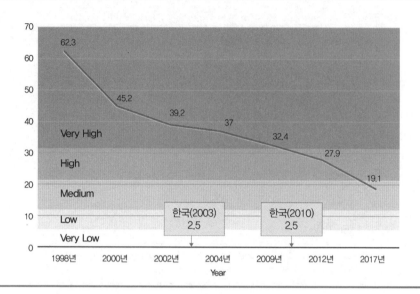

자료원: EU, UNICEF, WFP, 1998; DPRK 2000; 2002; 2004; 2010; 2012; 2018.

국의 만성영양불량률은 2.5%로 보고되어 북한보다 매우 낮다(그림 3).

만성영양불량률은 남자 영유아(18.4%)보다 여자 영유아(19.9%)에서 높은 경향을 보였다. 도시(15.6%)보다 농촌(24.4%)에서 유의하게 높은 만성영양불량률을 보였다(p<0.05). 평양은 10.1%의 가장 낮은 만성영양불량을 보인 반면 량강도는 31.8%로 평양보다 유의하게 높았다(p<0.05). 함경북도, 강원도, 자강도 역시 평양보다 유의하게 높은 만성영양불량률을 보였다. 북한에서 가장 생활 수준이 높다고 하는 평양에서도 영유아 열 명 중 1명은 만성영양불량을 겪고 있다는 사실은 만성영양불량이 여전히 북한에서 중요한 영양과 건강문제임을 보여준다. 급성영양불량률의 경우 도농간 격차만 유의하였으나 만성영양불량률은 도농간과 지역간 유의한 격차를 보였다.

3) 과체중

과체중은 2017년 MICS 조사부터 보고되었는데 북한 5세 미만 영유아 2.3%가 과체중으로 보고되었다. 도시는 2.6%, 농촌은 1.9%로 보고되었으나 통계학적으로 유의하지 않았다. 지역별로 평양이 4.2%로 높게 나타났고 황해

북도가 0.4%로 가장 낮게 나타났으나 역시 유의한 차이는 아니었다. 한국의 경우 영유아건강검진자료에 따르면 만 2~6세 영유아 과체중률이 2017년 10.1%(국민보험공단, 2019)로 나타났다. 남자 영유아가 9.8%로 여자 영유아 (10.3%)보다 다소 낮은 경향을 보였다. 남북한 자료 대상 연령이 일치하지 않아 직접적 비교는 어렵지만 북한 영유아와 비교하여 한국 영유아가 약 5배 정도 높은 과체중률을 보이고 있다.

4) 빈혈유병률

북한 5세 미만 영유아 빈혈률은 WHO Global Health Observatory에서 찾을 수 있는데 1990년 이후 2016년까지 자료를 제공하고 있다. 1990년대 초반에 43.4% 등 40%를 넘는 평균 빈혈유병률을 보이다 차츰 감소하여 2000년대에는 20%대 빈혈유병률을 보였다. 그러나 2010년대에는 다시 증가하여 2016년에는 31.3%였다. 한국은 1990년대 초반에 10%를 넘는 빈혈유병률을 보이다 이후 10% 이하로 떨어졌었으나 2011년도부터는 다시 10%를 넘고 있다. 수치상 남북한 빈혈유병률 차이가 커 보이지만 95%신뢰구간이 매우 넓어

그림 4 남북한 5세 미만 영유아 빈혈율 추이

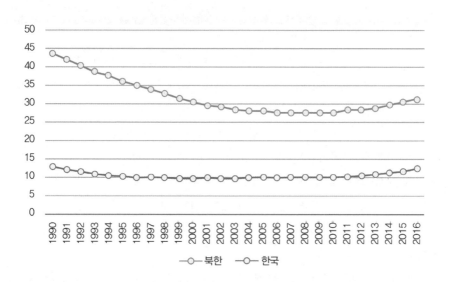

자료원: WHO Global Health Observatory

통계학적으로 유의하지는 않다(그림 4).

다만 WHO(2008) 기준에 의하면 평균 빈혈유병률이 40%가 넘으면 심각한(severe) 보건문제로, 20~39.9%면 중간수준(moderate) 보건문제로, 5~19.9%인 경우면 낮은 수준(mild) 보건문제로, 5% 미만은 보건문제 없음으로 나누고 있다. 이 기준에 따르면 북한 5세미만 영유아 빈혈유병률은 1990년대 초반에 심각한 보건문제였다가 중간수준 보건문제로 지속되고 있다. 한국의 경우는 영유아 빈혈률이 1990년대 이후 낮은수준 보건문제로 지속되고 있다.

2. 가임기 여성 영양상태

가임기 여성의 영양상태는 해당 개인을 위해서도 중요하지만, 사회의 인구집단을 건강하게 유지하기 위하여 잘 관리되어야 한다. 즉, 사회의 동량이 건강하게 태어나 건강하고 생산성 높은 인구집단으로 유지되기 위한 시작점이 모성의 영양상태이다. 가임기 여성 영양상태를 알아보기 위해 사용되는 주요지표는 단백질에너지영양불량률(prevalence of maternal protein-energy malnutrition), 빈혈유병률, 최소적정섭취율 등이다. 그러나 앞에서 언급한 바와 같이 북한에서 행해진 영양조사 중 MICS의 경우 어린이에 초점이 맞추어져 있기에 가임기 여성에 대한 지표가 다양하게 수집되지 않았다. 결과적으로 북한 가임기 여성 영양상태에 대한 자료 역시 제한적이다.

북한 가임기 여성 단백질에너지영양불량률은 2002, 2004, 2009, 2013년에 32.0%, 32.4%, 25.6%, 23.2%로 각각 보고되었다(DRPK CBS, 2003, 2005, 2010, 2013). 시간이 흐르면서 상황은 개선되었으나 가장 최근 자료인 2012년에도 가임기 여성 5명 중 1명이 단백질에너지영양불량을 겪고 있었다는 것은 매우 심각한 수준이라 하겠다. 2010년 한국 가임기여성 단백질에너지영양불량률은 20대 여성이 9.9%로 가장 높은 수준이고 연령이 높아질수록 급격히 떨어졌다(윤소윤·권영혜·윤지현, 2016). 2012년 이후 약 10년의 세월이 지났기에 변동이 있었을 것이기에, 정확한 영양상태 파악을 위해서는 최근 자료가 필요하다.

북한 가임기여성 빈혈 유병률은 WHO Global Health Observatory에서 1990년부터 2016년까지 자료를 구할 수 있는데 1990년 39.2%에서 2016년

32.5%까지 줄곧 30%대에서 맴돌고 있다. WHO기준에 의하면 "중간"단계 보건문제로 여겨지는 수치이다.

3. 북한의 식생활

이제까지 알아본 영양상태는 주로 신체계측과 생화학적 검사를 통해 알아본 결과적 지표를 통해서였다. 이러한 결과는 부적절한 식생활에서 기인하기에 북한의 상황을 북한 인구 전체와 5세 미만 영유아에 대하여 알아보도록 하겠다.

1) 북한 주민의 식생활

FAO에서 세계 에너지섭취부족률(prevalence of undernourishment)을 발표하고 있는데 이 지표는 에너지섭취수준이 일상적인 최소 에너지필요량보다 적은 인구 비율이며 실제 측정값이라기보다 통계적 추정치이다. <그림 5>에서 보듯이 99~01년도에는 북한 주민 37.5%가 에너지섭취량이 최소 에너지필요량보다 적을 확률이 있었고, 2000년대 초반에 34.1% 가장 낮았다가 다시 증가 추세로 돌아섰다. 가장 최근 자료인 2017~2019년에 47.6%로 거의 북한

그림 5 북한주민의 에너지섭취부족률

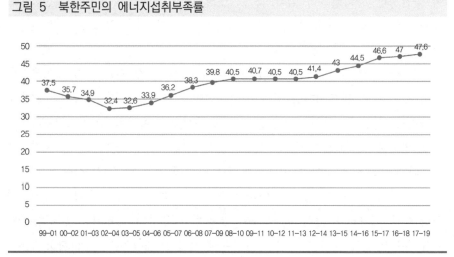

자료원: FAO Statistics

주민 절반 정도가 에너지 섭취량이 부족한 상황이라고 추정할 수 있다.

영양학적으로 적절한 양과 질의 식량에 대한 사회적 적절한 접근권을 강조하는 식품불안정률은 북한에서 2019년에 단 한 번 FAO와 WFP에 의해 추정되었다. 이 지표 역시 실제 측정값이라기보다 다양한 상황을 고려한 통계적 추정치라고 이해하는 것이 좋겠다. 2019년 북한 주민의 식품불안정률은 40%였다. 즉, 북한인구 절반에 가까운 주민들이 적절한 종류와 양의 식품에 대한 접근권이 불안정한 상황이라고 하겠다. 이는 위의 에너지섭취부족률과 비슷한 정도이나 같은 기관에서 나온 추정치라는 점도 고려하고 해석해야 하겠다. 그럼에도 불구하고 북한 주민 상당수가 적절한 양의 식품을 공급받지 못하고 있다는 점은 이견이 없을 듯하다.

2) 5세미만 영유아의 식생활

태어나서 6개월까지는 모유만을 제공하는 완전모유수유율은 2017년 71.4%로 보고되었다(DRPK CBS, 2018). 이는 한국의 완전모유수유율(14.9%, 2018년)보다 매우 높은 수준으로 모유수유가 광범위하게 이루어지고 있음을 알 수 있다. 모유는 영아의 에너지와 영양소 필요에 맞추어 생산 공급되어 생애 초기 모유는 영아의 생존과 성장발달에 가장 적절하다. 또한, 인공조제유와 달리 깨끗한 물이나 도구 소독 등이 필요하지 않아 식량사정과 위생환경이 불안정한 사회일수록 적극적으로 권장되어야 한다. 북한에서 완전모유수유율이 높은 것이 매우 바람직하며 앞으로도 지켜질 수 있도록 노력해야 할 것이다.

모유수유로 지켜지던 영유아 영양상태가 흔들리게 되는 계기는 이유식의 질이다. 대체로 생후 6개월 전후로 이유식이 시작되는데 이 시기부터 모유로 영아가 필요한 에너지와 영양소를 모두 충족시키기 어려워지기에 반드시 적절한 방법으로 시작되어야 한다. 이상반응이 가장 적은 곡물미음으로 시작하여 채소와 과일, 육류 순으로 이행하게 되는데 처음에는 한 가지 식품씩 제공하여 3~4일 동안 이상반응이 일어나는지를 확인해야 한다. 이유식에 소금이나 설탕 등을 이용하여 간을 할 필요는 없으며, 영유아의 식이기능 발달을 위해 이유식은 반드시 젖병이 아닌 숟가락이나 컵을 이용하여 주도록 하고 있다.

수유상태, 이유식, 식사 등을 포괄하여 식사의 질을 알아보는 지표가 영유아 최소적정섭취율인데, 북한은 2017년 MICS조사(DRPK CBS, 2003)에 28.6%로 보고되었다. 이는 북한 영유아 3명 중 2명 이상이 최소한의 적절한 식사를 하지 못한다는 뜻으로 매우 심각하게 받아들여야 하겠다. 앞에서 알아본 만성영양불량률이 '중간'수준에 머물러 있는 것은 이러한 낮은 식사의 질이 크게 영향을 미친다고 생각된다(UNICEF, 2019).

Ⅲ. 북한 영양문제와 대응

1. 북한의 영양문제

북한은 고난의 행군이 있었던 1990년대 중후반의 기근으로부터 발생한 심각한 영양불량 상태에서 차츰 벗어나 현재는 영유아 급성영양불량은 '낮음' 수준으로 만성영양불량은 '중간'수준으로 떨어졌다. 이러한 영양부족 상황과 더불어 영유아 과체중(2.5%)이 보고되었다. 북한 가임기 여성 4명 중 1명이 22.1cm 미만의 상완위(단백질에너지영양불량, 2012년)를 가져 성인의 영양불량 문제 역시 잔존하는 것으로 추정할 수 있다. 영유아 빈혈유병율은 31.3%, 가임기여성 빈혈유병률은 32.5%로 비타민과 무기질 섭취부족도 공존하고 있다. 이러한 결과를 종합하면 현시대의 세계영양문제로 떠오른 삼중영양불량부담 (triple burden of malnutrition)이 북한에서도 나타나고 있다고 볼 수 있다. 삼중영양불량부담은 영양부족, 영양과잉, 미량영양소섭취부족이 개인, 가족, 사회에서 동시에 일어나는 현상을 말하며 이로 인하여 사회는 건강, 생산성 등 다양한 문제에 봉착할 수 있기에 영양불량문제를 예방하고 해결하려고 노력해야 한다(Gomez et al., 2013).

북한의 영양불량은 도농 간, 지역 간 격차가 있는 것으로 보인다. 앞에서 본 바와 같이 영유아 영양불량이 도시보다는 농촌에서 더 높았다. 또한, 평양이 다른 지역에 비해 영양부족정도는 가장 낮았지만 영양과잉의 지표인 과체중은 가장 높은 수치를 보였다. 즉, 영양형평성 문제가 존재한다고 하겠다.

앞에서 알아본 북한의 영양상태에서 대부분의 지표가 개선되고 있는데 악화되고 있는 지표는 식량수급관련 지표인 에너지섭취부족률이다. 가장 최근 자료인 2017~2019년에 47.6%로 2000년대 이후 꾸준히 높아지고 있다고

FAO는 보고하였다. 이 지표는 식량생산량, 인구지표 등을 활용하여 통계적으로 추산한 값이고 실제 측정값은 아니지만 북한 주민 절반이 식량부족을 겪고 있다는 지표를 무시하기는 어렵다. 식량상황이 계속 악화되고 있는데 다른 영양지표는 어떻게 개선되고 있는지에 대한 적절한 설명을 찾기 어렵다. 다만, 영양상태 지표값이 있는 영유아와 가임기 여성은 영양지원에 최우선순위에 있어 영양상태 개선에 도움이 되었을 것이라 추측할 수 있다. 그리고 FAO에서 사용하는 공식자료에는 잡히지 않는 장마당이나 직거래 등을 통해 이루어지는 식품조달도 어느 정도 도움이 되고 있지 않나 조심스럽게 추측해본다.

현재 북한이 안고 있는 영양문제는 삼중영양불량부담, 영양형평성문제, 불안정한 식품수급과 유통으로 정리할 수 있겠다. 앞에서 본 UNICEF framework이 제시하는 바와 같이 북한의 영양문제를 풀기 위해서는 영양보충식지원부터 식품체계 개선과 같은 사회인프라 구축까지 사회전반의 노력이 필요하다.

2. 북한 영양문제에 대한 대응

1) 북한 식품체계와 식량사정

북한과 활발한 교류가 끊어진 이후 십여 년이 넘어 북한 상황을 명확하게 알 수 없으나 다양한 경로를 통하여 식량사정과 식량상황 등이 파악되고 있다(통일부, 2020; FAO WFO, 2019).

잘 알려진 바와 같이 북한은 집단농장 등을 통하여 식량을 생산하고 이를 배급제를 통하여 주민에게 분배해왔다. 주민들을 세분하여 식량의 양과 공급 주기 등을 차별화하여 분배하였는데 노동자와 사무원은 월 2회 식량배급을 받고 농민은 1년에 1~2회 현물 분배를 받는다고 한다. 그러나 자연재해와 사회주의국가블록의 몰락 등으로 시작된 1990년부터의 심각한 식량부족은 국가에서 지정하는 식량 배급량을 지속적으로 줄이고 그럼에도 불구하고 그 배급량을 맞추지 못하는 경우가 많다고 보고되었다. 예를 들어 2019년에 573g이었던 목표 배급량이 550g으로 조정되었으나 2019년 1/3분기 실제배급량은 300g이었다는 보고가 있다(FAO, WFP, 2019). 이러한 상황의 배경에는 부족한 식량생산량에 있다. 북한의 식량 국내생산량은 지속적으로 부족한 상황으로 부족분 크기는 작황에 따라 다르지만 2013/14년 4만 톤이 가장 적었고 2019년 136만 톤이 2010년 이후 가장 컸다(FAO, WFP, 2019). 대북경제제재조치로 수출입이 원활하지 않을 뿐만 아니라 국제정황상 북한에 대한 원조액이 감소하였고 2020년부터 시작된 COVID19 영향으로 북한의 식량부족상황은 지속될 것으로 예상된다.

고난의 행군시기에 북한 주민들은 부족한 식량을 개별적으로 조달할 수밖에 없었는데, 그 방법이 텃밭부터 뒷산 나무껍질까지 다양하고 처절한 경우도 많았다. 이러한 개별적 노력은 장마당이라는 자본주의적인 요소가 자생 발전하는 계기가 되었고 북한 주민들이 필요한 식량의 많은 부분을 장마당에서 조달하게 되었다. 북한 당국도 '경제관리 개선 조치'에 따라 2002년부터 개인적인 식량생산 등 활동을 공식화하였다. 이러한 변화는 영양불량률 현황에서도 나타난다. 앞에서 2017년에는 농촌보다 도시지역의 영양불량률이 낮았지만 고난의 행군시기에는 반대였다. 농촌에서는 그래도 생산된 식량이 가까이 있었고 뒷산, 텃밭 등의 자원이 있었지만 도시 주민에게는 없었기 때문이다. 그러나 어려운 시기를 겪어내면서 주민들의 자생적 능력이 발달하였고 장마당이 커지면서 도시지역 주민들이 다양한 식품을 수급을 할 수 있게 된 것으로 보인다. 상대적으로 농촌지역 주민들은 장마당까지 거리가 멀고 교통수단이 좋지 않아 장마당에 자주 가지 못하고 사 올 수 있는 식품량도 한정적이겠다. 이러한 식품조달상황이 도농간 영양형평성 문제에 기여할 것으로 생각된다.

2) 대북 영양지원

현재는 대북 영양지원이 거의 중단된 상황이지만 북한에 대한 영양지원은 한국 정부, 국제기구, 민간단체 등 여러 경로를 통해 이루어져 왔다(윤지현, 2019a). 한국 정부는 1995년에 쌀 15만톤을 제공한 것으로 시작으로 직접지원과 국제기구와 민간단체를 통한 간접지원을 하였다. 다양한 국제기구가 북한에서 활동하였는데 WFP, UNICEF가 영양지원에서는 가장 중요한 역할을 수행해왔다고 하겠다. WFP는 영양시리얼, 영양비스켓, 가임기여성 식량바스켓 등 지원을 하였고 UNICEF는 분유, 탈수방지용 소금, CMAM 운영 등 어린이에 집중한 영양지원을 하였다. 남북교류가 활발하던 시기에는 WFP와

UNICEF의 대북예산 상당부분을 한국정부에서 지원하였었다. 한국과 국제 민간단체가 다양한 영양지원을 하였는데 콩우유나 국수공장 설립 및 지원, 이유식 및 영양식 지원, 영양제 공급 등 다양하였다. 식량생산증대를 위해 개발협력의 형태로 농축산 지원도 함께 이루어지고 있다. 현재로서는 국제기구와 국제 민간단체 지원만이 명맥을 잇고 있다 하겠다.

어려운 국제정세 속에서 COVID19 팬데믹이 북한 주민의 식생활에 어떤 영향을 주고 있는지 정확히 알 수 없다. 그러나 사람이 모이는 것을 막는 것과 국경을 넘는 인적, 물적 흐름 관리가 방역의 기본임을 생각할 때 식생활에 부정적 영향을 주었을 것임은 틀림이 없다. 그러므로 현재 명맥을 잇고 있는 인도적 차원의 영양지원은 반드시 지속되어야 한다. 특히 급성영양불량 어린이들의 생명을 구하는 CMAM과 같은 5세 미만 영유아와 가임기 여성을 대상으로 하는 영양지원 프로그램은 현재뿐만 아니라 미래의 사회적 건강을 위해 필요하다. 이는 비단 북한뿐만 아니라 평화공동체 형성시 일원인 한국의 재정적 사회적 부담을 줄이는 매우 효과적 방법이다.

3) 장기적 북한 영양상태 개선을 위한 제언

장기적으로 북한의 영양상태가 개선되고 유지되려면 식량수급 및 유통이 안정화되어야 한다. 북한 주민의 식량수요를 국내생산으로는 충족시키기 어려워 외부로부터 수급이 되어야 하는데, 현재로서는 어려움이 있어 보인다. 북한 당국도 단백질 섭취 부족을 해결하기 위해 상어양식 등 다양한 시도를 하고 있다고 하는데, 북한 주민의 에너지와 영양소 필요량을 충족시키는 다양한 식량 생산 노력이 필요한 시점이라 하겠다.

어떠한 식량을 어느 정도 생산하는 문제만큼 중요한 것은 아마도 전국 각지 주민에게 어떻게 공평하게 분배를 하는 문제일 것이다. 도시 주민보다 식량생산 주체인 농촌 주민이 영양불량문제에 더 취약한 것은 세계적으로 공통된 사안으로 국가의 식량가격정책과 유통능력 등이 주요 원인으로 손꼽힌다. 이 문제는 앞에서 언급한 삼중영양불량부담문제와 영양형평성문제를 해소하기 위해 꼭 필요하다.

식량증대와 배급 개선은 단기간에 이루어질 수 있는 문제는 아닐 것이다. 그러므로 식생활 개선 노력과 취약인구집단 영양지원을 함께 진행해야 할 것으로 생각된다. 한국이 영양식량원조를 받던 시절 농촌식생활개선 노력이 함께 이루어졌듯이 세계 각지에서 부족한 식량과 원조물자를 극대화할 방안을 교육하는 식생활개선노력이 이루어지고 있다. 북한은 매우 조직화되어 있는 사회로 다양한 국가, 사회 교육이 이루어지고 있으므로 식생활개선 교육도 효율적으로 진행할 수 있을 것이다. 비슷한 식문화를 가지고 있으며 식생활 변화 단계를 먼저 지나온 한국이 교육내용과 방법 등을 지원할 수 있을 것으로 생각한다. 또한, 영양취약인구집단에 대한 지원은 현재 실행되고 있는 CMAM과 어린이 대상 급식 등을 국가 제도안으로 편입시켜 정례화하고, 향후 일어날 식생활 변화에 대응하는 영양정책 수립이 있어야 할 것이다. 북한의 조직된 의료보건체계는 영양불량인구집단 지원프로그램과 영양개선 프로그램 등을 충분히 수용할 수 있을 것으로 생각된다. 한국에서 2008년부터 전국사업으로 실행하고 있는 임산부와 영유아 대상 영양개선 프로그램인 영양플러스 사업은 좋은 벤치마킹 모델이 될 수 있다. 북한의 병원에서는 입원환자의 환자식을 적절하게 제공하고 교육하는 시스템이 확립되지 않은 것으로 추정되는데 앞으로 삼중영양불량부담이 진행되면서 비만과 만성질환이 높아질 것이고, 이에 따른 질환맞춤형 식행활교육도 필요하게 될 것이다. 한국은 임상영양사제도를 운영하고 있으므로 이에 대한 지원을 할 수 있을 것이다. 학교급식은 전 세계적으로 식생활과 영양개선, 나아가 건강지킴이 프로그램으로 진행되고 있다. 북한에서도 현재 일부 지역에서 영양비스켓 등을 급식의 형태로 제공하고 있는데 이를 지역, 대상, 지원 음식 등을 확장하면 좋을 것이다. 한국은 세계 어느 나라와 견주어도 뒤떨어지지 않는 학교급식체계를 구축한 경험이 있으므로 이에 대해 필요한 지식과 경험을 공유할 수 있을 것이다(이수경, 2019; 윤지현, 2019a). 이와 같은 교류협력은 전문가 개인차원의 협력보다는 한국의 보건복지부, 교육부, 식품의약품안전처, 질병관리청, 농촌진흥청 등 관계 정부부처가 북한의 정부부처와 협력하고 해당 분야의 전문가가 지원하면 더 의미 있는 결과를 이루어낼 것이다.

다양한 영양정책이 수립되고 실행되려면 영양전문가가 필요한데 북한에는 영양전문인력이 없다. 북한 영양전문인력을 양성하기 위한 교육프로그램 수립에 대한 협력도 고려해 볼 수 있겠다(이수경, 2019; 윤지현, 2019a). 고난의 행군시기에 태어난 아이들이 이제 성인기로 접어드는 시기가 되었음과 생애초

기에 극심한 영양불량을 겪은 후 성인이 되면 건강고위험군이 된다는 것
(Victora et al., 2008)을 생각하면, 앞으로 북한은 식품체계 정립과 영양정책에
주의를 기울이지 않으면 향후 인구 중 다수가 당뇨병 등 만성질환을 겪게 되
는 어려운 상황에 놓일 수 있다. 한국에 거주하는 북한이탈어린이 대상으로
한 연구에서 만성영양불량을 겪는 어린이가 한국에서 식생활이 안정되자 빠르
게 체중이 증가하였고 지방을 축적하는 대사경향을 보였다(Lee, Nam, Hoffman,
2015a,b). 그러므로 북한에서 북한 주민을 대상으로 하는 건강영양조사 및 연
구가 진행되어야 하고 그 결과에 따라 영양정책을 수립하고 실행되어야 한다.
이러한 업무를 담당할 수 있는 영양전문인력이 북한 내부에 형성되면 보다 효
과적으로 효율적으로 영양문제를 찾아내고 개선할 수 있을 것이다.

Ⅳ. 맺음말

이제까지 북한의 영양상태를 검토하고 이를 바탕으로 현존하는 영양문제
를 정리하였다. 또한, 영양문제 해결을 위한 대응방법과 향후 지향점에 대해
생각해보았다. 북한에 대한 영양지원은 식량권이라는 기본인권문제임과 동시
에 한국인에게도 도움이 되는 일임은 주지의 사실이다(윤지현, 2019b). 현재 대
북경제제재조치와 COVID19 팬데믹 등으로 어려운 국제상황 속에서 남북의
교류협력은 요원하게 느껴지기도 하지만, 한반도에 거주하고 있는 모든 이들
의 평화와 안녕을 위해서는 한반도 평화공동체가 필요하며 언젠가는 성큼 현
실로 다가오리라 생각한다.

참고문헌

국민건강보험공단. 2018 비만백서. 2019.

윤소윤·권영혜·윤지현. 남북한 가임기 여성의 영양상태 비교. 대한지역사회영양학
회지, 2016;21(3):265－273.

윤지현. 북한 보건의료 현황분석 및 교류협력. 북한보건의료백서, pp. 397－415. 한
국국제보건의료재단. 2019a.

윤지현. 북한 주민의 식량권과 건강권. 대한민국인권근현대사 2권 pp. 363－391. 국
가인권위원회. 2019b.

이수경. 북한 영양 실태 팩트 체크. 2019년 대한지역사회영양학회, 한국영양학회 공
동 춘계심포지엄. 2019.

통일부. 북한의 이해. 2020.

Bhutta ZA. Early nutrition and adult outcomes: pieces of the puzzle.
2013;382:486－487.

Block T, El－Osta. Epigenetic programming, early life nutrition and the risk of
metablis disease. Atherosclerosis. 2017;266:31－40.

de Onis et al. Prevalence thresholds for wasting, overweight and stunting in
children under 5 years. Public Health Nutrition. 2019;22:175－179.

DPRK CBS(Central Bureau of Statistics). Report of the Second Multiple Indicator
Cluster Survey 2000. 2000.

DPRK CBS. DPRK Nutrition Assessment 2002. 2003.

DPRK CBS. DPRK 2004 Nutrition Assessment Report of Survey Results. 2005.

DPRK CBS, UNICEF. DPR Korea Multiple Indicator Cluster Survey 2009, Final
Report. 2010.

DPRK CBS, UNICEF. DPR Korea Multiple Indicator Cluster Survey 2017, Survey
Findings Report. 2018.

DPRK CBS, UNICEF, WFP, WHO. DPRK Final Report of the National Nutrition

Survey 2012. 2013.

EU, UNICEF, WFP. Nutrition Survey of the Democratic People's Republic of Korea 1998, 1998.

FAO. FAOSTAT. Available at: http://www.fao.org/faostat/en/#home Accessed 2021.01.31.

FAO, WFP. Democratic People's Republic of Korea FAO/WFP Joint Rapid Food Security Assessment. 2019.

Gibson R. S. Principles & Nutritional Assessment 2nd ed. Oxford, Oxford university Press. 2005.

Gomez MI et al. Post−green revolution food systems and the triple burden of malnutrition. ESA Working Paper No. 13−02. 2013. Available at : www.fao.org/economic/esa. Accessed 2021. 01.31.

Lee SK, Nam SY, Hoffman DJ.(a) Growth retardation at early life and metabolic adaptation among North Korean children. JOURNAL OF DEVELOPMENTAL ORIGINS OF HEALTH AND DISEASE. 2015;6;291−298.

Lee SK, Nam SY, Hoffman DJ. (b) Changes in nutritional status among displaced North Korean children living in South Korea. Annals of Human Biology. 2015;42:581−584.

Todhunter EN. A Guide to Nutrition Terminology for Indexing and Retrieval. National Institutes of Health, Public Health Service, U.S. Department of Health, Education, and Welfare, Bethesda, Md. 270 pp. 1970.

UNICEF (United Nations Children's Fund). Improving Child Nutrition: The Achievable Imperative for Global Progress. New York: UNICEF. 2013.

UNICEF. 2017 DPRK MICS Highlights: Trends, perspective and analysis. 2019. Available from : https://www.unicef.org/dprk/media/626/file/MICS%202017.pdf Accessed 2021. 01. 25.

Victora CG, et al. Maternal and child undernutrition: consequences for adult health and human capital. Lancet. 2008;371:340−357.

WHO. The global health observatory. Available at: https://www.who.int/data/gho. Accessed 2021.01.31.

WHO. Worldwide prevalence of anaemia 1993-2005 : WHO global database on anaemia. 2008.

19

북한 통합의학의 현황과 전망

고상원 · 함석찬 · 김지은 · 김진용*

I. 들어가는 말

북한의 통합의학에 관해 논하기 전에, 다양하게 이해되고 있는 통합의학의 개념을 정의해 볼 필요가 있다. 미국 국립보건원(National Institute of Health, 이하 NIH)은 '기존의 서양의학과 안전성과 효과에 대한 근거를 갖는 보완·대체의학(Complementary and Alternative Medicine, 이하 CAM)의 치료법을 결합한 접근방식'으로 통합의학을 정의하고 있다.[1] MSD 웹 매뉴얼은 통합의학을 '건강, 치료적 관계, 인간 전체에 집중하는 하나의 체제 안에서 모든 적합한 치료적 접근 방법을 사용하는 보건의료'로 정의하고 있다.[2] Mayo 클리닉은 통합의학을 '전통적으로 현대 서양의학의 부분이 아닌 약초, 침술, 마사지, 요가, 명상과 같은 치료법들을 포함하는 보건의료에 대한 접근법이며, 많은 경우에 현대서양의학과 함께 치료에 사용된다'라고 하였다.[3] 미국 애리조나 주립대의 Maizes와 위스콘신 대학의 Rakel은 '통합의학은 치료의 관계를 중요하게 여기는 환자 중심적, 치유 지향적인 접근방식이며 현대서양의학과 대체의학에서 기인한 치료적 접근을 함께 사용하는 의학적 접근'이라고 하였으며, '미국의 의료시스템의 위기(American healthcare crisis)에 대한 잠재적인 해결책

* 고상원: 마케시안 헬스케어 대표 컨설턴트
　김석찬: 차의과학대학교 통합의학대학원 교수
　김진용: 차의과학대학교 통합의학대학원 교수 겸 의학전문대학원 의료인문학교실 주임 교수,
　　　　 일산차병원 소화기내과 교수
　김지은: 한의사, 대한여한의사회 홍보이사, 남북보건의료교육재단 운영위원

1 NIH(2021) https://cam.cancer.gov/health_information/cam_definitions.htm
2 MSD Manual Consumer Version(2019)
3 Mayo clinic, overview of integrative medicine and health(2021)

으로 떠올랐다'라고 하였다.[4]

이러한 통합의학에 대한 의견들을 정리해보면 '현대서양의학과 효과성·
안전성이 검증된 보완·대체의학을 결합하여 더욱 효과적으로 건강을 관리하
기 위한 의료적 접근 방법'이라고 할 수 있다.

II. 통합의학의 등장

제1, 2차 세계대전은 국제 질서의 새로운 재편뿐 아니라 '의학'에 있어서
도 획기적인 변화를 불러일으키는 일대 사건이었다. 전후 재건을 위해 인류는
의학 분야에 더 많은 관심을 두고 발전시켜 나갔고, 전 세계의 여러 나라가
서양 의료의 체계와 치료법을 중심으로 국가 의료의 기본 틀을 수립하게 되
었다. 이후 70여 년간 현대 서양의학은 질적, 양적으로 큰 발전을 이루었다.

동양과 서양에서 의술로서 인간치유의 기능을 담당해 오던 전통적인 의
학은 과거에 비해 서양의학의 발전에 따라 상대적으로 의료계에서 그 영향력
이 감소하였다. 하지만 현대적 서양 의료시스템이 초래한 부작용으로 대중들
이 대안을 모색하면서 전통적인 치료법들이 다시 주목받기 시작했고, 그중 의
학적 검증을 거친 치료법들이 의료 현장에 적용되기 시작하였다.

Rakel은 현대 서양의학의 양적 성장과 비용 절감을 추구하는 의료시스템
이 의사와 환자 모두에게 만족감을 주지 못하고 환자와 의사와의 관계를 단
절하기 때문에 대중들은 통합의학과 같은 새로운 해결책을 모색하게 되었다
고 이야기했다.[5]

Harvard 의과대학 교수이자 Osher 통합의학 센터의 창립자인 Eisenberg
는 미국에서 18세 이상의 성인이 보완·대체의학을 이용한 치료를 받기 위해
unconventional therapy를 방문한 횟수가 약 4억 2,500만 회로 1차 의료기관
의 외래방문 숫자 3억 8,800만 회보다 월등히 많았다고 하였다.[6] 2002년과

----

4 Victoria Maizes, David Rakel, and Catherine Niemiec. "Integrative medicine and
 patient—centered care." Explore 5.5 (2009): 277–289.

5 Rakel "Integrative medicine(4th edition)" (2018): 2~11.

6 Eisenberg, David M., et al. "Unconventional medicine in the United States—prevalence,

2007년에 걸쳐서 실시된 미국 국가 보건 통계청 조사에 따르면 2002년에 미국에서 18세 이상의 성인 중 보완·대체의학적 치료를 받은 사람은 36%였고 5년 뒤인 2007년에 시행된 동일한 조사에 따르면 38.3%로 소폭 증가하였는데, 40%에 가까운 미국인이 통합의학적 치료에 경험이 있음을 보여준다.[7]

통합의학은 서양의학을 보완·대체할 수 있는 의학적인 특징뿐 아니라, 서양 의료제도의 제도적 한계 역시 통합의학이 주목받게 된 원인 중 하나로 생각된다. 미국의 경우 오바마 케어 시행 이전엔 불법체류자 등을 제외한 성인 6명 중 1명은 의료보험에 가입되어있지 않았기 때문에 전체 인구 중 4,700만 명 정도는 가벼운 질병이라도 쉽게 1차 의료기관(primary care)을 방문할 수 있는 상황이 아니었다. 이런 사람들은 보험이 없이도 접근이 가능한 의료적 중재를 찾게 되었을 것이고 역시 통합의학적 중재가 주목받게 된 것으로 보인다.

Wolever는 2012년 미국의 8개의 통합의학센터를 이용하는 외래환자 3,940명을 대상으로 '통합의학서비스를 이용하는 이유'에 대한 연구조사를 수행하였고, 제시된 가장 주요한 이유는 다음과 같다.

1. 미래에 발생할지도 모르는 위험으로부터 건강을 지키기 위해서: 83.8%
2. 건강관리를 위한 새로운 방법을 시도하기 위해서: 78.6%
3. 질병 치료의 가능 여부와 상관없이 건강 상태를 극대화하기 위해: 73.8%

이런 답변을 종합해보면 통합의학은 질병의 발병 여부와 상관없이 치료적 접근보다는 예방의학적 관점과 건강관리를 위해 선택되고 있다고 볼 수 있다.[8]

미국에서 보완·대체의학은 이미 통합의학이라는 이름으로 현대의학과

costs, and patterns of use." New England Journal of Medicine 328.4 (1993): 246−252.

7 National Health Statistic Report No.12. Hyattsville, MD: National Center for Health Statistics; 2008

8 R Wolever, "Patients seek integrative medicine for preventive approach to health" (2012)

함께 사람들의 건강을 책임지는 하나의 중요한 축으로 자리 잡았다. 1970년대
미·중 수교 이후, 중국 의학에 대한 미국인들의 관심이 높아졌고 서양의학의
한계를 보완 또는 대체할 만한 부분을 받아들이기 시작하였다. Cowen과 Cyr
에 의하면 미국의 125개 의과대학 중 66개 학교(50.8%)에서 통합의학과 관련
된 교육을 하고 있었으며, 이 학교들은 총 127개의 과정을 운영하고 있다.[9]

암 치료로 세계적인 명성을 얻고 있는 MD Anderson 병원은 현대의학과
더불어 아로마요법, 마사지, 기공 및 요가 그리고 음악치료와 같은 보완적 중
재를 도입하여 환자의 치료에 활용하고 있다. 이외에도 Arizona, Colorado,
Duke, Johns Hopkins, Michigan, Stanford, UCLA 대학 등, 미국 내 주요한
의과대학과 병원에서 통합의학을 교육하고 임상 현장에서 적극적으로 활용하
고 있다.[10]

그림 1 통합의학의 시대별 발전 단계

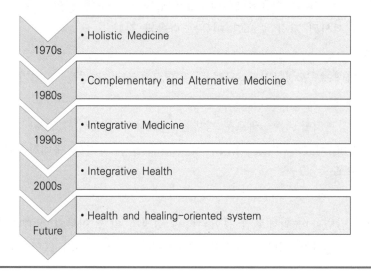

자료원: Rakel "Integrative medicine(4th edition)" (2018)

9 Cowen, Virginia S., and Vicki Cyr. "Complementary and alternative medicine in US medical schools." Advances in Medical Education and Practice 6 (2015): 113

10 김형규. "통합의학교육과정의 표준화를 위하여." 한국의학교육 20.2 (2008): 95–97.

    Rakel은 Integrative Medicine을 통해서 통합의학의 발전을 시대별 총 5단계로 구분하여 소개했다. 1970년대에 나타난 Holistic Medicine(전인 의료)이라는 개념은 인간의 신체, 마음, 정신, 감정이 삶에서 적절한 균형을 유지해야 최적의 건강 상태를 유지할 수 있다는 개념이다. 이 개념은 1980년대에 들어 Complementary and Alternative Medicine, 즉 '보완·대체의학'으로 구체화되었다. 보완의학은 정통 서양의학과 함께 이용되는 의료행위이며, 대체의학은 정통 서양의학 대신 치료에 이용되는 의료행위를 의미한다. 하지만 보완적, 대체적이라는 용어의 사용은 치료의 질이 낮은 것처럼 인식되게 하는 부정적인 효과가 있으며, 전체론적인 치료의 추구와는 약간 거리가 있어서 1990대에 들어오면서 서양의학과 보완·대체의학이 합쳐진 Integrative Medicine 개념으로 발전하였다.[11, 12]

Ⅲ. 남과 북의 통합의학 현황

    제2차 세계대전 이후 지난 70년은 의료계 입장에서는 놀랄 만한 의학발전의 역사이지만 우리 민족에게는 남과 북, 민주주의와 공산주의의 대결로 얼룩진 분단과 갈등의 시간이었다. 일제강점기와 한국전쟁 이후 약 70년간 남과 북은 완전히 다른 이데올로기를 기반으로, 완전히 다른 사회시스템 속에서, 생활의 거의 모든 부분이 이질적으로 발전해 왔다. 이러다 보니 크게는 정부 차원의 의료정책에서, 작게는 동일한 질병에 대한 임상 치료의 접근까지 매우 다른 모습을 갖게 되었다.

    우리나라는 해방과 한국전쟁 이후 일본과 미국의 영향으로 서양의학 중심의 성장을 추구했다. 하지만 1980년대 이후 미국에서 통합의학에 관한 연구와 중재가 성장하면서 2000년대 초반부터 우리나라의 의과대학과 병원에서도 통합의학에 관한 관심이 증가하였다. 그 결과 2000년대 중 후반까지 전국 41개 의과대학 중 16곳에서 통합의학적 교육을 하였고, 최근에는 경기대, 경

11 MSD Web Manual (msdmanuals.com), 2019

12 Rakel "Integrative medicine(4th edition)" (2018): 2 − 11.

희대, 고려대, 동국대, 차의과학대 등이 교육 및 임상 현장에서 통합의학적 접근을 시도하고 있다.[13, 14, 15]

하지만 아직은 통합의학의 발전에 어려움이 존재한다. 서양의학, 동양의학 그리고 보완·대체의학은 '인간의 건강'이라는 측면에서는 모두 중요한 분야이지만 질병에 관한 공동의 연구와 교육이 어려운 현실이기 때문에 결과적으로 임상 현장에서 통합의학적인 진료 역시 매우 제한적이며 이 분야들에 대한 직능 간의 장벽도 매우 높다.

현재 우리나라의 통합의학은 서양의학의 보완 및 대체적인 역할을 넘어 서양의학과 함께 인간의 건강을 관리하는 공존방안을 모색 중이며 단순히 한 의학적인 측면의 접근뿐 아니라 다양한 관점에서 치료를 시도하고 있다. 최근에는 VR, AR 기술과 결합한 운동치료 등이 연구되면서 더욱 미래지향적인 발전을 시도하고 있다.[16]

미국 국립보건원은 서양의학과 함께 치료로 사용되는 보완·대체의학을 다음과 같이 구분하고 있다.[17]

- Alternative Medical System(대체의학시스템)
- Energy Therapies(에너지의학)
- Exercise Therapeutics(운동치료)
- Manipulative and Body−based Methods(수기 및 신체기반 치료)
- Mind−body Interventions(심신중재)
- Nutritional Therapeutics(영양, 음식치료)
- Pharmacological and Biologic Treatments(생화학과 생물학적 치료)
- Spiritual Therapies(영적치료)

----

13 대한보완통합의학학회지, Vol 5, 2008
14 트리니티 메디컬신문, 경희대한방병원, 캘리포니아대에 통합의학모델 소개, 2019
15 헬스조선뉴스, 美 어반인 의과대학, 동국대일산병원 방문 … 통합의학 관심, 2018
16 매일경제신문, ㈜테크빌리지, 인공지능(AI)기반 VR 재활 치료 솔루션 제작 위한 MOU 체결, 2020
17 NIH(2021), https://cam.cancer.gov/health_information/categories_of_cam_therapies.htm

북한의 통합의학은 미국이나 우리나라와 같이 이런 다양한 분야들에 대한 임상의학으로서의 접근은 명확히 구분되거나 활발히 적용되고 있지는 않지만, 우리의 의료체계와 비교하여 서양의학과 동양의학이 제도적으로 잘 결합하여 있으며, 치료에 있어 통합적인 접근을 추구하고 있다.

한국전쟁 이후 북한은 서양의학을 바탕으로 동양의학을 흡수 및 재구성하는 쪽으로 방향을 잡고 서양의학을 전공하거나 경험이 있는 교육생들을 중국으로 파견하였다. 북한은 서양의학의 우수성은 인정하면서도 동시에 민족 고유의 의학을 보존하고 주체 사상적 기반을 강화하기 위해 전통적인 한의학을 고려의학으로 명명하고 사회주의 정치 이데올로기를 기반으로 서양의학과 고려의학의 협진을 모델로 한 '주체 의학'을 북한 고유의 의학 모델로 내세우게 되었다.

최선주는 북한의 주체 의학에 관한 연구에서 주체 의학을 "북한에서 주체사상에서 강조되는 북한의 사상적 독자성과 통합성을 의학 영역에서 적용하여, 기존의 고려의학의 전통을 강조하고 거기에 신의학적 지식과 개념을 수용하여 새롭게 통합된 북한적 의학 사상과 체계를 지칭하는 용어"로 개념화하였다.[18] 따라서 북한의 주체 의학은 '서양의학의 진단과 고려의학의 치료'라는 방향성과 함께 발전하게 되었다. Canaway에 의하면 서양의학과 전통 의학을 공부하는 학생들은 모두 상대편 의학에 대하여 공부하게 되어 있으며, 고려의학을 공부한 의사들은 6~7년의 서양의학 교육 커리큘럼을 반드시 이수해야 한다. 또, 실제 의료 현장에서도 환자의 치료를 위해 침, 뜸, 부황, 마사지, 수치료(hydrotherapy) 등의 전통적인 의료행위가 현대적인 진단체계와 함께 시행되도록 장려되고 있다고 했다.[19] 탈북의료인들의 증언에 따르면 전통의학을 공부한 고려의사가 가정의학과 형식의 호담당의사로 환자를 보고 있으며, 서양의학을 공부한 의사와 동일하게 약품처방, 응급처치, 기타 임상 진료를 수행하고 있다고 한다.

북한은 우리나라의 통합의학이 추구하고 있는 바와 같이 다양한 분야에서 인간의 건강을 위한 중재가 이루어지고 있지는 않다. 하지만 몇몇 부분에

---

18 최선주, 북한의 주체의학에 관한 연구(2005)

19 Canaway, Rachel. "Integration of traditional and 'modern'medicine: Reflections on a visit to DPR Korea." European Journal of Integrative Medicine 15 (2017): 32−38.

서 통합의학적인 모습을 찾아볼 수 있다. 예를 들어, 북한에는 우리나라에서와 같이 전문적으로 도수치료만 시행되는 병원은 없지만, 물리치료와 안마요법 같은 수기치료는 이루어지고 있다. 우리나라에서는 물리치료사가 주로 수기요법을 시행하고 의사가 직접 수기요법을 환자에게 시행하는 병원은 매우 소수에 불과하다. 하지만 북한에서는 진료소를 제외한 1차, 2차 종합병원에 기본적으로 물리치료실이 설치되어 있고, 의과대학에서 정규과정을 마친 의사가 직접 수기요법을 환자에서 시행하며 이런 점이 탈북의료인들의 시각에서는 환자 관점에서 더 좋은 점으로 여겨지고 있다.

우리나라에서 스트레스와 같은 심적 고통이 유발하는 신경증의 경우, 과거에는 정신과적인 부분에 대한 약물 처방을 바탕으로 한 치료가 주를 이루었다. 하지만 최근에는 요가, 명상, 음악이나 미술을 이용한 예술치료 등이 서양의학과 함께 많이 사용되고 있다. 북한에서는 아직 이런 보완·대체의학적인 치료는 병원에서 잘 사용되고 있지 않으며 약물치료가 주를 이루고 있다. 탈북의료인들의 증언에 의하면 북한에서 심신미약 상태는 주체사상으로 극복해야 할 대상으로 여겨지는 때도 있는데, 이는 의료적 접근이 아니기 때문에 화합과 통일의 시대를 위해서는 정확한 진단과 이에 맞는 처방이 내려져야 할 필요가 있겠다.

북한은 진료 또는 치료 후 사후관리 부분이 우리나라와 차이가 있다. 우리나라는 종합병원에서 수술을 받고 퇴원한 경우, 환자가 의사의 처방에 따라 정해진 기간에 외래진료를 통해 건강을 체크하도록 하고 있다. 하지만 환자가 외래방문을 하지 않으면 수술에 대한 사후관리가 이루어지지 않는다. 북한은 호담당의사제도(또는 의사담당구역제도)를 통해 가벼운 질병은 그 대상이 아니지만, 뇌졸중이나 간 경변 등 중증도가 높은 환자들은 의사가 직접 계속 환자의 예후를 지켜보면서 노동 가능 여부를 확인하고 있다.

북한은 인민 보건법의 예방의학 원칙 제 28조를 통해 호담당의사제(의사담당구역제)를 소개하고 '국가는 의사들이 일정한 주민 구역을 담당하고 맡은 구역에 늘 나가 주민들의 건강 상태를 돌보며 예방치료사업을 하는 선진적 의료봉사제도인 의사담당구역제를 공고 발전시킨다'라고 하고 있다.[20], [21] 호

20 국가정보원, 북한법령집(2019), pp. 654-655
21 조성은 외, 남북한 보건복지제도 및 협력방안, p.34

담당의사제는 서양의학의 주치의 제도와 비슷한데, 의사가 200~300명 수준의 주민들을 위해 기초적인 진료와 위생상태 점검을 시행한다.[22] 주치의 제도는 개인의 건강을 책임지고 관리하는 전담 의사의 존재, 연속적이고 포괄적인 진료를 받을 수 있는 점, 치료뿐 아니라 예방과 건강증진 측면에서의 장점과 같은 측면에서[23] 인간중심의 전인 의료적 치료를 추구하는 통합의학적인 접근이라고 볼 수 있다. 하지만 현실은 의사 1명이 200~300명보다 훨씬 많은 주민을 담당해야 하는 경우도 있기 때문에 정상적인 진료가 어려워 좋은 제도이긴 하지만 제대로 시행되지 않고 있다는 연구보고가 있다.[24]

　우리나라에서는 산림치유나 해양치유와 같이 자연환경을 이용한 건강관리방법도 통합의학적인 관점에서 관심을 끌고 있다. 현재 한국산림복지원 소속 기관으로 국립산림치유원, 국립양평치유의 숲, 국립춘천숲체원 등에서 산림치유프로그램이 운영되고 있다. 해양치유의 경우, 아직 구체적인 개념이 성립되고 치료적 중재로 프로토콜이 존재하는 것은 아니지만 독일의 치유 휴양지나 프랑스의 휴양 관광형 해양치유 리조트 등을 벤치마킹하여 정부 주도로 이와 관련된 연구와 센터 설립을 계속 추진하고 있다.[25] 북한 역시 산림이나 해양치유라는 개념은 아직 없는 것으로 보이나 주민들의 건강증진을 추구하는 병원 이외의 공간을 운영하고 있다. 가장 낮은 단계로 정양소라는 곳은 직장인이 퇴근 후 휴식을 취하며 영양을 보충할 수 있는 시설이다. 그 위에 요양소라는 시설은 질병이 있는 사람이 머무르며 약간의 치료적 중재를 받을 수 있는 곳이다. 마지막으로 휴양소가 있는데, 휴양소는 바다나 온천지대에 위치하며 치료적인 목적보다는 포상의 의미가 강한 것으로 알려져 있다.

IV. 남과 북의 통합의학의 한계와 나아가야 할 길

　우리나라에서는 서양의학과 한의학, 보완·대체의학의 접목이 어려운 현

22 통일연구원, 감염병 공동대응을 위한 남북인도 협력(2020)
23 녹색소비자연대전국협의회, 국민이 원하는 주치의제의 방향 모색 국회 토론회 (2020)
24 이규창 외, 감염병 공동대응을 위한 남북인도협력, 통일연구원 (2020), pp.56−59
25 해양수산부, 해양치유산업 활성화 계획(2020)

실에도 불구하고, 통합의학적인 시도는 끊임없이 계속되고 있다. 소수이기는 하나 활발하게 통합의학적 교육을 추구하는 의과대학들이 있으며 서양 의학적 진단과 치료를 기반으로 하면서 전통 한의학과 보완·대체요법, 운동, 음식, 명상, 음악 또는 미술치료 등과 같은 중재들이 의료 현장에서 시도되며 연구와 연결되고 있다.

하지만, 우리나라 의료의 대부분을 차지하고 있는 서양의료가 유연하게 한의학이나 보완·대체의학을 받아들이지 않는다면 진정한 의미의 통합의학을 이루기에는 매우 어려운 일일 것이다. 결국, 지금과 같이 서양의학 또는 동양의학이 주가 되면서 단순하게 이를 보완하는 수준으로 통합의학이 자리잡게 된다면 우리나라에서 인간의 건강을 통합적으로 관리하는 전인의료적인 건강관리 모델이 개발되고 정착될 가능성은 희박하다. 전은정(2006)은 '우리나라같이 동서양 의학이 공존하면서도 철저하게 이분화되어 있는 나라도 없다. 따라서, 제도만 잘 정립된다면 보완·대체의학을 발전시켜 눈부신 의학적 성과를 이룰 가능성이 그 어느 나라보다도 높다. 동시에, 보완·대체의학은 현대의학의 속성과 한의학의 속성을 모두 가지고 있으므로, 보완·대체의학이 발전하면 의료의 일원화에도 많은 기여를 할 것으로 보인다'라고 하였다.[26]

현대의학의 경향이 질병의 치료에서 예방의학적인 건강관리의 개념으로 변해가고 있는데 아직도 단순히 '서양 의학적 진단에 고려의학적 치료'라는 틀에 갇혀있는 것은 북한 통합의학의 한계라고 할 수 있다. 하지만 주체 의학이라는 큰 우산 아래서 전통 의학인 한의학에 기반하고, 인체의 균형을 중요시하게 여기는 전인의학적 성격을 갖고 있으며, 인간의 치유를 위해 다양한 치료적 접근이 동·서양의학이라는 틀에 얽매이지 않고 제공된다는 점 등은 통합의학적이 가야 할 길을 잘 제시하고 있다고 볼 수 있다.

우리나라 통합의학이 가진 의료시스템의 물리적 결합의 문제가 북한에서는 정부 주도로 쉽게 해결된 점은 부러운 일이고 의료시스템 통합을 위해 참고할 만한 일이다. 문제는 이런 공유와 화합의 의료시스템이 사회주의 국가에서는 정부 주도로 강제적으로 이루어질 수 있지만 다양한 이해관계자들이 자유로운 대화와 타협을 통해 의사결정을 내리는 상황에서는 많은 어려움이 예

---

26 전은정, 보완대체의학의 합리적 수용방안, 서울대학교 의료관리학교실 세미나(2006)

상된다. 남북통일만큼이나 어려운 문제가 우리나라에서 서양의학, 동양의학, 보완·대체의학의 화합일 수 있다.

남한과 북한이 평화적인 교류 또는 통일을 하게 된다면, 서로의 장점들을 바탕으로 더 큰 의료적 차원의 진보를 이루게 될 것으로 기대된다. 큰 틀에서 북한이 가지고 있는 통합적 진단과 치료라는 하드웨어적인 장점과 우리가 가지고 있는 다양한 측면의 치료적 접근이라는 소프트웨어적인 장점을 합쳐서 서로의 의학에 긍정적인 영향을 미치며 통합의학적 측면의 발전을 이루어 나갈 수 있을 것이다.

서양의학과 동양의학이 물리적으로 결합하고 하나의 시스템 속에서 발전해 온 북한 의료의 모습에서 협력하지 못하고 있는 우리의 통합의학은 서양의학, 동양의학, 보완·대체의학의 결합에 대한 아이디어를 얻고 발전을 모색할 수 있을 것이다. 반면에 북한은 물리적인 결합은 이루었으나 화학적으로 결합하지 못하고 서양의학과 고려의학 사이에 존재하는 틈새의 극복을 계속 추구해야 할 것이며, 단순히 서양의학과 고려의학의 결합이라는 틀을 깨고 우리나라의 통합 의료가 추구하는 다양한 접근 방법을 학습하여 치료의 수준을 더욱 높일 수 있을 것이다.

V. 마치는 말

현대 서양의학의 눈부신 발전과 그 이면에 드리운 어두운 면 때문에 통합의학은 주목받기 시작했으며 미국을 중심으로 임상 치료에 있어 그 영역을 확대해 가고 있다. 통합의학은 단순히 하나의 질병에 초점을 맞추는 것이 아니라 전반적인 인간의 건강관리와 행복을 추구하고 있는데 이는 미래의학이 추구해야 할 방향이기도 하다.

우리나라도 미국 등 서구사회의 통합의학 발전에 영향을 받아 2000년대 초반부터 통합의학에 관한 관심이 높아졌으며 의료인과 기타 관련된 산업종사자와 연구자들이 이 분야를 지속해서 연구하고 임상 현장에서 적용하기 위해 노력하고 있다. 특히 첨단산업과 통합의학이 연결되고, 향후 무궁무진한 발전 가능성이 있다는 점은 큰 우리나라 통합의학계가 가진 큰 잠재력이다.

북한은 통합의학을 추구하는 것은 아니지만 의료시스템 자체가 통합의학적인 모습을 띠고 있으며 서양의학과 동양의학의 물리적 결합을 이루었다는 점, 예방의학과 호별(담당)주치의 제도를 운용하는 모습 등은 이미 통합의학적 의료시스템을 이루고 있음을 의미한다. 다만 서양의학과 동양의학의 결합에 너무 치중하여 다양한 치료적 접근을 하지 못하는 점이나, 이상적인 방향은 제시하지만 이를 실행하기 위한 현실적 지원이 부족한 점 등은 개선되어야 할 것으로 보인다.

서양의학이 근대를 넘어 현대사회에 자리를 잡는 과정은 귀신이 들어 천연두가 생긴다는 미신, 비이성, 불합리와의 전쟁이었다.[27] 서양의학이 이미 주류로 자리를 잡았거나 사회 의료시스템의 가장 큰 축인 우리나라와 북한에서 통합의학이 제대로 자리 잡기 위해서는 먼저 통합의학에 씌워진 비과학적이라는 오해를 해소할 수 있어야 한다. 현재 교육과 임상이 이루어지고 있는 의과대학과 병원을 중심으로 끊임없이 도전적인 연구가 이루어져야 하고 이를 바탕으로 주류 의료와 함께 결합해 나가는 방안을 마련해야 한다.

의술은 그 종류로 구분되어 갈등하고 정치적인 목적을 위해 이용되는 것이 아니라 오직 널리 인간을 이롭게 하기 위해 쓰일 수 있도록 서로 배우고 비판하며 통합하며 발전해야 할 것이다.

---

27 서울대학교 병원역사문화센터, 사진으로 함께 보는 한국 근현대 의료문화사(2009), pp.50-55

참고문헌

국가정보원. 북한법령집: 654−655. 2019.

김형규. "통합의학교육과정의 표준화를 위하여." 한국의학교육 20.2: 95−97. 2008

녹색소비자연대전국협의회, 국민이 원하는 주치의제의 방향 모색 국회 토론회 (2020)

대한보완통합의학학회지, Vol 5. 2008

매일경제신문, ㈜테크빌리지. 인공지능(AI)기반 VR 재활 치료 솔루션 제작 위한 MOU체결. 2020

서울대학교 병원역사문화센터. 사진으로 함께 보는 한국 근현대 의료문화사: pp.50−55. 2019.

이규창, 나용우, 이상신, 이우태, 조성은. 감염병 공동대응을 위한 남북인도협력, 통일연구원 (2020), pp.56~59

이혜원. '통합의학', 다름을 인정하면 같음을 알게 됩니다, MD Journal(2020)

전은정. 보완·대체의학의 합리적 수용방안. 서울대학교 의료관리학교실 세미나자료 (2006)

조성은 외. 남북한 보건복지제도 및 협력방안(2018), p.34.

최선주. 북한의 주체 의학에 관한 연구. 2005.

트리니티 메디컬신문. 경희대한방병원, 캘리포니아대에 통합의학모델 소개. 2019.

통일연구원, 감염병 공동대응을 위한 남북인도협력(2020)

해양수산부, 해양치유산업 활성화 계획(2020)

헬스조선뉴스, 美 어바인 의과대학, 동국대일산병원 방문 … 통합의학 관심, 2018

Canaway, Rachel. "Integration of traditional and 'modern'medicine: Reflections on a visit to DPR Korea." European Journal of Integrative Medicine 15 (2017): 32−38.

Cowen, Virginia S., and Vicki Cyr. "Complementary and alternative medicine in US medical schools." Advances in Medical Education and Practice 6 (2015): 113.

Eisenberg, David M., et al. "Unconventional medicine in the United States—prevalence, costs, and patterns of use." New England Journal of Medicine 328.4 (1993): 246—252.

MSD Web Manual Consumer Version(msdmanuals.com), 2019

National Health Statistic Report No.12. Hyattsville, MD: National Center for Health Statistics; 2008

Rakel, "Integrative medicine(4th edition)" (2018): 2~11.

R. Wolever, "Patients seek integrative medicine for preventive approach to health" International Research Congress on Integrative Medicine and Health 2012, Portland, Oregon, USA. 15—18 May (2012)

Victoria Maizes, David Rakel, and Catherine Niemiec. "Integrative medicine and patient—centered care." Explore 5.5 (2009): 277—289.

주요
이슈별
준비

20

한반도 건강공동체와 국제사회의 역할

: 유엔의 대북지원 성과와 시사점

오영주·강민아*

Ⅰ. 시작하는 말

2019년 12월 중국 우한에서 처음 발생한 뒤 전 세계로 확산된 코로나 19 팬데믹은 한반도의 지속가능한 평화 그리고 한반도 건강공동체 준비에 중요한 시사점을 제시하고 있다. 남북한이 코로나 19와 같은 전염성이 강한 감염성 질병에 효과적으로 대처할 수 있는 보건 역량을 갖추지 못할 경우, 한반도 평화정착을 위한 교류와 대화 자체가 진행될 수 없음을 확인한 것이다. 또한 미증유의 팬데믹 상황은 한반도가 하나의 건강공동체임을 재확인시키면서, 핵문제를 중심으로 한 군사안보적 사안뿐만 아니라 보건안보가 남북한 관계 더 나아가 한반도의 평화정착에 미치는 중요성이 새롭게 조명되었다.

북한의 관점에서도 국민보건 문제는 사활이 걸린 국가발전의 문제이다. 5세 이하 아동의 건강상태는 한 사회의 미래발전과 연관되어 있고 북한도 예외가 될 수 없기 때문이다. 또한 임산부, 수유기 여성의 건강은 건강한 아이의 출산을 통해 사회적 발전의 초석이 된다. 전염병을 비롯한 질병에 대한 대응체계의 강화 또한 사회·경제발전을 위한 필수적 요소이다. 무엇보다 북한 주민의 열악한 건강상황은 북한사회의 '지속가능발전'(sustainable development)[1]에

---

* 오영주: 국립외교원 외교안보연구소장
　강민아: 이화여자대학교 행정학과 교수

1 본고에서 발전 개념은 국제개발분야의 주류담론으로 자리 잡은 2015.9 유엔주최 정상회의에서 채택된 "지속가능발전을 위한 2030 의제(The 2030 Agenda for Sustainable Development)"의 '지속가능발전' 개념을 사용함. '지속가능발전'은 경제, 사회, 환경의 통합적 발전을 지향하고, 인권과 성평등 및 모든 여성의 empowerment 이행을 모색하면서, 지구상에 누구도 뒤처지지 않

중대한 부담요인이 된다.

유엔이 매년 발간하는 북한의 인도적 상황에 관한 보고서인 '북한 필요와 우선순위'(DPRK Needs and Priorities: 이하 필요와 우선순위)[2]에 따르면 북한은 만성적 식량부족, 만연한 영양결핍, 기초 보건서비스 부족 및 취약한 보건과 위생으로 인해 전체 인구의 절반에 해당하는 천만여 명의 주민이 국제사회의 지원을 필요로 하고 있는 것으로 알려지고 있다.[3] 특히 취약 계층의 5세 미만 아동 및 임산부, 수유기 여성에 대한 지원은 매우 시급한 상황이다. 이들에 대한 적절한 지원이 적기에 이루어지지 못할 경우 북한사회의 지속가능발전 및 이를 기반으로 한 한반도의 건강공동체 구축을 기대하기 어렵다.

북한이 코로나 19에 대응하는 과정에서 북한에 상주하는 세계보건기구(World Health Organization: WHO)와 유엔아동기금(United Nations International Children's Emergency Fund: UNICEF) 및 국제적십자사·적신월사 연맹(International Federation of Red Cross and Red Crescent Societies: IFRC)이 중심이 되어 방역 등과 관련된 정책적 조언을 제공하고, 마스크, 개인보호장비, 진단키트 및 의약품 등을 북한당국에 제공한 것으로 알려지고 있다.[4] 유엔기구들이 코로나 19 팬데믹과 같은 예상치 못한 위기상황에서 북한주민을 지원하는 기능을 일정부분 담당하고 있는 것으로 평가할 수 있다.

유엔기구들은 코로나 19 팬데믹 이전에도 북한과 국제사회를 연결하는 중요한 통로의 역할을 담당하여 왔다. 북한의 핵과 미사일 개발에 따른 한반도의 지정학적 불안정성이 지속됨에 따라, 지금까지 유엔기구의 대북한 지원은 규모가 크지 않을 뿐만 아니라 지원의 범위도 식량 및 영양보급과 기본적인 보건위생 사업에 한정되고 지원의 성격도 인도적 지원에 집중되어 있다.

는 공동의 발전을 의미하는 개념(2030 Agenda, Preamble)으로 요약될 수 있음.

2 '북한 필요와 우선순위'는 유엔인도조정실(UNOCHA)에서 2011년부터 매년 발간하고 있는 북한의 인도적 상황평가, 우선지원 분야 및 지원 필요액을 포함하는 북한인도적 상황관련 가장 포괄적인 유엔보고서임.

3 유엔인도지원조정실, 'DPR Korea Needs and Priorities 2020'(2020.4) pp.6-7

4 유엔은 코로나 19 대응목적으로 2020년 초 'Covid-19 Global Humanitarian Response Plan'을 발표하였고, 동 대응계획에 북한지원요청이 포함되어 총 350만 달러가 확보됨. 동 지원액은 대부분 UNICEF와 WHO를 통해 북한에 지원됨. 상세내용은 OCHA Financial Tracking Database(FTS)의 북한지원 상황 데이터 [https//fts.unocha.org/appeals/935/summary(2020.2.15.20방문)] 및 'Global HRP for Covid-19', July Update pp.77-76 참조

그러나 대북제재로 인해 남북 간 채널을 통한 지원 및 국제사회 지원이 거의 중단되었던 지난 10여 년 간에도 유엔기구들은 북한에 상주하면서 북한 최하위 계층 지원 사업[5]을 추진하고, 이를 통해 유엔기구의 대북지원 체계를 구축해온 것으로 평가된다. 유엔이 구축한 대북지원체계가 작동했기 때문에 코로나 19에 대응하기 위한 유엔의 대북 지원이 제한적 범위에서나마 빠르게 진행될 수 있었다고 평가할 수 있다.[6]

유엔은 향후에도 대북지원에 있어 중요한 역할을 지속해 나갈 것으로 예상되고, 북한에 대한 국제사회의 지원이 가속화될 수 있는 환경이 조성된다면, 유엔기구가 국제사회 지원의 중요한 플랫폼이 될 가능성이 높다. 따라서 한반도 건강공동체를 형성해 나가는 과정에서 유엔기구들이 이룬 대북지원 성과와 향후 역할에 대한 지속적인 연구와 분석이 필요하다고 본다.

본고에서는 유엔기구[7]의 대북지원 체계와 대북 지원성과에 관한 분석을 통해 한반도 건강공동체 형성과정에서 유엔기구의 잠재적 역할을 모색하고, 한국정부 및 민간행위자와의 협력 방안에 대한 제언을 하고자 한다.

II. 유엔기구의 대북지원 현황과 특징

1. 유엔기구의 대북지원 시기별 분석

1995년 7월 말 100년 만의 대홍수로 520여 만 명의 수재민이 발생하는 엄청난 수해피해를 겪은 북한이 유엔에 수해지원을 요청(문경연 외, 2018)하면서 시작된 유엔의 대북지원은 2021년 3월 현재까지 26년간 지속되고 있다. 유엔기구의 지난 26년간 대북 지원은 지원목표, 재원조달 방식, 대북지원 환경 등을 종합적으로 감안할 때 크게 3개 시기로 구분하여 설명할 수

----

5 유엔기구이외에도 국제 민간기구와 ICRC/IFRC가 북한인도적 지원사업에 참여하고 있으나 본고에서는 유엔기구의 인도적 기인에 중점을 두고 서술함.

6 코로나 상황의 지속으로 인해 북한 내 사업실시가 어려워짐에 따라 2021.3.16. 북한주재 유엔사무소 파견 외국인 직원은 전원 철수함.

7 유엔은 유엔시스템이라는 대분류하에 유엔사무국, 기금과 프로그램(Funds and Program), 전문기구(Specialized Agencies)로 구분되고, 각각 별도의 운영방식과 결정구조를 가지고 있음. 본고에서는 유엔의 분류시스템과 관계없이 유엔시스템에 포함된 기구 중 북한에 활동하는 기구를 유엔기구로 통칭하여 사용하고자 함.

표 1 유엔의 대북 지원 현황(단위: 만 달러)

연도	유엔 요청액	전체 모금액	전체모금액/ 유엔요청액	유엔Plan을 통한 모금액 (%)		유엔Plan을 통하지 않은 모금액 (%)	
1995.9~1996.6	2,032	927	45.6%	927	(45.6)		
1996.7~1997.3	4,364	3,439	78.8%	3,439	(78.8)		
1997.4~1997.12	18,439	15,838	85.9%	15,838	(85.9)		
1998	38,324	21,587	56.3%	21,587	(56.3)		
1999	29,208	18,989	65.0%	18,989	(65.0)		
2000	31,376	22,415	71.4%	22,415	(48.8)	7,105	(22.6)
2001	38,398	37,760	98.3%	24,797	(64.6)	12,963	(33.8)
2002	24,684	36,084	146.2%	22,001	(89.1)	14,083	(57.1)
2003	22,937	18,670	81.4%	13,310	(58.0)	5,360	(23.4)
2004	20,880	30,178	144.5%	15,151	(72.6)	15,027	(72.0)
~2004	230,642	205,887	89.3%	151,349	(65.6)	54,538	(23.6)
2005	0	4,617	–	0	–	4,617	–
2006	0	4,004	–	0	–	4,004	–
2007	1,453	10,306	–	1,313	–	8,993	–
2008	0	5,670	–	0	–	5,670	–
2009	0	6,133	–	0	–	6,133	–
2010	0	2,449	–	0	–	2,449	–
2005~2010	1,453	33,179	N/A	1,313	N/A	31,866	N/A
2011	21,874	8,937	40.9%	7,314	(33.4)	1,623	(7.4)
2012	19,807	11,779	59.5%	10,389	(52.5)	1,390	(7.0)
2013	15,009	6,280	41.8%	0	(0.0)	6,280	(41.8)
2014	11,533	3,322	28.8%	0	(0.0)	3,322	(28.8)
2015	11,090	3,548	32.0%	2,342	(21.1)	1,206	(10.9)
2016	14,204	4,308	30.3%	3,788	(26.7)	520	(3.7)
2017	11,350	3,940	34.7%	3,544	(31.2)	396	(3.5)
2018	11,122	3,816	34.3%	3,252	(29.2)	564	(5.1)
2019	12,035	4,591	38.1%	4,066	(33.8)	525	(4.4)
2020	10,700	3,842	35.9%	3,319	(31.0)	523	(4.9)
2011~2020	138,724	54,363	39.2%	38,014	(27.4)	16,349	(11.8)

자료원: OCHA Financial Tracking Database 자료를 중심으로 필자가 작성함. 단, 1995~1999년간 통계는 (문경연 외 2008)에 사용된 OCHA 통계를 재인용하였음. 유엔Plan은 '공동지원호소' 및 'Needs and Priorities'에 포함된 지원요청을 의미함.

있다.8 제1기는 1995~2004년까지 기간으로서 북한의 대홍수 이후 지속된 북한의 인도적 위기에 대한 유엔관련기구의 공동지원호소(consolidated appeal)가 진행된 시기이다. 이 시기 유엔을 통한 대북지원의 지원목표액 대비 실적률은 89.3%로서 북한 인도적 위기에 대한 국제사회의 높은 관심과 적극적인 지원이 이루어진 시기로 평가할 수 있다. 총 약 20억 달러가 유엔을 통해 확보되어 유엔식량기구(World Food Program: WFP)를 비롯한 유엔기구 및 국제 민간기구를 통해 식량위기해소, 영양공급, 보건과 위생 및 재해대책 분야에 집중 지원되었다(표 1). 대북사업 실시를 위해 유엔인도조정실(UN Office for the Coordination of Humanitarian Affairs: UNOCHA)과 WFP, UNICEF, UNDP, UNFPA가 북한사무소를 설치(최춘흠 외, 2008)함으로써, 유엔기구의 대북지원 체계를 구축하는 중요한 요소 중 하나인 현장 시스템이 정비되는 시발점이 되었다.

제2기는 2005년부터 북한 핵개발로 인한 유엔의 대북제재가 본격화되기 시작한 2010년까지 기간이다. 대홍수로 인한 북한의 위급한 인도적 상황은 해소되었지만, 북한 취약계층을 중심으로 한 인도적 위기가 지속된 시기이다. 북한은 2004년 유엔의 인도적 지원을 개발지원으로 전환하여 줄 것을 요청함으로써 유엔기구간 공동지원호소는 종료되고, 북한에 상주하는 개별 기구별로 북한에 대한 지원 방식을 모색하던 기간이다. 특히 이 시기 대북 지원에 영향을 미친 한반도 상황은 2006년 북한의 1차 핵 및 미사일 실험으로 인한 안보리 제재결의 1718 채택, 2007년 남북정상회담 개최, 2009년 2차 핵실험으로 이어진 긴장고조와 완화가 혼재된 시기였다. 이러한 정치 환경의 영향으로 [표 1]에서 보는 바와 같이 이 시기 유엔의 대북지원규모는 1기와 비교할 때 급속히 감소되었다. 2007년 북한에 심각한 홍수가 다시 발생하자 반기문 당시 유엔사무총장 주도로 대북 긴급구호요청(Flash Appeal)이 발표되고, 1,271만 달러 상당이 모금되어 북한에 지원(최춘흠 외, 2008)되었는데, 북한으로서는 유엔지원의 필요성을 재확인한 계기가 되었을 것으로 추정된다. 또한 이 시기부터 유엔은 북한의 만성적인 인도적 위기의 근본적 해결을 모색하고 유엔의 대북한 지원을 보다 체계화하기 위해 유엔의 대북한 개발지원방향을

8 북한지원의 시기적 구별은 필자의 분석에 근거한 자의적 구별임.

담은 '유엔전략계획 2007－2010'(Strategic Framework for Cooperation between the UN and the Government of the Democratic Peoples' Republic of Korea 2007－2010: UNSF 2007－2010)을 북한당국과의 합의하에 채택하고, 이후 '유엔전략계획 2011－2017'로 대체했다. 따라서 제2기는 유엔의 지원 규모는 급감했으나, 유엔이 북한의 사회·경제발전을 지원할 수 있는 중·장기적인 방안을 모색하면서, 북한지원을 위한 유엔의 전략과 체계가 보다 구체화되기 시작한 기간으로 평가할 수 있다.

제3기는 2011년 이후 현재까지의 시기로 북한의 본격적인 핵과 미사일 개발9로 인해 국제사회의 북한제재가 강화되면서 유엔과 일부 국제 민간기구를 통한 최소한의 인도적 지원만 이루어지고 있는 기간이다. [표 1]에서 보듯이 유엔기구가 요청한 지원액의 25~30%에 해당하는 재원만이 확보됨으로써 유엔기구 사업이 급속히 축소되었고, 취약계층을 대상으로 한 필수적인 성격의 인도지원 사업만 추진되고 있다. 공여국들의 북한 지원의사가 급감함에 따라 유엔은 인도지원 상비금인 '중앙긴급회전기금'(Central Emergency Response Fund: CERF)을 활용하여 최소한의 지원을 유지하고 있다(표 2). 다만, 유엔의 대북지원 거버넌스, 즉 지원체계와 관련된 북한당국과 유엔간의 협의는 이 시

표 2 유엔기구의 부문별 지원현황(단위: 만 달러)

연도	식량안보	보건	영양	식수·위생
2011	4,523	5,190	1,287	39
2012	246	7,251	9,084	62
2013	2,404	1,945	599	308
2014	1,108	1,018	445	108
2015	1,693	723	0	402
2016	436	586	2,319	531
2017	320	437	2,595	155
2018	755	627	1,653	206
2019	387	1,009	2,353	236
2020	0	533	1,211	178
2011~2020	11,872	19,319	21,546	2,225

자료원: OCHA Financial Tracking Database 자료를 중심으로 필자가 작성함.

9 2013.2 3차 핵실험, 2016.1 4차 핵실험, 2016.9 5차 핵실험, 2017.9 6차 핵실험 실시

기에 보다 활성화되고 일정 성과를 거둔 것으로 평가된다. 기존의 유엔전략계획을 여러 측면에서 업그레이드한 '유엔전략계획 2017 – 21'이 채택되었고, 북한에서 활동하는 '유엔북한팀'(DPR Korea UN Country Team: UNCT)을 중심으로 북한지원 시스템이 보다 정교하게 정비되었다. 또한 2011년부터 '필요와 우선순위' 보고서가 발표되면서, 북한 인도적 상황에 대한 중요한 정보와 데이터가 공유되는 환경이 조성되었다. 이와 관련된 상세내용 및 의미는 다음 절에서 설명하고자 한다.

2. 유엔기구 대북지원의 특징

상기와 같이 유엔기구의 지난 26년간 대북지원을 3단계로 구분하여 분석하였을 때 몇 가지 특징을 확인할 수 있다. 첫째, 국제사회의 유엔기구를 통한 대북지원 결정이 한반도 안보환경의 변화에 의해 크게 좌우되어 왔다는 점이다. 2003년 북한의 핵무기 확산금지조약(Non – Proliferation Treaty: NPT) 일방적 탈퇴, 2009년, 2013년, 2016년 북한의 핵실험이 있은 다음 해에는 유엔기구를 통한 대북지원 규모가 감소된 반면, 2007년 남북정상회담 이후에는 전년 대비 2배로 지원액이 증가하는 추이를 보인 것이다(표 1).[10] 특히, 북한 핵문제가 본격화되기 전 2003년까지는 지원목표액 대비 실적률이 평균 73.37%로서 유엔의 평균적인 인도지원 실적률(매년 50~60% 정도)을 상회하였지만, 2004년 이후에는 평균적으로 30% 실적을 보임으로써 북한핵문제로 인한 한반도 상황의 불안정이 유엔기구의 대북지원에 미치는 영향을 확인할 수 있다.[11] 다만, 2012년 이후 계속적인 북한의 도발로 인해 유엔의 대북제재가 획기적으로 강화된 점을 고려할 때, 2015 – 20년간 '필요와 우선순위'에 제시된 요청액의 평균 28% 수준에 해당하는 유엔지원이 중단되지 않고 지원된 점 및 동 기간 북한에 지원된 국제사회의 지원 중 유엔을 통해 조달된 재원이 총 82.5%에 해당하는 점은, 대북지원에 있어 유엔기구의 필수적인 역할을 증명

---

10 2007년은 북한홍수발생으로 유엔의 긴급구호요청이 발표되었기 때문에 정치상황개선과 인도적 위기요인이 복합적으로 지원액 확대에 영향을 미친 것으로 보임.

11 2018년 유엔의 대북지원 실적률은 24%, 2019년은 27%이며, 이러한 실적률은 유엔이 지원하는 40여 개 국가 중 가장 낮은 수치(DPR Korea Needs and Priorities 2019, 2020)

하는 것으로 해석될 수 있다(표 1).

둘째, 북한의 인도적 위기에 대한 공동지원호소가 끝난 2004년부터 현재까지 북한에 대한 지원액의 약 95%가 인도적 지원 방식으로 이루어짐에 따라 (문경연 외 2018), [표 2]에서와 같이 유엔기구의 대북 지원이 식량안보, 영양개선, 보건 및 위생상황 개선 등 북한주민들의 기본적인 필요에 집중되었고, 이러한 분야를 담당하는 유엔기구중심으로 대북한 지원활동이 진행되어 왔다는 점이다. 현재 북한에는 세계식량기구(WFP), 세계보건기구(WHO), 국제농업기구(FAO), 유엔인구기금(UNFPA), 유엔아동기금(UNICEF), 유엔개발계획(UNDP) 등 6개 유엔기구가 상주하면서 북한지원활동을 주도하고 있다.[12] 6개 기구를 중심으로 대북 개발 및 인도적 지원 전문성이 축적되어 왔다고 볼 수 있다.

셋째, 북한개발지원 환경의 불확실성과 인도지원 중심의 사업추진에도 불구하고 유엔기구들이 지속적으로 북한의 사회·경제발전을 지원하기 위한 전략을 모색하고 지원체계를 정비하기 위한 노력을 해왔다는 점이다. 유엔기구의 실질적인 사업성과와 함께 대북 지원체계 구축이 가지는 의미와 시사점을 통합적으로 분석해야만 대북지원에 있어 유엔이 가지는 잠재적 역할을 정확하게 이해할 수 있다.

넷째, 유엔 기구를 통한 북한지원에 지속 참여하는 국가들이 한정되면서, 일종의 대북지원국가 그룹이 형성되어 있는 점이다. <그림 1>에서 보는 바와 같이 미국, 스위스, 캐나다, 아일랜드, 프랑스, 독일, 스웨덴, 노르웨이 등 대부분 서구 공여국들이 유엔의 대북지원 재원조달에 적극 참여하여 왔다. 미국은 북한 핵개발에 따른 제재가 본격화되면서 2011년부터 지원을 중단하였지만, 여타 국가들은 대부분 적은 규모이지만 대북 지원에 지속참여하고 있다.[13] 대북지원에 참여하고 있는 공여국들은 북한의 인도적 상황의 개선, 특히 취약그룹 아동과 여성의 영양 및 보건환경 개선에 관심을 가지고 있는 것으로 확인된다. 북한지원을 지속하고 있는 국가별 지원사유와 지원 목표 등에 대한 추가적인 분석이 필요하겠으나, 대북지원 환경이 개선될 경우 이러한 국

---

12 2010년 '유엔전략계획 2011-15'가 채택될 당시에는 총 13개의 유엔기구가 북한에 상주하였으나, 이후 국제사회 대북제재가 강화되고 국제지원이 급감하면서 7개의 국제기구가 철수하고 21.3 현재 상기 6개 기구만 북한사무소를 유지하고 있음.

13 2016-2020년간 서구국가이외 러시아도 북한 인도지원어필에 참여하고 있음(UNOCHA FTS).

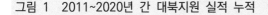
그림 1 2011~2020년 간 대북지원 실적 누적

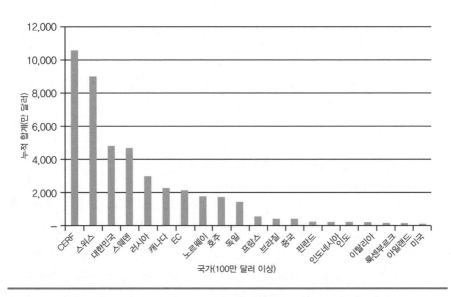

자료원: OCHA Financial Tracking Database 자료를 중심으로 필자가 재구성. '북한필요와 우선순위'가 발표된 2011
부터 2021.2월 현재까지 유엔이 공표한 통계를 사용하여 국가별 합계를 산정함. 미국은 1995년-2020년간 전
체 통계를 사용할 경우 최대 공여국이나 2011년 이후 대북지원을 중단함.

가들의 대북 지원 참여와 개입이 강화될 가능성이 높다.

상술한 유엔기구들의 대북지원 특징은 한반도 건강공동체 준비와 관련하
여 여러 가지 시사점을 제공한다. 유엔기구들이 상당히 오랜 기간 동안 영양
과 보건·위생분야 사업에 집중하면서 한반도 건강공동체 형성에 영향을 미
칠 수 있는 전문성을 구축해 왔을 뿐만 아니라, 향후에도 중요한 역할을 담당
해 나갈 가능성이 높기 때문이다. 유엔기구들이 한반도 건강공동체 준비에 미
칠 잠재적 역량을 이해하기 위해서는 대북지원을 통해 유엔기구들이 축적한
경험과 전문성에 대한 분석 및 대북 유엔지원체계 확립이 가지는 의미에 대
한 검토가 필요하다. 특히 대북 유엔지원체계는 북한과 국제사회를 연결하는
프레임워크로서 기능한다는 점을 감안할 때 상세한 분석을 통한 시사점 도출
이 요구된다.

III. 유엔기구의 대북한 지원 체계

유엔의 대개도국 지원은 유엔에서 확립된 지원 체계에 따라 이루어지고 있으며 북한도 예외가 될 수 없다. 이 절에서는 유엔의 일반적인 대개도국 지원체계와 원칙 및 방식이 북한 지원 시 어떻게 적용되고 있는지를 살피고, 이러한 지원체계 확립이 가지는 함의를 살펴보고자 한다.

1. 유엔기구의 대개도국 개발 및 인도적 지원 체계

유엔 재원의 대부분은 "더 나은 삶의 수준을 고취하고, 완전한 고용, 경제적 및 사회적 조건의 증진과 개발"을 지향하는 유엔헌장의 목표를 이행하기 위한 활동에 사용되고 있다. 이와 더불어 자연재해와 분쟁에 따른 인도적 위기로 인해 가장 도움을 필요로 하는 사람들에게 제공하는 인도적 지원에도 상당한 규모의 유엔 재원이 제공되고 있다. 2018년 통계에 따르면 2015년 유엔시스템 내 개발협력과 인도적 지원 담당기구가 제공한 재원은 총 185억 달러에 이른다.[14]

유엔의 개발과 인도적 지원은 유엔회원국이 결정한 결의에 의거 확립된 유엔개발과 인도적 지원 원칙 및 체계[15]에 따라서 이루어지고 있다. 유엔개발지원과 인도적 지원체계는 1945년 유엔창설이후 국제사회 환경의 변화에 따라 지속적으로 개혁되어 왔다. 특히, 2015년 9월 '지속가능발전을 위한 2030의제'(이하 2030의제와 SDGs)가 채택되면서, 국제사회의 개발과 발전의 패러다임이 새롭게 제시되었고, 국제사회의 '2030의제' 이행을 효과적으로 지원하기 위해 유엔개발시스템의 대대적인 개편이 이루어진 바 있다.

'2030의제와 SDGs'는 기존의 국제개발·발전 담론과 여러 측면에서 구별되는 과감하고 혁신적인 요소를 담고 있다. 첫째, 지속가능한 발전의 과정에

---

14 www.die-gdi.de(2021.2.20 방문)

15 일반적으로 유엔개발시스템 및 인도적 시스템은 유엔시스템내 대개도국 개발 및 인도적 지원을 담당하는 기관의 통합적인 관리체계(governance)를 의미하나, 본고에서는 유엔의 개발 및 인도적 지원 거버넌스와 함께 대개도국 지원 결정 체계, 사업 이행과 모니터링, 성과 분석 등 전 사업주기의 관리 방식을 포함하는 광범위한 의미로 사용함.

서 지구상 누구 한 명도 소외되지 않도록(leaving no one left behind) 노력한다
는 인간중심적 접근, 둘째, 현재 세대와 미래 세대를 모두 고려하는 발전 방
식 추구, 셋째, 지속가능한 성장의 기본으로서 평화, 안전, 인권에 대한 특별
한 고려와 개발에 대한 통합적 접근, 넷째, 지속가능한 발전을 달성하기 위한
모든 국제행위자(국가, 유엔, 국제금융기구, 민간분야)간 혁신적 파트너십 형성,
다섯째, 개도국만이 아닌 유엔회원국 전체가 2030년까지 달성해야 할 목표로
서의 보편성 등으로 요약될 수 있다.

　'2030의제와 SDGs'가 국제사회가 합의한 국제개발의제 중 가장 획기적
이고 대담한 의제임에 따라, 유엔은 2018년 5월 유엔개발시스템의 전반적 운
영방식을 개편하는 대대적 개혁을 단행하였다.[16] 개혁의 목표는 기존의 유엔
개발활동을 개도국의 지속가능발전목표(Sustainable Development Goals: SDGs)
이행 지원을 위해 가장 효과적인 방식으로 재정비하는 것이다. 개혁의 방향은
개도국 주인의식 존중, 현장중심, 개도국 개발을 지원하는 여타 행위자(특히
민간행위자)와의 혁신적 파트너십 등으로 정리할 수 있다.

　먼저 유엔개발활동의 현장 중심적 접근을 강화하는 차원에서 개도국에
파견된 유엔기구들의 협의체인 131개 유엔국별팀(UN Country Team: UNCT)과
상주조정관(Resident Coordinator) 제도가 강화된다.[17] 개도국에 파견된 다양한
전문성을 가진 유엔기구들의 활동 및 사업이 상주조정관의 지휘 하에 중복
없이 통합적으로 진행되고, 사업추진 단계에서부터 유엔국별팀을 통한 협업
이 이루어지도록 현장 체계를 재정비한 것이다.

　유엔기구와 개도국간의 협력체계도 <그림 2>와 같이 재정비되고 있다.
1차적으로 유엔기구와 개도국간 포괄적인 협력 전략문서에 해당하는 '유엔
지속가능발전 협력프레임워크'(UN Sustainable Development Cooperation
Framework: UNSDCF)[18]가 합의되면, 2차적으로 UNSDCF를 구체적으로 이행하
기 위한 기구별 '국별지원문서'(Country Program Document: CPD)[19]가 채택되고,

---

16 유엔결의 A/72/279

17 2018.5. 유엔개발시스템 개혁 이전에도 UNCT와 상주조정관 제도가 운영되었으나, 유엔 개별 기
　구의 독립적 운영 관행으로 유엔기구 간 협업과 상주조정관의 조정 기능이 제대로 작동하지 못
　하는 사례가 빈번하였음.

18 2018.5월 유엔개발시스템 개혁이전에는 UNSDCF의 이전 버전에 해당하는 'UN Development
　Assistance Framework(UNDAF)'가 매 5년 단위로 개도국과 유엔간 채택됨.

그림 2 유엔과 개도국 간 협력 체계

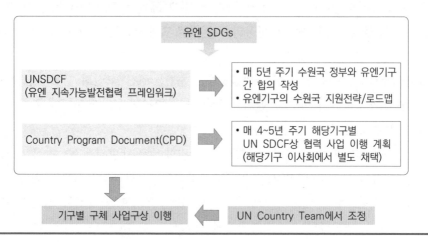

자료원: 필자 작성

실질적인 사업 수행단계에서는 유엔국별팀을 통해 사업구상, 이행, 모니터링 전 과정에서 조정과 통합이 이루어지는 방식이다.

매 5년 단위로 UNSDCF가 채택되기 때문에 사업현장에서의 성과와 평가를 반영한 새로운 UNSDCF를 정기적으로 채택하는 시스템이 작동하게 되는 것이다. UNSDCF는 유엔개발시스템의 대개도국 지원체계 구축에 있어 핵심적 요소이자, 개도국 SDGs 이행을 지원하는 국제사회 협력 지침서 기능을 담당할 것으로 기대된다. UNSDCF는 유엔뿐만 아니라 해당 개도국을 지원할 의사를 가진 민간행위자들에게도 지원 전략으로 활용될 수 있도록 정비되고 있다. 이를 위해 UNSDCF 작성과정에서 해당 개도국 정부와 유엔기구뿐만 아니라 공여국 및 해당 개도국에서 활동하는 민간 행위자들과의 광범위한 협의를 진행하는 것을 원칙으로 하고 있다.

유엔개발시스템 개혁의 가장 큰 의미는 국제사회의 대개도국 지원이 SDGs 이행과 연계되어 지원될 수 있도록 플랫폼을 제시하고 개별사업의 효과를 최대화할 수 있는 체계를 정비한 것에서 찾을 수 있을 것이다. 현재 개

---

19 유엔기구별 국별지원문서의 영문명칭은 '유엔 Funds and Program' 소속 기구인 UNDP, UNICEF, UNFPA는 Country Program Document, '유엔 Special Agency'인 WHO, WFP, FAO는 Country Strategic Plan을 사용함. 각 유엔개발기구별로 작성하는 대개도국 중기 지원계획에 해당하며, 일반적으로는 4~5년 단위로 작성되어 각 기구별 이사회에서 정식 채택됨.

편된 유엔개발시스템에 따라 개도국의 SDGs 이행을 위한 UNSDCF의 작성 및 채택이 국가별로 진행 중이며, 131개 유엔국별팀 사무소의 개편과 상주조정관 선발 등 인력조정도 이루어지고 있다.

유엔의 개발지원체계와 함께 인도적 지원체계도 국제사회의 환경 변화에 맞추어 지속적으로 재정비되고 있다. 인도적 지원은 자연재해나 분쟁 등으로 대규모 인도적 위기가 발생한 경우 유엔기구 및 국제 민간기구 등이 인도적 구호와 구조를 목적으로 지원해 오던 활동영역이다. 1945년 유엔 창설 당시에는 유엔의 역할로 충분히 정립되지 못하였지만, 재해와 분쟁이 빈번하게 일어나고 이에 따른 인적, 물적 손실이 국제사회 평화와 안정 및 번영에도 큰 영향을 미치면서 유엔의 중요한 기능 중 하나로 자리 잡게 된 것이다. 특히 최근에는 인도적 위기가 복합적 원인에 의해 발생하고 장기적 위기가 증가[20]하면서 국제사회의 제고된 관심과 역할이 필요하다는 논의가 지속 제기되고 있으며, 인도적 위기가 유엔의 주요한 현안으로 부상하고 있는 상황이다.

2020년 유엔통계(OCHA 2021)에 따르면 인도적 지원이 필요한 전 세계 인구는 1억 6천 8백만 명이며, 이 중 유엔이 인도적 지원제공을 위한 목표로 설정한 인구규모는 1억 9백만 명이다. 이들을 지원하기 위해 필요한 예상 지원액으로는 280.8억 달러가 확정되었으며, 총 160억 달러 정도가 확보되어 지원됨으로써 전체요구의 57% 정도만 충족되었다. 이처럼 인도적 지원에 필요한 재원이 충분히 확보되지 못하는 상황 속에서 규모가 크거나 국제적 관심이 집중되는 특정 인도적 위기에만 국제사회의 지원이 집중되면서,[21] 잊혀진 인도적 위기의 문제도 중요한 과제로 대두되고 있다. 유엔은 글로벌 이슈로 부상한 인도적 위기에 효과적으로 대응하기 위해 인도적 지원 체계의 정비를 추진하여 왔다. 특히, 인도적 재원의 확대와 효율적 지원 방안에 대한 모색이 중점적으로 검토되고 있다.[22] 유엔 인도적 지원체계는 인도적 지원 원칙, 인

---

20 2000년 이후에는 분쟁에 따른 난민과 국내피난민이 폭발적으로 증대하면서 인도적 위기가 단기적 위기가 아닌 평균적으로 9년 이상 지속되는 장기적 위기로 전환되는 특징을 보이고 있음.

21 남수단, 소말리아, 시리아, 수단 4개국에 전체 인도적 지원의 55% 배정

22 유엔은 유엔사무국 내 인도지원 조직 신설(1991년), 확대(1998년)와 함께 2015년 세계인도지원 정상회의(World Humanitarian Summit)개최 등을 통해 인도지원 체계의 확립 및 국제사회 관심제고를 위한 노력을 지속적으로 추진중임.

도적 지원을 담당하는 유엔기구간 조정체계, 인도적 지원 재원조달 방식으로
나누어 설명될 수 있다.

1991년 유엔은 총회결의(48/182)를 통해 보편적 인도적 지원 원칙[23]을 확
립하였다. 1992년에는 복합적 위기 상황 및 자연재난에 대한 유엔차원의 대
응을 강화하고 현장에서의 인도적 구호활동과 효과성을 제고하기 위해 유엔
인도지원국(Department of Humanitarian Affairs)을 설치하였고, 1998년에는 조직
을 확대하여 현재의 유엔인도조정실(Office for the Coordination of Humanitarian
Affairs: OCHA)로 개편하였다.[24] 유엔인도조정실은 다양한 인도적 지원 국제행
위자(국제기구 및 국제민간기구)의 활동을 조정하고 인도적 지원 정책을 개발하
는 역할 및 인도적 지원 재원을 확보하고 운영하는 것을 주요 기능으로 수행
하고 있다.

인도지원조정실을 중심으로 한 유엔인도지원체계의 핵심은 지원대상국
에서 이루어지는 인도적 지원활동의 전략적, 운영적 결정을 담당하고 전체 활
동을 모니터링하는 협의체인 국별인도지원팀(Humanitarian Country Team: HCT)
이다. 개발협력의 유엔국별팀에 해당하는 인도지원조정팀에는 지원국에 주재
하는 유엔기구, 국제 민간기구, 국제적십자사 등이 참여하며, 전체 총괄은 유
엔이 임명하는 인도지원조정관(Humanitarian Coordinator: HC)이 맡는다. 2021.2
월 현재 60여개 국가에서 국별인도지원조정팀이 활동하고 있으며, 일부 국가
에서는 상주조정관이 인도지원조정관을 겸임하고 있다.

인도적 지원이 필요한 국가에 상주하는 인도지원팀은 유엔인도지원조정실
의 총괄적인 지휘감독 하에 상주하는 국가의 인도적 지원 상황과 수요를 정기적
으로 파악하고, 국가별 '인도지원대응계획'(Humanitarian Response Plan: HRP)을 작
성하는 임무 및 각 기구별 지원활동이 효율적으로 이루질 수 있도록 조정하고
점검하는 역할을 담당하고 있다. 국가별 인도지원팀이 작성하는 '인도지원대응
계획'을 바탕으로 '글로벌인도지원보고서'(Global Humanitarian Overview: GHO)[25]

....

23 humanity, neutrality, impartiality, independence를 인도지원 4대 원칙으로 확정
24 UNOCHA는 제네바와 뉴욕에 본부를 두고 있고 60여 개국에 현장사무소를 유지하고 있으며 총
   2,120여명의 유엔직원이 활동중임. 유엔정규에산지원액과 자발적 기여금으로 운영되며, 미국,
   영국, 스웨덴, EU, 독일 등이 중요 공여국으로 기여하고 있음.
25 GHO는 기존 UNOCHA가 매년 발간하던 '세계인도지원상황보고서'를 발전적으로 개선하여
   2015년부터 발표됨.

가 작성되며, '글로벌인도지원보고서'에 적시된 국가별 인도지원 필요액을 근거로 유엔인도지원조정실은 전세계차원의 인도지원호소를 매년 실시한다. 글로벌 인도지원호소를 통해 확보된 예산은 국가별로 유엔기구 또는 국제 민간기구를 통해 지원되고, 국별 인도지원팀이 관련 사업을 총괄적으로 관리하는 시스템이 확립되어 있는 것이다.

2000년대 들어 대규모 인도적 위기가 지속 발생하고 유엔의 인도지원호소를 통해 재원이 충분하게 확보되지 못하는 상황이 계속되자 2006년 유엔인도적지원업무의 개혁차원에서 인도지원 상비기금에 해당하는 '중앙긴급대응기금'(Central Emergency Response Fund: CERF)이 설치되었다. 연 5억 달러 규모의 상비금을 조성하여 글로벌인도지원보고서 작성과정에 포함되지 못한 긴급한 재난대응 및 국제지원이 부족한 만성적 위기에 대한 지원목적으로 주요 사용되고 있다. 동 기금은 설립 이래 2019년 5월까지 총 58억 달러를 101개국 인도적 위기에 지원하였다. 전체 지원액의 약 70%는 인도적 위기를 겪는 국가의 신속대응에 지원되었고, 나머지 30%는 만성적 위기에 지원되었다.[26] 2012년 이후 북한에 대한 국제지원이 급감하자 유엔은 CERF를 대북지원에 활용하고 있다(표 2).

유엔의 개발지원체계와 인도적 지원체계가 별도로 정비되고 작동되어 왔지만, 최근 인도적 위기의 평균 지속기간이 9년을 넘어섬에 따라 초기 인도적 지원의 단계에서부터 개발지원을 염두에 둔 사업 구상이 필요하다는 점이 지속적으로 제기되어 왔다. 이에 따라 최근 개도국 현장에서는 유엔개발 및 인도적 사업간 연계 및 통합적 추진방안이 지속적으로 강구되고 기존 활동방식의 개선이 모색되고 있다.[27]

상술한 유엔의 개발과 인도적 지원체계가 대북한 지원에서는 어떻게 작동하고 있는지 살펴보는 것은 북한에 대한 유엔기구 지원의 성격, 유엔기구 대북지원의 잠재력 및 한계를 분석하는데 유용한 시각을 제공할 것으로 생각된다.

....

26 'CERF Funding 2006 − 2019'
   https://cerf.un.org/sites/default/files/resources/Cerf_Allocations_2006_2019(2021.2.18.방문)
27 유엔의 개발 및 인도적 지원 시스템의 정비와 개혁의 성과에 대해서는 다양한 국제적 평가가 있으나 본고에서는 개혁의 성과와 관련된 평가문제는 다루지 않음.

2. 유엔의 대북 개발지원 체계와 역할

북한에는 2021년 2월 현재 총 6개의 유엔기구가 상주하고 있고 동 기구들이 참여하는 유엔북한팀(UNCT)과 유엔북한팀을 대표하는 상주조정관이 주재하고 있다.[28] 유엔북한팀에 참여하는 유엔기구와 북한에서 활동하는 국제민간기구가 참여하는 인도지원팀(HCT)이 별도로 구성되어 있고, 상주조정관이 인도조정관 역할을 겸하고 있다. 북한에 대한 유엔지원은 북한의 핵·미사일 개발과 이에 따른 국제사회의 제재로 인해 현재로서는 인도적 지원 사업에 한정되어 있지만, 앞 절에서 설명한 유엔의 일반적인 개도국 개발 및 인도지원 체계에 기반하면서도, 북한의 특수한 상황을 고려한 유엔기구의 대북지원 체계가 정비되고 있다.

먼저 북한에 대한 유엔개발지원 체계의 정비는 '유엔전략계획 2007 – 2010'[29]이 채택되면서 시작되었다고 보는 것이 타당할 것이다. 기존의 단기적 성격의 인도적 지원을 넘어서 중장기적인 관점에서 북한 사회·경제개발 지원을 위한 유엔기구의 역할과 지원방향에 관한 문제가 최초로 유엔과 북한 당국 간 협의되었기 때문이다. '유엔전략계획'은 유엔과 개도국이 일반적으로 채택하는 '유엔개발협력프레임워크'(UN Development Assistance Framework: UNDAF)[30]보다 낮은 단계의 협력문서라고 정의할 수 있다. UNDAF는 유엔과 유엔이 지원하는 개도국 정부 간 협력의 목표, 원칙, 우선협력분야, 구체적인 성과, 모니터링과 평가체계, 예상되는 소요예산 등을 포함하는 포괄적 협력문서로서, 유엔기구뿐만 아니라 특정 개도국 지원에 관심을 가지고 있는 공여국, 국제 민간기구를 포함한 다른 개발협력행위자에게도 일종의 지원 지침서 역할을 하는 중요한 문서이다. 국가별 우선순위와 성과는 상이하지만 대부분 동일한 작성지침과 체계에 의거 준비되며, 유엔이 추구하는 국제개발규범이 협력의 주요

---

28 2018년 유엔개발시스템 개혁이전에는 UNDP 북한사무소장이 상주조정관을 겸임했으나, 개혁 이후 별도 상주조정관 사무소가 설치되고 Frode Mauring 상주조정관대리가 임명되어 활동중임. 북한의 사업규모가 작은 점을 고려하여 상주조정관 대리를 임시로 임명한 것으로 보임.

29 '유엔전략계획 2007 – 2010'의 영문 명칭은 'Strategic Framework for Cooperation between the United Nations and the Government of the Democratic People's Republic of Korea 2007 – 2010'임.

30 2018년 유엔개발시스템 개혁이후에는 'UN Sustainable Development Cooperation Framework' (UNSDCF)로 명칭 변경

표 3 북한 '유엔전략계획 2011-15'와 '유엔전략계획 2017-2021' 비교

	UNSF 2011~2015	UNSF 2017~2021

구성	• 서명(또는 책무선언)
	• 개괄/서론
	• 전략적 우선수위(Strategic Priorities)
	• 소요예산
	• 이행/모니터링과 평가
		• 공동책무선언
		• 개괄/서론
		• 전략적 핵심사안(Strategic Focus)
		  :전반적 접근법/사업기획원칙/전략적
		  우선순위
		• 관리
		• 모니터링과 평가

사업기획
원칙
	원칙관련 내용 부재	• 유엔과 북한당국간 협력의 원칙과 고려
		  사항 7개 제시
		-지속가능개발목표(SDGs)
		-인권중심의 접근법(HRBA)
		-성평등(Gender Equality)
		-환경적 지속가능성
		  (Environmental Sustainability)
		-제도적 지속가능성
		  (Institutional Sustainability)
		-복원력(Resilience)
		-성과관리기반(RBM)

우선분야	• 사회개발 • 지식과 개발관리를 위한 파트너십 • 영양 • 기후변화와 환경	• 식량 및 영양안보 • 사회개발서비스 • 복원과 지속가능성 • 데이터와 개발관리

관리
(이행)
및
모니터링
& 평가
	• 이행
	-유엔전략계획의 이행책임은 상주조정관
	  의 지도하에 UNCT가 담당하고 북한당
	  국은 이행파트너로서 역할 수행
	  * 북한당국과 UNCT간 공동사업관리
	    체계부재
	• 모니터링과 평가
	-사업결과점검이 가능한 지역에서만 유
	  엔사업실시 명시
	-국제수준에 근접하는 모니터링과 평가
	  활동을 목표로 유엔이 북한당국과 관련
	  환경의 점진적 향상을 위해 협의진행
	-북한당국은 유엔사업에 필요한 주요 데
	  이터를 제공하기 위해 노력
	-상주조정관 주관으로 유엔전략계획 정
	  기 검토
		• 관리
		-유엔프로그램과 사업은 북한의 담당기관이 전반
		  적으로 관리
		-유엔상주조정관 및 북한당국의 지도하에
		  UNCT가 유엔전략계획의 이행책임 담당
		-외무성 국가조정위원회 위원장과 유엔상주조정
		  관이 공동의장으로 있는 유엔전략계획운영위원
		  회가 관리감독기능 수행
		-유엔전략계획운영위원회 주관으로 유엔전략계획
		  연례평가 실시
		• 모니터링과 평가
		-북한정부가 수혜자선정, 기준치 선정, 사업진척
		  정도의 확인을 위해 UNCT측에 관련된 정확한
		  정보를 시의적절하게 제공할 것을 규정
		-중앙통계국과 유엔기구간 긴밀한 협의를 통해
		  잠재적 사업대상 집단에 대한 정보 취합 규정
		-북한당국은 유엔의 국제직원이 모든 잠재적, 실
		  실적 수혜자들과 직접 접촉할 수 있으며 모든 사
		  업실행과정에 접근할 수 있어야 한다는 데 동의
		-UNCT는 북한당국과의 협의를 통해 독립평가
		  실시

자료원: 'UNSF 2011-15'와 'UNSF 2017-2021' 내용을 중심으로 필자 작성

원칙으로 삽입된다. 이러한 통상적인 UNDAF와 비교할 때 '유엔전략계획'은 형식과 내용면에서 중요한 차이점이 발견되며, 3차례 합의된 '유엔전략계획'도 시기별로 다른 점을 보여준다(표 3).

　[표 3]에서 확인할 수 있듯이 '유엔전략계획 2007 – 2010'과 '유엔전략계획 2011 – 2015'은 북한 당국과 유엔 간 합의된 문서이지만, 유엔에서 활동하는 유엔기구들을 위한 공동전략문서의 성격에 가까운 형식과 내용을 가지고 있다.31 특히 유엔은 UNDAF를 채택할 수 있는 환경이 북한에 조성되지 않음에 따라 '유엔전략계획'을 대신 채택하는 것으로 결정하였음을 명확히 밝히고 있다.32 핵심 사업분야와 분야별 협력기구 및 필요예산과 모니터링 관련 합의사항이 간략히 정리되어 있고, UNDAF에 일반적으로 포함되는 협력의 원칙으로서 국제개발규범, 데이터 확보와 모니터링 관련 개도국정부의 역할과 책임 등은 포함되지 않았다.

　'유엔전략계획 2007 – 2010'과 '유엔전략계획 2011 – 2015'은 UNDAF에 비해 내용과 형식면에서 미약하고 북한정부의 책무와 역할도 명확히 포함되어 있지 않다. 그러나 북한 개발 및 인도지원을 위한 유엔기구의 공식적인 체계 정비가 시작되었다는 점에서 세 차례 '유엔전략계획' 채택의 의미는 작지 않다고 할 수 있다. '유엔전략계획'에서 제시한 핵심 사업분야와 연계하여 UNDP, UNICEF, WFP 등 기구별로 국별협력문서(CPD 또는 CSP)가 채택되었고, 유엔북한팀을 중심으로 한 상주기구별 협력체계도 정비되었다.

　'유엔전략계획 2017 – 21'은 앞서 채택된 2개의 전략계획과 비교할 때 상당한 차이점 및 특징을 보여준다. 첫째, 형식과 내용면에서 일반적인 UNDAF에 근접할 정도로 업그레이드되었다는 점이다. 먼저 형식차원에서 UNDAF의 일반적인 구조와 거의 유사한 방식으로 작성되었다. 유엔과 북한 간 협력의 목표('지속가능하고 복원력 있는 인간 개발을 향하여')가 주제형식으로 명시되었고,33 유엔과 북한당국 양자의 공동의 책임과 전략계획이 지향하는

---

31 '유엔전략계획 2007 – 2010'과 '유엔전략계획 2011 – 2015'는 유사한 내용 및 형식으로 작성됨에 따라, 본고에서는 '유엔전략계획 2011 – 2015'를 중심으로 서술함.

32 유엔전략계획 20011 – 2015, p.2.

33 유엔개발협력프레임워크의 경우 합의문서 초반에 양자가 합의한 포괄적 목표를 협력의 테마형식으로 적시하고 있음. 예를 들어 '필리핀 UNDCF 2012 – 18'의 경우에는 '포용적이고 지속가능하며 복원력 있는 개발지원'을 목표로 제시함.

기본방향을 '공동책무선언'(Declaration of Collective Commitments)으로 별도로 포함시켰으며,34 개발규범에 해당하는 '사업원칙'(Programming Principles)도 새롭게 추가되었다.

둘째, 내용측면에서 북한 당국은 이전 2개의 '유엔전략계획'과 달리 유엔이 요구하는 국제개발규범의 수용을 포함한 수원국 정부의 의무사항에 동의함으로써, 북한의 국제사회지원에 대한 인식과 자세가 변화되고 있음을 암시하고 있다. '유엔전략계획 2017-21'에 포함된 7개의 사업원칙(Programming Principles)은 국제 사회에서는 널리 통용되는 원칙이지만, 인권중심접근법(HRBA), 성평등과 여성권리강화, 성과관리기반(RBM)은 북한이 그동안 강하게 반대하여 왔던 국제규범이고, 이전의 '유엔전략계획'에는 포함되지 않았던 요소이다. 이러한 원칙을 명시적으로 수용한 것은 북한당국이 유엔기구와의 협력과정에서 국제규범 및 원칙 수용에 좀 더 유연해진 것으로 해석할 수 있다. 동시에 국제사회의 개발지원을 확보하기 위해서는 국제적으로 확립된 규범과 가치를 수용하여야 한다는 학습효과가 있었던 것으로 추정할 수 있다. 물론 유엔기구의 사업이 수행되는 시점에 이러한 사업원칙의 적용에 대한 북한당국의 태도 등이 확인되지 않고 있으므로, 국제규범 수용관련 북한당국의 입장 변화를 성급하게 환영할 수는 없다. 그러나 북한의 지속가능한 발전을 위한 국제사회의 지원을 확대하고 사업의 성과를 담보할 수 있는 환경이 조성되었다는 측면에서 중요한 의미를 갖는다고 할 수 있다.

셋째, '유엔전략계획 2017-21'에 별도로 포함된 '공동책무선언' 내용에 주목할 필요가 있다. 동 선언은 북한당국이 SDGs를 북한의 개발전략에 수용한다는 점을 명시하고 있는데, 북한 당국이 '의제2030과 SDGs'를 북한의 발전정책 및 전략에 연계할 것임을 대외적으로 천명한 것으로 해석될 수 있다. 최근 북한은 실질적으로 SDGs에 상당한 관심을 표명하고 있고(김지영, 2020), '의제2030과 SDGs' 이행 점검을 위해 매년 유엔에서 개최되는 '유엔고위정치포럼(UN High-Level Political Forum: UN HLPF)'의 '자발적 국가리뷰(Voluntary

---

34 유엔개발협력프레임워크(UNDCF)의 경우에는 'Joint Declaration of Commitment' 명칭으로 유엔과 개도국 정부의 기본적인 책무사항을 정리하고 있음. '북한유엔전략계획 2011-15'에는 서명부분에 'Declaration of Commitment'가 간략히 포함되어 있으나 북한당국과 유엔의 책임관련 사안이 명확히 제시되지 않음.

National Review: VNR)'에 북한의 SDGs 이행 계획을 발표하기 위한 준비를 해온 것으로 알려지고 있다(김태균, 2020). 이러한 북한의 태도변화는 26년간 유엔기구와의 협력관계를 통해 개발협력관련 국제환경을 제대로 이해하는 역량이 축적된 점을 의미하며, 국제사회의 지원을 확보하기 위해 향후 SDGs를 중요한 수단으로 활용해 나갈 것임을 시사한다. 이 '공동책무선언'은 또한 유엔북한팀이 국제적 가치, 표준, 기술을 북한당국에 전수하기 위해 헌신할 것임을 명시하고 있는데, 대규모 유엔개발지원이 불가능한 북한 환경을 감안하여 유엔기구의 지원이 북한당국의 역량을 강화시킬 수 있는 지식과 기술의 전수에 집중할 것임을 의미한다. '유엔전략계획 2017−21'이 이행되는 시기에도 유엔기구의 대북 지원은 인도적 지원 성격의 사업에 집중되었지만, 유엔기구들이 북한당국의 제도적 역량을 강화시킬 수 있는 사업구상에 지속적으로 관심을 가지고 제한된 범위 내에서 노력할 수 있는 기반이 마련된 것이다.

넷째, 중장기적 개발협력의 성과와 연결되는 복원력(resilience)을 전략적 우선순위에 포함시킨 점 및 취약계층에 대한 지원을 명확히 한 점도 차별적 특징으로 정리될 수 있다. 취약계층에 대한 지원은 인간중심적 접근 및 지속가능한 발전의 기반구축 차원에서 긴요하며, 유엔의 한정된 재원을 가장 효과적으로 활용하기 위한 전략적 측면에서도 적절한 접근법이라고 할 수 있다.

다섯째, 유엔기구 사업의 모니터링에 관한 북한당국과 유엔 간 합의가 강화된 부분도 주목할 필요가 있다. 효과적 개발협력지원에 필수적인 신뢰 가능한 데이터 수집을 위한 북한정부의 협력을 의무화하고, 국제기구요원의 현장 방문을 포함한 모니터링 실시에 관한 북한정부의 협조를 강조하면서 사업성과에 대한 독립평가 실시에 합의한 점[35]은 유엔기구들이 이룬 중요한 성과로 평가할 수 있다. 이전의 '유엔전략계획'에는 포함되지 않았던 이러한 내용들을 북한 정부가 수용한 것은 유엔을 포함한 국제사회의 지원을 확보하기 위해서는 북한당국이 모니터링 분야에서 보다 전향적인 자세를 취할 필요가 있음을 인식한 학습의 결과라고 할 것이다. 실질적으로도 북한에서 활동하는 유엔기구들은 모니터링분야에서 지속적인 성과를 거두어 왔다고 평가하고 있다.[36]

---

35 유엔전략계획 2017−21, p.28
36 '필요와 우선순위' 2018, 2019, 2020 모니터링분야 서술내용

　마지막으로 북한지원에 참여하는 유엔기구들이 단기적 인도 지원을 목적으로 '유엔전략계획 2017－21'과 연계된 '필요와 우선순위'(Needs and Priorities)를 매년 발표할 것임을 명시[37]함으로써, 이전의 '유엔전략계획'과 달리 개발협력의 큰 틀 속에 인도지원을 포함하는 유엔의 대북지원체계 정비 방향을 명확히 제시하였다.

　상기와 같이 '유엔전략계획'은 일종의 진화과정을 겪으면서 유엔기구를 통한 국제사회 대북지원의 중요한 체계로서 정비되었다고 평가할 수 있다. '유엔전략계획 2017－21'에서 제시한 원칙과 방향 및 우선순위에 따라 6개 상주 유엔기구별로 중장기 사업계획이 채택되고[38] 지난 4년간 북한핵문제로 대북재원이 고갈된 상황 하에서도 인도적 지원을 중심으로 사업이 진행되었다. '유엔전략계획 2017－21'에 포함된 4개 우선분야를 중심으로 국제사회의 북한 SDGs 이행을 위한 지원이 제대로 이루어지지는 못했지만, 사업추진 실적만으로 유엔전략계획 채택의 의미를 평가할 수는 없다고 본다. 유엔전략계획의 채택과 이행과정에서 구축된 유엔의 대북지원체계와 원칙 및 사업수행방식이 향후 국제사회 대북지원과 장기적인 성과에 중요한 영향을 미칠 것이기 때문이다. '유엔전략계획 2017－21'은 이후 북한과의 협의를 통해 새로운 5개년 전략으로 계승될 가능성이 높고,[39] 북한 핵문제에 진전이 있을 경우 '유엔지속가능개발협력프레임워크'(UNSDCF)로 격상된 문서가 검토될 수도 있을 것이다. 문서의 명칭과 관계없이 '유엔전략계획 2017－21'에서 이룬 성과는 계승될 것이며, 국제사회는 '유엔전략계획'의 차기 5개년 계획을 북한 지원의 가장 중요한 지침으로 간주하게 될 것이다. 이러한 점에서 한반도 건강공동체 구상과 실현을 위한 다양한 준비과정에서 '유엔전략계획 2017－21'상에 포함된 원칙과 방향 및 성과에 대한 면밀한 검토와 이를 활용할 수 있는 방안모색이 요구된다.

---

37 유엔전략계획 2017－21, p.3.

38 북한 UNICEF CPD 2017－22, 북한 UNFPA CPD 2017－22, 북한 WFP Interim CPS 2019－22, 북한 WHO Interim CPS 2019－22

39 코로나 19로 인한 특수한 상황 등을 감안하여 2022년에는 '유엔전략계획 2017－21'를 1년 연장하는 방향으로 유엔과 북한당국간 협의가 진행되고 있는 것으로 파악됨.

3. 유엔의 대북 인도적 지원체계와 역할

'유엔전략계획 2017 – 21'에 명시된 대로 유엔기구의 대북인도지원은 1년 단위의 별도 지원체계 하에 진행되어 왔다. 북한 인도적 지원체계는 유엔인도지원조정실(OCHA)의 지휘 하에 북한 인도지원팀(HCT)이 주축이 되어 운영된다. 북한 인도지원팀에는 북한에 상주하는 6개 유엔기구와 5개 국제 민간기구 및 IFRC/ICRC, 스위스 개발기구, EU 식량안보 사무소, 프랑스와 이태리협력사무소등이 참여하고 있고, 북한상주조정관이 인도조정관을 겸임하면서 조정역할을 담당하고 있다.

북한 인도지원팀은 핵심 사업을 중심으로 6개 분야별 워킹그룹을 운영하고 있고, 정기적 회합을 통해 기관별 사업 조정, 분야별 정보와 데이터 수집 및 공유, 비상주기관들과의 협의, '필요와 우선순위' 작성을 주관하고 있다. 북

그림 3 북한 인도지원조정팀 구성 및 역할

북한 인도지원팀(UN Humanitarian Country Team)
인도조정관: Humanitarian Coordinator

UN기구	기타 기관(5 INGOs)	주요 활동 내용
• WHO • UNICEF • UNFPA • WFP • FAO	• FIDA International • IFRC/ICRC • Swiss Agency for Development Cooperation • European Union Food Security Office • French and Italian Cooperation Office	• 기관별 사업 조정 • 분야별 정보와 데이터 수집 및 공유 • 비상주 기관들과의 협업 • Needs and Priorities 작성

분야별 WG

• Food Security and Agriculture
• Health
• Nutrition
• WASH(Water, Sanitation and Hygiene)
• M&E/Data Management
• Disaster Risk Reduction

자료원: '필요와 우선순위' 및 OCHA 자료를 바탕으로 필자가 재구성

한 인도지원팀은 유엔기구 뿐만 아니라 북한에서 인도지원관련 사업 추진을 희망하는 다양한 행위자들의 플랫폼으로서 역할을 담당하고 있다(그림 3).

유엔기구의 대북 인도적 지원을 위한 중심 문서는 북한 인도지원팀이 매년 작성하는 '필요와 우선순위'[40]이다. 인도적 위기가 명시적으로 발생한 국가의 경우에는 '인도적 대응 계획'(Humanitarian Response Plan: HRP) 문서가 작성되지만, 북한의 경우에는 대홍수에 대한 대응이 종료된 2004년부터는 만성적 위기가 지속되고 북한당국이 인도적 지원이 아닌 개발지원으로의 전환을 요구함에 따라 '필요와 우선순위'라는 명칭이 사용되었다.[41]

'필요와 우선순위'는 매년 초에 발표되며, 인도조정관의 총괄적 지휘 하에 북한에 상주하는 북한 인도지원팀이 공동으로 작성과정에 참여하고 있다. 북한당국과의 협의는 추진하지만 '유엔전략계획'과 달리 북한당국과의 합의가 필요한 문서는 아니다. '필요와 지원' 문서에 포함되는 인도적 상황분석, 핵심 지원대상과 지원 분야, 필요지원액은 유엔인도지원조정실이 매년 발간하는 '글로벌인도지원보고서'(GHO)에 포함되어, 유엔차원에서 시행하는 '공동호소'[42]의 중요한 정보로 활용된다. 유엔인도지원조정실이 공동호소를 통해 북한에 대한 지원액을 확보하면, 유엔기구 및 국제 민간기구를 통해 개별사업이 실시되는 체계이다. 앞서 설명하였듯이 2014년 이후 북한에 대한 인도적 지원은 필요액의 20~30%만 확보되고 있고, 유엔이 지원하는 약 40여 개의 인도적 지원대상국 중 국제사회의 관심이 가장 낮은 국가에 속한다.[43]

가장 최근에 발표된 '필요와 우선순위 2020'은 북한이 겪고 있는 인도적 상황의 특성 등을 감안하여 대북한 인도지원 전략을 다음과 같이 제시하고 있다. 첫째, 가장 취약한 계층에 집중한 인도적 지원을 실시한다는 것이다. 여성, 아동, 장애인 등의 계층 및 도·농간 격차를 감안하여 평양 이외 지방에 집중한 지원을 추진하고 있다. 2020년의 경우 유엔은 인도적 지원이 필요한 총 인구수를 10.4백만 명으로 산정하고 그중 5.5백만 명에 집중된 인도지원

---

40 '필요와 우선순위' 문서는 2011년부터 발표되어 가장 최근에 발표된 것은 '필요와 우선순위 2020'임.
41 명칭은 상이하나 '인도적 대응계획'과 '필요와 우선순위'의 구성 및 사용 방식은 거의 유사함.
42 영어로는 'interagency coordinated appeal'로 표시
43 2019년 UNOCHA GHO공동호소 결과에 따르면 UNOCHA가 공동호소를 실시한 35개 국가 중 북한은 평균실적(54%)의 절반 수준인 가장 낮은 실적률(26.6%)을 기록함(GHO 2020 p.26)

계획을 수립하였는데, 여성이 52%, 5세 이하 아동 32%, 장애인 15%로 집중 지원 대상 인구를 구성한 바 있다.[44]

둘째, 통합적이고 포괄적인 접근법을 구사한다는 것이다. 북한 인도적 상황의 악화 원인인 식량부족 – 영양결핍 – 보건서비스부족 – 열악한 위생상황을 통합적으로 다룸으로써 효과를 증진할 수 있는 방식에 중점을 두고 있다. 이러한 통합적 접근을 위해서 북한 인도지원팀을 중심으로 한 유엔기구 및 국제민간기구 사업의 합리적인 조정과 협업을 강조하고 커뮤니티 중심적 접근을 중시한다.

국제사회 대북 지원추진 관련 '필요와 우선순위'는 몇 가지 중요한 기능을 담당하고 있다. 첫째, 북한의 인도적 상황 특히 취약그룹의 사회경제적 상황을 파악할 수 있는 중요한 자료와 데이터를 제공해온 점이다. 북한관련 국제사회의 신뢰할 수 있는 정보가 매우 부족한 상황에서 유엔이 작성한 '필요와 우선순위'는 북한의 인도적 상황에 대한 풍부한 정보와 데이터, 유엔사업의 성과에 대한 정량적 분석을 제공함으로써, 국제사회의 대북지원을 위한 중요한 지침서 역할을 담당하여 왔다. 북한 인도지원팀이 작성하는 '필요와 우선순위'가 북한의 인도적 상황에 대한 전반적인 정보를 제공한다면, 북한에 상주하면서 인도적 지원을 제공하는 유엔기구들이 별도로 작성하는 국가보고서는 영양·보건 등 분야별 상황에 관한 보다 구체적인 정보를 제공하고 있다.[45]

둘째, '필요와 우선순위' 작성과정에서 인도적 지원을 위한 상황 파악, 통계작성, 사업실시, 모니터링 등 인도적 지원 생애 총 주기에 관한 북한당국과의 협력과 협업체계가 정비되면서, 북한당국이 국제사회의 지원체계를 학습하는 기회를 제공한 것이다. 이러한 학습능력은 향후 북한에 대한 국제사회의 지원이 본격화되는 환경이 조성된다면 북한이 수원국으로서 보다 효과적으로 지원을 관리하고 활용하는 역량으로 작용할 것이다.

---

44 '필요와 우선순위' 2020, p.9.

45 WFP DPRK Country Brief, UNICEF DPRK Annual Report 등 국가별로 사업추진계획, 진행상황, 결과 등에 대한 정기적 보고서를 발간하고 있음.

4. 유엔의 대북지원 체계와 북한 상주 유엔기구의 활동

유엔의 대북 개발 및 인도지원 체계 하에서 활동하는 북한 상주 유엔기구들은 사업추진과정에서 '유엔전략계획 2017-21'에 적시된 북한당국과의 협력의 방식 및 기구 간 협력 체계를 구축하기 위해 노력하고 있는 것으로 평가된다. 비록 유엔기구의 대북지원 사업이 단기적 성격의 인도적 지원에 한정되어 왔지만, SDGs의 구체적 이행과 연계되고 성과기반중심 등 국제개발규범을 준수하는 방식으로 집행되면서, 국제사회의 대북지원 시 참고할 수 있는 몇 가지 특징적인 성과를 거두고 있는 것으로 분석된다.

'유엔전략계획 2017-21'은 유엔기구의 활동이 취약계층의 복리 증진을 위한 북한당국의 활동을 지원하는[46] 것에 있음을 명백히 하고 있다. 지속가능 발전 추진에 있어 북한당국의 주도적 역할(ownership)을 존중한다는 것이다. 이러한 원칙에 의거 유엔기구들은 인도적 지원 성격의 사업에서도 사업의 구상, 이행, 모니터링 전 단계에서 북한정부의 참여를 공식화하는 사업방식을 구축하고 있다. WFP의 경우 인민위원회, 지방정부, 관련 중앙부서가 전 사업 과정에 참여하며, WFP는 사업지역, 수혜그룹, 사업방식 및 규모에 관한 최종 결정권을 행사한다.[47] 반면, 북한 당국은 물자운송, 수혜자에 대한 물자배분, 물자 보관 등을 전담하여 북한의 이러한 참여는 WFP사업의 북한측 기여액(in-kind contribution)으로 계상된다. 북한당국이 국제사회 지원을 수용함에 있어 능동적인 정책결정자이자 행위자인 점을 중요시하고 있는 것이다.

유엔기구들은 개별사업 추진과정에서 모니터링을 중요시하면서, 모니터링 과정에서 수집된 데이터의 공유와 활용을 위한 협업체계를 구축하고 있는 것으로 분석된다.[48] 유엔기구의 북한 사업 모니터링 문제는 오랜 기간 동안 중요한 이슈로서 다루어져 왔다. 공여국들의 지속적인 지원을 확보하기 위해서는 신뢰할 수 있는 모니터링 체제가 갖추어져야 하나, 북한의 특수한 환경으로 인해 모니터링을 위한 유엔직원의 사업지 방문 등이 제한되는 사례가

---

46 유엔전략계획 2017-21 p.8

47 WFP, DPRK Interim Country Strategic Plan 2019-21

48 북한 HCT 내 별도 '모니터링과 평가 WG'을 운영하고 있으며 2019년부터는 모니터링체계강화를 위해 'Results Working Group(RWG)'을 별도로 설치함(필요와 우선순위 2020, p.34).

과거 발생하였기 때문이다. '필요와 우선순위'에 따르면 모니터링 분야에 있어서도 북한 당국의 학습효과가 높은 것으로 평가된다. 2018년부터 자강도를 포함한 모든 사업지에 대한 국제기구 국제요원(international staff)의 방문이 허용되었고 수혜 대상자인 주민접촉도 광범위하게 이루어지고 있다.[49] 2019년에는 총 1,516개 사업지에 대한 방문이 이루어졌는데, 유엔이 북한에서 진행 중인 모든 사업지에 최소한 한 번 이상의 방문 모니터링이 실시된 것이다.[50] 그러나, 여전히 사전허가제에 따른 모니터링 방식은 유지되고 있다. 이러한 제한상황에도 불구하고 유엔 측은 북한 인도적 사업에 대한 모니터링 상황이 지속 개선되고 있고, 북한당국자들의 협조와 지원수준이 및 인식이 향상되고 있다고 평가하고 있다.

철저한 모니터링은 또한 신뢰할 수 있는 정보와 데이터 수집에도 매우 긴요한 역할을 담당하고 있다. 북한 지원에 관여하고 있는 국제사회 정부간 및 비정부간 기구들은 공히 북한의 데이터 부족문제를 대북지원 사업구상 및 사업효과성 확보 관련 가장 중요한 문제 중 하나로 지목하고 있다. 신뢰 가능한 데이터의 부족은 정확한 인도적 상황(또는 개발지원 상황)의 파악을 어렵게 하며, 공여국들의 지원을 확보하는 데도 부정적 영향을 미친다. 북한의 경우에는 가장 기본적인 데이터 확보가 가능한 '인구 및 가구 센서스'를 2008년 실시한 이후 새로운 센서스가 실시되지 못하는 등 데이터 문제가 국제기구 사업 수행의 최대 장애요소로 대두되고 있다. 북한 인도지원팀은 모니터링을 통해 확보한 데이터와 정보를 'HCT Data and Evaluation Working Group'에서 검토하고 관리하면서, 데이터 부족문제를 공동으로 해결하기 위해 노력하고 있다. 또한 UNICEF, UNFPA, WHO 등 북한상주 유엔기구들은 북한 당국의 분야별 조사를 지원하여 제한적 환경에서나마 대북한 지원 데이터로 축적하고 국제사회와 공유하는 역할을 담당하고 있다.[51] 북한상주 유엔기구들이

49 필요와 우선순위 2019, p.20, 2017년에는 자강도 사업일 경우 북한국적 요원만 방문허용했으나, 2018년부터 국제요원에도 방문 승인하고 있음.

50 필요와 우선순위 2020, p34

51 북한 주재 유엔기구들의 데이터 수집 및 관리는 북한 중앙통계국(UNCT 데이터 그룹의 공동의장)의 적극적인 참여 및 협력하에 진행됨. 2017년 MICS가 2018년에 북한 중앙통계국(CBS)과 UNICEF에 의해 발표되었고 식량안보평가(FSA)는 CBS와 WFP가 2018년 11월 수행함. FAS의 경우 우선 질적방법을 활용한 평가를 수행한 후 2019년 4월 FAO와 신속 FSA로 수행되었음.

지속적인 사업시행 과정에서 구축해 온 사업이행 방식, 모니터링 체계 및 데이터의 수집과 활용체계는 유엔기구뿐만 아니라 향후 대북 지원에 참여할 다양한 국제행위자들에게도 긴요한 자산이 될 것이다(Oh & Kim, 2020). 한반도 건강공동체 준비 과정에서도 유엔기구들이 확립한 사업방식 및 데이터에 대한 심층적인 분석이 필요한 이유이다.

IV. 보건의료 부문에서 유엔기구의 대북지원 활동

1. 북한 보건의료분야 '필요와 우선순위'

북한의 '2020 필요와 우선순위'(UNOCHA, 2020)에 따르면 북한 주민의 식량부족과 필수보건의료에 대한 접근성은 여전히 심각한 문제이다. 약 천만 명의 주민이 식량부족 상태에 있어서 절대적인 식량지원이 필요하며 필수 의료장비와 의약품의 부족도 지속되는 심각한 문제로서 적어도 8백 7십만의 인구가 필수보건의료 지원이 필요한 상황으로 추정된다. 지원이 필요한 대상 중에서 5백 5십만 명을 지원 대상으로 하는 시나리오에 따라 US달러로 약 2천백만 달러의 재원이 필요한 것으로 예측된다.

2020년 '필요와 우선순위'는 이전 연도의 필요와 우선순위에 비해 몇 가지 특징을 보여준다. 가장 눈에 띄는 특징은 2020년 보건의료 분야의 필요와 우선순위에 따른 지원대상이나 범위가 이전 연도에 비해 대폭 확장된 것이다. [표 4]에서 제시된 리스트를 살펴보면, 2017년, 2018년, 그리고 2019년 보건의료분야의 필요와 우선순위가 모성과 아동 사망률과 유병률의 감소, 예방접종, 감염성과 비감염성 질환으로 인한 유병률과 사망률 감소에 초점을 맞추었던 것과 달리, 2020년 '필요와 우선순위'에서는 보편적 건강보장(Universal Health Coverage: UHC) 및 보건의료 분야 재난에 대한 준비와 대응체계 구축으로 그 범위를 대폭 확장한 것을 알 수 있다.

보편적 건강보장 및 재난 시스템 구축을 강조하는 2020년 우선순위는 '2030의제와 SDGs'에서 제시한 건강부문의 목표[52]로의 전환을 의미한다. 즉,

---

52 UN SDGs 세부목표 3은 건강보장에 관한 내용으로 "모든 연령의 사람들, 즉 모든 국가의 모든

표 4　보건의료분야 '필요와 우선순위' 비교, 2017년~2020년

2017	2018	2019	2020
• 모성, 신생아, 5세 이하 아동 유병률과 사망률 감소 • 예방접종 전국 커버리지 95% 이상으로 유지	• 감염성, 비감염성 질환 등으로 인해 발생한 예방가능한 모성, 신생아, 5세 이하 아동 유병률과 사망률 감소 • 예방접종 전국 커버리지 95% 이상으로 유지	• 모성, 신생아, 5세 이하 아동 유병률과 사망률 감소 • 예방접종 전국 커버리지 95% 이상으로 유지 • 감염성, 비감염성 질환 등으로 인해 발생되는 예방 가능한 유병율과 사망률 감소	• 지속가능하며 형평에 기반하고 필수의료서비스에 초점을 둔 보편적 건강보장(UHC) 지원 체계구축 • 감염성과 비감염성 질환, 모성과 아동질환에 대한 양질의 보건의료 서비스 제공 • 보건의료분야 재난 및 응급상황에 대한 준비와 대응 역량 강화
지원필요: 1천 5백 4십 만명 지원목표: 1천 2백 9십 만명 필요지원금: 3천 7백만 달러 협력기관: 8개	지원필요: 9백 1십만 명 지원목표: 2백 2십만 명 필요지원금: 3천 7백만 달러 협력기관: 8개	지원필요: 8백 9십만 명 지원목표: 2백 1십만 명 필요지원금: 3천 2백만 달러 협력기관: 7개	지원필요: 8백 7십만 명 지원목표: 5백 5십만 명 필요지원금: 2천 1백만 달러 협력기관: 3개

자료원: UNOCHA, DPRK Needs and Priorities. 2017, 2018, 2019, 2020에서 보건의료 관련 사항을 발췌 후 저자가 정리함

보건의료 분야에 관한 이전의 '필요와 우선순위' 리스트가 MDGs의 보건분야 목표에서 모성과 아동의 건강이나 예방접종 등의 문제에 그 범위가 제한적이었다면, 2020년 '필요와 우선순위'는 보건의료 시스템적 접근을 대폭 강조하면서 보편적 건강보장을 우선으로 두고 있는 데, 보편적 건강보장(UHC)은 SDGs의 '지구상 누구 한 명도 소외되지 않도록(leaving no one left behind)' 노력한다는 핵심 정신의 실천적인 개념으로서 모든 사람이 재정적 어려움을 겪지 않으면서 양질의 필수 건강 서비스를 받을 수 있도록 보장[53]하는 것을 목표로 한다. 이와 같이 보편적 건강보장은 개념적으로도 상당히 포괄적이어서 그 적용 범위나 대상, 지원 액수가 광범위하다(강민아, 2016).

　　마찬가지로, 재난발생상황에 대한 준비나 대응체계 구축에 있어서도 다

인구집단들을 대상으로 건강한 삶을 보장하고 안녕을 증진"시키는 것을 목표로 함. 13개의 세부목표(Target)와 26개의 지표(Indicator)를 설정하면서 기존의 모성과 아동건강, 감염성 질환과 생식건강, 백신 및 의약품의 접근성 등을 보다 높은 수준으로 제시하고 비감염성 질환, 정신건강, 약물중독 등도 포함함. 이러한 목표달성을 위해 3.8. 보편적 건강보장(Universal Health Coverage, UHC)과 높은 질적 수준의 보건의료서비스가 결정적으로 중요함을 강조하고 있음. UN SDGs 홈페이지 https://www.un.org/sustainabledevelopment/health/ (2021.1.15. 방문)

53　WHO UHC 홈페이지
　　https://www.who.int/news－room/fact－sheets/detail/universal－health－coverage－(uhc)
　　(2021.2.20. 방문)

양한 분야의 협력과 조화에 기반한 자원투입과 활동이 필요할 것이다. 특히, 최근 코로나 19 팬데믹과 같은 예상치 못한 위기 상황에 대한 준비 및 대응 역량을 강화하는 것의 중요성은 이미 충분히 입증되었다고 할 것이다. 이와 같이 2019년도까지의 '필요와 우선순위'가 필수적인 보건의료 서비스의 제공으로 취약계층인 여성와 아동의 건강 및 만성질환자의 치료와 관리 수준에 머물렀다면 2020년도의 '필요와 우선순위'에서는 미래에 발생가능한 재난과 응급상황에 대비해야 하는 필요성을 인식하고, 재난 발생시 적절히 대응할 수 있도록 하는 인프라나 역량강화의 중요성을 강조했다는 점에서 매우 의미있는 변화라고 할 수 있다.

한편, 2020년 '필요와 우선순위'의 범위가 대폭 넓어지고 그 초점이 질병관리 위주에서 체계적이고 미래에 대비하는 보건의료시스템구축으로 확장된 반면, 막상 제시하는 지원목표는 오히려 약간 축소된 것은 일면 아쉬운 부분이다. 이러한 수치는 2018년에 9백 1십 만명이 필수보건의료에 대한 지원을 필요로 추정하며 그중 2백 2십만 명을 목표지원대상으로 정할 때 적어도 3천 7백만 달러의 자금이 필요할 것으로 예측했던 것에 비해 필요지원금액을 상당히 낮추어 추정한 것이다(표 4). 필요지원금에 대한 이와 같은 감소추세는 최근의 대북지원이 최소한의 인도적 지원으로 제한되는 현실을 볼 때 당연히 예상되는 상황이기는 하다. 그럼에도 불구하고 2020년 보건의료 분야의 필요와 우선순위에 따른 지원대상이나 범위가 이전 연도들에 비해 보다 보편적이고 예방적인 시스템의 구축으로 확장된 것을 감안할 때 이러한 계획의 현실적 실현가능성이 염려되는 측면이 있다.[54]

한편, 북한 보건성이 국제기구들과의 협의하에 수립한 보건의료 부문 추진 전략인 '국가보건 우선순위'(National Health Priorities: NHP)나 '보건의료분야 중기 발전전략'(Medium Term Strategic Plan for Development of Health Sector DPRK: MTSP)에서도 '필요와 우선순위 2020'와 유사한 양상으로 우선순위의 초점이 변화하고 있는 것을 볼 수 있다(Shin and Jeon, 2019).

---

54 예를 들어, 2018 필요와 우선순위에 따르면 2017년 목표 대상 1천 2백 9십만 명에 비해 실제 성과는 4백 3십만 정도에 이르렀음. 마찬가지로, 2018년에 제시한 필요지원금 3천 7백만 달러의 15.5%정도의 자금지원이 이루어졌으며 2019 필요지원금금인 3천 2백만 달러의 5%인 1백만 5십만 달러의 자금이 지원된 것으로 보고되고 있음. DPRK Needs and Priority 2018, 2019, 2020를 참조할 것

표 5 북한 '국가보건우선순위'(National Health Priorities), 2004-2008, 2010-2015, 2016-2020

	NHP 2004-2008	NHP 2010-2015	NHP 2016-2020
1	결핵, 말라리아, HIV/AIDS	감염성질환 부담 완화	주체 의과학과 의료기술 강화
2	기타감염성질환 (Hepatitis B, 장염, 기생충)	양질의 의료서비스 전달	전국적인 원격의료시스템 구축과 운영수준 제고
3	비감염성 질환 (심장질환, 암 등)	호담당의 제도 강화	보건의료분야의 정보화와 기술향상
4	금연사업	모성, 아동, 노인 건강 보호	질병예방과 감시를 위한 시스템 강화
5	모성보건과 예방접종	비감염성 질환과 위험인자 통제 및 예방강화	의약품 생산체계, 고려전통의약 생산의 현대화, 의료기구의 현대화
6	식품안전	필수의약품이나 일반(OTC) 약품의 충분한 제공	건강하고 안전한 환경조성
7	영양	보건인력자원 강화	호담당의사제 강화 및 보건의료질적 수준 향상
8	정신건강	통합적 보건의료관리정보 시스템	의료인력의 기술적 역량 강화
9	혈액안전	응급상황대응시스템 강화	모성, 아동과 노인건강관리 향상
10	보건과 환경	국제협력과 파트너십 강화	생식건강 서비스의 수준 향상을 위한 조산사 양성 및 전문화
11	신기술 개발		공중보건의 리더십과 관리역량 강화
12	필수의약품과 약품품질확보		재난과 위기에 신속한 대응역량 개발
13	보건의료체계강화		
14	보건의료인력 교육 및 역량강화		

자료원: Ministry of Public Healt in partnership with World Health Organization (WHO). Medium Term Strategic Plan for the Development of the Health Sector in DPRK 2010-2015, 2016-2020.

우선, [표 5]는 북한 보건성이 국제기구와의 협력 하에 발표한 '국가보건우선순위'(NHP)를 비교 정리한 자료이다. 북한의 '국가보건우선순위'(NHP)는 지금까지 2004년(NHP 2004-2008), 2009년(NHP 2010-2015), 2016년(NHP 2016-2020)에 3번 발표되었다. NHP의 원본은 현재로서는 직접적인 접근이 불가능하고 '보건의료분야 중기발전전략'(MTSP)이나 WHO '국별전략'(Country Cooperation Strategy: CCS)에 수록된 내용을 통해 확인가능하다. [표 5]에서는 총 3차례에 걸쳐 발표된 보건우선순위의 변화를 보여주는데, 앞서 논의한 '필요와 우선순위'에서의 나타난 것과 같이 보다 효과적이고 지속가능한 보건의료 시스템을 구축하고자 하는 미래지향적인 면을 대폭 포함하고 있다. 2016~2020년 우선순위에서는 의료과학과 기술발전, 원격 의료시스템 강화, 효과적인 의료정보 시스템 구축, 질병 예방 및 감시 시스템, 재난 대응 역량 강화 등 보건의료체계와 재난대응 시스템의 현대화와 기술발전 및 의약품 생산 등이 우선순위로 제시된 것을 볼 수 있다. 실제로, 북한 내 의학저널의 사설에 수록된 김정은 신년사에 나타난 북한당국의 우선순위에 대해 분석[55]한 논문에서도 최근 북한당국이 보건의료체계의 미래지향적 발전에 우선순위를 두고 있는 것으로 제시하고 있다.

한편, 북한의 '보건의료부문 중기 발전전략'(MTSP)도 다르지 않다. '발전전략'(MTSP)은 지금까지 두 번 작성되었는데 2010~2015년 전략은 2009년에서 2010년에 걸쳐, 2016~2020년 전략은 2017년 발표되었다. '발전전략'(MTSP)은 북한내 보건의료에 대한 필요와 보건의료체계를 둘러싼 상황분석에 기반하여 초안이 작성된 후 개발협력 파트너 등의 자문을 거쳐 확정되는데 소위 보건의료분야의 발전에 관한 5개년 계획으로 북한주민의 보건의료분야 수요에 효과적으로 대응하기 위한 목표들을 달성하기 위한 구체적인 행정 계획의 기반이 된다. '발전전략'(MTSP)은 북한의 '국가보건 우선순위'(NHP), WHO/SEAR 지역사무소 이니셔티브 등을 반영하여 만들어지는데 개발지원기구와 북한 보건성간의 긴밀한 협의의 결과로 정해진다.

'발전전략'(MTSP)의 수립과정은 '2030의제와 SDGs'의 주요 원칙인 지원대상국의 주인의식의 존중에 따라 우선 북한 보건당국의 보건 분야 발전방안이 제시되면 북한 보건성과 WHO간에 '국별협력전략'(CSS)과 조화를 이룰 수 있는 보건의료 분야 우선순위와 계획을 협의하는 방식으로 진행된다. 먼저 북한 내 현황을 파악하기 위한 상황분석이 수행되고 5개의 워킹그룹이 전략분야별로 정기적인 회의를 통해 우선순위 활동과 전략적 접근방법을 정한다. '발전전략'(MTSP)은 또한 모니터링과 평가 프레임워크, 평가지표, 기초선, 목

55 2012년에서 2018년까지 7년 동안 북한에서 출간된 8개의 의학저널에 수록된 56개의 사설을 분석한 결과임. Shin, B. K., & Jeon, W. T. National Health Priorities under the Kim Jong Un regime in Democratic People's Republic of Korea (DPRK), 2012−2018. BMJ global health, 4(Suppl 7), 2019를 참조할 것

표치, 센서스나 UNICEF의 '종합지표조사'(Multiple Indicator Cluster Survey: MICS), 모자보건 설문조사 등을 포함한 자료조사 방법을 기술하고 있다. 뿐만 아니라 각 전략분야 활동이 수행되기 위해 필요한 비용도 산정하는 등 실천 계획 및 방향을 상당히 구체적으로 제시한다.

한편, '발전전략'(MTSP) 우선순위가 시기에 따라 변화하는 추세도 주목할 만하다. 2010~2015년 '발전전략'(MTSP)의 우선순위는 보건의료시스템 강화, 비감염병 예방 및 통제, 감염병 통제, 여성과 아동의 건강, 사회적·환경적 건강 결정요인 등 5가지의 전략분야로 제시된 반면, 2016~2020년 '발전전략'(MTSP)은 감염성 질환 관리와 통제, 비감염병성 질환 관리와 통제, 모성과 아동 건강, 보건의료 시스템 강화, 사회적·환경적 건강결정요인 등 기존의 전략분야 외에 보건의료 서비스 질적 수준 향상, 의과학과 의료기술의 발전, 의약품과 의료기기나 장비의 개선 등이 추가되어 총 8가지 전략분야로 제시되었다. 기존의 질병통제 중심의 전략분야에 보다 미래지향적이고 보건의료 인프라를 강화하는 측면이라고 할 수 있는 보건의료서비스 질적 수준, 의료과학이나 기술, 의약품 등을 우선순위 전략분야에 추가한 것이다.

이와 같이 국가 '보건우선순위'(NHP)나 '발전전략'(MTSP)에 나타난 북한의 보건의료 발전 우선순위의 변화는, 종전의 질병 치료와 예방접종에 초점을 맞춘 MDGs 방식의 우선순위에서 보편성에 기반하여 지속가능한 발전을 계획하는 SDGs 체계에 맞춘 우선순위로 전환되고 있음을 의미한다. 즉, 감염성 질환과 비감염성 질환의 치료와 예방효과를 지속적으로 유지하기 위해서도 보다 근본적으로 효율적이면서 견고한 보건의료 시스템의 구축이 필수적인 요소임을 강조하는 것으로 보인다. 한편, 지속가능하면서도 효율적인 보건의료 시스템을 구축하기 위해서는 다양한 분야의 전문 인력을 양성하는 것이 중요한데, 특히 정보관리 시스템이나 원격의료 시스템을 구축하기 위해서는 보건의료 정보 관리자나 통계 전문가를 교육하여 전문적 역량을 키우는 동시에, 자료 분석 프로그램 및 시스템을 구축하기 위한 기술적, 재정적 지원이 필요할 것이다. 아울러, 의료정보시스템 개선과 관련된 인력의 역량 강화를 통해 비상사태나 재난 발생 시 신속히 대응하는 틀을 마련하는 발전전략도 요구된다. 특히, 코로나 등 신종 감염병에 대한 대응체계 구축에 있어서 정확한 정보를 신속하게 수집하고 관리하는 체계의 구축은 더욱 강조되며 이러한 측면에서 이러한 분야의 전문성을 보유한 유엔기구와의 긴밀한 협조체계의 유지와 발전이 그 어느 때보다도 필요한 시점이라고 할 수 있다.

2. 북한 내 유엔기구 보건사업 운영 체계와 주요 사업활동 분야

북한 내 보건지원 사업은 WHO, UNICEF, UNFPA를 중심으로 WFP, FAO, UNDP 등과 협력하며 활동이 이루어지고, 기타 국제기구나 적십자사 등 국제NGO들, 기타 정부 양자기구 등이 북한의 보건의료개발을 지원한다. 보건의료 분야의 위기 상황이 발생하면 WHO가 이 분야 워킹그룹의 리더로서 조정회의를 주관하면서 관련 파트너들이 자료와 정보를 공유하면서 조정과 일치를 위해 협력하도록 노력한다.

국제기구나 공여국간 사업수행에서 발생할 수 있는 중복을 방지하거나 완화하기 위해서는 파트너간의 조정을 위한 플랫폼이 형성되고 제대로 작동하는 것이 중요하다. 특히 가뭄이나 홍수 발생시, 기타 응급 재난 상황이나 조류독감과 같은 전염병이 발생할 경우 협력 파트너들간 지원의 범위나 역할 등에 있어서 효과적인 조정이 이루어지는 체계로 작동되어야 할 것이다. 보건의료분야에서는 가장 광범위한 위임권한(mandate)을 가지고 있는 WHO가 중추적인 역할을 하는데, 2016년에 발간된 WHO '국별전략'(CCS)에 따르면, 파리 선언의 정신 중 일치와 조화(Alignment and harmonization)를 이루기 위한 외부 공여자들 간의 기금 관리에 관한 조정을 위한 협력플랫폼으로서는 예방접종에 관한 기관 간 조정 위원회(Inter-agency Coordination Committee: ICC), GAVI(Global Alliance for Vaccine and Immunization)활동에 관한 보건의료체계 위원회(Health System Coordination Committee: HSCC), 글로벌 펀드를 운영하기 위한 국가조정체계(Country Coordination Mechanisms: CCM) 등이 운영되고 있다.

대북 보건의료지원 금액은 뚜렷한 증가나 감소 추세를 보이기보다는 대북제재를 비롯한 국제 정세 등에 따라 증가와 감소가 반복되는 양상이다. 2019 북한보건의료백서에서 IDS-OECD[56]에 보고된 연도별 대북 보건의료지

---

56 International Development Statistics (IDS) online databases.
http://www.oecd.org/development/financing-sustainable-development/development-finance-data/idsonline.htm. (2021.1.7. 방문)

그림 4 OECD에 보고된 공여국 및 기관 유형별 대북 보건의료지원 경향

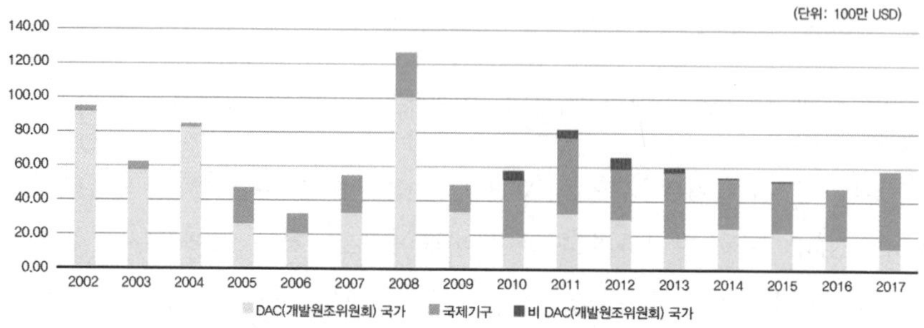

자료원: 보건복지부, 한국보건의료재단, 서울대학교 의과대학 통일의학센터. 북한보건의료백서 개정판, p. 220. 2019.

원 금액을 분석한 바에 따르면, 2002년부터 2017년까지는 OECD DAC 회원
국이 차지하는 비중이 가장 크고(약 5억 9천 8백만 달러), 비 DAC 회원국은 약
2백 2천만 달러, 국제기구는 3억 9천 4백만 달러인 것으로 분석하여 보고하
였다. 한편, 2010년부터는 국제기구를 통한 보건의료지원금 비율이 대폭 증가
하는데, 위 <그림 4>(북한보건의료백서, 2019:220)에서 나타난 바와 같이,
2000년도 초반에는 주로 OECD 개발원조위원회(DAC) 국가들의 지원이 대부
분이었다면 2010년 이후 국제기구의 지원이 점차 증가하였고 2017년에는 국
제기구의 지원이 전체 지원금의 약 80% 정도를 차지할 정도로 그 비중이 증
가한 것(북한보건의료백서, 2019: 220−221)을 볼 수 있다.

지원금액의 세부분야에서도 그 추세가 달라진 것을 볼 수 있는데, 2011
년 이전까지는 긴급식량원조가 54%, 구호물자지원 및 서비스가 19%를 차지
하고, 기초 보건진료 4%, 결핵퇴치 3%, 말라리아 2%, 생식보건 1%의 비중으
로 분포되어서(북한보건의료백서, 2019; 224) 주로 인도적 지원 성격의 지원이
대부분의 비중을 차지하면서 주로 식량이나 물자 등 현물 지원의 성격이 강
하였으나, 2011년 이후 분포가 훨씬 더 다양해져서 긴급식량원조−인도적 지
원(18%), 안보식량원조(14%), 결핵(14%), 기초 보건진료(11%), 영양(7%), 말라
리아퇴치(6%), 보건정책 및 행정관리(2%)로 기초보건이나 질병퇴치 등에 대한
지원의 비중이 대폭 늘어나고 있다(북한보건의료백서, 2019: 245).

한편, 북한내에서 보건의료부문 활동을 하고 있는 WHO, UNICEF,
UNFPA 등 유엔기구는 보건의료 분야와 관련하여 실질적으로 필요한 물자를

제공하며, 모니터링을 통한 공신력있는 통계를 제공하고 'SDGs' 등 유엔의 주요 아젠다에 관하여 북한당국과 논의하고 방향을 설정하는 역할을 주로 한다. 이러한 방식은 유엔의 활동방식, 즉, 국제사회의 주요 원칙과 아젠다, 그리고 대상국의 상황에 따라 지원계획을 수립하고, 지원성과를 파악하기 위한 정기적인 모니터링을 수행하며 그 결과를 반영하여 향후 계획을 수립하는 방식을 최대한 반영하는 것이다.

북한내 보건의료분야 관련 주요 유엔기구로서 직접적인 정책지원 및 사업수행을 하는 실행기관의 역할을 하는 세계보건기구(WHO)와 세계아동기금(UNICEF)의 주요 활동과 역할에 대해 살펴보면 다음과 같다.

1) 세계보건기구(WHO)

WHO는 1972년에 북한에서 활동을 시작한 이후 보건의료분야의 근거기반 정책 수립 지원, 기술적 지원, 모니터링과 평가, 자원동원, 보건의료프로젝트 직접적 수행, 보건의료체제 강화를 위한 정부지원, 전염성/비전염성 질환 대응 사업, 필수의약품과 인력 확보지원 등의 사업에 관해 북한 당국 및 해외기구나 지원 국가들과 협력하며 활동하고 있다. 또한, 북한 내 원조 투자의 우선순위를 전략적 필요에 맞도록 조정하고, 전국단위의 모니터링과 평가 프레임을 구성하며, 우선순위에 해당하는 사업에 대한 재정적 필요와 갭을 파악하고 이러한 활동에 기반이 되는 북한의 '보건의료분야 중기 발전전략'(MTSP) 및 '국별협력전략'(CCS)의 수립을 지원한다. WHO 동남아지역사무소(WHO SEARO), 본부(Headquarters), 그리고 UNICEF, UNFPA 등 다른 유엔 기구와 긴밀한 협력체계로 일하면서, 보건의료분야에서 기술적 지원이나 필요 물품을 제공하는 다양한 지원국가 들의 자발적인 기여를 조정하는 역할을 수행한다.

'2020년 필요와 우선순위'에 의하면, WHO는 북한 내 전 지역에 걸쳐 약 2백만 명의 수혜자를 대상으로 보편적 건강보장을 확보하기 위한 정책적 지원과 기술적 자문 제공을 주요 목표로 제시하고 있다. 이는 보건소 등의 1차 의료시설과 지역병원을 포함하는 2차 의료 시설의 강화를 지원하는 것뿐만 아니라, 보건의료분야 전략의 수립을 지원하고, 자문을 제공하며 기술적, 관리적 역량을 강화하며 필수 구명 의약품과 장비를 보건의료기관에 제공함으로써 감염성 질환과 비감염성 질환을 예방, 관리, 및 통제하는 기능을 강화하고자 하는 것이다. 또한, 모성과 아동의 건강을 개선하고 예방접종 사업 수행, 그리고 나아가 보건의료 시스템의 강화를 위한 지원을 제공하는 활동 등을 수행한다.

WHO의 중요한 활동 중 하나는 대상국과의 긴밀한 협의하에 '국별협력전략'(CCS)을 수립하는 것이다. WHO '국별협력전략'(CCS)은 지원대상국가의 보건의료 정책, 전략 및 계획수립에 기반한 WHO의 지원사업과 활동에 관한 중기 전략 비젼이다. '국별협력전략'(CCS)은 원칙적으로 대상국의 보건당국이 세운 우선순위를 기초로 하여 '보건의료분야 중기 발전전략'(MTSP)과 조화를 이루며 수립된다. '국별협력전략'은 기본적으로 동남아 지역의 WHO 지역사무소와 북한 보건국 간의 협력으로 수립되는데, WHO 내부적자문과 외부적 자문를 거쳐 확정된다. 우선 WHO 내부적 자문은 기술적 지원, 전략적 계획, 리뷰 보고서, 그리고 '2030의제와 SDGs' 등을 고려하여 이루어진다. '국별협력전략'(CCS) 초안은 WHO 지역사무소와 본부의 검토를 거쳐 보건의료 분야에 관련된 지역적인 아젠다와 글로벌 아젠다 모두와 조화를 이룰 수 있도록 한다. 외부적으로는 북한보건당국과 여러 차례 걸친 워크숍 및 현재 보건분야 계획에 대한 중간점검 보고 등을 거치면서 북한의 발전전략과의 조화를 이룰 수 있도록 한다.

'국별협력전략'(CCS)은 기타 유엔 기관이나 개발협력 기구들과 WHO간의 협력과 지원정책의 조화를 위한 주요 정책도구로도 활용된다. 따라서, 국별 협력 전략수립의 과정에서는 대상국가 정부만이 아니라 국제사회의 다양한 이해관계자들과의 반복적인 협의와 자문의 과정을 거치며, 그 결과 대상국가의 정책과 계획 및 최근의 보건의료 상황에 대한 분석에 근거하여 4~5개 정도의 전략적 우선순위와 관심분야 등을 결정한다. 이와 같이 '국별협력전략'(CCS)은 대상국가의 건강수준 향상을 위한 지원활동의 우선순위와 전략적 방향을 정하기 위해, 북한 고유의 상황만이 아니라 지역적 상황과 국제사회의 우선순위 등 국가, 지역, 글로벌이라는 3가지 수준에서의 맥락을 고려하여 수립된다.

2014-2019 전략을 비롯한 WHO의 북한 보건의료분야에 대한 전략적 주요 아젠다는 다음과 같은 원칙에 의해 수립된다. 우선 일치(alignment)의 원칙이다. 이 원칙은 WHO가 우선순위를 결정할 때 대상국 보건의료분야 전략

및 우선순위와 일치하도록 한다는 것이다. 다음은 조화(Harmonization)의 원칙이다. WHO는 정책수립, 기술적 지원, 모니터링과 평가 등에 관한 전략적 아젠다를 설정할 때 대상국의 현실상황, 역학적 특징과 인구상황 등을 파악하여 그 방향을 조정하여야 한다. 예를 들면, 현재의 북한 사회는 감염성 질환, 비감염성 질환, 그리고 응급재난으로 인한 건강 위협 등 소위 '삼중 부담(triple burden)'의 문제를 안고 있는데 이와 같은 위험요인과 위협에 대응하는 전략적 방향으로 정책과 투자의 균형을 이루는 것이 중요할 것이다. 또한, 장기적인 차원에서 보건의료시스템 발전 전략을 고려하면서도 인도적 지원 차원에서 당장 시급한 수요에 대응하는 등 시간적인 균형을 이루는 것57 또한 중요하다. 나아가, 대상국인 북한, WHO 지역적 보건의료 목표, SDGs에 부합하는 글로벌 보건 아젠다, 보편적 건강 보장, 그리고 보건분야 외 환경이나 경제분야 등과의 협력 등 다양한 요소를 고려하여 조화를 이룰 수 있어야 한다.

한편, WHO는 주요 모니터링 및 평가 시스템의 구축에도 의미있는 기여를 하고 있다. 예를 들어, 2006년 WHO를 중심으로 시작된 모자보건개선 사업의 모니터링과 평가를 위해 분기별 모니터링 보고서 제출, 데이터베이스 구축, 정기적 외부평가, 사업성과 점검 회의, 연간 경과보고서 출간 등의 활동을 진행하며, 2013년부터는 월별보고, 현장방문을 통한 모니터링, 물자공급에 대한 확인증명서 제출, 중앙 및 지역별 물류관리정보시스템 등 관리체계를 강화하고 있다. 이외에도 북한 보건당국의 자체 평가 및 모니터링 역량을 키우기 위한 교육 및 워크샵을 시행하고 있다.

대북 '국별협력전략'(CCS)은 2003년 1차 발간이후 지금까지 총 3차례 발간이 되었다(표 5). 가장 최근에 발표된 2014－2019년 전략에서는 앞서 설명한 '중기발전전략'(MTSP)과 '국가보건우선순위'(NHP)의 최근 문건에서 나타난 바와 같은 미래지향적 초점이나 의료기술이나 의약품의 발전을 중시하고, 재난이나 응급상황에 대한 대응역량 강화를 강조하는 등의 변화는 아직 뚜렷하게 보이지 않지만 2020년 이후 '국별협력전략'이 아직 제시되지 않아서 이러한 변화의 추세에 대해 명확하게 판단하기는 쉽지 않다. 단지, 이전과 달리

---

57 북한의 보건의료학술지의 '사설'을 분석한 논문에서는 북한의 보건의료전략이 현재의 문제를 해결하기보다는 미래의 시스템 개발에 보다 관심이 집중되고 있어서 현재와 미래의 균형을 이루는 것이 중요하다고 지적하기도 하였음. (Shin and Jeon, 2019)를 참조할 것

표 6 WHO 대북 '국별협력전략'(CCS)
2004-2008, 2009-2013, 2014-2019 주요 전략 비교

WHO 국별협력전략 2004-2008	WHO 국별협력전략 2009-2013	WHO 국별협력전략 2014-2019
• 위험인구집단의 사망률과 유병률 감소 • 건강한 생활습관을 지향하고 건강위험요인 감소 • 보건의료시스템 개선 • 보건분야를 위한 정책역량 강화 및 제도적 환경 구축	• 정책개발, 실행과 계획, 서비스 전달의 개선을 위한 역량 개발을 통한 보건의료시스템 강화 • 여성과 아동의 건강문제 대응 • 감염병에 대한 대응 방안 유지 및 보완 • 비감염병의 증가를 유발하는 위험요인에 대한 대응 • 건강에 대한 환경적 결정요인에 대응	• 비감염병의 예방 및 통제 • 여성과 아동의 취약성을 보완하고 재난위험을 감소하여 건강 향상 • 감염병 예방 및 통제 • 서비스 전달의 개선을 위한 보건의료시스템의 강화 • 지속적인 보건발전을 지원하기 위한 WHO의 지속적 참여

자료원: WHO Country Cooperation Strategy DPRK. 2004-2008. 2009-2013, 2014-2019

지속적인 보건의료발전을 지원하기 위한 WHO의 지속적인 참여를 주요 전략 방향으로 정하고 이에 대한 구체적인 활동을 제시한 것은 주목할 만하다. 특히, 2014－2019 '국별협력전략' 보고에서는 WHO와 북한 보건성간의 긴밀한 협력체제와 신뢰구축이 형성되어 있음을 강조하면서 북한보건성의 정책역량 강화, 지속적인 건강향상을 위한 자원동원에 관한 협력 등을 제시한 것은 북한 당국과 WHO간의 협력체계 구축에 대한 긍정적이고 적극적인 메시지로 평가할 수 있다.

2) 유엔아동기금(UNICEF)

UNICEF[58]는 1996년부터 활동을 시작하여 북한 아동의 건강, 영양, 교육, 위생개선, 예방접종 사업, 도시와 농촌 간의 격차해소를 통해 취약계층이나 빈곤층 지원, 기술지원등을 통해 아동에 유리한 국가정책 수립 지원 활동, 응급상황 시 아동보호 등의 활동에 주력하고 있다. 도시와 농촌지역간의 격차를 줄임으로써 소외되거나 빈곤한 지역의 아동들에게 초점을 맞추고자 계획된다. 특히, 북한 보건당국과 함께 에이즈, 결핵, 말라리아를 위한 지원금을 글로벌 펀드(Global funds for AIDS, TB and Malaria: GFATM)나 백신과 예방접종에 관한 지원금을 제공하는 GAVI와의 긴밀한 협력을 통해 목표를 달성하기 위한 사업활동을 수행한다.

---

58 UNICEF 홈페이지(https://data.unicef.org/dv_index/, (2021.1.5. 방문).

    UNICEF는 북한 내 사업과 활동의 목표를 북한당국이 스스로 지속가능한 국가적 역량을 키우도록 지원함으로써 북한 내 아동들이 생존, 성장, 보호 및 참여에 관한 권리를 누릴 수 있도록 하고 그와 관련된 정책을 수립하고 집행하는 역량을 강화하도록 지원하는 데 두고 있다. 또한 교육프로그램이나 역량강화 사업을 통해 대상국의 예방접종 시스템 수립 및 강화, 출산기 여성과 아동에 대한 보호지침 마련, 보건의료 전문 인력 등의 활동도 수행하고 서비스 전달 기능 강화를 위해 노력한다. 또한, 북한 내 아동의 건강과 영양 실태를 조사하고 아동을 위한 사업의 성과를 측정하여 모니터링하고 그 결과를 보고서를 작성하고 피드백하는 역할을 수행하면서 사업의 책무성을 강화하는 것에 초점을 둔다. UNICEF 북한상주 사무소는 유니세프 동아시아태평양 지역사무소(EAPRO)의 기술적 지원과 지휘에 따라 운영된다.

    이외에도 '필요와 우선순위' 2020에 따르면 UNICEF는 50개의 우선 선정된 지역내 4십 3만 2천명의 아동을 포함한 5백 5십만 명에 대해 필수의약품을 지원하고, 80십만 명의 5세 이하 아동의 급성장염 문제 해결, 3만 5천명의 산모를 위한 응급산과 및 신생아 서비스(Emergency Obstetric and Newborn Care: EmONC) 시설에 대한 접근성 강화 등을 목표로 하고 있다. 특히, 아동 사망률을 줄이기 위한 UNICEF의 대표적 프로그램으로 '통합적 신생아 및 아동질환관리프로그램'(Integrated Management of Newborn and Childhood Illness, IMNCI)은 5세 이하 주요 사망원인인 급성기호흡질환, 설사, 영양결핍, 아동결핵 등의 문제를 해결하기 위해 활동한다(UNOCHA, 2020: 52; Kang & Shin, 2011).

    UNICEF는 WHO와 UNFPA와의 협력 하에 북한상황에 맞는 프로토콜과 지침에 따라 프로그램을 형성하는 데 북한내 50개의 인도적 위기발생 지역에서 수행되고 있다. 최근 북한에서는 약 5,000명의 담당의사를 훈련하고 필수의약품 키트와 기본 장비를 보급하여 효과적인 예방, 기본적인 치료서비스와 건강증진에 주력하였다. 북한은 지속적으로 아동의 95% 이상 예방접종 완성률이 보고되는 등 예방접종에 관해서는 비교적 잘 관리해 왔는데, UNICEF는 예방접종 관리전문가를 훈련하고 백신을 관리하는 콜드 체인의 고도화, 모니터링 서비스를 강화하는 등 예방접종의 질적 수준을 보장하는 등의 활동을 하고 있다. 또한, 모성사망률과 신생아 사망률의 감소에 큰 기여를 하는 근거기반 응급산과 및 신생아 관리서비스의 제공에도 역점을 둔다. 장애아동에 관한 통합적 프로그램을 수행하며 조기발견, 감시와 재활 및 필요한 의료서비스 지원기능을 강화하고자 노력하고 있다.[59] 특히, 소외지역이나 빈곤지역, 재난 발생 지역에도 이러한 모든 서비스가 보급할 수 있도록 한다. 나아가, 단순한 물자지원만이 아니라 사례관리를 위한 역량 강화 등을 통해 평등하고 균형있는 서비스 전달을 지속가능하도록 하는 보건의료 체계의 회복탄력성을 강화하는 것을 목표로 한다(UNOCHA, 2020: 52).

   UNICEF의 대북 지원사업 중 보건의료 체계 강화를 위한 다른 중요한 활동은 북한 내 아동건강 및 영양에 관한 실태분석과 모니터링이다. 관련하여 핵심적 활동으로는 북한 상황분석 보고서 발간과 MICS 조사 및 보고서 발간 등이 있다. 2019년 북한 상황분석은 관련 부처와 공동으로 진행되었는데 북한 통계당국, 보건성, 의학협회, 도시관리부, 교육위원회 및 인민학습당(Grand People's Study House: GPSH) 등이 관여한다.[60] 보고서 작성은 UNICEF 부대표와 모니터링 및 평가 전문가가 기술적 투입과 방향을 제시하고. 유니세프 EAPRO가 지원과 자문을 제공하며 북한내 상주 기구로서 UNDP, UNFPA, WFP, FAO, WHO, 스위스 개발기구, 독일대사관, 영국 및 스웨덴 등 다양한 기관과의 협력을 통해 정보를 수집하여 이루어진다.

   상황분석 보고서는 다음과 같은 목적을 가지고 작성된다. 우선 ① 사업의 성과, 성공요인과 기회 등을 기록하고 아동과 여성 권리의 실현에 대한 장애요인, 발생요인을 보고함으로써 정책결정자와 인도적 지원 파트너들의 이해를 도모하며, ② 수집된 자료에 대한 구체적인 평가와 분석을 통해 북한당국이 필요한 사업을 계획하고 모니터링할 수 있는 역량을 강화할 수 있도록 돕는다. 특히 지역, 성별, 연령, 장애, 기타 차별이 발생할 수 있는 요인들을 파악하고 이에 대응하여 SDGs를 달성하기 위한 노력을 경주할 때 유엔아동권리협약(Convention on the Rights of the Child: CRC), 여성차별철폐협약(Convention on Elimination of All Forms of Discrimination against Women: CEDAW), 장애인 권리 협약(Convention on Rights of People with Disabilities: CRPD) 등을 준수할 수 있도록 한다. 또한, ③ 기후변화나 재난으로 인해 아동

---

59 UNICEF 홈페이지(https://data.unicef.org/dv_index/, (2021.2.19. 방문).

60 UNICEF. Analysis of the Situation of Children and Women in the Democratic People's Republic of Korea situation analysis 2019

과 여성에게 발생한 피해를 확인하고 분석하여 보고함으로써 이러한 상황에 대응하는 국가적 역량을 키우고 인도적 지원 파트너와의 협력을 통해 피해지역의 회복력을 강화할 수 있도록 한다. ④ 북한 내 아동과 여성의 실태에 대한 종합적 자료로서의 역할을 함으로써 대북지원을 위한 어드보커시와 자원동원의 도구로 쓰이며, 이해관계자들을 위한 지식을 생산하여 학습하게 하고 정책결정자나 주요 행위자들의 정책결정에 도움이 되도록 한다. 나아가 소외된 아동들에 관한 지식과 현실의 갭을 최소화할 수 있도록 연구와 자료생산의 기반을 마련한다.

한편, UNICEF의 주요 조사 및 모니터링 활동으로는 MICS와 '영양실태조사'(National Nutritional Survey, NS)가 있다. MICS는 UNICEF 사업지역의 보건의료 관련 실태와 성과를 파악하고 보건의료정책 및 사업프로그램, 국가발전 계획을 수립하고 성과를 모니터링 할 수 있도록 하는 유용한 가구조사 설문시스템이다. 북한에서는 북한 중앙통계국이 UNCEF와의 협력하에 1998, 2000, 2009년, 그리고 2017년 네 차례에 걸쳐 진행하였다. MICS 조사도구는 전국적 단위에서 지역의 대표성을 고려하여 북한내 상황을 전반적으로 파악할 수 있도록 표본을 추출하고자 하였고, 아동과 가임기 여성의 삶을 파악할 수 있는 다양한 변수를 포함하여 구축되었다. 국제적으로 표준화된 질문을 사용하기 때문에 국가간 비교가 가능하도록 한다. 2017 MICS는 8,500가구를 대상으로 수행되었는데, 이전 조사와는 달리 15세에서 49세의 남성도 조사대상에 포함되어 건강 및 영양 상태 등 성과지표에 관한 성별 분석이 가능하게 되었다는 점도 UNSF 2017-2021에 포함된 성평등의 원칙이라는 측면에 의미있는 변화라고 할 수 있다.[61]

2017년 MICS 조사는 몇 가지 측면에서 이전에 수행된 조사들과 차별화될 수 있다(홍제환 외, 2018; Hong, 2019). 우선, 이전 조사에 비해 표본 수나 지역대상뿐만 아니라 조사내용의 범위도 대폭 확장되었다. 북한주민의 평균적인 생활수준의 향상을 측정하기 위해 인터넷, 컴퓨터, 모바일 전화의 사용에

---

61 DPRK 2017 MICS자료의 정확성과 신뢰성에 대해서는 북한 통계의 일반적인 수준에서 나타나는 제한점이 있음은 분명하나 중국 무역통계 등에서 나타난 수치와 비교해볼 때 2008년 인구센서스나 2014년 사회경제, 인구 및 건강조사 (SDHS)에 비해 보다 현실적인 수치로 보인다는 평가도 있음. 김석진·홍제환, 국제 비교를 통해 본 북한의 생활수준, KINU 정책연구시리즈 19-03, 통일연구원, 2019를 참조할 것.

대한 질문을 추가하였고, 정규교육 출석률이나 학업성취도 등 인적자본과 취사, 난방, 조명 등을 위한 연료 사용 유형 등 가구 에너지 사용, 식수 및 화장실 시설 등의 항목을 포함하는 등 광범위한 내용으로 조사지가 구성되었고 (이종규, 2019) 그 결과 지표의 수가 2009년 55개에서 2017년 117개로 늘었다. 또한, 지표 구성에 있어서 각 지표 중에서 SDGs의 세부목표에 해당하는 지표를 구분하여 표시함으로써 'SDGs'와의 연계를 보여주고 그 성과를 분석하고자 하는 것도 주목할 만하다.

한편, 2017년 MICS 조사에 있어서 또 다른 중요한 변화는 경제사회지표가 대폭 추가되었고 그러한 지표를 활용하여 자료를 분석한 결과를 보고하고 있다는 점이다(이종규, 2019). 자료의 분석에 있어서도 대상가구의 재산수준에 따라 집단을 구분하여 자료를 분석한 것을 볼 수 있는데 조사대상 가구의 재산수준의 차이에 따른 건강 및 영양 상태의 불평등 상황을 파악할 수 있도록 하였다. 이와 같이 재산수준별 분석[62]을 하기 위해서 2017년 조사에서는 가구당 경제사회적 수준을 측정하기 위한 상당히 상세하고 다양한 지표를 포함하고 있는데, 예를 들어, 가구지 바닥과 벽, 전기, 전화선, 침구, 옷장 및 찬장, TV, 냉장고, 세탁기, 전기밥솥, CD 플레이어, 시계, 자전거, 오토바이, 컴퓨터, 모바일전화 소유여부 총 19가지 기준에 대해 조사하여 이를 바탕으로 재산지수(wealth index)를 계산하였다(이종규, 2019). 평등적 사회주의를 표방하는 북한에서 이와 같이 재산에 따른 불평등을 인정하여 자료를 분석하고 그 결과를 발표하는 것은 이전과는 상당히 달라진 양상으로 판단된다.

북한의 상황에 대한 신뢰할 만한 자료가 절대적으로 부족한 상황에서 MICS와 같은 조사자료는 제한적이기는 하지만 북한 내 아동과 여성의 건강상태 및 수요를 보다 정확하게 파악할 수 있는 모니터링 자료로서 중요한 의미를 가진다. 특히 2017년 조사가 보건의료나 영양에 관한 지표만이 아니라 경제적 수준 및 분포를 파악할 수 있는 가계자산, 생활에너지, 주거여건, 컴퓨터와 모바일 전화 등 정보통신능력 및 접근성 등을 포함하고 이러한 변수를 활용하여 건강과 영양 상태에 관한 집단별 비교 분석을 시도한 것은 북한내 여성과 아동의 건강향상을 위한 노력에 있어서 여전히 심각한 문제로 남아있

62 재산 수준을 상위 20%, 중위 40%, 하위 40% (Wealth Index 20, 40, 20)로 나누어 분석하였음.

는 도농간, 지역간, 경제사회 수준간 격차를 노출하고 이에 대해 인식하는 노력을 시작했다는 점에서 중요한 시사점을 내포한다. 이는 유엔기구 사업의 모니터링에 있어 북한당국이 보다 정확한 자료의 생산의 중요성을 인식하고 나아가 보편성과 평등과 같은 유엔의 기준과 원칙에 대한 학습 및 실제적인 실천에 있어서 보다 전향적인 자세를 갖게 되었음을 시사하며 이러한 변화는 향후 유엔과 북한당국이 보다 긴밀하게 협조하기 위한 중요한 기반이 될 것으로 기대하도록 한다.

V. 한반도 건강공동체 준비와 유엔기구의 역할

유엔은 지난 26년간 북한에 대한 지원을 지속하면서 제한적 범위이지만 대북지원 체계를 구축하고, 북한당국과의 협력의 방식을 국제적 규범과 원칙에 맞추기 위한 노력을 지속적으로 추진하면서, 넓은 의미에서 국제사회 대북지원의 환경을 정비하는데 기여해 온 것으로 평가할 수 있다. 또한 영양과 보건 및 위생에 집중된 지원을 통해 북한 취약계층의 건강증진관련 일정한 성과를 거둔 것으로 평가된다. 이러한 점을 고려할 때 유엔기구들이 그간 대북지원 과정에서 이룬 성과를 한반도 건강공동체 준비과정에서 적극 활용하는 방안에 대한 몇 가지 제언을 하고자 한다.

첫째, 유엔은 '유엔전략계획 2017－21' 채택을 통해 북한의 SDGs 이행을 대북지원과 연계하는 지원 체계를 이미 구축하였고, 북한당국 또한 대외적으로 북한의 발전전략과 SDGs 이행간 연계입장을 밝히고 있으므로, 2030년까지 국제사회의 대북지원은 북한의 SDGs 이행지원 형식으로 추진될 것으로 전망된다. 한반도 건강공동체 준비차원에서 SDGs 중 한반도 건강공동체와 직접적으로 연관되는 목표(Goals) 및 세부목표(Targets)를 중심으로 한 구체적인 지원전략 마련이 필요하다.

둘째, 유엔은 지속적인 대북 지원을 통해 보건과 위생 및 영양분야에서 다양한 정보와 지식을 축적하였을 것으로 보이며, 전문가 그룹도 형성되었을 것으로 추정된다. 한반도 건강공동체 준비 과정에서 유엔의 관련정보를 활용하고 유엔 전문가 그룹과의 체계적인 교류를 추진하는 노력이 요구된다. 현재 유엔기구의 사업단위별 결과보고서에 대한 접근은 제한적이므로 한국 정부차원에서 유엔기구의 대북지원 정보에 대한 접근성이 강화될 수 있도록 유엔기구와 협의할 필요가 있다. 또한, 대북지원에 지속 관여해온 유엔 전문가 그룹을 파악하고 이들과 한국 측 전문가 그룹이 상호 교류할 수 있는 메커니즘 구축에 대한 정부와 민간기관의 관심 제고가 요구된다.

셋째, 한반도 건강공동체 준비를 위해서는 북한의 건강과 보건관련 상황에 대한 정확한 데이터 확보가 필수적이다. 제한적인 범위에서나마 유엔기구들이 최근까지 북한의 보건 및 영양관련 데이터 축적을 위해 노력해 왔고 일정한 성과도 거둔 만큼 접근 가능한 유엔 데이터를 중심으로 북한 보건과 건강 및 위생 상황에 대한 지속적인 연구를 실시하고 결과를 공유하는 노력이 요구된다. 이와 함께, 북한상주 유엔기구들이 북한에서 시행중인 다양한 데이터 수집 및 조사가 지속되고 확대될 수 있도록 한국정부의 유엔기구에 대한 지원이 확대될 필요가 있다. 특히 유엔기구들이 개발과 인도적 지원 계획수립에 필요한 기본 데이터 수집 등의 목적으로 북한 중앙통계국의 분야별 조사를 지원해 오고 있는 점을 감안할 때, 유엔을 통해 북한 당국의 통계역량 강화에 기여할 수 있는 측면에 대한 전략적 사고가 필요하다. 북한당국이 성별, 지역별, 연령별, 그리고 장애상황에 따라 분리된 통계를 생성하고 관리할 수 있도록 유엔기구와 협력 사업을 추진하는 방안 등을 적극 검토할 필요가 있다.

넷째, '유엔전략계획 2017 – 21'을 대체하는 새로운 전략계획이 작성이 향후 유엔과 북한정부간 협의될 것으로 예상된다. 새로운 전략계획 작성에 양측이 합의한다면, 유엔은 관례에 따라 북한에 상주하는 유엔기구뿐만 아니라 공여국, 민간기관들과 광범위한 협의를 진행할 것이다. '유엔전략계획 2017 – 21' 작성 시에는 한국정부나 민간단체들이 적극적으로 유엔기구 협의에 참여하지 않았지만, 유엔전략계획이 국제사회 대북지원의 지침서 역할을 담당하는 점을 감안할 때 향후 작성단계에서부터 한반도 건강공동체 형성관련 관심사항을 적극 반영하는 노력이 요구된다. 이를 위해서는 정부차원에서 북한상주 유엔기구 및 상주조정관과의 협력을 강화하고, 한국 내 대북지원에 관심을 가진 전문가 그룹이 유엔기구들과 협의할 수 있는 플랫폼 구축을 위해 노력할 필요가 있다.

유엔은 지난 26년간 대북지원을 통해 구축한 북한당국과의 협력관계, 대

북지원 전문성 등을 바탕으로 향후에도 대북지원에 있어 중요한 역할을 담당
해 나갈 것으로 예상된다. 따라서 한반도 건강공동체 형성과 준비의 중요한
파트너로서 유엔을 활용하고 협력방안에 대한 국내의 지속적인 관심과 심층적
인 연구 및 이를 바탕으로 한 전략적인 접근이 이루어질 수 있기를 기대한다.

참고문헌

강민아. 보편적 건강보장의 이론적 원칙과 현실적 실천방안. HIRA 정책동향. 10(1):16−26. 2016.

김석진, 홍제환. 국제 비교를 통해 본 북한의 생활수준. KINU 정책연구시리즈, 19−03. 통일연구원. 2019.

김지영. "유엔 지속가능발전목표 시대 국제개발협력에 대한 북한의 인식연구," 북한 개발협력과 지속가능발전목표. 국제개발협력학회 연구총서. 2020.

김태균. "유엔 지속가능발전목표와 발전 이데올로기: 북한의 자발적국가리뷰(VNR) 준비과정을 중심으로," 북한개발협력과 지속가능발전목표, 국제개발협력학회 연구총서. 2020.

문경연, 이수훈, 전명수. 「국제사회의 유엔기구를 통한 대북지원 22년(1996−2016) 평가와 함의」. KDI 북한경제리뷰. 2018.

보건복지부, 한국보건의료재단. 서울대학교 의과대학 통일의학센터. 북한보건의료백서 개정판. 2019.

신희영, 이혜원, 안경수, 안형순, 임아영, 전지은, 최소영. 통일 의료 − 남북한 보건의료 협력과 통합. 서울. 서울대학교 출판문화원. 2017.

이종규. 북한의 경제사회지표 분석: 복합지표조사(MICS)를 중심으로. KDI 정책연구 시리즈. 2019.

최춘흠, 김영윤, 최수영. "유엔기구의 지원체계와 대북활동", 「경제·인문사회연구회 협동연구총서 08−08−04」. 2008.

홍제환, 김석진, 정은미. 『북한 민생 실태 및 협력 방안』. 서울: 통일연구원, 2018.

Central Bureau of Statistics of the DPR Korea and UNICEF. DPR Korea Multiple Indicator Cluster Survey 2017, Survey Findings Report. Pyongyang, DPR Korea: CentralBureau of Statistics and UNICEF. 2017.

Hong, Jea Hwan. North Koreans' Current Living Conditions Based on UNICEF Survey Results: With a Focus on the Status of Infant Nutrition. 2019.

Kim, Minah Kang & Shin, Young Jeon. Maternal and Child Health in North

Korea: Based on the Millennium Development Goals, MDGs, Indicators and Multiple Indicator Cluster Survey 2009 Report, Journal of Peace and Unification, 2011, 1.2: 119146.

Ministry of Public Health in partnership with World Health Organization (WHO). Medium Term Strategic Plan for the Development of the Health Sector in DPRK 2016－2020.

Ministry of Public Health in partnership with World Health Organization (WHO). Medium Term Strategic Plan for the Development of the Health Sector in DPRK 2010－2015.

Oh, Youngju & Kim, Eun Mee. Sustaining Peace on the Korean Peninsula and the Role of International Organizations, Journal of Peace and Unification, Vol. 10 No. 1, Spring 2020.

Shin, B. K. & Jeon, W. T. National Health Priorities under the Kim Jong Un regime in Democratic People's Republic of Korea (DPRK), 2012－2018. BMJ global health, 4 (Suppl 7). 2019.

UNICEF. Analysis of the Situation of Children and Women in the Democratic People's Republic of Korea situation analysis. 2019.

United Nations Office for the Coordination of Humanitarian Affairs (UNOCHA). DPRK Needs and Priorities 2017, 2018, 2019, 2020.

United Nations Office for the Coordination of Humanitarian Affairs (UNOCHA). Global Humanitarian Overview 2019, 2020, 2021.

World Food Organization (WFP). DPRK Country Brief October 2019 & January 2020.

World Food Organization (WFP). DPRK Interim Country Strategic Plan 2019－21.

World Health Organization (WHO). WHO Country Cooperation Strategy Democratic People's Republic of Korea 2009－2013.

World Health Organization (WHO). WHO Country Cooperation Strategy Democratic People's Republic of Korea 2014－2019.

World Health Organization (WHO). WHO Country Cooperation Strategy Democratic People's Republic of Korea 2004－2008.

21

한반도 건강안보와 생명·건강권 보호를 위한
원헬스(One Health) 연구-임상-산업 교류협력 준비

박 상 민*

I. 시작하는 말

생명과 건강에 대한 세상의 대응은 안보 관점인 건강안보와 인권 관점인 생명권, 건강권의 두 축으로 바라볼 수 있다. 한반도 건강안보와 생명·건강권이라는 중요한 두 가치를 남북이 상호 시너지 속에 지속가능한 수평 협력 모델로 구현할 수 있는 방안이 절실히 요구되는 상황이다. 특히 코로나19와 같은 전 세계적인 감염병 위기로 '원헬스(One Health)' 개념이 다시 주목받고 있다. 원헬스(One Health)란 사람, 동물, 식물과 환경 등 생태계의 건강이 모두 이어져 있다는 인식 아래 모두에게 최적의 건강을 제공하기 위한 다차원적 협력 전략을 의미한다. 본 원고에서는 코로나 19 이후 대두되는 여러 변화 중 ① 건강안보와 생명·건강권의 두 가치가 국제사회와 남북 생명보건의료 분야에 어떠한 영향을 미쳤는지 살펴보며, ② 이러한 변화 속에서 지속가능한 한반도 생명건강공동체 수립을 위한 접경지역 내 원헬스(One Health) 연구-임상-산업 교류협력 방안에 대해서 논의하겠다.

* 서울대학교 의과대학 건강데이터사이언스랩 / 가정의학교실 교수

II. 건강안보와 생명·건강권 측면에서 바라본
남북 생명보건의료 교류협력 준비

건강과 생명에 인권이 강조된 건강권, 생명권이라는 개념은 쉽게 받아들여진다. 이에 비해 건강과 생명에 안보의 관점이 결합된 건강안보는 비교적 생소한 개념이었다. 하지만, 전 세계적 감염병위기를 겪으면서, 세계는 건강안보가 국민의 생명을 보호하는데 매우 중요한 영역임을 새롭게 깨닫고 있다. 건강안보의 가장 중요한 측면은 감염병의 확산을 저지하고 통제하는 것이다. 북한의 입장에서는 건강안보의 중요성은 체제안정과도 직결되며, 부족한 보건의료 재원을 국제사회로부터 지원받는 중요한 창구가 대부분 건강안보와 관련된 기구이기 때문에 더욱 중요하다.

전 세계적인 감염병 사태가 발생할 때마다 질병관리청이 언론에 등장한다. 건강안보의 관점에서 자국민 보호의 역할을 담당하는 국가조직이 우리나라의 질병관리청이기 때문이다. 북한에서는 우리나라의 보건복지부에 해당하는 보건성이 이러한 건강안보를 담당하는 역할을 수행하며, 심각한 감염병이 발생한 경우에는 국가비상방역위원회가 운영된다. 이번 코로나19 위기를 겪으면서, 북한도 체계적인 질병관리본부와 같은 상시적인 질병관리 조직을 구축해야 할 필요성이 커졌다. 질병의 전파에 국경이 무의미함을 경험하고 있는 현재, 우리의 건강과 안전은 전세계가 하나의 공동체적 개념에서 접근해야 함을 코로나 19를 통해 재확인하였다. 가장 가까운 북한의 상황에 대한 이해와 공동체적 협력방역은 미룰 수 없는 우리의 과제이며, 이를 위한 교류협력 방안을 대비해야 한다.

건강안보는 국제관계 및 국제개발원조 예산 배분에도 중요한 고려점이 된다. 2000년대 초반, 건강 관련한 UN 밀레니엄 목표달성을 위해 새롭게 조직된 국제기구는 대부분 감염성 질환과 관련이 되어 있다. 특히, 영유아 예방접종을 지원하는 세계백신연합(GAVI)과 에이즈, 말라리아, 결핵 퇴치를 지원하는 글로벌펀드(Global Fund)는 각 나라에서 경제 수준에 따라 분담금을 지원하고 있다. 단순히 인도적인 이유만으로 선진국들이 분담금을 지불하지는 않는다. 제국을 경험했던 영국 정부는 각 국제기구들에게 예산을 배분할 때는 해당 기구의 강점과 이 사업이 영국의 국익에 미치는 영향인 두 가지 측면을 고려한다. 이때 세계백신연합(GAVI)과 글로벌펀드(Global Fund)는 영국의 국익 측면에서 매우 높은 평가를 받는데, 바로 감염병 관리라는 건강안보 측면과 직결되는 기구들이기 때문이다.

국제사회에서 고립되어 있는 북한은 보건의료 지원을 받는 데에도 큰 어려움을 겪고 있다. 특히, 유엔 안보리 대북제재가 강화된 2017년 이후 인도적 지원을 제외한 대부분의 대북지원은 차단되었다. 그리고 이는 인도적 지원 영역에도 의도되지 않은 많은 영향을 끼치며 북한의 필수적으로 필요한 보건의료적 긴급한 수요에 대한 공급도 원활히 이뤄지지 못하게 하였다. 모자보건 영역의 경우에도 통일부 남북협력기금에 의존하여 진행되던 WHO의 대북 모자보건사업은 북핵 문제로 인한 갈등이 심화되면서 2015년 이후에는 사실상 중단되었다. 이러한 상황으로 인해 북한은 글로벌펀드(Global Fund)나 세계백신연합(GAVI)과 같이 특정 감염성질환을 집중적으로 지원하는 다자기구에 대한 보건의료 재정의존도가 높아졌다. 하지만, 이렇게 일부 다자기구에 과도하게 의존하는 북한의 보건의료 재정구조는 외부 환경 변화에 매우 취약할 수밖에 없다. 특히, 북한 전역의 결핵사업에 중추적인 역할을 하던 글로벌펀드도 2018년 2월을 기점으로 지원이 중단되면서 북한의 결핵관리는 큰 위기를 맞게 되었다.

글로벌펀드는 2010년 이후 북한에 총 1천 150억 원을 지원하였는데, 2017년 글로벌펀드 담당자는 한국정부의 글로벌펀드 누적 기부액이 글로벌펀드가 북한에 지원한 금액의 1/3 수준에 머무른다는 지적을 하면서 한국 정부의 기여 수준을 높일 필요가 있다고 제안하였다. 공식적으로 글로벌펀드와 세계백신연합은 재원 모집 과정과 집행이 철저히 분리되어 있기 때문에, 공여국의 입장에서 분담금을 낼 때 특정 국가에 특정 사업을 지정할 수 없어서, 통일부의 남북협력기금을 활용하여 지원할 수 없다. 다만, 이 두 기구에서도 외교부와 협의할 때 북한에 지원하는 금액을 제시하고 우리나라 정부에 그에 적합한 기여를 비공식적으로 제안하는 형태로 진행되는 것으로 추정된다. 2018년 글로벌펀드가 북한의 결핵사업 지원 중단을 결정할 때의 명분은 북한 내 지원 물자 배급과 효율성에 대해 확신할 수 없다는 이유와 이사회 및 공여국을 설득하기 어렵다는 점을 내세우고 있다. 이는 국제사회에서도 충격을 주었으며, 유엔(UN) 인도주의업무조정국은 2018년 10월 유엔 중앙긴급구호기금에서 최초로 북한의 인도주의 사업을 위해 결핵사업을 위해 약 350만 달러를 배정하였다. 다행히 2020년 1월에 글로벌펀드는 북한의 결핵 말라리아 사업에 대한 지원을 재개하는 결정을 내렸지만, 이러한 사태를 통해서 한 나라의 감염병관리를 일부 외부 기관의 재원에 의존할 때는 국제관계나 정치적 의사결정에 얼마나 취약할 수 있는가를 알 수 있게 된다. 이와 함께 남북 직접 교류협력이 어려운 상황에서도 다양한 다자기구를 통해서 북한에 필수적으로 필요한 보건의료 재원을 안정적으로 지원하는 것이 매우 중요함을 알 수 있다.

코로나19 위기로 감염성 질환관리 및 방역에 대한 관심이 집중되고 있지만, 코로나19 감염자 중 사망의 고위험군은 당뇨, 만성호흡기질환 등을 동반한 만성질환자나 65세 이상 노령 인구이기 때문에, 비감염성질환 관리가 함께 강화되어야 한다. 현재 북한의 합계출산률은 국가의 인구유지에 필요한 2.3명에 미치지 못하는 1.89명이며, 이미 북한 내 65세 이상 인구는 10%를 넘어, 이미 북한의 인구구조도 저출산−고령화 현상을 보이고 있다. 노령인구의 증가는 심혈관질환, 만성질환, 암 등의 질병부담으로 이어져서, 북한의 주 사망원인은 심뇌혈관질환, 만성폐쇄성질환, 폐암, 위암, 간암으로 보고되고 있다.

하지만, 북한의 비감염성질환 관리 능력은 현저히 떨어져 있다. 국제사회 제제로 가뜩이나 어려운 북한의 경제 상황은 코로나19로 인해 더욱 심대한 타격을 받았다. 보건의료 재정부족으로 인해 사회주의 의료체계가 제대로 작동하지 않은 상태에서 비공식 의료비용 지불이 늘고 비공식 의료시장이 활성화 됨에 따라 빈부격차에 따라 의료접근성이 달라졌다. 증상이 있을 때만 약을 복용하거나 자가진단과 자가 치료 문화가 확산되어 나타난 의사−환자 관계 및 의료이용 행태의 변화는 당뇨, 고혈압, 심혈관계 질환 등 지속적인 관리가 필요한 만성질환의 관리 실패로 이어지게 되었다. 북한의 주 사망원인 1,2위가 심뇌혈관질환인 이유도 이러한 사회적인 변화에서 찾을 수 있다.

보통 국제사회에서 보건의료 지원 영역을 결정할 때, 건강안보와 생명·건강권의 두 측면을 동시에 만족하는 감염성질환관리, 예방접종사업과 모자보건사업에 우선순위가 매겨지게 된다. 그동안 비감염성질환 영역의 지원은 시급성을 이유로 후순위로 밀리거나 제외되어 왔지만, 향후 우리나라가 북한과 보건의료 교류협력 전략을 수립할 때는 북한의 비감염성질환 관리 수준을 높일 수 있는 방안을 함께 고려해야 할 것이다. 비감염성질환의 관리는 한 나라의 경제수준과 보건의료 시스템의 전반적 수준에 총체적으로 영향을 받기 때문에, 북한 내에서도 보건의료 사회안전망이 탄탄하게 확충되는 것이 필요하다. 이와 함께 북한의 상황에 맞는 국민건강영양조사, 암등록사업, 만성질환 등록사업, 의료정보 고도화 사업 등을 준비해야 하며 이를 체계적으로 담당할 수 있는 국가조직을 확충해야 할 것이다. 이러한 준비 과정 속에서 남북한이 상호 시너지를 극대화할 수 있는 교류협력을 촉진하도록 노력해야 한다. 우선, 한반도 생명·건강 공동체 협력방역 방안을 마련하며, 북한의 상황에 적합한 질병관리청, 식품의약안전처, 국립암센터, 중앙심혈관센터 등의 파트너 형성을 위한 투자와 협력을 준비해야 한다.

III. 지속가능한 한반도 생명·건강 공동체 수립을 위한 접경지역 내 원헬스(One Health) 연구-임상-산업 교류협력 방안

최근 인수공통감염병과 돼지열병 및 농작물 해충이 국경을 넘어 한반도 전역에 확산될 위험이 증가하면서 건강안보뿐 아니라 식량안보의 차원에서도 중요한 화두로 떠오르고 있다. 한반도 내에 거주하는 인간과 동물, 식물의 모든 생명은 이어져 있어서, 가장 취약한 곳에서 건강을 잃게 되면 모든 생태계가 큰 영향을 받는 시대를 살고 있다. 사람 사이의 교류가 제한되어 있다 하더라도 동식물의 자연스러운 이동을 막을 수는 없는 상황에서, 남과 북이 동시에 공동으로 협력하지 않으면 한반도 생명·건강 공동체는 유지될 수 없다.

코로나 19 이후 세상은 글로벌 공급밸류체인이 분열되고, 지역경제 블록화 및 리쇼어링이 강화되고 있다. 특히, 의약품, 의료기기의 생산 능력과 신약 및 백신의 개발 능력은 국가안보와도 직결되는 문제로 여겨진다. 따라서, 의약품, 기기 및 의료물품을 외국으로부터 구매하거나 지원받는 것을 넘어서서 자국 내 개발-생산 능력을 확충하고, 전반적인 보건의료체계를 강화해야 하는 필요성을 느끼고 있다. 또한, 기존의 수요에 덧붙여 새로운 시대적 변화를 대비할 수 있는 안정적인 보건의료 재원을 어떻게 마련할 것인지는 각국 정부가 직면한 큰 도전일 것이다. 우리는 이러한 상황 속에서 과거의 단편적인 지원이나 협력 모델을 넘어서서 경제협력과 국제 개발원조를 결합하여 창조적으로 새로운 시장을 개척하고 남북이 서로 시너지를 거둘 수 있는 교류협력 모델을 찾아야 한다.

지금까지 우리나라에서 시행한 대북 보건의료 사업의 대부분은 확보된 재원을 국제기구나 민간단체를 통해 지원한 후 이 예산으로 의약품, 의료소모품, 특수치료영양제품을 조달하여 전달하는 형태로 진행되었다. 향후 남북 보건의료 교류협력 전략을 구상할 때에는 생산을 어느 지역에서 어떻게 할 것인가를 함께 고민할 필요가 있다. 남북 접경지역 내에 연구−임상−경제협력지구가 활성화되어 한반도 생명건강공동체에서 필요한 의료물품 및 약제 등의 생산인프라가 구축된다면, 국제보건의료 ODA 시장과 접목된 지속가능한 새로운 중장기 교류협력 모델을 구축할 수 있을 것이다.

또한, 남북한 의생명과학과 보건의료분야 장점을 활용한 남북공동 R&D 사업은 질병의 원인과 진단. 치료를 위한 새 지식을 발견하고, 적정기술이 적용될 수 있는 의료장비를 개발하며, 신약과 백신 개발 등 다각적인 고부가가치와 일자리 창출이 동시에 가능한 4차 산업인 바이오헬스 산업과 연계 가능한 분야로 제안된다. 남과 북이 협력하여 고부가가치인 바이오헬스 연구−임상−산업을 공동으로 시행한다면, 평화경제의 일환으로 남북한 생명·건강권 및 생명·건강안보 협력이 지속가능해질 수 있다.

국경을 맞대고 갈등이 있었던 국가들 중에서 영토분쟁 지역을 새로운 바이오클러스터 단지로 공동 개발한 해외의 사례가 있다면 한반도의 특수한 상황에 적용할 수 있는 교훈을 받을 수 있을 것이다. 저자가 속한 연구팀에게 가장 깊은 인상을 준 해외 바이오클러스터 사례는 스웨덴과 덴마크가 공동으로 개발한 메디콘밸리이다. 메디콘 밸리가 위치한 스웨덴 남부지역과 덴마크 동부지역은 과거 영토분쟁으로 적대관계였으나 1980년대 양국이 경제위기를 맞이하면서 국가 간 지리적 한계를 극복하려는 목적으로 스웨덴과 덴마크 접경에 외레순 대교(Oresund Bridge)를 건설하였다. 또한, 스웨덴의 고실업 문제와 덴마크의 고임금 문제를 공동으로 해결하기 위해서 덴마크 코펜하겐 도심에서부터 스웨덴 말뫼−룬드−헬싱보리에 이르는 스웨덴 남부 권역의 접경지역을 바이오 클러스터 단지로 개발하기로 협의하였다. 이렇게 시작한 메디콘밸리는 현재 11개의 대학병원과 12개의 대학이 상주하며, 200여 개의 생명공학 회사 및 제약회사와 600여 개의 스타트업이 자리잡고 있으며 이 분야 종사 직원만 4만 명에 이르는 세계 3위권의 바이오 클러스터이다. 스웨덴에는 일자리를 덴마크에는 기업경쟁력을 부여하는 경제적 상보성이 강화되면서, 북유럽을 대표하는 국제도시로 성장하였다.

우리나라의 역대 정권들도 '서해 평화협력 특별지대'(노무현 정부), '나들섬'구상(이명박 정부), '세계생태평화공원'(박근혜 정부) 모두 DMZ를 남북 평화를 함축하는 상징적인 장소로 전환하기 위한 구상으로 DMZ를 활용한 남북교류협력사업을 꾸준히 제기하며 평화적 공감대 형성을 위해 노력하였다. 하지만, 아직까지 DMZ가 반생명 공간이 아닌 생명의 공간으로 전환하고 한반도를 위협하는 감염병 바이러스를 공동으로 대응하며, 건강안보와 식량안보 문제를 해결하기 위한 바이오 산업을 주도할 수 있는 연구-임상-산업 복합단지에 대한 구상은 상대적으로 부족하였다.

지속가능한 한반도 생명건강공동체의 토대를 구축하기 위해서는 남북한 의생명과학 분야 인력들이 한 공간에서 지식과 정보를 창출하고 제품을 생산하는 산(産)·학(學)·연(研)·병(病)·농생명 연계산업공간을 조성해야 한다. 남북한이 협력하여 'R&D: 공동연구를 수행'하고, '임상: 남북한 환자, 동물, 식물을 공동 진료'하며, '산업단지: 의료기기, 인공지능, 신약, 농생명상품 등 의생명과학 제품을 생산'하는 남북한 상생(相生) 복합단지 구상은 상호 독립적이면서 호혜적인 연대가 가능한 모델이다.

이를 위해서는 연구개발(R&D)-임상-산업으로 연결되는 관련된 가로축과, 인간-동물-식물-환경의 원헬스(One Health)의 개념을 아우르는 세로축이 유기적으로 연합하는 큰 그림 하에, 기획 단계부터 남과 북이 합의하여 추진하고 한반도 건강안보 관련 위기 상황을 남북이 협력하고 한반도 과학 및 의료연구분야가 함께 발전하는 '윈·윈' 원칙을 바탕으로 추진해야 한다.

R&D 파트에서는 기초의학융합연구와 농생명연구가 중요한 축이 되며, 북한의 강점인 천연물신약연구와 한반도 건강안보와 직결되는 사람과 동물의 신규감염병 대응을 위한 아시아감염병대응 및 백신연구와 동물질병연구를 위한 조직이 포함될 수 있다. 아울러, 4차산업혁명을 대비한 데이터사이언스 및 인공지능 연구센터를 통해 양질의 인력을 양성할 수 있도록 준비해야 한다.

임상 파트에서는 한반도 건강안보와 직결되는 감염병 전문병원과 함께 암, 심뇌혈관, 만성질환 및 구강건강 문제 등을 대응할 수 있는 종합병원을 준비해야 한다. 아울러 돼지열병 사태 등 한반도 전체에 영향을 줄 수 있는 동물질환에 공동으로 대응하기 위한 동물병원과 식량자원 안보와 직결되어 있는 식물병원이 원헬스 병원에 함께 포함되는 것이 필요하다. 이러한 인간-동물-식물을 아우르는 원헬스 병원은 산업단지에서 개발된 제품과 서비스의 임상시험 플랫폼 역할도 담당할 수 있다.

산업단지 파트에서는 적절기술 의료기기 및 디지털헬스케어와 인공지능을 활용한 의료기기를 개발 생산하며, 건강안보에 필수적인 의약품과 의료소모품 생산 시설을 육성하고, 백신-치료제-천연물 신약에 대한 제약신약 시설과 스마트온실, 식물공장 등 농생명산업기업이 참여할 수 있다.

생명의과학연구원과 남북 원헬스병원, 생명보건산업단지로 구성되는 한반도 생명보건단지는 남북뿐 아니라 동북아 주변국, 국제기구(IVI 등), 민간이 함께 참여함으로써, 장기적으로 국제협력 강화 기여할 수 있는 모델이다. 이러한 복합단지는 남북 인력이 상호 이동하며 교류할 수 있는 장소에 조성해야 하므로, DMZ나 인근 접경지역이 적합할 수 있다. DMZ 내에 이러한 단지가 구성될 수 있다면 북측 단지와 남측 단지 사이에는 'DMZ 평화다리'를 만들어 이 지역 내에서는 남북 인력이 이동하며 협업할 수 있도록 설계할 수 있다. 또는 남북 접경 지역자치단체들이 목적에 맞게 참여하며 과거 서독-서베를린 간 고속도로와 통과교통조약을 통해 이동을 지원했던 것처럼 확장된 8자 형태의 남북단지 구성을 단계적으로 진행할 수도 있을 것이다. 접격지역 북측 단지와 남측 단지 내에서는 국제공항의 입출국 관리 시스템을 적용하고, 그 사이를 있는 교통이동을 위해 전용 트램이나 고속화도로의 연결망을 구축하면 복합단지의 목적에 맞는 통제된 인력교류 촉진을 지원할 수 있을 것이다.

Ⅳ. 마치는 말

지금까지 본 원고에서는 ① 생명·건강안보와 생명·건강권의 두 가치가 국제사회와 남북 생명보건의료 분야에 어떠한 영향을 미쳤는지 검토하였고, ② 지속가능한 한반도 생명건강공동체를 수립하기 위해 제시되고 있는 원헬스(One Health) 연구-임상-산업 교류협력 방안에 대해서 제안하였다.

코로나 19를 경험하면서 한반도는 정치 - 경제 - 국제관계의 모든 영역에서 거대한 변화에 직면하였다. 포스트 코로나 시대를 준비하면서, 가장 먼저 남과 북에 함께 시작할 수 있는 담론의 주제는 '한반도 생명·건강 공동체'이다. 남북이 상이한 보건의료체계를 발전해 나간 역사적 배경과 상호 재원 조달 방안 및 의료전달체계의 차이를 고려하면서, 우선, 한반도 생명·안전 공동체를 위한 협력방역을 시작해야 한다. 또한, 남북한의 강점을 살린 공동 생명과학 - 보건의료 R&D 사업을 추진하고, 경제협력과 국제개발원조를 결합하여 창조적으로 새로운 시장을 개척할 수 있는 교류협력 모델을 준비해야 한다. 이러한 새로운 시도로 남북 접경지역에서 원헬스(One Health) 연구 - 임상 - 산업 복합단지를 구성하여 남북의 전문가와 산업체들이 한 공간에서 공동으로 연구와 개발, 생산에 참여할 수 있다면, 지속가능한 수평적인 남북협력의 의미 있는 이정표가 될 것이다. 이를 통해 한반도 원헬스 개념을 구축하며 남북한 수평적 협력 모델을 통해 한반도 건강안보와 식량안보를 전제한 기술협력 패러다임을 전환하고 평화교두보 역할을 하며 국제영향력도 강화할 수 있다. 그러나 남북관계가 여전히 단절된 상태이고, 국제사회의 대북제재 문제를 해결해야 한다는 과제들이 산적해있다. 이러한 장애요인을 다학제 전문가들과 범부처가 함께 머리를 맞대어 면밀히 파악하고 해결방안을 세심히 준비하며 국제적인 협력과 지원을 이끌어내는 것이 앞으로 우리에게 주어진 과제이다.

참고문헌

'한반도 건강공동체 준비'중 남북 보건의료 교류협력 준비. 통일보건의료학회 2018.

신희영 등. 북한 보건의료 백서. 서울대학교 의과대학 통일의학센터. 한국국제보건의료재단 2020.

박상민 등. 남북생명보건단지 구축 추진계획. 서울대학교 의과대학 통일의학센터. 통일부 2021.

박상민, 이혜원. 북한의 보건의료 현황과 효율적 지원방안. Journal of the Korean Medical Association, 2013;56(5): 368-374.

통일 시대의 보건 의료, 북한 현황과 대북 지원의 현재와 미래. 서울대학교 의과대학 통일의학센터. 2013

북한주민의 질병관과 질병행태. 김서주, 이왕재, 박상민, 이혜원, 최희란. 서울대학교통일의학총서. 서울대학교출판문화원. 2015

22

한반도 건강공동체 법·제도 준비

김소윤·이정임·신현영*

Ⅰ. 시작하는 말

2020년 1월 22일은 북한이 전 세계에서 최초로 신종 코로나바이러스 대응으로 국경을 봉쇄한 날이다. 이후 중국을 오가는 항공기, 열차가 중단되고 평양 주재 대사관들이 폐쇄하거나 일부 철수되면서 현재 북한은 외부로부터의 인도주의 지원도 거절한 상태이다. 지난 2000년 10월 노동당 창건 55주년을 맞아 "고난의 행군 종식"을 공식 선언했지만 21세기 북한은 순탄한 길을 걷고 있지 않아 보인다. 2020년 국제사회의 제재, 코로나19 사태, 수해로 3중고를 겪은 힘든 한 해가 되었으며 2021년에도 국경을 열고 경제활동을 재개하기 위해서는 코로나 백신이 있어야 하나, 백신 확보 순위에도 뒤처질 것이라는 예상이 나오고 있다. 이렇듯 전 세계적인 신종 감염병은 단순 질병 차원을 넘어 국가 안보의 이슈가 되고 있으며 국경을 맞대고 있는 남북한은 국경봉쇄와 같은 철저한 통제 조치를 넘어 적극적인 대응 방안을 세우기 위해 보건 의료 분야의 협력이 필요하다.

그간 북한법은 비공개로 되어 있었고, 자료도 구하기 힘들었다. 다양한 방식으로 입수해도 전체적인, 체계적인 틀이 아니라 분석이 어려웠다. 그러나 2004년 북한이 대중용 법전(조선민주주의 인민공화국 법전)을 처음으로 발간하여 국내에서도 공개되있으니 북한법에 대해 전반적으로 이느 정도인지만 알 뿐

* 김소윤: 연세대학교 의과대학 인문사회의학교실 의료법윤리학과 교수
  이정임: 연세대학교 의료법윤리학연구소 연구원
  신현영: 21대 국회의원, 가정의학 전문의

이다. 사실상 이러한 법 규범이 있어도 현실적으로는 어떤 규범을 가지고, 어떻게 시행되는지는 북한 법학자나 관련 학자와 공동연구를 통해 알 수 있을 뿐이다. 그러나 북한법의 내용을 알아야 통일 과정, 통일 이후, 법률 통합이 되는 상황에서 적시성 있게 대처할 수 있기 때문에 북한 법에 대한 연구는 지속되어야 하고, 특히 보건의료의 전문성과 가치는 한반도 통일 기반 조성과 한반도의 생명 존속과 연결되므로 보건의료 관련법 연구는 더욱 중요하다. 그래서 북한법에 대한 남한 학자들의 연구는 이런 어려움 속에서도 통일 기반을 조성하기 위한 보건의료 관련법 분야의 노력은 지속되어 오고 있다.

다음 Ⅱ절에서 남북한 보건의료법이 어떻게 변화되었으며, 보건의료 체계를 중심으로 남북이 어떤 법적 차이가 있는지 알아보고, Ⅲ절에서 특히 감염병 관리를 위한 남과 북의 감염병예방법 및 검역법의 변천 과정과 현재 남북 감염병 관련법들을 살펴보고자 한다. 마지막 Ⅳ절에서는 9·19 평양공동선언을 통해 언급된 남북보건의료 협력의 법적기반이 될 '남북 보건의료 교류 증진을 위한 법률(안)'의 발의 과정, 법안의 의의 및 제정 방향에 대헤 논의하고자 한다.

Ⅱ. 남북한 보건의료법의 변화와 구성 비교 : 보건의료체계를 중심으로1

1. 서론

이 장에서는 남북한 보건의료법의 변화과정을 각각 살펴보고(2), 남북한 법체계 및 보건의료법의 목록을 비교하고, WHO의 '공중보건법 평가 분석도구'2 모듈1을 활용하여 남북한 공중보건법의 포괄성 정도(3)를 알아본다. 다

---

1 본고는 2019년 한국의료법학회에서 발간한 한국의료법학회지에서 저자가 집필한 "남북한 보건의료법의 변화와 구성비교"에 기초하여, 수정 및 보완한 것이다.

2 '공중보건법 평가 분석도구'는 세계보건기구 서태평양지역사무처(World Health Organization Western Pacific Regional Office, WHO/WPRO)와 연세대학교 의료법윤리학연구원(Asian Institute for Bioethics and Health Law, AIBHL, Yonsei University, WHO Collaborating Centre for Health Law and Bioethics)이 2010년에 각 나라의 보건의료법 분석을 위해 개발된 도구로써 총 4개의 모듈로 구성되어 있다. 모듈1은 WHO 국제 보건법규분석틀(International Digest of Health Legislation, IDHL)을 기준으로 건강 및 보건 관련 문제에 관하여 각 국가의 공중보건법 포괄성 정도를 평가하는 것이며, 모듈2는 일차보건의료에 기반 한 보건의료체계 (Health Systems based on the Values of Primary Health Care), 모듈3은 국제보건규칙

음으로 Kleczkowsk의 '보건의료체계프레임워크'의 구성요소별 법적 기반(4)
을 비교해 보고자 한다.

2. 남북한 보건의료법의 변화

일제는 대한제국을 강제 병합한 직후 식민지에서 실시할 법령을 제정하
기 시작하였다. 긴급칙령 제324호 '조선에 시행할 법령에 관한 건'으로 발표
하여 이 칙령을 시작으로 <법률 제30호>에 근거하여 조선총독은 식민지에
서 '제령(制令)'을 공포할 수 있는 권한을 가질 수 있게 되었다.

이후 주로 의사 면허제도의 운용에 관한 대표적인 법령으로 약품 및 약
품영업취체령, 의사시험규칙조선총독부관보, 조선의사치과의사수험지침 등의
의료법규를 수립하다가 일제강점기 말 1944년 8월 21일 「조선의료령」을 제
정하였다. 이는 기존에 개별적으로 존재하던 의료인과 의료관련 규칙들을 폐
지하여 하나의 단일 법령으로 통합한 것이다. 여기에 병원·진료소 또는 산원
을 개설 시 조선 총독이나 도지사의 허가를 받도록 하고, 이에 관한 사항은
조선총독이 정하는 것으로 명시했다. 또한 국민 체력 향상을 목적으로 강제진
료와 강제 위생검열을 실시하였다.

일제강점기에 일제가 제정한 의료법규로는 조선의료령 이외에 조선의료
령시행규칙, 조선의료령시행세칙 제정의 건, 면허증의 이서 사항 등에 관한
건, 문교 대신이 지정한 사립의학전문학교와 치과의학전문학교에 관한 건, 의
업 및 치과의업의 광고에 관한 건, 조선의료령 및 부속법령의 시행에 관한 건
등이 있으나 조선의료령이 중심이었다고 볼 수 있다. 그러나 해방 이후 서로
다른 남북한의 정치·사회·문화적 영향으로 보건의료법도 다른 변모과정을
거치게 된다.

(International Health Regulation, IHR), 모듈4는 담배규제에 관한 기본 협약(Framework
Convention on Tobacco Control, FCTC)에 따른 요건을 이행하기 위한 각국의 법적 정비 상태
를 평가하는 것이다. So Yoon Kim, Yuri Lee, Myongsei Sohn, Ki-Hyun Hahm, Developing
a Tool for Assessing Public Health Law in Countries. Asia Pacific Journal of Public Health.
2012;24(5):867-871.

1) 남한 보건의료법의 변화과정

남한의 보건의료법은 일제강점기에 제정된 조선의료령이 미군정기까지 사용되다. 1951년 9월 25일 한국전쟁 중에 감염병과 긴급 의료구호 중점의 보건향상을 목적으로 국민의료법이 제정되었다. 이 법에서는 법정 전염병을 세 종류로 구분하고 예방접종을 통해 감염병을 관리하도록 했다. 또한 현재의 국민건강보험법(1999년 제정)의 모법이 되는 의료보험법이 1963년 제정되었으며, 1960년대부터 시행되던 결핵관리 사업은 1967년 결핵예방법 제정으로 결핵에 대한 예방 및 관리체계를 확립하였다. 1980년대에 들어서는 보건 의료 전달체계의 접근성 향상을 위한 방안 중 하나로 농어촌보건의료를 위한 특별조치법을 시행하였으며, '전국민 의료보험 달성'을 통한 보편적 보건의료보장 정책이 1989년 시작되었다. 이후 보건의료관련 법률들의 일관성과 상호연계성을 강화하고 부처 간 협조체계를 강화의 필요성이 제기됨에 따라 2000년 보건의료기본법이 제정되었다.

2) 북한 보건의료법의 변화과정

해방 이후 북한은 조선의료령을 이용하던 남한과는 달리 일제강점기에 운용되던 모든 보건의료법을 인정하지 않았으며 1946년 3월 23일 20개조 정강을 공표하였다. 여기에 최초의 보건의료 이념으로써 빈민을 위한 무상치료(제20조)를 언급하며 사회주의 무상치료제라는 보건의료제도를 시행하였다. 또한 1946년 12월 19일 사회보험법과 1948년 제정된 조선민주주의 인민공화국 헌법 제17조에서 사회보험제에 의한 의료상 또는 물질적 방조를 받을 수 있음을 권리로 규정하였다. 이후 한국전쟁 중 전 국민 긴급구호로 1952년 11월 13일 무상치료를 실시할 데 관하여 제1조에 의해 모든 공민에게 전반적 무상치료제를 실시하게 되었다. 이때 1950년대를 전후하여 많은 보건의료법규가 제정되었는데, 이는 크게 보건의료기관에 관한 법규, 보건의료인에 관한 법규, 약사 및 검역에 관한 법규, 보건사업 등 기타의 법규 이렇게 4가지로 나누어 볼 수 있다.

이후 북한은 1980년 4월 3일 보건·의료에 관한 기본법으로 인민보건법을 채택하게 된다. 인민보건법이 사회주의 실현을 목적으로 이념적이고 선언적인 표현으로 규정하고 있는 것에 반해 1997년 12월 3일 제정된 의료법은 구체적인 병의 예방과 치료에 대해 명시하고 있다. 2000년 개정된 의료법은 의료인의 설명의무를 명시하고 있으며 신의료기술의 평가, 장기이식, 의료감정을 규정하여 남한 사회가 중요시 여기는 부분과 비슷한 요소가 반영되어 있다.

1995년 이후 자연재해에 따른 식량난, 질병 증가로 국경위생검역법(1996.01.24), 국경동식물검역법(1997.7.16), 전염병예방법(1997.11.05), 의약품관리법(1997.11.12), 의료법(1997.12.03), 수의방역법(1997.12.17), 수의약품관리법(1998.06.24), 공중위생법(1998.07.15), 식료품위생법(1998.07.22), 마약관리법(2003.08.13) 등이 제정되었다. 이는 김정일의 개방정책과 함께 국제적인 보건 문제에 대응하기 위한 법적 기반의 필요성에서 기인하는 것을 보고 있다. 최근 COVID-19와 관련하여 비상방역법(2020.8)을 추가 제정하여 비상방역 등급 구분과, 조직, 통보체계, 세부규정, 법적책임에 대해 자세히 규정하고 있다.

보건의료법들의 여러 차례 제·개정에도 변함없이 일관되게 유지해오고 있는 내용은 사회주의의 기본이 되는 무상의료, 예방의학, 고려의학과 신의학의 조화를 강조하고 있다.

3. 남북한 보건의료법의 구성과 포괄성 비교

1) 남북한 법체계 비교

남북한 법령의 위계는 비슷한 구조를 보이고 있다. 가장 상위에 헌법이 있으며 주요 법률제정 기구에 의한 일차적 법령(primary legislation)으로 남한은 법률, 북한은 법령과 최고인민회의상임위원회 결정이 존재한다. 주요 입법기관에 의해 권한을 위임받아 일차적 법령을 보조하는 이차적 법령(secondary legislation)으로 남한의 경우는 대통령긴급명령, 대통령령, 총리령, 부령이 있고, 북한의 경우는 국방위원회의 명령, 내각결정, 내각위원회 지시나 성(省) 지시가 있다. 마지막으로 지방정부차원의 법령에 해당하는 남한의 조례, 북한의 지방인민회의 및 지방인민위원회 결정이 있다.

2) 남북한 주요 보건의료법 목록 비교

남북한의 보건의료법도 비슷한 내용을 포함하는 법률로 대조가 가능한 데, 남한과 북한[3]은 헌법, 형법, 의료법을 동일하게 가지고 있으며 남한의 보건의료기본법은 북한의 인민보건법과 맥을 같이 한다. 의약품과 관련하여 남한은 약사법, 북한은 의약품 관리법이 있다. 모성건강의 경우는 남한은 모자보건법, 북한은 녀성 권리보장법이 존재하고, 노인보건에 대해 남한은 노인장기요양법과 노인복지법, 북한은 년로자보호법이 있다. 감염병 관련하여 남한은 감염병의 예방 및 관리에 관한 법률, 북한은 전염병예방법이 존재하고, 남북한 모두 마약류 관리와 공중위생에 관한 법을 갖고 있다. 단, 검역의 경우 북한은 국경위생검역법과 국경동식물검역법이 개별법으로 제정되어 있는 반면, 남한은 검역법 단일 법률이 해당 내용들을 포괄한다. 기타 자세한 내용은 [표 1]과 같다.

표 1 남북한 주요 보건의료법령 목록 비교

남한	북한
헌법	사회주의헌법
형법	형법
보건의료기본법	인민보건법
의료법	의료법
약사법, 천연물신약연구개발 촉진법	의약품 관리법, 약초법
모자보건법	녀성 권리보장법
노인장기요양보호법, 노인복지법	년로자보호법
감염병의 예방 및 관리에 관한 규칙	전염병예방법
마약류 관리에 관한법률	마약관리법
공중위생관리법	공중위생법
공중방역수의사에 관한법률, 수의사법, 식물방역법	수의방역법
식품위생법, 식품산업진흥법, 수입식품안전관리 특별법, 식품안전기본법, 식품·의약품 분야 시험·검사 등에 관한법률	식료품위생법
검역법	국경동식물검역법, 국경위생검역법
장애인복지법, 장애인 활동 지원에 관한 법률, 발달장애인 권리보장 및 지원에 관한 법률	장애자 보호법

3 본 연구의 주요자료인 북한의 보건의료법은 '2017년 북한법령집'에서 참고한 것으로 원문에는 '조선민주주의인민공화국 사회주의헌법', '조선민주주의인민공화국 의료법', '조선민주주의인민공화국 인민보건법', '조선민주주의인민공화국 년로자보호법' 등으로 표기되어 있으나, 대부분의 선행연구와 저서에서 '조선민주주의인민공화국~'을 제외한 채 '인민보건법', '의료법' 등으로 명시하고 있어 이 저서에서도 해당 법령들을 일반적으로 지칭하는 약어로 표현하였다.

국민건강증진법, 담배사업법	담배통제법
국민체육진흥법, 생활체육진흥법, 학교체육진흥법	체육법
건강가정기본법	가족법
아동복지법, 장애아동복지지원법, 아동 · 청소년의 성보호에 관한 법률, 아동의 빈곤예방 및 지원등에 관한 법률	아동권리보장법
어린이식생활안전관리특별법, 어린이놀이시설안전관리특별법, 어린이제품안전특별법	어린이보육교양법
자연환경보전법	환경보호법
환경영향평가법	환경영향평가법
자연공원법	자연보호구법
농약관리법	농약법
대기환경보전법	대기오염방지법
하천법	하천법
도시공원 및 녹지 등에 관한 법률, 자연공원법	공원, 유원지 관리법
수도법	상수도법
하수도법	하수도법
물환경보전법	물자원법
수도권대기환경개선에 관한 특별법, 수도권정비계획법	평양시 관리법, 대동강오염방지법
재난 및 안전관리기본법, 자연재해대책법	재해방지 및 구조, 복구법 지진, 화산피해방지 및 구조법
원자력시설 등의 방호 및 방사능방재대책법, 생활주변 방사선 안전관리법, 원자력안전법, 원자력 진흥법	방사성오염방지법, 원자력법
농수산물품질관리법, 제품안전기본법, 어린이제품안전특별법, 소비자기본법	품질감독법
장사 등에 관한 법률	화장법
도로교통법, 교통안전법	도로교통법
도로법	도로법
대한적십자법	적십자회법
과학기술기본법	과학기술법
근로기준법	로동보호법, 사회주의 로동법, 로동정량법
통계법	통계법

자료원: 이정임 외, 남북한보건의료법의 변화와 구성비교, 한국의료법학회지, 2019; 제27권 제1호, pp.102-103.

3) 남북한 보건의료법의 포괄성 비교

(1) 남북한의 공중보건법 현황평가

WHO의 '공중보건법 평가 분석도구' 모듈1을 활용하여 남북한 공중보건법의 포괄성 정도를 평가한 결과 남한은 모든 항목의 해당법률을 갖고 있었고, 북한은 대부분의 법률이 존재하였지만 후천성면역결핍증, 혈액제재를 포함한 조직 및 장기 이식, 비감염성질환, 구강보건에 관한 법령을 포괄하지 않고 있음을 볼 수 있다. 참고로 서태평양지역 국가들의 공중보건법 분석한 결과 40개 문항 중 평균 26.9개 항목을 갖고 있는 것에 비해, 북한은 36개 항목에 대해 해당법률이 존재하여 비교적 높은 포괄성을 갖고 있는 것으로 평가할 수 있다.

(2) 미진한 북한 보건의료법 영역의 남북한 비교

북한의 보건의료법의 주요한 미비 이슈는 비감염성질환, 장기이식, 정신보건, 죽음 및 사망, 구강보건, 후천성면역결핍증이 대표적이다.

첫째, 비감염성 질환의 경우 남한은 증가되는 만성질환에 대한 질병예방, 영양개선, 건강관리, 보건교육 및 건강생활의 실천을 통한 건강증진을 목적으로 국민건강증진법에서 계획, 지원, 관리에 대한 전반적인 사항을 명시하고 있다. 북한에서도 만성질환의 질병부담이 증가되는 추세라고 알려져 있으나, 암, 심혈관계질환, 호흡기계 질환, 당뇨 등의 만성질환에 관한 적극적인 치료나 관리에 관한 법령이 존재하지 않는다.

둘째, 장기이식에 관한 부분은 남한의 경우 장기 등 이식에 관한 법률을 통해 독립된 법률로 전반적인 규정을 명시하고 있다. 북한의 경우는 별도의 법안이 없으며 의료법 제27조를 통해 피부이식을 비롯한 장기 이식, 인공장기치환술, 레이자치료, 복강경하수술, 유전자치료 같은 치료는 의학적 적응관계를 의사협의회에서 엄격히 검토하여야 한다고 명시하고 있다.

셋째, 정신보건의 경우 남한은 보건의료기본법에서 국가와 지방 자치단체에서 예방과 치료, 사회 복귀까지 필요한 시책을 마련하도록 하고 있으며 환자의 자기결정권에 대해서도 명시하고 있다. 또한 정신건강증진 및 정신질환자 복지 서비스 지원에 관한 법률을 개별법으로 마련하여 복지, 고용, 직업

재활, 평생교육의 지원까지 명시하고 있다. 북한의 경우는 정신보건에 문제가 있는 환자를 장애인으로 분류하여 장애자보호법을 통해 관리하고 있으며 신체와 정신장애를 구분하지는 않고 있으며 정신보건에 관한 별도의 법안은 없는 실정이다.

넷째, 죽음 및 사망에 대해 남한의 경우는 호스피스완화의료 및 임종과정에 있는 환자의 연명의료결정에 관한 법률로 죽음의 결정과 관련된 법이 존재한다. 해당 법률을 통해 임종과정에 있는 환자의 연명의료와 연명의료중단 등 결정 및 그 이행에 필요한 사항을 규정함으로써 환자의 최선의 이익을 보장하고 자기 결정을 존중하고자 한다. 반면 북한은 이와 관련된 법이 없으며 특이한 점은 화장법 제5조를 통해 죽은 뒤 모두 화장하는 것을 원칙으로 하고 부득이한 경우 승인을 받아 지정된 장소에 묘를 쓰도록 한다는 점이다.

다섯째, 구강보건에 관해 남한은 보건의료기본법에 제43조(구강 보건의료) 국가와 지방자치단체는 구강질환의 예방 및 치료와 구강건강에 관한 관리 등 국민의 구강건강 증진을 위하여 필요한 시책의 수립·시행에 대하여 명시되어 있고 구강보건법 제2조에 '수돗물 불소 농도조정 사업'에 대해 규정하고 있으며 학교보건법 제7조(건강검사 등) 1항에 구강 검진대상과 방법, 비용에 관한 내용이 포함되어 있다. 반면, 북한은 예방의학과 정성의학을 보건기조를 삼고 있으나 구강보건에 대한 법적인 규정이 없으며 상수도법, 평양시 관리법 제21조(상수도의 관리), 어린이보육교양법, 아동권리보장법 등 보건과 간접적으로 관련이 있는 법에서도 구강보건에 대한 규정은 없었다.

마지막으로 후천성면역결핍증에 대해 남한은 후천성면역결핍증예방법을 통해 해당 질병의 예방 및 관리와 감염인의 보호·지원에 관한 사항을 명시하고 있으며 국가의 의무, 신고, 검진, 치료, 요양시설 등에 관한 사항을 포함하고 있다. 반면 북한은 후천성면역결핍증의 예방 및 관리에 관해 직접적으로 명시된 내용은 없다. 국경위생검역법 제4조(국경위생검역대상)에서 검역대상에 혈액 및 혈장이 포함되어 있으나 구체적인 방법이나 후천성면역결핍증에 한정하여 규정하고 있는 법령은 존재하지 않는다.

4. 남북한 보건 의료체계 구성요소별 법제 비교

1) 보건의료서비스 제공

남한은 질병, 부상, 출산 등에 대한 진찰·검사, 약제·치료재료, 처치·수술 및 그 밖의 치료, 예방·재활, 입원, 간호, 이송 등의 광범위한 보건의료서비스를 제공하고 있다. 이에 따라 남한의 보건의료법은 의료법, 환자안전법, 호스피스완화의료 및 임종과정에 있는 환자의 연명의료결정에 관한 법률, 의료사고 피해구제 및 의료분쟁조정 등에 관한 법률, 혈액관리법, 생명윤리 및 안전에 관한 법률, 노인장기요양법, 장애인 복지법, 정신 건강증진 및 정신질환자 복지 서비스지원에 관한 법률, 발달장애인 권리보장 및 지원에 관한 법률, 응급의료에 관한 법률, 농어촌 등 보건의료 취약지역의 주민을 위한 농어촌 등 보건의료를 위한 특별조치법 등 보건의료서비스 제공에 대해 구체적이고 개별적으로 다루고 있다.

북한은 의사담당구역제를 실시하고 있으며 예방의학적 관점에서의 검진, 진단, 환자 치료행위와 관련된 과정위주의 필요한 사항을 규정하고 있다. 인민 보건법에서 예방, 치료, 완화, 재활, 건강증진에 관해 전반적인 보건의료서비스에 대해 명시하고 있으며 의료법에 의료검진과 진단, 환자치료, 의료감정, 지도 통제를 명시하고 있다. 그 외 인민보건법, 장애자보호법, 어린이 보육교양법, 아동권리보장법, 년로자보호법, 로동보호법, 녀성권리 보장법 등에서 다루고 있다.

남한이 보건의료의 형평과 효율이 조화를 이룰 수 있도록 하는 것을 기본 이념으로 삼는 데 반해 북한은 국영보건의료제도로 형평을 보다 중요시하고 있음을 알 수 있다.

2) 보건의료인력

남한의 보건의료기본법에서는 보건인력의 정의, 책임, 권리, 양성, 협력을 규정하고 있고, 의료법에서 의사, 치과의사, 한의사, 조산사, 간호사 등 의료인의 사명과 업무, 면허, 국가시험, 의료기술에 대한 보호, 자격정지 등이 포함되어 있다. 그 외, 약사법, 의료기사 등에 관한 법률, 응급의료에 관한 법률, 장애인복지법에 의한 의지·보조기사 및 언어재활사 및 장애인재활상담사, 국민건강증진법에 의한 보건교육사, 노인복지법에 의한 요양보호사가 존 재한다. 그밖에 의료유사업자로서 접골사, 침사, 구사, 안마사가 있다. 남한은 보건의료인의 자격, 규정, 면허, 결격사유 등을 명시하고 국가시험4에 의해 면 허나 자격을 받도록 하고 있다.

반면 북한은 의료법 제24조(치료일군의 자격), 제33조(환자치료에서 7책임성 과 봉사성), 제34조(다른 나라에서 받은 의료일군 자격), 제46조(전문의사 인정위원 회), 제48조(의학과학연구사업, 의료일군양성), 인민보건법에서 보건의료인력의 위상 및 책무에 관한 사항으로 제5조(보건일군의 계획적 양성원칙), 제41조(보건 일군의 임무), 제42조(환자에 대한 보건일군의 정성), 제43조(보건위생지식의 보급), 제44조(보건일군의 과학기술수준제고), 의약품관리법에서 약제사 등 의약품 생산 기술 일군에 관해 제7조(의약품에 대한 과학연구사업, 기술자, 전문가양성원칙)가 있다. 북한의 경우 의료행위에 대한 명확한 규정이 없으며 외국에서 의료일군 자격을 받은 자는 북한에서 자격인증을 받도록 허용하나 그의 기준이나 방법, 시험, 교육 등에 관한 사항도 명확하지 않고 표현에 있어서도 의료법 내에 '정성을 다해', '전망성 있게 양성' 등의 추상적 단어를 사용하고 있다. 또한 의사 급수제를 시행하고 있으며, 전문의사인정위원회를 조직·운영을 규정(의 료법 제46조)하고, 의료기관에 근무하지 않는 자는 환자치료를 비롯한 비법적 인 의료행위를 할 수 없도록 되어 있다(동법 제24조).

3) 보건의료정보

인구집단의 특성을 나타내는 수치 자료로써 통계는 정책결정과정에서 합 리적인 의사결정을 위해 정확성을 필수로 한다.

보건의료 정보로써 기능하는 통계는 남한의 경우 통계법에 법적 근거를 가지고 있다. 통계법 외에도 보건의료기본법, 국민건강증진법, 지역보건법, 모 자보건법, 국민건강보험법, 노인장기요양보호법, 보건의료기술진흥법 등에서 보건의료정보의 수집과 통계에 관한 부분을 명시하고 있다. 보건정보의 확산 과 관련하여 감염병 예방 및 관리에 관한 법률, 결핵예방법, 검역법, 노인장기

---

4 한국보건의료인국가시험원에서 한국보건의료인국가시험원법에 의해 24개 직종의 보건의료인 국 가시험에 대한 면허 및 자격시험을 시행하고 있다.

요양보호법에서 교육 훈련을 통하여 보건정보에 대한 접근성을 높이고자 하고 있다. 나아가 의료법에 개인정보 관리가 명시되어 있고, 지역보건법에 업무상 알게 된 정보를 업무 외의 목적으로 사용하거나 다른 사람에게 제공 또는 누설을 금하고 있다.

북한은 통계법에 근거하여 중앙통계기관인 중앙통계국과 내각의 각 성에서 통계 생산과 수집을 담당하고 있다. 통계적 가치를 뒷받침할 수 있는 신뢰성 있는 데이터의 수집, 처리, 분석을 통해 보건부문의변화와 개혁을 할 수 있을지는 담보할 수는 없으나, 제20조 통계분석에서 과학성과 객관성을 보장해야 할 것을 명시하고 있다. 그러나 통계를 국가 기밀사항으로 관리하고 대외공개하지 않으며 극히 제한적으로만 공표하고 있다. 보건연구를 강조하는 법령으로 의료법, 전염병예방법, 의약품관리법, 약초법, 식료품위생법, 공중위생법, 년로자보호법, 장애자보호법, 아동권리보장법, 환경보호법, 바다오염방지법, 재해방지 및 구조·복구법, 지진, 화산피해방지 및 구조법 등에서와 같이 각 부문에서 과학연구기관과 교육기관을 꾸려 과학기술 연구사업, 전문가 양성, 다른 나라, 국제기구들과의 교류와 협조를 하도록 독려하는 조문이 각 법마다 빠지지 않고 있다.

북한은 보건지식에 관해서 1993년부터 동의학을 고려의학으로 개칭한 이후 현대의학과 배합한 주체의학이라는 명분하에 고려의학의 비중을 강화하고 있다. 고려약 생산을 위해 약초의 재배, 생산, 조성과 보호, 수매를 목적으로 한 약초법을 2004년 제정하였으며, 인민보건법, 의료법, 장애자보호법 제13조(장애자의 회복치료방법)에서 고려치료방법을 받아들이고 체계화하도록 하고 있다. 북한 보건의료의 정보의 확산은 인민보건법에서 보듯이 예방의학의 기조에 맞게 보건일군이 보건상식을 만들어 인민들에게 교육하고 기관, 기업소, 단체들도 건강증진사업에 참여해야함을 명시해 두고 있다. 의료법에서 환자에게 건강 상태를 알리도록 하는 조항이 포함되어 있으나 개인정보 유지에 관한 사항은 없다. 또한 의무기록 보관기간을 유지하도록 하였으나 개인정보 보호에 대한 내용은 언급되어 있지 않다.

4) 의약품, 백신 및 기술

남한은 의료기술의 발전을 촉진하기 위하여 의료법 내에 신의료기술평가와 관련한 규칙을 따로 마련하여 대상, 절차, 위원회에 관한 사항을 규정하고 있다. 그 외 약사법, 제약산업 육성 및 지원에 관한 특별법, 벤처기업 육성에 관한 특별 조치법에서 지속적인 지원을 하여 연구·개발을 활성화하는 내용을 담고 있다. 그 밖에도 천연물신약 연구개발촉진법, 식품·의약품 분야 시험·검사 등에 관한 법률, 식품·의약품 등의 안전기술 진흥법에서 검사기술의 개발 촉진 및 식품·의약품 등의 안전기술 연구개발사업을 목적으로 하고 있다. 특히 식품·의약품 등의 안전기술 진흥법 제16조[5]는 남북한 협력을 강조하고 있다. 2017년 제정한 유전자원의 접근·이용 및 이익 공유에 관한 법률은 해외 유전자원을 이용한 제약업계의 연구를 더욱 안전하고 활발하게 할 수 있는 범위를 확장시킨 법안이라고 할 수 있다. 첨단의료복합단지 육성에 관한 특별법은 의료복합단지의 육성에 관하여 명시하였으며 의료기기법, 보건의료기술진흥법, 천연물 신약 연구개발 촉진법 등에서는 새로운 의료기기 및 기술의 발전을 위한 투자와 육성방안에 대해 포괄적인 내용을 제시하고 있다.

북한은 의료법, 마약관리법에서 마약관리사업에 대한 지도통제를 규정하고 있다. 이와 더불어 고려의학의 근간이 되는 약초법으로 약초자원의 조성과 보호를 제시하고 있다. 의약품관리법은 의약품 생산과 검정, 보관, 공급, 리용을 확립하기 위해 제정되었다. 수의약품의 생산과 공급, 보관, 리용을 위해 수의약품 관리법으로 동물의 병진단과 예방, 치료사업을 관리하고 있다. 인민보건법에서 과학기술, 연구 성과를 독려하며 현대적 의학설비와 기구를 만들기 위한 연구 사업을 강화해야 한다고 명시되어 있으나 이에 대한 구체적이고 실천적인 법적인 뒷받침은 미미한 실정이다. 김정은 위원장은 2012년 집권부터 '먼거리수술지원체계'나 '먼거리 의료봉사체계'와 같은 의료서비스의 전산화 등에 관심으로 연구소, 제약 공장, 병원건설현장 지도의 행보를 보이고 있으며 2019년 1월 1일 신년사에서 제약공장 및 의료기구 공장 현대화, 의료기관 면모 일신을 통해 의료서비스 수준을 높여야 한다고 발표하기도 했다.

---

5 식품·의약품 등의 안전기술 진흥법 제16조(남북한 식품·의약품 등의 안전기술 협력 등) 식품의약품안전처장은 관계 중앙행정기관의 장과의 협의를 거쳐 남북한 식품·의약품 등의 안전기술 상호 협력 및 교류를 활성화하기 위한 시책을 수립할 수 있다.

5) 보건의료재정

보건의료재정에 대해 남한은 국민건강보험법, 공공보건 의료에 관한 법률, 보건의료기본법, 재난적 의료비 지원에 관한 법률이 있으며 의료급여법, 지역보건법, 노인장기요양보험법, 사회보장기본법, 지역보건법, 응급의료에 관한 법률에 근거 규정이 존재하며, 국민건강증진법에 의거 국민건강증진기금을 설치하여 운용할 수 있도록 하였다. 농어촌 등 보건의료를 위한 특별조치법에 의거 국가·도 및 특별자치도는 시·군에 보건진료소의 설치비와 부대비의 일부를 보조하도록 하고 있다. 의료법에 의해 보건복지부장관은 평가 결과와 인증등급을 활용하여 의료기관에 대하여 재정적 지원의 조치를 할 수 있도록 했다. 이처럼 다양한 법령에서 보건의료재정에 관한 국가나 지방자치단체의 책무를 명시하고 있다.

북한의 보건의료체계가 가지는 특징 중 무상치료제는 사회주의헌법, 인민보건법, 평양시관리법, 로동법, 어린이보육교양법, 의료법, 년로자보호법, 아동권리보장법 등에서 명시하고 있으나 실제 진료만 무상일 뿐이며 약제비, 검사비는 개인이 부담하는 것으로 알려져 있다. 그 외에도 사회보장법에서 병 또는 부상을 이유로 사회보장을 신청 시 해당 보건기관에서 발급한 의학감정서를 첨부한다고 명기되어 있으나 기존의 사회보장법은 의료비만을 위한 사회보장성 법안으로는 보기 어렵다. 1946년 제정된 사회보험법에서 사회보장비 명목으로 1%씩 징수하는 등의 구체적이고 포괄적인 내용으로 각종 복지급여에 대한 적용기준을 명시했으나 2000년 전후로 의료관련 인민보건법(1980년), 장애자보호법(2003년), 년로자보호법(2007년), 사회보장법(2008년), 로동정량법(2009년), 로동보호법(2010년), 아동권리보장법(2010년), 녀성권리보장법(2010년) 등 여러 사회복지법제로 형식상 세분화된 양상을 보이면서 무상치료에 대한 내용을 강조하고 있다.

6) 보건의료 리더십 및 거버넌스

남한은 의료법, 보건의료기본법, 보건복지부와 그 소속기관직제, 정부조직법, 지방자치법, 지역보건법, 응급의료에 관한 법률 등에서 보건복지부장관이 보건위생에 관한 사무, 의료인의 면허 등을 관장하며 일부 권한에 대해서는 질병관리본부장 또는 시·도지사에게 위임할 수 있음을 명시하고 있다. 또한 공공보건의료에 관한 법률은 공공보건의료 발전계획을 수립, 추진, 하도록 조항을 두고 있다. 보건의료계획에 대해서는 보건의료기본법에서 보건의료 발전계획에 관해 총괄적인 수립을 하도록 규정하고 있으며 부문 계획으로써 국민건강증진법에서 국민건강증진 계획 수립, 지역보건법에서 지역보건의료 계획의 수립을 하도록 하고 있다.

의료법에서는 의료의 질 관리를 위한 의료기관 평가 근거 규정을 두고 있으며 평가의 업무 규정을 한국보건산업진흥원법에서 명시해 두었다. 법적 관리 측면에서 보면 운영주체별로 달리하는데 개인병원은 의료법과 민법(제31조-제97조)의 적용을 받는다. 보건의료기관의 운영·관리와 관련하여 의료법, 지역보건법, 농어촌 등 보건의료를 위한 특별조치법이 있다.

북한의 보건의료 행정조직은 조선노동당과 내각으로 이원화되어 있음이 헌법에 명시되어 있다. 북한의 보건의료 관리에 관한 법은 의료법 제5장 의료사업에 대한 지도통제에서 규정하고 있다. 인민보건법은 사회주의 의학의 근간이 되는 예방의학, 보건의료인력의 질 관리, 보건사업의 지도 통제를 규정하고 있다.

보건의료 관련법 위반에 대한 법적 책임의 경우 남한에서는 민·형법으로 다루고 있으며 특히 낙태 관련하여서는 형법에서 각칙으로 제정되어 있다.[6] 반면 북한은 형법과 행정처벌법에서 보건의료 관련 위반 책임을 묻고 있다.

5. 결론

남북한은 해방 이후 서로 다른 정치·경제·사회·문화적인 배경으로 각기 발전해왔다. 그러나 남북한 보건의료법이 속도의 차이와 변화 대응에 차이가 있을 수 있으나 그 변화는 지금도 지속되고 있음을 볼 수 있다. WHO의 공중보건법 평가항목 40개 중 남한은 40개, 북한 36개의 항목에 대해 해당 법률이 존재하고 있다. 비감염성질환, 장기이식, 정신보건, 죽음 및 사망, 구

---

6 형법(시행 2020. 10. 20. 법률 제17511호, 2020. 10. 20. 일부개정) 제27장 낙태의 죄, 제269조 (낙태), 제270조(의사 등의 낙태, 부동의 낙태)

강보건, 후천성면역 결핍증에 관한 법안은 미미하거나 전무한 상황이다. 보건의료체계에 따른 구성요소별 남북한 법적 기반은 현재의 보건의료 차이만큼이나 간극이 있음을 알 수 있다.

국내에서 접근 가능한 북한법의 자료만으로 북한의 전체적인 의료체계를 파악할 수 없으나 북한의 현실을 일정 정도는 파악이 가능하고, 북한의 법이 어떻게 변화해 오고 있는지는 알 수 있었다. 남북통합과 교류를 준비하는 전략적 관점에서 정치, 경제, 사회 전반의 다학제적 연구와 함께 남북보건의료 연구는 지속되어야 한다고 본다.

Ⅲ. 남북한 감염병 관련 법·제도 비교7

1. 서론

2020년, COVID-19가 전세계를 하나로 만들었다. COVID-19가 발생하자마자 북한은 중국보다 먼저 국경폐쇄를 했다. 과거 2009년 신종플루 유행 당시 남한에서 치료제 지원 의사를 통보했고, 북한은 이를 받아들여 일주일 뒤 신종플루 치료제 50만 명분의 약물이 경의선 육로를 통해 북한에 전달되기도 했다. 그러나 현재 북한은 코로나 방역과 관련한 남한의 지원 의사에 공개적으로 거부 의사를 밝혔다. 아직도 국경은 닫혀있고, 코로나에 대한 우려로 국제사회 지원 중 일부 코로나 관련 물품의 반입만 허용한 상태이다.

지난해 북한은 비상방역법(2020.8) 제정을 통해 방역 단계를 가장 높은 수준인 '초특급'으로 올리고, 지상과 해상, 공중 모든 공간을 봉쇄하고 각종 모임과 학업을 중지했다. 방역 정책은 감염병 확산 자체뿐만 아니라 경제에도 영향을 미친다. 봉쇄조치로 경제는 더욱 심각해지고 이는 다시 방역에 악순환을 가져오고 있다. 다음에서 현재 남북의 방역조치가 어떤 변화를 거쳐 왔는지, 법에 따라 남북이 어떤 방역을 구현하고 있는지 살펴보기로 한다.

---

7 본고는 2020년 국회국제보건의료포럼이 한국의료법학회에 후원한 "남북한 보건의료 법제연구회"에서 7,8,9월 발표한 내용을 기초로 정리한 것이다.

2. 남북한 감염병 관련법의 변화 과정

온역(溫疫)은 급성유행성 열병을 통틀어 이르는 말로 병의 발생이 급격하고 전염성이 매우 강한 것이 특징으로서, 주된 증상은 발열이었다. 조선 건국 전부터 한반도에 뿌리내린 전염병으로 「고려사」에도 숙종 5년(1100년)에 제사를 통해 온역이 제거되길 빌었다는 내용이 기록되어 있다. 16세기 전국적으로 유행한 온역은 중종 19년~22년(1524~1527년), 명종 원년~4년(1546~1549년), 선조 10년(1577년) 등에 있었으며 그중에서 피해가 가장 컸던 평안도의 경우에는 중종 19년~20년 8월 1일까지 대략 1년 반 동안 22,349명의 사상자를 낼 정도였다.[8]

1876년 개항부터 1910년 한일합병조약에 이르는 시기에는 전염병 유행과 통제에 있어 획기적인 변화가 있던 시기였다. 1886년에는 항만 검역 활동의 지침을 제공하고자 총 8개 조로 구성된 현의불허온역진항잠설장정(온역장정으로 약칭하기도 함)을 공표하는 등 법적인 제도를 정비시켰다. 당시 조선 정부는 청일전쟁 이후 콜레라 유입으로 1895년 검역규칙, 호열자병예방규칙, 호열자병소독규칙, 호열자병예방과 소독규칙을 공표하게 된다. 호열자병예방규칙, 호열자병소독규칙, 호열자병예방과 소독규칙은 1899년 폐지되고 대신 전염병예방규칙이 반포된다. 당시 감염병 관리를 위해 격리소를 짓게 되는데 이를 피병원이라 불렀으며 공식적인 첫 격리병원으로 기록되어 있다. 또한 전염병예방규칙 1조에서 두창·장티푸스·발진티푸스·콜레라·이질·디프테리아 등 6종을 법정전염병으로 지정하여 근대적 질병관리를 위한 조치를 시행하였다. 이 시기는 갑오개혁 정부에서 법정전염병의 지정, 종두규칙의 반포와 같은 감염병 관리 관련법규들이 최초로 만들어진 점을 그 의의로 찾을 수 있다.

일제 강점기에 일본으로 한국의 질 좋은 소들이 건너가면서 우역 등 가축전염병이 전파된다는 결론으로 1909년 수출우검역법이 공표되었고 여기에 검역관의 지휘, 권한, 선박의 이동금지, 검역증 취소 등에 대한 13개 조항이 포함되어 있다.

이후 일제 강점기와 미 군정기를 거치면서 수도상수보호규칙(1910년), 음

---

8 한국전염병사. 대한감염학회. 군자출판사. 2009

식물 기타 물품 취급에 관한 법령(1911년), 묘지 및 화장장 취재 규칙(1912년), 사망진단서 및 태 검안서 규칙(1914년) 등 위생 관련 법령들이 제정되었고, 해·항만 검역에 관한 규칙(1911년) 등 검역 관련 법령이 제정되었다. 1915년에는 전염병예방령9을 시작으로 학교전염병예방 및 소독에 관한 규칙(1917년), 폐결핵예방법(1918년) 등 오늘날 전염병 관련 법의 근간이 되는 법령들이 차례로 제정되었고 1919년과 1920년에는 콜레라가 창궐하여 가장 많은 환자와 사망자 수가 발생하자 1922년 호구조사 규정을 제정하여 주기적인 호구조사를 하게 되었다.10 이로부터 환자를 신고의 대상자로써 범인이나 범죄자로 취급하는 식민지 위생경찰제도가 시작되었고 단순히 신체에 대한 구속뿐만 아니라 공포정치의 한 수단으로써 역할을 했다. 이후 식민지 위생경찰제도는 미 군정기에 약화되었으나 한국전쟁으로 다시 재생하여 1950년대 한국의 위생행정에 지속적인 영향을 미쳤다.11

1) 남한의 감염병 관련법 종류와 변화 과정

일제 강점기 폐결핵 예방에 관한 건(1918)은 1948년 대한민국 정부 수립 이후 전염병예방법(1954)으로 변경되었고, 여기에 처음으로 법정전염병 20여 종을 1,2,3종으로 분류하여 포함시켰다. 전염병 환자는 수용시설을 이용하게 했으며 단속과 강압, 개인보다 집단 보호, 벌칙, 강제성으로 관리했던 법이었다. 이 같은 감염병 관리 방식이 대한민국 정부 수립 이후에도 거의 반세기 동안 국가의 감염병 관리 틀로 사용됨으로써 현대 감염병 관리 체계로 전환하는 데 어려움을 주었다.

현재 남한의 감염관련법으로는 전염병예방법을 모태로 하는 감염병예방법, 검역법, 의료법, 가축전염병예방법, 하수도법, 지하수법, 식품위생법, 모자보건법, 영유아보육법 등이 있다.

2003년 SARS(중증급성호흡기증후군), AI(조류인플루엔자)와 같은 세계적 신

---

9 전염병예방령'에는 법정전염병으로 콜레라, 이질, 장티푸스, 파라티푸스, 두창, 발진티푸스, 성홍열, 디프테리아, 페스트로 9종이 포함되어 있다.

10 천명철. 우리나라 감염병 관련 법률 및 정책의 변천과 전망. 대한감염학회. Infection & Chemotherapy. 2011;43(6):474-484.

11 정근식. 식민지 위생경찰의 형성과 변화, 그리고 유산. 한국사회사학회. 사회와 역사 제90집. 2011. p.221.

종 전염병 발생과 관련하여 국가 질병관리 방역체계를 강화하기 위해 2004년 질병관리본부가 출범되었으며 국가간 협력·공조 체제를 강화하고 WHO의 국제보건규칙 적용 필요성에 따른 법적 근거 마련을 위해 2010년 전염병예방법은 종전의 전염병이라는 용어를 전염성질환과 비전염성질환을 모두 포함하는 감염병이라는 용어로 감염병의 예방 및 관리에 관한 법률(약칭 감염병예방법)으로 명칭이 변경되었다. 이 법에 따라 감염병환자의 인권을 보호하고, 격리중심에서 나아가 입원, 치료중심으로 변화하게 되었다. 2020년에는 COVID-19 발생과 관련하여 세 차례 개정이 있었고 질병관리 체계를 강화하기 위해 질병관리본부가 질병관리청으로 승격되었으며 감염병 위기 대비 비축물자 관리 계획, 역학조사관의 확충, 감염병 관리 통합 정보시스템 구축·운영에 대한 근거를 마련하였다.

검역 관련한 법령으로 1947년 미군정 보건후생부령 제2호로 해공항검역규칙을 제정하게 되었는데 이는 해방 후 처음으로 검역을 법적으로 규정했다는 점에서 의의가 있다. 이후 제헌헌법 제100조의 규정에 의하여 의용되고 있던 해공항검역규칙이 폐지되고 해공항검역법(1954년)이 제정되었는데 제11조(목적)에 승객, 승무원, 선박, 항공기 또는 화물에 대한 검역절차와 예방조치를 강구한다는 내용이 명시되어 있다. 가축전염병예방법(1961년)과 식물방역법(1966년)이 제정되었고, 1963년에는 해공항검역법을 검역법으로 개칭되었다. 검역소가 없는 곳에서는 보건소에서 검역관을 주재할 수 있게 했으며 외국에서 온 선박의 사람 또는 물품을 옮겨 실은 선박 등도 검역대상으로 했고 1988년에는 검역감염병에서 두창이 제외되었다. 2003년 개정에는 SARS가 추가되었고, 2004년에는 남북교류 활성화로 선박·항공기·열차·자동차 등 모든 운송 수단으로 확대되었다. 2005년에는 국제보건규칙의 전면 개정에 따른 국제사회협력을 위해 검역조치 대상 범위가 확대됨으로써 검역법에도 많은 변화를 가져왔다. 2010년에 SARS, AI를 2016년에는 MERS를 검역감염병에 포함시켰고 2017년에는 검역감염병의 명칭을 감염병의 예방 및 관리에 관한 법률에 따른 감염병 명칭과 통일하였다. 2020년 개정시에는 국민의 권리·의무조항을 신설, 검역관리기본계획수립, 검역지역지정, 정보화기기의 사용, 검역소 설치, 검역공무원 교육에 대한 수정·신설과 함께 법적 근거를 명확히 하였다

2) 북한의 감염병 관련법 종류와 변화 과정

남북한이 서로 상이하게 체계가 달라지게 된 것은 해방 이후부터이다. 해방 후 1946년부터 1948년은 전국에 콜레라가 창궐했고 1945년 9월은 미군정법령 제1호 위생국 설치에 관한 건에 의해 위생국이 설치되었다. 당시 북한은 1946년 북한 헌법의 초안이 되는 20개조 정강을 발표하면서 제20조 조항 "국가 병원 수를 확대하여 전염병을 근절하며 빈민들을 무료로 치료할 것"이라 명시하여 무상의료의 시작을 알렸다. 이후 1947년 북조선인민위원회가 구성되면서 북한은 소련의 지원을 받기 시작하여 소련 적십자 병원 건립, 보건위생 선전 치료 활동, 의료 인력양성, 소련대학입학허가, 의료서적 번역, 출판 등을 지원받게 되었다.

이후 1946년 7월 호열자 방역에 관한 결정서에 해상, 육상, 교통 차단에 관한 사항을, 1946년 11월 전염병 방역에 관한 결정서에 조직, 검열, 영업정지, 등교 정지등 행정에 관한 사항을 포함시켰고 1946년 림시인민위원회 코레라 방역에 관한 결정서에 격리병사, 검시격리소, 방역, 격리의 원칙과 퇴소 원칙을 포함하였다. 1948년 9월 '조선민주주의인민공화국'이 수립되었고 보건국은 보건성으로 확대시켰으며 1952년 무상치료제도를 실시할 데 관하여(내각결정 203호)에서 본 법령의 제1조 "전체 인민들에게 국가부담으로 전반적 무상치료제⋯"의 시행을 명시하였다. 즉, 본 법령을 통해 무상치료제의 도입과 적용을 천명 후 1960년 완전하고 전반적인 무상치료제의 선언으로 전면 무상치료제를 실시하였다. 1985년 4월 보건사업을 더욱 개선 강화할 데 대하여에서 소독과 예방접종 사업을 강화하여 전염병 환자와 그 접촉자 관리를 내용으로 하고 있다.

북한의 감염병 관련 주요 법제들로는 인민보건법(1980년), 국경위생검역법(1996년), 전염병예방법(1997년), 의료법(1997년), 비상방역법(2020년) 등이 있다.

이 중 인민보건법은 기존의 보건의료 분야의 관리 운영지침으로 이용되던 정무원의 결정과 김일성의 교시 및 과거 규정을 통·폐합하여[12] 1980년 4월에 채택되었으며 여기 감염과 관련된 조항 제27조에 "국가는 전염병을 미

---

12 김성욱. 북한 인민보건법에 관한 연구. 대한민국정책브리핑 전문자료. 2009. p. 6.

리 막기 위한 방역대책을 세우고 보건기관과 기업소, 단체는 전염병의 발생 조건을 없애고 소독 사업을 강화하여 주민들에게 대한 면역을 철저히 세워야 한다고 명시되어 있다.

이후 북한의 보건 관련 법들은 1990년대 중반 김일성 사망, 가뭄과 홍수와 같은 자연재해가 겹치면서 고난의 행군이 시작되고 국제기구에 원조를 받게 되면서 국경위생검역을 목적으로 하는 국경위생검역법, 전염병 예방을 목적으로 하는 전염병예방법이 채택되었다. 같은 해 채택된 의료법 내 감염과 관련된 조항으로 제21조(전염병의 통보)에 의료기관이 전염병이나 전염병으로 의심되는 징후를 발견하였을 경우 기관에 알리고 현장 소독과 같은 전염병의 전파를 막기 위한 긴급한 조치를 취하여야 한다는 규정을 두고 있다. 전염병예방법은 북한의 인민보건법상 기본 원칙 중 하나인 예방의학에 의한 건강보호를 가장 구체화한 법률로 볼 수 있다. 1997년 채택된 이 전염병예방법의 내용은 제1장 전염병예방법의 기본, 제2장 전염원의 적발 격리, 제3장 전염경로 차단, 제4장 전염병예방접종, 제5장 전염병예방사업에 대한 지도통제내용으로 총 5장 45조로 구성된 것이 현재 남한의 공식 자료이다. 전염병 환자의 격리와 관련된 제10조(전염원 조사 장악)와 제16조(전염병 환자의 격리)에서 다른 나라 역학 상황을 감시하고 신속한 대처, 이에 따른 환자 격리, 전염력이 강하고 위험한 상황에서는 비상설 국가비상방역위원회를 설치한다는 내용을 2014년과 2015년에 포함했다. 이로써 2014년 에볼라 사태와 2015년 중동 및 국내 메르스 사태에 대한 대응의 일환으로 북한에서도 전염병예방법 개정이 이루어진 것으로 여겨진다.[13]

또한 COVID-19 발생으로 비상방역법이 2020년 8월 제정되었으며, 여기에 비상방역 등급을 전염병의 전파속도와 위험성에 따라 1급, 특급, 초특급으로 구분하며, 비상방역체계, 전염병 위기 시 대응방법에 대한 내용을 포함하고 있다. 이는 총 5장 70조로 구성되어 있으며, 기존에 감염병 관련 법령으로는 가장 자세하고 구체적으로 명시된 것을 볼 수 있다.

북한의 검역관련 법령을 보면 검역소직제에 관한 규정(1946년)에서 검역소 임명, 관리, 검역소 직원수에 관한 조항과 더불어 간단한 업무 내용도 포함

---

13 박원규. 「2012년 이후 제·개정된 북한법령 연구」 보고서. 통일부. 2017. pp. 99-100

하고 있다. 또한 검역소에 관한 규정(1949년)에서는 검역 질병을 명시해 두었고, 검역소 사업 범위, 허가 규정, 증명서 발급, 검역직원의 자격과 업무에 대해 명시해 두었다. 이후 국경위생검역법(1996년)이 대표적이며 총 28조로 구성되어 있으며 국경위생검역전염병의 종류, 검역대상, 검역장소, 검역증명서에 관한 내용과 함께 제2조14에서 국제교류에 협력하는 내용을 볼 수 있다. 이 외 1997년에 채택된 국경동식물검역법, 2002년 개성공업지구법,15 2005년 북남경제협력법16 등에 검사 및 검역에 대해 하나씩 그 조항으로 명시되어 있다.

3. 남북한 감염병 관련법의 비교

북한은 사회주의국가를 표방하고 있으나 북한에서의 통치이념인 '주체사상'은 정치 · 경제 · 사회 · 문화 · 외교·군사 등 모든 분야를 규정 · 지배하는 지도이념이며, 법제 면에서는 주체사상을 중심으로 한 이른바 '주체의 법리론'이라는 논거에 의하여 법을 규정하고 있다.17 즉 북한도 규범적으로는 '사회주의헌법'과 '법령' 및 '규칙'과 '세칙' 등 규범적 문건이 있지만, 북한 체제의 특성상 '노동당규약'과 '유일적 영도체계의 확립 10대 원칙'18 그리고 "교시"나 "말씀", "지시" 같은 최고지도자의 지침이 사실상 초법적 규범으로 작용하고

---

14 국경위생검역법 제2조 (국경위생검역법의 적용대상) 이 법은 다른 나라에서 우리나라로 또는 우리 나라에서 다른 나라로 인원, 운수수단, 물품이 들어오거나 나가는 경우에 적용한다. 우리 나라가 국경위생검역과 관련하여 다른 나라와 맺은 조약이 있을 경우에는 그에 따른다.

15 개성공업지구법 제34조 검사, 검역기관은공업지구의 출입검사, 세관검사, 위생 및 동식물검역사업을 공업지구의 안전과 투자유치에 지장이 없도록 과학기술적 방법으로 신속히 하여야 한다

16 북남경제협력법 제14조 (검사, 검역)에는 북남경제협력당사자 또는 해당 수송수단은 출입지점이나 정해진 장소에서 통행검사, 세관, 검사, 위생검역 같은 검사와 검역을 받아야 한다. 북남당국 사이의 합의가 없을 경우에는 검사, 검역을 하지 않을 수도 있다.

17 신동룡. 주체사상 및 법이론 요해. 법철학연구 13권1호. 한국법철학회. 2010. pp. 195－226.

18 송인호. 북한의 '당의 유일적 영도체계 확립의 10대 원칙'에 대한 고찰. 법학논총 제43권 제1호. 2019. pp.145－176.
　북한 체제를 뒷받침하는 핵심 규범이 이른바 '10대 원칙'이다. 10대 원칙은 1974년 '당의 유일사상체계 확립의 10대 원칙(구 10대 원칙이라고 한다)'이라는 이름으로 발표되었으며, 2013년 '당의 유일적 영도체계 확립의 10대 원칙(신 10대 원칙이라고 한다)'이라는 명칭으로 개정되었다. 북한의 경우 '수령의 유일적 영도의 원칙'이라는 체제이념의 특징상 '10대 원칙'의 영향력과 위상이 북한헌법이나 노동당 규약보다 상위에 있는 국가의 기본법(최고규범)의 역할을 하고 있다고 평가되고 있다. 구 10대 원칙은 김정일의 권력 승계 과정에서 처음 제정되었으며, 기독교의 십계명과 유사하게 김일성의 행적을 신격화하고 있으며, 신 10대 원칙은 이를 토대로 3대 세습을 뒷받침하는 내용으로 이루어져 있다.

있다. 그러나 북한법을 노동당 교시의 하위법이나 정치의 수단으로 치부한다면 북한법을 통한 북한 사회의 변화가 가진 함의를 간과할 우려가 있어 균형 잡히고 통합적인 시각으로 바라볼 북한법을 바라볼 필요가 있다.

그동안 비공개로 되어 있던 북한법이 2004년 대중용 법전을 처음 공개한 뒤부터 북한의 전반적인 법률의 구성과 내용에 대해 남한에서 대략적으로나마 알 수 있게 되었다. 1990년대 이후 보건 관련법을 포함한 북한법의 급격한 증가는 대내·외적 변화에 대응한 북한 사회의 대응에서 일부 그 원인을 찾아볼 수 있다. 현재 김정은 정권도 마찬가지로 정책을 추진하면서 조문의 수정·보충을 시행하고 있으나 아직 우리와 같은 법치주의를 구현한다고 평가할 수는 없다. 다른 나라의 법들과 마찬가지로 북한법을 보는 관점은 북한 자체에 대한 이해가 선행되어야 하며, 단순 비교연구가 아닌 맥락을 고려한 원칙으로 바라보아야 하는 점은 누구도 부정할 수 없다. 이런 어려움과 한계를 전제로 70년 분단 간극을 가지고 북한 감염병관련법의 특징을 보면 다음과 같다.

첫째, 남북한의 보건의료법제는 1950년 6·25전쟁을 전후로 크게 달라진다. 북한은 일제가 입법한 일체의 보건의료법들을 폐기하고 당의 정책·지시에 의해 규율을 해오다가 사회주의헌법(1972년), 인민보건법(1980년)을 중심으로 보건의료법 체계를 갖추었다. 그러나 전염병예방법을 포함한 보건의료법률들의 각 조항을 보면 인민 보건을 혁명 사업으로 간주하고, 무상치료제, 예방의학, 호담당의사제를 지속적으로 표방해 오고 있으나, 북한의 어려운 경제 상황에 비추어 볼 때 차이가 있음을 유추할 수 있다. 이에 반해 남한은 일제 강점기와 미군정기를 지나면서 자본주의식 보건의료시스템을 근간으로 하는 의료체계와 함께 보건의료관련법은 세상과 같이 소통하고 변화해 왔다. 세계적인 감염병의 확산 상황에 감염병 전문 인프라와 의료기술, 감염병 관리에 정보기술을 이용하는 등 체계적인 정책을 뒷받침하는 법률들이 지속적으로 개정되면서 변화하고 있는 것이다.

둘째, 북한의 보건의료분야 법률들은 북한법의 특성과 마찬가지로 개별법의 종류가 다양하지 않으며 조문의 숫자도 적고 그 내용의 구체성이나 포괄성도 남한에 비해 떨어지는 것을 볼 수 있다. 대표적인 감염법률인 남북의 두 법안을 보면, 남한의 감염병예방법과 달리 북한의 전염병예방법에서는 구체적인 전염병 종류가 명시되어 있지 않으며, 시설에 대한 설치기준, 평가관리방법, 취약계층의 보호조치, 재난 상황에 대한 대책 등이 부재한 실정이다. 그러나 예방접종에 대한 중요성은 크게 부각 되어 별도의 장(章)으로 규정되어 있으나 그 종류나 시기에 대해서는 명시되어 있지 않음을 볼 수 있다.

셋째, 북한의 법은 제도를 뒷받침하기 위한 목적보다는 인민 계몽적 목적을 띤 위생교육, 예방수칙이 많으며 더불어 적발, 감시, 규제, 통제강화와 같은 일제강점기의 감염관리 방식을 고수하는 법령이 많고 수사적인 표현이나 격렬한 용어를 많이 사용하고 있다. 그러나 법률전문가는 아니라도 읽기에 용이하고 간결한 문체로 변화하고 있다.

전염병예방법

제3조(전염병의 적발, 격리원칙)

전염원을 적발, 격리하는 사업을 바로하는 것은 전염병예방에서 나서는 선차적과업이다.

국가는 전염원의 적발, 격리에 큰 힘을 넣으며 전염병의 발생과 전파를 제때에 막도록 한다.

제5조(전염접종의 원칙)

전염병예방접종을 잘하는 것은 전염병에 대한 면역력을 높이기 위한 중요방도이다.

국가는 전염병예방접종체계를 바로세우고 예방접종을 계획적으로 하도록 한다.

제7조(전염병예방사업의 대중화원칙)

국가는 인민들속에서 전염병예방과 관련한 위생선전과 교양사업을 강화하여 그들이 전염병예방사업에 자각적으로 참가하도록 한다.

제9조(전염원의 적발, 격리의 기본요구)

전염원의 적발, 격리는 전염병환자의 보균자를 찾아내며 그를 건강한 사람과 접촉하지 못하게 하는 중요한 사업이다.

제14조(전염병균오염물건의 소독)
전염병균에 오염된 물건은 정해진 대로 소독한다.
소독하지 않은 오염된 물건은 사용할 수 없다.

제16조(전염병환자의 격리)
전염병예방기관과 해당 기관은 적발한 전염병환자를 제때에 전염병원 또
는 격리병동에 격리시켜야 한다. 그러나 전염병은 특성에 따라 전염병
환자를 살림집에도 격리시킬 수 있다. 세계적으로 전염력이 강하고 위험
한 전염병이 발생하였을 경우에는 비상설 국가 비상방역위원회의 조치에
따라 다른 나라에 가는 대상을 극력 제한하며 다른 나라에서 들어오는
대상에 대하여서는 일정한 기간 해당 격리장소에 격리시키고 의학적 감
시 대책을 세워야 한다. 우리 나라에 없는 위험한 전염병에 감염된 자는
전염력이 없어질 때까지 일정한 지역에 차단시키고 철저한 격리대책을
세워야 한다. 병이 서로 다른 전염병환자들은 한 호실에 들이지 말아야
한다.

제18조(전염병환자거처지의 표식)
전염병환자가 있는 입원실 또는 살림집에는 해당한 표식을 붙인다.
전염병환자가 있다는 표식은 중앙보건지도기관이 정한다.

인민보건법
제27조(전염병의 방지)
국가는 전염병을 미리 막기 위한 방역대책을 철저히 세운다.
보건기관과 기관, 기업소, 단체는 전염병의 발생조건을 없애고 소독사업
을 강화하며 주민들에 대한 면역대책을 철저히 세워야 한다.
해당 기관은 다른 나라에서 전염병이 들어오지 못하도록 검역사업을 강
화하여야 한다.

제28조(의사담당구역제)

국가는 의사들이 일정한 주민구역을 담당하고 맡은 구역에 늘 나가 주민들의 건강상태를 돌보며 예방치료사업을 하는 선진적 의료봉사제도인 의사담당구역제를 공고히 발전시킨다.

넷째, 남한이 COVID-19와 같은 감염병위기 상황에서 감염병환자의 정보를 공개할 때 최소한의 범위에서 공개하도록 감염병예방법에서 근거를 제시하고 있으나 북한은 자신들만의 사회주의식 법치주의와 그들만의 논리로 인권을 설명하고 있다.[19] 개인의 자유와 권리보장 보다는 정권이나 체제를 유지하는 데만 법으로서 의미가 있다는 '우리식 사회주의', '우리식 인권'의 개념이 감염관련법에 내재하고 있어 우리와 다른 법 이론을 가지고 있음을 알 수 있다.

4. 결론

남북분단의 70년 간극은 결코 작지 않았다. 한반도 건강공동체를 바라보는 남한의 의료인은 북한의 법을 균형잡힌 시각으로 보고, 북한의 현실 그대로 이해하며, 그들의 언어를 통해 그들의 의미를 파악해야 하는 어려움을 극복해야만 그 간극을 줄일 수 있다.

한 사회의 법규범은 그 사회의 정치, 문화를 규정하는 사상으로 볼 수 있다. 북한에서도 지속적으로 새로운 법이 채택되고 수정·보충되고 있다. 남한과 교류, 국제사회와 교류가 늘면서 새로운 입법이 필요하게 되고 대외적으로 공개하는 입법도 늘면서 법의 중요성은 높아지고 있다. 그러나 새로운 질병이 계속 생겨남에 따라 홀로 극복할 수 있는 방안은 없다. 외부 세계의 변화에 대응을 하기 위한 북한의 감염관련법의 적극적이고 발 빠른 변화를 남북이 협력할 때 더 효과가 있을 것이다.

생명과 직결되는 보건의료 관련법의 근본은 사람의 생명을 살리고 보호

---

19 대한변협신문. 2020 북한인권백서 8집 발간 기념좌담회, 북한의 인권정책, 2020.7.6. 보도, 2020.1.25. 확인 우리식 사회주의 배경, 주요내용. 통일부 북한정보포털,

한다는 것으로 남과 북이 동일할 것이며 이를 위한 협력은 시작되고, 지속되어야 할 것이다.

Ⅳ. 남북보건의료의 교류협력 증진에 관한 법률 제정 방안

1. 법(안) 제안의 배경 및 경과

남북 보건의료의 교류협력 증진에 관한 법률(안)(이하 '보건의료 교류협력법')은 21대 국회의원 신현영 의원이 2020년 7월 2일 발의하기 이전, 이미 17대 안명옥 의원(2005.7.21.발의), 19대 정의화 전 국회의장(2015.5.29.발의), 20대 윤종필 의원(2016.11.29.발의)들에 의해 대표 발의되었던 법안이다. 이는 독일이 통일되기 16년 전인 1974년 동서독 보건의료 협력 증진을 목적으로 만든 법안을 모태로 하고 있다.

남한의 대북지원은 인도주의 정신과 동포애 그리고 민족공동체 회복이라는 차원에서 식량 및 비료, 의약품 등을 지원하는 사업에서 시작하게 된다. 1994년 10월 북·미간 스위스 「제네바 합의」가 체결된 이후인 1995년에 정부가 쌀 15만톤을 직접 지원한 이래 식량을 중심으로 정부와 민간단체를 통해 지원이 이루어져왔다.[20] 처음 북한의 어려움이 알려지기 시작 시기에는 식량, 영양지원이 집중되었으며 보건의료 분야의 지원은 시급성 면에서 1997년부터 본격화되었다. 이후 대북 지원의 규모는 남북정세에 따라 가감은 있었으나 최근 10년간(2011~2020년) 보건의료 분야 지원금액은 전체 54%를 차지하고 있다(통일부. 2020).

그러나 보건의료분야 지원의 중요한 문제점을 지적한 『북한 보건의료지원 모니터링 체계 구축』보고서[21]에 따르면(연세대, 2014) 북한 보건의료 지원과 관련하여 우선순위를 세우고 지원 전략 체계를 주도하는 기구의 부재로 비효율적인 북한 보건의료 지원사업이 진행된 점을 북한 보건의료지원의 한계로 지적하였다. 즉 북한 보건의료 분야의 전문성을 기반으로 북한 내 실상

---

20 국가기록원 – 인도적 대북지원
21 연세대학교 의료원 통일보건의료센터. 통일부

에 대한 면밀한 조사와 이에 따른 우선순위에 기반한 효과적이고 효율적인 지원체계가 절실하며 이에 장·단기적 입장에서 사업의 계획 및 평가, 중복 사업방지, 협업 및 분담 등 체계적이고 효율적인 사업 성과관리의 필요성을 피력하고 있다. 이러한 문제점과 더불어 대북지원의 분배 투명성과 효율성 문제는 끊임없이 제기되어 왔으며, 북한의 크고 작은 도발은 남북한 보건의료 교류 협력에 대한 부정적인 여론을 형성하면서 더욱 이 법률안 통과를 어렵게 만드는 요인으로 작용했다.

앞서 세 차례에 걸쳐 제안된 이 법(안)의 처리 과정을 살펴보면, 처음 발의한 2005년 안명옥 의원의 법(안)은 그해 9월 평양에서 개최된 제16차 남북장관급회담에서 '보건의료 등 쌍방이 필요로 하는 협력사업을 남북경제협력 추진 위원회 실무접촉을 통하여 협의·해결하기로 합의함'에 따라 보건의료 교류협력에 관한 법의 필요성이 제기되어 발의되었다. 그러나 남북한 교류협력에 관한 기본법인 남북교류협력에 관한 법률과의 중복성이 제기되었고 남북 정세에 관계없이 계속 지원될 수 있도록 법을 제정하자는 목적의 이 법안은 임기 만료 폐기되었다. 이후 북한의 계속되는 핵실험으로 기존에 상당한 비중을 차지하고 있던 보건의료 협력사업까지 저조한 상황이 되자 2015년 정의화 국회의장 대표 발의로 다시 상정되었다. 남북 교류협력을 다시 활성화시키고, 향후 통일한국의 보건의료 체계를 공동으로 대처, 준비해 나가겠다는 의지의 표현이었다. 또한 남북이 일방향적인 인도적 지원의 수혜자로서가 아니라 평화통일을 지향하는 상호 협력의 동반자로서 실질적이고 발전적인 교류·협력을 위한 법적 근거를 마련하고자 했던 이 법안은 외교통일위원회 법안소위에서 논의조차 되지 않았다. 일 년 뒤 20대 윤종필 의원이 다시 제안했으나 북한의 지속적인 핵실험으로 남북관계가 계속 악화되자 법안의 제정 시기를 차후로 조정하자는 통일부의 입장과 소위원회에서는 새 정부 출범 이후 통일정책이 확립되고 필요하다면 추진하자는 의견이 제시되면서 세 번의 법안은 모두 임기 만료 폐기되었다. 2018년 새로운 정권이 들어서면서 남북관계는 냉전에서 화해와 공존으로 기류가 변화되기 시작했다. 세 번의 남북정상회담이 있었고 북미회담도 개최되었으나, 2020년 네 번째로 다시 상정된 이 법안은 회귀된 냉전의 남북관계와 전 세계적으로 유행하는 코로나19시대에 남북이 소통과 협력을 위한 중요한 분기점이 될 수 있어 많은 기대를 가지고 있으나 논의와 협의의 과정 속에서 상임위에서 계류되고 있다.

2. 제안 의의와 주요 내용

2008년 북한의 감염성 질환으로 인한 사망자 비율이 남한보다 약 5배 높았던 것과는 달리 2016년에는 남한보다 감염성 질환으로 인한 사망자 비율이 낮아졌다. 또한 비감염성 질환으로 인한 사망자 비율은 남한보다 높아지고 있으며 과거와는 다른 질병부담 양상을 나타내고 있어 남북 간의 질병정보교류 필요성도 대두되고 있다. 또한 남북한 보건의료협력은 보건안보 측면에서의 필요성뿐만 아니라 남북관계의 지속가능한 발전 및 통일비용 완화 측면에서도 지속적으로 제기되어오고 있다.

이미 북한은 긴급구호적인 일회성 인도지원을 받는 것으로부터 지속가능한 개발협력 추진으로 자신들의 정책 기조를 바꾸겠다는 것을 2005년도에 공식적으로 천명한 바 있다. 따라서 시혜성 지원방식을 넘어 경제협력과 새로운 창의적 방법으로 연계하여 남북한이 서로 상생할 수 있는 교류협력을 증진할 수 있도록 법적 근거를 마련해야 할 필요가 있다.

이 법(안)은 1997년 보건의료 분야 대북지원이 시작된 이후에 인도적 지원이 남북정세에 관계없이 계속 지원될 수 있도록 법을 제정하려는 내용이다. 21대에서 상정한 이 법안은 총 4장 11개 조문으로 구성되어 있으며 1974년 동서독 보건의료 협력을 증진으로 한 법안을 모태로 하고 있다.

가. 이 법의 목적을 남한과 북한 간 보건의료 분야의 상호 교류 및 협력을 증진하기 위하여 필요한 사항을 규정함으로써 한반도의 평화와 통일에 이바지함으로 함(안 제1조).

나. 남한과 북한 공동의 보건의료를 발전시키고 미래 통일한국의 일원이 될 남한과 북한 주민의 건강을 증진하기 위하여 남한과 북한이 평화 통일을 지향하는 동반자로서 보건의료 분야의 상호 교류 및 협력을 증진하는 것을 기본이념으로 함(안 제2조).

다. 이 법에서 사용할 용어로 남북보건의료교류협력을 정의함(안 제3조).

라. 정부는 남북보건의료교류협력을 증진하기 위하여 기본이념을 구현하기 위한 시책

을 마련하여야 하고, 남북 정세의 변화에 관계없이 남북보건의료교류협력을 증진
할 수 있도록 노력하여야 함(안 제4조).

바. 남북보건의료교류협력을 위한 지원, 왕래, 사업 등 남북보건의료교류협력을 목적
으로 하는 행위에 관하여는 이 법률의 목적 범위에서 다른 법률에 우선하여 이 법
을 적용하도록 함(안 제5조).

사. 통일부장관은 「남북관계 발전에 관한 법률」 제13조에 따른 남북관계발전기본계
획을 수립할 때 남북보건의료교류협력에 관한 기본계획을 포함하여 수립하여야
함(안 제6조 및 제7조).

아. 정부는 보건의료 실태조사 및 정보교환에 대한 사업, 보건의료인의 교육·훈련 및
보건의료기술 교류협력 사업, 보건의료기관 및 의약품 제조소 등 보건의료 관련 시
설에 대한 지원 및 현대화를 위한 교류협력 사업 등 남북보건의료교류협력을 위한
사업을 활성화하기 위하여 노력하여야 하고, 보건의료 관계 기관이나 보건의료 관
련 민간단체가 사업을 수행하는 경우 보조금을 지급하거나 필요한 지원을 할 수
있음(안 제8조).

자. 정부는 남한 또는 북한에 보건의료 분야 지원이 필요한 재난이 발생할 경우 남한
과 북한의 공동 대응 및 보건의료인력·의료장비·의약품 등의 긴급지원이 이루어질
수 있도록 노력하여야 함(안 제9조).

차. 정부는 남한과 북한 간 감염병에 관한 정보 교류 및 협력 증진에 노력하고, 이를
위하여 북한의 감염병 관련 정책·제도 및 현황 등을 조사·연구하여야 함(안 제10
조).

정부는 북한 당국과 남북보건의료교류협력과 관련한 협의 및 조정을 위하여 남북보건
의료교류협력 위원회를 설치하기 위하여 노력하여야 하며, 해당 위원회를 준비하
기 위한 남측위원회를 설치하여야 함(안 제11조).

3. 논의점

1) 다른 법률과의 관계 및 중복성 여부

남북관계 발전에 관한 법률에서는 정치·군사적 측면의 평화증진, 균형적
발전을 위한 경제공동체, 사회·문화 교류를 통한 민족동질성 회복, 인도적 문
제해결과 증진, 국제사회에서의 협력증진 등이 그 책무로 거론되고 있으나,[22]

---

22 제6조(한반도 평화증진) ① 정부는 남북화해와 한반도의 평화를 증진시키기 위하여 노력한다.

현재 상호 불신과 갈등의 관계에서 마중물 역할을 할 수 있는 '건강공동체'에 대한 내용은 포함되어 있지 않다. 또한 남북관계 발전에 관한 법률을 기반으로 한 '제3차 남북관계발전기본계획(2018~2022) 및 2018년도 시행계획'에서도 보건의료와 관련된 직접적 언급은 인도적 지원 및 협력을 위한 두 문장에 불과하다.23

한국국제보건의료재단법에서는 국제적 차원에서 북한 보건의료 문제를 접근하고 있어 남북한에 특화된 보건의료법이 아니며 '인도적 관점'에서의 시설, 장비, 약품, 인력 등에 대한 지원 등을 주요 사업으로 하고 있다. 반면에 남북보건의료교류협력법(안)은 '교류·개발협력'의 관점에서 정보교환, 용어통일, 공동연구 등이 포괄된 법안으로의 차별성과 전문성이 있는 것이 특징이다.

1990년대 접어들어 우리나라의 국제적 위상이 높아짐에 따라 개발도상국에 국력에 상응하는 역할과 책임을 효율적으로 수행하기 위해 한국국제협력단법이 1991년 1월 14일 제정·시행되었고, 이후 2005년 북한 및 재외동포, 국내 거주 외국인 근로자에 대한 기본적인 보건의료 지원을 위한 한국국제의료재단법이 제정되었다. 이후 한국국제의료재단은 개발도상국의 보건의료 개발 협력 사업도 진행하여 대한민국 대표 국제보건의료협력 전문기관으로써 사업을 수행하고 있다.

이처럼 분권화 시대에 맞는 보건의료의 전문성과 특수성을 살린 북한 보건의료교류 협력 증진으로 한반도 평화 통일을 이루기 위한 제도적 기반 마련의 법률안으로써 역할을 다하기 위해 남북보건의료증진법이 필요하다.

----

② 정부는 한반도 긴장완화와 남한과 북한간 정치·군사적 신뢰구축을 위한 시책을 수립·시행한다.
제7조(남북경제공동체 구현) ① 정부는 민족경제의 균형적 발전을 통하여 남북경제공동체를 건설하도록 노력한다.
제8조(민족동질성 회복) ① 정부는 사회문화분야의 교류협력을 활성화함으로써 민족동질성을 회복하도록 노력한다. ② 정부는 지방자치단체 및 민간단체 등의 교류협력을 확대·발전시켜 남한과 북한간 상호이해를 도모하고 민족의 전통문화 창달을 위한 시책을 수립·시행한다.
제9조(인도적 문제 해결) ① 정부는 한반도 분단으로 인한 인도적 문제해결과 인권개선을 위하여 노력한다. ⑩ 정부는 이산가족의 생사·주소확인, 서신교환 및 상봉을 활성화하고 장기적으로 자유로운 왕래와 접촉이 가능하도록 시책을 수립·시행한다.
제11조(국제사회에서의 협력증진) 정부는 국제기구나 국제회의 등을 통하여 국제사회에서 남북 공동의 이익을 증진시킬 수 있도록 노력한다.
23 5개년 계획: "영유아·임산부 등 취약계층 대상 지원과 함께, 결핵·말라리아 등 감염병 예방 등 보건의료 및 긴급구호 분야 협력 우선 추진"
2018년도 계획: "감염병 유입·확산 방지 등 방역 및 보건·의료 분야의 당국간 협력 추진"

2) 법률의 시기성/시의성

제19대 국회 해당 법안은 외교통상위원회의 법안소위에서 논의되지 못했고, 20대 상정된 법안은 통일부에서 '남북관계의 정세 등을 고려하여 제정 시기를 차후로 조정하자'는 입장을 표명하였다. 또한 법안소위에서도 새 정부가 출범하여 통일정책이 확립이 된 후 필요하면 추진하는 것이 바람직하다는 의견이 제시된 바 있다.

북한은 긴급구호적인 일회성 인도지원을 받는 것으로부터 지속가능한 개발협력 추진으로 자신들의 정책 기조를 바꾸겠다는 것을 2005년도에 공식적으로 천명한 바 있다. 남북보건의료 교류협력법(안)은 인도적 차원의 지원을 넘어 남북한의 개발협력을 중요한 목적으로 하였기에 북한의 부정적 시각을 줄여줄 수 있는 긍정적인 요소를 담고 있다.

현재 남북관계의 난맥상을 고려할 때 '보건의료'의 교류협력에 대한 법안은 '시의성'과 '선도성'이 있다. 해당 법안은 우리 국회와 정부의 의지를 보여주는 리트머스 시험지가 될 수 있을 것으로 기대하며, 특히 코로나19로 인한 위기 상황은 방역 등에 있어서의 남북한 교류협력의 중요성은 많은 사람들이 공감하고 있는 부분이다.

3) 관련 부처 및 기관과의 협력

본 법(안)과 관련하여 보건복지부와 한국국제보건의료재단은 그 필요성에 대해 인정하였으나 중복되거나 충돌하는 규정은 부처간의 충분한 협의와 조율로 법 개정이 필요하다.

또한 안 제9조[24] 북한의 보건의료분야 지원이 필요한 재난이 발생할 경우 남한의 보건의료 인력 파견에 대한 논란이 있었으나, 해당 조항은 2005년 17대 안명옥 의원 발의 때부터 계속 개진된 안으로서 북한의 재난 공동 대응

---

24 제9조(재난 공동대응 및 긴급지원)
　① 정부는 남한 또는 북한에 보건의료 분야 지원이 필요한 재난이 발생할 경우 남한과 북한의 공동대응 및 보건의료인력·의료장비·의약품 등의 긴급지원이 이루어질 수 있도록 노력하여야 한다.
　② 정부는 북한에 제1항에 따른 재난이 발생한 경우 재난 구조·구호활동을 하는 단체에 대통령령으로 정하는 바에 따라 필요한 지원 또는 지도·감독을 할 수 있다.

상황에서 긴급지원시 의료진의 자발적인 파견을 전제로 이를 지원할 수 있는 근거로서의 조항임을 확인하였다.

4) 북한의 협력의지

이 법안은 무엇보다도 북한의 협력을 고려해야 한다는 점이다. 보건의료 협력에 있어서 북한의 의료시스템 및 환경은 우리와 달라 북한의 협력이 없으면 추진의 실효성이 떨어지는 한계가 있을 수 있다. 특히 최근 세계적 감염병의 위기 속에서 북한은 봉쇄조치로 일관한 모습을 보이고 있다. 이러한 대응 방식은 북한경제에 부정적 영향을 끼칠 가능성이 높아 남북교류협력으로 통상적인 수준의 경제활동이 가능하도록 협력할 필요가 있다.

이 법(안)에는 우리 정부의 노력을 명시하고 있으며, 북한도 9월 평양 공동선언문[25] 및 「남북보건의료 분과회담」 공동보도문 4조[26]를 통해서 그 의지를 표방하고 있음을 볼 수 있다. 따라서 남북의 평화통일을 지향하는 동반자로서 보건의료분야 협력 증진을 기본 이념으로 하는 이 법에 대해 향후 북한과의 협력을 기대할 수 있다고 본다.

4. 향후 입법 방향

북한은 긴급구호적인 일회성 인도 지원을 받는 것으로부터 지속가능한 개발협력으로 자신들의 정책 기조를 바꾸겠다는 의지를 2005년 공식적으로 천명한 바 있다. 본 법안은 인도적 차원의 지원을 넘어 남북한의 상호 개발협력을 목적으로 하였기에 북한의 거부감을 줄여줄 수 있는 법안이다. 보건의료분야는 남북 서로 간에 가장 긴요한 사안이며 특히 최근의 감염병 사태와 관련하여 남북이 건강을 증진한다는 인도적 차원에서도 필요하다. 보건 의료가 갖는 상징성을 비춰볼 때에도 남북한의 시범사업을 개진할 수 있는 대표적인

----

25 9월 평양공동선언 제2조 4항 '남과 북은 전염성 질병의 유입 및 확산 방지를 위한 긴급조치를 비롯한 방역 및 보건·의료 분야의 협력을 강화하기로 하였다'

26 「남북보건의료 분과회담」공동보도문 4조. '남과 북은 전염병 공동대응 및 보건의료협력사업의 효과적인 이행을 위한 문제들을 남북공동연락사무소를 통하여 정례적으로 협의 해결해 나가기로 하였다.'

사례가 될 것이다.

1) 추가적인 남북보건의료교류협력 사업 추진분야

(1) 남한의 의학과 북한의 고려의학 협력사업

현재 평양시 고려의학종합병원은 북한 최대의 고려의학(한의학) 연구 및 치료센터이다. 1961년 2월 창립 이래 재일동포의 재정지원으로 확장 공사 후 400여 개의 침상을 갖춘 3차진료기관으로서 기능진단 검사실, 수술장, 치료실, 외래치료실을 구비하고 있다. 북한의 고려의학은 1992년 김일성의 지시에 의해 1993년부터 '동의학'(한의학)을 '고려의학'으로 개칭한 뒤 이를 현대의학과 배합한 '주체의학'이라는 명분으로 '고려의학'의 비중을 강화하고 있다. 북한은 고려의학을 1차 진료의 70%를 담당하고 있으며 현대의료기술과 약품부족을 보완하려 하고 있다. 북한의 고려의학과학원을 중심으로 전국에 고려의학전문병원이 25개이며, 각시도에 산재한 12곳의 의과대학에서 고려의학부가 정식 전공과목으로 개설되어 고려의사들을 양성하고 있다. 남한의 한의학 정부연구기관인 한국한의학연구원에 해당하는 북한 고려의학과학원을 중심으로 2016년에는 5만여 건의 민간요법을 이론적으로 체계화했다. 또한 고려약 위주로 제약 공장을 세우고, 의료 인력 양성과 진료에도 양·한방을 병행하고 있다. 따라서 남북한의 전통의학, 대체의학 협력연구, R&D 사업은 앞으로 발전 가능성이 있는 분야로 볼 수 있다.

(2) 감염병 관련분야의 공동 협력사업

현재 남북간에 제재 국면에서 교류할 수 있는 한 분야로 말라리아, 아프리카 돼지열병, 조류독감, 세계적 유행 감염병 등이 있다. 사람이 오고 가지는 않지만 동물이나 그 외 생물의 이동으로 전염이 될 수 있고, 이미 이 분야의 과거 협력사업은 가시적인 성과가 있었던 부분이므로 이를 바탕으로 교류를 시작할 수 있다. 또한 남북 공동의 협력사업을 시작한다면 보건의료협력은 선제적인 사업이 되지 않을 수 없다.

(3) IT를 이용한 의료협력사업

WHO는 '2010 WHO 동남아시아 활동' 보고서에서, 북한 내 원격 화상진료 서비스 지원을 해준 것으로 밝힌 바 있다. 이 원격진료는 북한에서는 '먼 거리 의료봉사 체계'라 불리며 이러한 화상진료 체계는 평양의 중앙급 병원들과 지방의 도, 시, 군 구역급 병원들 사이에서 운영되고 있다. 대체로 2013년 정도 무렵부터 시작해서 2014~2015년에 본격적으로 전국으로 도입되어 있고 보통 '먼 거리 정보과(실)'에는 카메라가 설치돼 있고, 통신선을 통해 전국의 모든 상급병원들과 연결되어 있다. 현장에서 주민들은 먼 거리 의료봉사를 '화상회의' 또는 '화상진단'으로 부르고 있으며, 지방의 인민병원은 먼 거리 의료봉사 체계를 통해서 평양의학대학병원, 옥류아동병원, 평양산원 유선종양연구소와 같이 평양에 있는 중앙 병원들의 의료 인력들과 수시로 연계하고 협력치료 사업을 하고 있다. 이를 이용하여 남북 의료협력을 비대면 방식으로 회의, 교육, 정보교환, 의료협진이 이뤄진다면 북한이 우려하는 접촉감염 기회를 불식시키고 성과를 낼 수 있는 방안이다.

2) 남북 보건의료 교류협력 사업 입법 시 고려해야 할 사항

보건의료사업 계획의 수립 시 북한 보건성에서 추진하는 보건의료계획과 같은 전략적 비전을 확인하고 반영한다. 예를 들어 2016년부터 2020년까지 추진되는 북한 보건 부문 발전 중기전략계획27에 드러난 북한의 국가 보건의료 우선순위는 의료과학 기술 발전, 원격 진료시스템 구축, 정보 지향적 보건 부문 개선, 질병 예방 및 감시 시스템 강화 등 연구와 보건의료 시스템 개선에 집중하고 있음을 볼 수 있다. 이처럼 북한의 보건의료 발전계획과 남한의 보건의료계획에서 시급하고 지속적으로 시행할 수 있는 분야부터 계획해야 한다. 또한 이데올로기, 정치적 주변 변화에도 지속적이고 상호이익이 되는 접점을 찾기 위한 방향으로 접근하기 위해 협력이 가능한 분야부터 선정하고 이를 입법화해야 한다. 이는 보건의료분야가 지닌 특수성과 효과성의 측면에서 살펴볼 때 충분히 가능하다고 여겨진다.

남북 보건의료 공동협의체와 같은 기구의 설립이 필요하다. 앞으로 정보교류 및 각종 사업수행을 위한 남북한 대표 보건의료위원으로 구성된 이 기

27 Ministry of Public Health, DPRK in partnership with WHO, UNICEF and UNFPA. Medium term strategic plan for the development of the health sector in DPRK 2016－2020, 2017.

구는 감염병뿐만 아니라 미래 통일 한국의 건강공동체를 만들 수 있는 역할을 할 수 있다. 이에 앞서 남한의 기구가 선결조건이 되어야 하며 여기에 보건의료전문가와 각 정부부처 관련자가 포함된 기구로서 정책 발의, 사업 계획, 조율, 수행에 이르기까지 총괄할 수 있는 역할을 다해야 한다.

5. 나아갈 길

이 법(안)은 남북한 간 보건의료분야의 상호교류 및 협력을 증진하기 위한 목적으로 현재 단절되고 냉각된 상황에서 남북의 정세 변화에 상관없이 보건의료 분야에서 만큼은 지속성있게 이행할 수 있는 법적 틀을 만들고자 하는 취지이다. 보건의료 분야가 지닌 특수성과 효과성을 살펴볼 때 이 법(안)은 추진되어야 할 충분한 가치가 있다. 한반도는 지정학적 건강공동체로서 세균이나 바이러스 전파, 지진과 같은 긴급재난이 상호 간에 심각한 영향을 줄 수 있다. 따라서 건강안보, 인간안보의 측면에서 서로의 안전을 증진하기 위해 교류·협력하는 것 등을 지원하기 위한 제도적 장치로써 역할을 할 뿐만 아니라 다른 분야의 협력사업에도 선도적인 역할을 할 수 있을 것이다.

V. 마치는 말

이상에서 남북한 보건의료법이 어떻게 변화되었으며, 보건의료 체계를 중심으로 남북이 어떤 차이가 있는지 알아보았다. 더불어 감염병관리를 위한 남과 북의 감염병예방법 및 검역법의 변천과정과 현재의 남북감염병 관련법을 알아보았다. 북한법을 읽어보면 명목적, 장식적 성격의 규정이 다수 보이지만 현실을 일정 정도 반영하고 있음은 알 수 있다. 따라서 언제 남북통합의 때가 올지 모르지만 그간 벌어지기만 했던 보건의료의 격차는 더 이상 멀어질 것이 아니라 통합의 접점을 향해 다가가야 할 노력이 어느 영역보다 크고 빨라야 함은 모두가 동의한다. 따라서 북한에 대한 연구, 북한보건의료법에 대한 연구는 중요하며 지속되어야 한다.

2010년 천안함 침몰, 연평도 포격사건으로 한반도 냉전시대를 지나 11년 만에 남북이 마주 앉은 정상회담은 4·27 판문점선언, 9·19 평양공동선언을 이루었다. 이런 변화의 움직임이 지금은 다시 답보상태이다. 하지만 당시 9.19 평양공동선언에서 남북보건의료 협력은 다시 언급되었다. 남북 보건의료 협력에 관한 내용은 거슬러 올라가 보면 1991년 '남북기본합의서'에서 최초로 개진된 바 있다. 이후 6·15남북공동선언, 10·4선언에서 지속적으로 제기된 보건협력은 정치적 문제와 결부되지 않을것에 공감하고 합의하였으나 정치·군사적 문제, 한반도를 넘어선 국제사회의 문제 속에 남북의 보건 의료 상황은 굳건하지 못한 상황에 있다.

그러나 통합으로 향한 준비과정 속에 보건의료교류의 전략적 노력은 외부 상황에 관계없이 지속적으로 필요하다. 따라서 남북보건의료 협력을 위한 법적기반이 될 '남북 보건의료 교류증진을 위한 법률(안)'이 정치, 군사, 이념을 넘는 교류의 단초가 되므로 더욱 중요하다고 볼 수 있다. 남북 어느 곳에 있건 인간으로서의 존엄성과 건강에 대한 권한은 동등하고, 서로 질시하고 반목하는 적대적 관계를 넘어 보다 나은 평화속에서 건강하게 살기 위한 노력은 교류속에서 더욱 공고히 되어야 한다.

참고문헌

대한민국 보건발달사. 대한보건협회. 지구문화사. 2014

북한법령집 상·하, 국정원, 2019.

한국전염병사. 대한감염학회. 군자출판사. 2009

고유환. 북한연구방법론의 쟁점과 과제, 서울대학교 통일 평화연구원, 2019, vol.11, no.1, pp. 5−32.

김성욱. 북한 인민보건법에 관한 연구. 대한민국정책브리핑 전문자료. 2009.

류지성. 남북보건협력을 위한 법제 정비방향−공동 방역을 중심으로, 보건복지포럼, 2020;7, pp.33−45.

박원규. 「2012년 이후 제·개정된 북한법령 연구」보고서. 통일부. 2017. pp. 99−100

박정원, 북한의 보건의료법제에 관한 연구. 한국법제 연구원, 2005.

박훈민. 남북교류협력법에 관한 연구. 한국법제연구원. 2018.

송인호. 북한의 '당의 유일적 영도체계 확립의 10대 원칙'에 대한 고찰. 법학논총. 2019;43(1). pp.145−176.

신동룡. 주체사상 및 주체의 법이론 요해, 한국법철학회, 2010;13(1), pp.195−226.

이정임·김소윤·이유리. 남북한 보건의료법의 변화와 구성비교. 한국의료법학회지, 2019;27(1)

전우택. 한반도 건강공동체 구성을 위하여 남북교류협력은 보건의료로부터 시작해야 한다. J Korean Med Assoc 2018 July; 61(7):378−381

전우택. 북한에 대한 지원, 그 딜레마에 대한 성찰. 통일보건의료학회, 남북보건의료협력 자료집. 2019

정근식. 식민지 위생경찰의 형성과 변화, 그리고 유산. 한국사회사학회. 사회와 역사. 2011;13(1). p.221.

천명철. 우리나라 감염병 관련 법률 및 정책의 변천과 전망. 대한감염학회. Infect Chemother 2011;43(6):474−484

최철호. 통일대비 북한 보건의료의 지원과 협력을 위한 법제 정비방안 연구. 한국의료법학회지. 2019:27(1)

법제처. 남북한 방역법제 비교·분석. 남북법제 이슈페이퍼 2020-7월호

북, '코로나19'로 전염병 예방법 개정. "전염병 예방관련 법적 요구 구체적 적시". SPN서울평양뉴스. 2020.4.2.보도. 2020.4.5. 접속

북한, 전염병예방법 개정해 코로나 대응 '시스템화'. 연합뉴스. 2020.4.22.보도. 2021.1.23. 접속

남북보건의료의 교류 및 협력증진에 관한 법률안(안명옥 의원 등 49인) 의안원문, 보건복지위원회 검토보고서, 보건복지원원회소관에 대한 의견서

남북 보건의료의 교류협력 증진에 관한 법률안(정의화 의원 등 62인)의안원문, 외교통일위원회 검토보고서, 외교통일위원회 회의록

남북 보건의료의 교류협력 증진에 관한 법률안(윤종필 의원 등 10인)의안원문, 외교통일위원회 검토보고서, 외교통일위원회 회의록, 외교통일위원회 회의록(법안심사소위원회)

남북 보건의료의 교류협력 증진에 관한 법률안(신현영 의원 등 12인)의안원문, 외교통일위원회 검토보고서, 외교통일위원회 회의록, 외교통일위원회 회의록(법안심사소위원회)

국가법령정보센터 https://www.law.go.kr/

법제처 https://www.moleg.go.kr/

의안정보시스템 https://likms.assembly.go.kr/bill/main.do

23

한반도 건강공동체를 향한 리더십 준비

김신곤 · 김영훈*

I. 서론

　　동서독의 경우 통일을 위한 다양한 학문적 연구를 기반으로 오랜 기간 제도적, 인적, 물적 준비를 해왔음에도, 통일 후 독일은 상당 기간 난관과 갈등에 직면하였다. 따라서 준비되지 않은 통일은 기회가 아니라 위기, 더 나아가 심각한 사회적 혼란과 출혈을 초래할 수 있다. 잘 준비된 통일이 절실한 이유이다. 남북한 보건의료 교류협력, 건강격차의 극복, 의료문화 이질성의 극복, 보건의료 용어의 소통 및 통합 등은 통일 이전이라도 한반도 건강공동체로 나아가기 위해 주목하며 준비해야 할 내용들이다.

　　그런데 이런 내용들이 현실화되기 위해, 즉 건강한 통일을 향한 로드맵이 실제로 가능하기 위해서 가장 중요한 요소는 무엇일까? 그것은 건강한 통일을 위해 준비된 사람이다. 한반도 건강공동체의 구축, 최종적으로는 통일 이후 한반도 보건의료 통합의 성패가 남북한의 준비된 보건의료인에 달려있다고 해도 과언이 아닐 것이다. 한반도 건강공동체를 향한 리더십의 준비가 중요한 이유이다.

* 김신곤: 고려대학교 의과대학 내과학교실 내분비내과 교수
　김영훈: 고려대학교 의과대학 내과학교실 순환기내과 교수

II. 리더십 준비의 필요성

어떤 의료인이 좋은 의료인일까? 필자는 환자의 고통과 아픔을 상상하는 능력이야말로 좋은 의료인이 되는 첫걸음이라 믿는다. 그런데 인간의 질병은 단순한 신체질환이 아니라 총체적인 고통이며, 따라서 좋은 의료인은 이 시대의 인간 고통과 대결할 수 있어야 한다.

지금 우리 눈앞에 70년된 중환자가 있다. 스스로의 힘으로 질병 해결의 능력이 없는 비관적인 환자, 그 환자는 전쟁을 치르고 아직도 그 상흔으로 고통받고 있는 분단된 한반도이다. 전쟁의 아픔, 공동체의 파괴, 이념대립, 성공주의, 속도전, 엄청난 군사비 등 분단이 초래한 부정적 결과들은 아직도 현재진행형이며, 그 영향은 보건의료 영역에서도 고스란히 재현되고 있다. 예를 들면 과도한 군사비는 보건의료영역에 대한 투자를 방해한다. 분단체제가 극복되고 평화협정이 체결되어 매년 40조가 넘는 군사비 중 상당부분을 보건의료에 사용할 수 있다면, 우리 의료의 고질적인 저수가, 저부담, 저급여의 문제는 단번에 해결 가능하다. 북한의 경우는 어떨까? 북한 체제 안정이라는 명분으로 진행하고 있는 핵과 전략무기 개발을 멈추고 그 비용을 북한 주민의 건강한 삶에 투입할 수 있다면, 더 나아가 비핵화를 통해 유엔제재가 풀리고 개방이 촉진되어 보건의료의 선진화를 위한 계기가 만들어진다면 북한이 과거 자랑하던 명목상의 무상의료가 현실로 다가올 수도 있다.

이렇듯 한반도 보건의료의 획기적 변화는 남북의 평화와 교류협력, 그리고 건강공동체 준비 과정에서 만들어질 것이다. 언제든 다가올 한반도 건강공동체의 미래를 준비하며, 그 비전이 현실이 되도록 고민하고, 지금과 같은 남북 경색국면뿐만 아니라, 교류협력 확장기, 통일 직전 시기 등, 각 단계에 맞게 준비해야 할 내용과 방법을 고민하는 사람들이 필요하다. 그런 의미에서 보건의료 영역의 리더십들은 분단이 보건의료에 비치는 구조적 영향을 진단하고, 분단극복을 위한 노력이 한반도 건강공동체에 미칠 결과들을 예견하며, 이를 위한 구체적 해법을 준비하고 제시할 수 있어야 한다.

그간 보건의료 영역에서 한반도 건강공동체를 향한 체계적인 리더십 준비는 미흡하였다. 과거 김대중, 노무현 정부 당시 남북관계가 원활 할 때, 북한의 보건의료인과 자주 만나고 소통해왔던 그룹들이 한반도 건강공동체를 준비해온 초기 리더십이라 할 수 있다. 그러나 이 그룹들은 주로 자생적이고 자발적으로 활동해왔기에 사명감과 열정이 장점인 반면에 조직성과 체계성이 부족하다는 한계가 지적되어 왔다. 따라서 이제는 전략적, 거시적 차원에서 통합적 로드맵을 가지고 민·관·학·연을 아우르는 2세대 리더십 그룹들이 필요하다고 할 수 있다.

한반도 건강공동체 구축을 주도할 리더십은 어떠해야 하는가? 첫 번째 한반도 건강공동체에 대한 비전과 사명감을 갖추고 있어야 한다. 한반도 건강공동체의 필요성에 대한 명확한 인식, 미래 한반도 보건의료상에 대한 비전, 그리고 분명한 사명의식을 가진 보건의료의 리더들이 필요하다. 두 번째, 한반도 건강공동체의 장애요인, 즉 남북한 보건의료의 격차. 이질적인 제도와 문화, 건강에 대한 남북한 인식과 관점의 차이 등, 현존하는 문제점을 정확히 파악하고 이를 극복할 수 있는 대안을 제시할 수 있는 학문적 역량과 전문성을 갖추고 있어야 한다. 세 번째, 미래 한반도 건강공동체를 위한 로드맵을 기획할 수 있는 능력과 구체적인 과제들을 현실화해낼 수 있는 실천능력을 갖추고 있어야 한다. 이렇듯 통일보건의료의 2세대 리더십들은 한반도 건강공동체에 대한 비전과 사명감, 다양한 장애요인들을 극복할 수 있는 학문적 역량과 전문성, 그리고 로드맵을 기획할 수 있는 능력 및 구체적인 실천능력을 두루 갖추어야 한다. 다행히도 최근에 보건의료학계를 중심으로 이런 리더십의 발굴과 훈련을 위한 조직들이 시작되어 활동하고 있다.

III. 리더십을 준비하는 기관

보건의료 리더십 준비와 관련된 흐름은 서울대, 연세대, 고려대, 가톨릭대학교 등 교육기관, 통일보건의료학회, 그리고 민간단체인 남북보건의료교육재단 등으로 대별할 수 있다.

1. 서울대학교 의과대학 통일의학센터

서울대 의대 통일의학센터(소장-문진수 교수)는 2012년 6월 국내에서 최초로 개설되었다. 남북한 국민의 건강 수준 향상과 통일을 대비한 남북한 보건의료 정책 수립 및 연구 수행을 비전으로 내세우고 있으며 설립 목적을 아래와 같이 제시하고 있다.

"남북한의 보건의료 수준은 보건의료 제도, 의료인 양성체계, 질병을 인식하는 주민의 질병관 및 질병행태 그리고 남과 북에서 발병하는 질병의 종류까지 반세기가 넘는 기간 동안 상호 단절된 환경으로 인해 광범위한 차이를 보이고 있다. 통일의학센터는 통일을 대비해 우선 남과 북의 차이를 이해하고, 보건의료적 측면에서부터 변화를 꾀하는 시도를 직접 실천하고자 한다. 또한 통일의학센터는 한반도 건강공동체를 준비하는 선도적 연구기관으로서 학문적 근거를 마련하고 정책적으로 지원하며 준비된 인재를 양성하고 바람직한 보건의료 통합을 준비하는 초석을 만들어 갈 것이다."

학술·정책연구부, 대외협력부, 교육·홍보부와 기획운영위원회 및 고문/자문 위원회로 구성된 서울대 의대 통일의학센터는 최초로 개설된 센터에 걸맞게 가장 활발한 활동을 진행해오고 있다. '남북생명보건단지 구축 추진계획'을 포함한 대내외 50여 개의 용역 연구를 수행하였고, '대북 백신지원 참여기관 국제협력을 위한 세미나' 등 3회의 국제세미나를 개최하였으며, '통일 독일 및 체제 전환국의 의료 및 건강변화' 등을 주제로 7회의 통일의학포럼, 통일 보건의료 리더십 아카데미(통보리 아카데미) 등을 지속적으로 개최해왔다. 특히 통일 보건의료로 통하는 열린강좌(통통統通 열린강좌)를 통해 통일공감대 확산을 위해 노력하고 있으며, 그 외에도 서울대 의과대학 의예과 강의, 연변대학교와 몽골 감염병센터 의료인력 연수 등 리더십 교육을 주도해오고 있다. 2017년에는 통일 보건의료 분야에서 최초로 남북한 보건의료에 관한 저서인 『통일의료: 남북한 보건의료 협력과 통합』을 출간해 큰 반향을 일으켰다. 현재 2명의 부소장과 2명의 참여교수, 9명의 자문위원, 그리고 4명의 직원 및 연구원이 함께 활동하고 있다.

2. 연세대 통일보건의료센터 및 관련 조직

연세대학교에는 통일보건의료와 관련되어 크게 두 개의 조직이 운영되고 있다. 첫째, 연세의료원 제중원보건개발원 산하 조직인 통일보건의료센터(소장 – 박용범 교수)는 통일 시대 남북한 주민들의 전인적 건강향상이라는 비전을 가지고 2014년 3월에 개소하였다. 의·치·간·약학대학 및 보건대학원 교수진들이 참여하고 있는 기구로서, 내부 조직은 사무국과 각 전문영역 기획단(의학기획단, 치의학기획단, 간호학기획단, 약학기획단, 보건기획단)으로 구성되어 다양한 연구 및 교육 활동이 이루어지고 있다. 또한, 단과대학별 학생들의 학생분과위원회(SUM)가 별도로 구성되어 운영되고 있다.

센터에서는 통일의료 관련 연구와 사업을 수행하는 것 이외에도 다양한 교육 활동을 제공하고 있다. 먼저, 학부 학생들을 대상으로 하는 <통일과 의료> 관련 필수 교육 및 선택과목을 개설하여 운영하고 있다. 교수, 직원, 대학원 및 학부 학생들에게 통일보건의료 분야의 현장감 넘치는 강연을 제공하기 위해 매월 1회 <통일보건의료 세미나>를 개최하고 있다. 또한, 연세의료원의 전체 교직원 및 학생들을 대상으로 매년 11월 <세브란스 통일의 밤>을 개최하여 통일보건의료에 대한 참여와 관심도를 높이기 위한 노력에 힘쓰고 있다. 이와 더불어, 센터는 다양한 대북 보건의료 지원사업과 모금 활동 시행 및 분기별 뉴스레터 발간 등을 통하여 센터의 활동과 주요 소식을 지속적으로 공유하고 있다.

둘째, 연세대학교 의과대학에는 2017년 8월 창설된 인문사회의학교실 산하 통일국제의료영역(division)이 있다. 센터가 의료원 산하 조직으로서 교직원을 상대로 하는 다양한 프로그램의 운영이 주된 활동이라면, 인문사회의학교실 산하 통일국제의료분야(division)는 보다 전문적이고 지속성 있는 통일 관련 연구 활동, 전문가 양성, 대학원 석·박사 학위 논문지도, 예과 및 본과 학생 교육프로그램 운영, 2개월간 집중적인 활동을 하는 특성화 선택과정 운영 등에 집중하고 있다. 이 외에도 연세대 일반대학원 통일학협동과정에 소속된 대학원생 중 통일보건의료와 연관된 연구를 하는 학생들의 논문지도 및 인문사회의학협동과정에서 통일/평화 관련 교과목을 개설·운영하고 있다. 현재 (2021.03 기준) 인문사회의학교실 통일국제의료영역에서는 9명의 겸무교원과 1명의 전임교원이 활동하고 있다.

3. 고려대학교 대학원 통일보건의학 협동과정

고려대학교 대학원 통일보건의학협동과정(김신곤 주임교수)은 2016년 9월 국내 최초 학위과정(보건학석사)으로 개설되었으며, 교육목적은 아래와 같다.

"동서독은 통일을 위한 다양한 학문적 연구를 기반으로 오랜 기간 제도적, 인적, 물적 준비를 해왔음에도, 통일 후 독일은 상당기간 난관과 갈등에 직면하였다. 따라서 준비된 통일이 매우 중요하며, 특히 사람의 생명과 직결된 가장 중요한 영역인 보건의료의 교류, 협력, 통합을 위한 준비가 시급하다. 본 과정은 그간 정치, 경제, 사회, 문화 등 제반 영역에 비추어 상대적 소홀하게 다루어졌던 통일보건의학을 정면으로 다루며, 관련 전문교원들이 참여하는 다학제적인 기반으로 운영된다. 통일보건의학과는 북한의 보건의료 현황을 이해하고, 남북한의 보건의료 지식과 기술교류에 앞장서며, 건강한 통일에 기여할 수 있는 보건의학 전문가를 양성하는 것을 목표로 한다. 통일보건의학 전문가는 남북한주민들의 건강한 통일을 가로막는 보건의료영역의 문제점을 정확히 파악하고, 이를 극복할 수 있는 비전과 리더십, 학문적 및 실천역량을 갖춘 인재를 의미한다. 본 강좌를 통해 통일 한반도의 보건의료상은 어때야 하는지, 그리고 이를 위해 오늘 무엇을 준비해야 하는지를 깊이 고민하고, 구체적인 해법을 실천할 수 있는 사명감과 전문능력을 갖춘 통일보건의학전문가가 양성될 수 있을 것이다. 본 과정은 통일보건의학을 학문적으로 연구하고자 하는 사람들은 물론이고, 정부기관, 언론, 시민사회, 기업 등 다양한 분야에서 통일 한반도의 보건의료를 고민하고 있는 사람들에게 열려 있다."

고려대 통일보건의학 협동과정은 북한이탈주민 코호트(NORNS)를 주도하며 통일 이후를 대비한 건강 관련 데이터를 축적해오고 있으며,[1] 국내 최초로 북한의학저널을 분석하여 'A peek into the Galapagos of the medical research field'라는 제목으로 Lancet에 출간하였다.[2] 2020년부터 보건복지부의 지원으로 [북한이탈주민 건강부담에 기반한 맞춤형 건강관리 중재 모델

1 Lee YH et al. North Korean refugee health in South Korea (NORNS) study: study design and methods. BMC Public Health. 2012 Mar 8;12:172.

2 Kim SG et al. A peek into the Galapagos of the medical research field. Lancet. 2016 Dec 17;388(10063):2989–2990.

개발 - 생활습관병을 중심으로] 연구를 주관하며 시범적인 모델 개발하고, 북한이탈주민 전수를 대상으로 남북한 주민 질병부담을 비교하는 등 한반도 건강공동체를 준비하기 위한 연구들을 주도해오고 있다.

통일의학개론, 남북한 주민건강 비교연구, 북한보건의학초독세미나, 북한의 사회문화, 통일보건의학세미나, 통일보건의학통계학개론, 통일보건의학역학개론, 통일보건의학논문작성법 등 과목들이 개설되어 있다.

졸업생들의 논문주제는 각각 북한이탈청소년의 건강증진행위, 사회적 지지와 건강정보이해능력의 관계(김옥심), 북한 보건의료기관 동향 및 협력 대상으로의 함의: 2017~18년 로동신문 다빈도 보도 5개 보건의료기관을 중심으로(한준희), 북한 어린이 설사증 현황 분석 및 보건의료 지원방안: 로타바이러스성 장염을 중심으로(박영혜) 등이다.

4. 가톨릭대학교 북한의료연구소

가톨릭대학교 북한의료연구소(소장 - 최윤석 교수)는 남북 보건의료 협력에 필요한 연구 및 교육을 수행하기 위한 조직으로 2019년 4월에 개소하였다. 북한의료연구소는 가톨릭중앙의료원의 사회공헌활동을 담당하는 가톨릭메디컬엔젤스 산하의 교육 및 연구 사업을 추진하는 가브리엘팀에 속한 연구소다. 북한의료연구소는 남북관계 개선을 위해 필요한 여러 분야 중 보건의료 부문에 있어 국내에 남북 보건의료 전문가들을 양성하고, 남북 간 보건의료 협력 체계 구축을 위한 사전적 연구를 활성화하기 위한 목적으로 세워졌다. 본 목적을 달성하기 위해 연구소는 다양한 연구 및 교육 활동을 진행하거나 준비하고 있다.

북한의료연구소에서는 통일에 대한 대중 인식 개선을 위해 분기별로 북한의료연구소 뉴스레터 <북한 메디컬 스토리>를 발간하고 있다. 뉴스레터는 북한 의료 환경과 사회문화적 환경을 소개하고, 남북 보건의료 교류협력 소식을 전함으로써 한반도 통일에 대한 긍정적인 인식을 확산하여 한반도 건강공동체에 기여하고자 한다. 또한 대학교 내에 통일보건의료 분야의 전문가를 양성하기 위한 석사과정 개설을 진행 중에 있으며, 통일 보건의료 세미나와 학술대회를 개최하는 등, 전문가들의 교류의 장을 마련하고자 한다.

이외에도 북한의료연구소가 속한 가톨릭중앙의료원은 개성공업지구 부속의원 운영 경험과 더불어 2018년에는 남북공동연락사무소 의료지원 경험을 통해 통일부와의 협력체계를 꾸준히 유지하고 있다. 앞으로 북한의료연구소는 정부 유관 부처의 연구개발사업 공모에도 참여하여 국가 정책자문 역할을 수행하며 남북 보건의료체계 형성에 일조할 계획이다.

5. 통일보건의료학회

통일보건의료학회(김신곤 이사장)는 그동안 흩어져 있던 각 영역의 통일보건의료 관련 전문가들을 연결하고, 함께 모여 관련 정보와 연구 성과를 교류하며, 내실 있고 건강한 통일을 준비해갈 플랫폼이 필요하다는 데 공감하는 연구자들이 모여 2014년 7월 창립하였다. 특히 본 학회는 리더십 준비에 역점을 두고 있는데, 보건의료 전문가와 통일문제 전문가 사이에서 학계간 의견을 조율하고 발전시키며, 통섭적인 훈련 및 교육을 통해 거시적 안목과 학문적 깊이를 겸비한 통일보건의료 전문가를 양성하는 것을 목표로 한다고 밝히고 있다. 또한 통일 대비 보건의료분야의 미래 정책을 구상하고 이를 정부에 제안하며, 더 나아가 남북한 보건의료의 사회적 합의를 추진하는 등의 사업을 준비하고 있다.

본 학회는 '통일보건의료 연구의 흐름'을 주제로 첫 번째 학술대회를 개최한 이후로 매년 춘추계 2회의 학술대회를 개최해오고 있다. 그간 학술대회에서 다룬 주제는, '통일보건의료 WHO, WHAT and HOW?', '남북 보건의료 인력개발, 북한 발간 의학논문을 통해 보는 최근 10년간의 북한 의학연구 동향', '북한 보건의료인 대상 교육컨텐츠 개발, 새정부에 바란다 – 보건의료 영역의 통일준비', '통일준비와 보건의료 정책', '보건의료 현장에서 남북한 사람들의 상호이해와 소통' '한반도 건강공동체 준비', '한반도 전환기 남북보건의료 개발협력', '생명을 살리는 소통 – 남북보건의료 용어 통일을 위한 준비', '코로나19 감염병 위기와 한반도 건강공동체', 그리고 '북한 의생명과학 및 보건의료 R&D 현황과 남북 협력 방안' 등이다. 2회에 걸쳐 통일보건의료 관련 인사와 기관들의 정보를 수록한 인명사전을 발간했으며, 남북보건의료교육재단과 함께 통일의학연구비를 수여하는 등 리더십 육성에 기여해오고 있다.

통일보건의료학회는 국내 유일의 통일보건의료 관련 유관 학회로, 민·관·학·연을 아우르는 통일보건의료 연구와 네트워킹의 플랫폼이 되고자 노력하며 '사람을 위한 건강한 통일'을 체계적으로 그리고 지속적으로 준비해오고 있다. 본 학회의 창립선언문은 한반도 건강공동체를 위해 보건의료 영역의 노력이 매우 중요함을 강조하고 있다. 그 내용을 일부 인용하자면 아래와 같다.

"첫째로, 보건의료분야는 남북 상호교류와 공동 연구가 용이하며, 타 부문의 교류와 협력에 선순환을 일으킬 가능성이 높기 때문이다. 독일의 경우에도 통일 전 동서독 보건협정 체결이 동서독간 교류협력의 확대, 발전의 계기가 됨으로써 독일 통일에 크게 기여하였다.

둘째로, 보건의료분야는 통일 과정에서 가장 시급히 주목해야 할 생명과 직결된 과제이기 때문이다. 이미 많은 사람이 적절한 보건의료의 지원을 받지 못해 죽어 갔고, 지금도 이런 비극은 반복되고 있다. 또한 수십 년간 벌어진 남북한 건강격차와 질병양상의 차이는 통일 이후 남북한 주민 사이의 사회통합을 저해할 뿐만 아니라, 서로에게 치명적인 감염원이 되고, 생활습관병의 outbreak를 초래하는 등 매우 실제적이고 구체적인 위협이 될 가능성이 있다.

셋째로, 보건의료분야는 통일을 대비한 가장 유효한 투자 영역이기 때문이다. 영양부족, 열악한 보건의료 상황 등이 초래한 북한주민의 불건강 상태는 통일한국의 큰 부담으로 작용할 것이다. 따라서 북한주민의 건강과 보건의료의 개선, 더 나아가 미래 통일한국의 보건의료를 대비한 연구와 협력은 대표적인 'low risk, high return'의 투자전략이 될 것이다. 육체적, 정신적, 사회적으로 건강한 사람과 이들의 통합이 통일한국의 가장 소중한 자산이기 때문이다.

마지막으로, 분단 이후 서로에게 너무도 큰 상처를 주고 긴 세월을 지내온 남북의 사람들에게 보건의료는 서로를 이해하고 어루만지는 화해의 단초가 될 수 있기 때문이다. 보건의료는 남, 북한 두 이방인들을 같은 문법으로 소통하게 하고, 통일 전후 사람의 통합을 위한 가장 따뜻한 치유의 도구가 될 것이다."

6. 남북보건의료교육재단

남북보건의료교육재단(배순희 이사장, 김영훈 운영위원장)은 보건의료교육을 매개로 남북간의 소통과 교류협력에 기여하고자 2015년 6월에 창립된 통일부 인가 사단법인이다. 그동안 북한의 보건의료를 돕기 위한 노력은 매우 다양하게 시도되었지만, 현재까지 지속 가능한 의료협력의 모델로 내세울 만한 예는 거의 남아있지 않다는 문제의식이 본 재단을 시작하게 했다. 즉 단기적인 약품과 장비제공처럼 직접 고기를 주는 방식의 한계를 극복하고, 북한 의료인들과의 상호 교육을 통해 스스로 고기를 잡도록 협력하는 방식의 교류협력이 필요하다는 것이다.

첫 출발은 평양과학기술대 의학부 설립을 지원하여 북한의 수준 높은 보건의료인 양성에 기여하자는 것이었다. 평양과학기술대학은 남북한이 공동으로 설립한 최초의 합작 대학으로 모든 강의가 영어로 진행될 정도로 국제화되어있다. 따라서 남북, 북미 관계 개선에 따라 우리 의대교수진들의 강의가 가능해질 수 있다면 북한 최고의 의과대학으로 발전할 가능성이 있다. 또한 평양과학기술대 부속병원인 김만유병원과 평양구강병원을 통해 남북한 의료진들이 실습교육 및 현장교육에서 협력하는 모델을 구상하고 있다. 남북 관계의 악화에 따른 직접 방문 교육이 용이하지 않은 상황에서 평양과학기술대학 학생들을 중국 등 3국으로 초청하여 교육하는 등 창의적인 모델도 수행하였다. 이후 이를 토대로 우리나라 유수의 대학병원과 국공립병원, 또는 지역 보건소와 북한의 의료 기관과의 1:1 결연을 통해 인적인 교류와 기본 의료 시설, 제약 및 치료 장비 교류협력을 구상하고 있다. 북한의 의과대학을 비롯한 보건의료인 교육인프라 지원을 통해 북한 병원의 선진화와 의료체계 개선에 기여하되, 특히 교육을 매개로 북한의료인들 스스로 보건의료의 현대화와 질적 개선을 주도할 수 있도록 협력하자는 것이다.

이외에도 통일보건의료인력 개발육성을 위해, 우수인재에 대한 장학금 지급, 교육컨텐츠 및 프로그램 개발, 북한출신 보건의료인 교육지원 및 탈북 대학생 멘토링 사업 등 교육을 매개로 한 리더십 개발에 힘쓰고 있다. 남북보건의료교육재단은 통일된 한반도의 가장 소중한 자산은 건강한 사람이라는 문제의식 속에, 육체적, 정신적, 사회적으로 안녕한 사람을 준비시키는 통로가 되고자 노력하고 있다.

7. 그 외 기관들

이이에도 다양한 보건의료 직능을 대표할 수 있는 리더십 교육, 연구 기관들이 활동하고 있다. 통일간호학회(이혜련 회장). 남북구강보건의료협의회(이상훈 상임의장)의 통일구강보건의료포럼, 통일약학연구회(심창구 회장) 등이 활발한 활동을 해오고 있으며, 한의 영역의 경우 대한한의사협회(최혁용 회장) 차원에서 교육과 연구에 앞장서 오고 있다.

각 대학들의 북한학 관련 학과들도 한반도 건강공동체 준비를 위한 리더십 교육에 여러 방식으로 기여해오고 있다. 동국대학교(1994년도) 북한학과가 첫 시발점이었으며 현재 학부과정에서 유일하게 북한학과를 운영하고 있다. 대학원 과정으로는 동국대학교를 포함하여 건국대학교 통일인문학과, 경기대학교 북한학과, 경남대학교 북한대학원대학교, 고려대학교 북한학전공 및 통일정책전공, 서강대학교 북한·통일정책학과, 서울대학교 평화·통일학전공 협동과정, 연세대학교 통일학 협동과정, 이화여자대학교 북한학과, 중앙대학교 북한개발협력전공 과정 (가나다 순) 등이 리더십 개발을 위해 역할하고 있다. 이들 기관들은 보건의료인 교육에 직접 관여하고 있지는 않지만, 학점 교류나 공동세미나 개최 등의 방식으로 중요한 역할을 해오고 있다. 보건의료의 리더십 개발을 위해서는 보건의료 영역뿐만 아니라, 정치, 경제, 사회, 문화를 모두 아우르는 거시적 맥락과 포괄적 안목을 겸비하는 것이 필수적이므로, 앞으로 한반도 건강공동체 준비를 위한 리더십 개발을 목적으로 관련 학과들이 보다 적극적으로 교류, 협력할 수 있는 장이 마련될 수 있어야 할 것이다.

IV. 탈북 보건의료인을 통한 리더십 준비

남북한 보건의료 교류협력을 위해선 남북 모두에 정통한 의료인의 역할이 중요하며, 그런 의미에서 탈북의료인들은 한반도 건강공동체를 향한 여정에서 매우 소중한 자산이라고 할 수 있다. 그러나 현실에선 탈북의료인들이 한국에 정착하여 보건의료인으로 역할하며 살아가기가 쉽지 않다. 한 예로 북한의 청진시 의사였던 탈북인이 아내의 병을 치료하기 위해 탈북하여, 빌딩 유리창을 청소하다가 추락사한 가슴 아픈 사연도 있었다.[3] 물론 탈북의료인들이 우리나라에서 자격을 인정받고 활동하는 게 불가능하지는 않다. 탈북의료인들의 북한에서의 학위와 자격을 인정하는 '북한이탈주민의 보호 및 정착지원 관한 법률'이 마련된 이후, 한국보건의료인국가시험원의 국가시험 응시자격 인정심사' 절차를 통과하면 국가시험에 응시할 수 있는 자격을 주고 있다. 그러나 남북한의 교과과정과 의학용어의 상이함, 그리고 의료장비 및 설비의 차이 등으로 인해, 북한에서 제대로 교육 받은 탈북의료인이라 할지라도 우리의 국가시험을 통과하기가 쉽지 않다. 실제로 한국보건의료인국가시험원의 자료에 따르면 1998년도부터 2016년까지 탈북의사 국가시험 응시자격 인정심사를 요청한 87명의 탈북의사 중 47명만이 자격인정을 받았고, 총 90회의 시험응시자(중복 응시 포함) 24명만이 최종합격한 것으로 나타났다.[4]

그나마 이런 합격 현황은 탈북의료인들의 교육과 훈련을 도운 몇몇 보건의료인들의 자발적이고 헌신적인 노력과 일부 기관들의 협력을 통해 이루어진 것이다. 그간 한국누가회 북녘사랑, 하나반도의료연합 등 민간단체들의 자발적 노력, 그리고 서울의료원과 하나원, 강원대, 연세대, 고려대 등의 협력 가운데 이론 및 실습 재교육들이 시행되어왔다. 그러나 예산 주체의 변경, 의과대학 리더십의 교체 등의 이슈에 따라 재교육들이 중단되거나 이관되는 상황들이 반복되고 있어, 향후에는 민·관·학이 협력하며 안정적인 재교육을 제공할 수 있는 시스템을 만드는 것이 중요할 것이다. 예를 들면 각 보건의료계열 대학에 탈북의료인의 교육을 위탁해서 진행하고, 동시에 이들을 대상으로 우리나라에 와 보건의료인 면허를 취득한 탈북인들이 멘토로서 활동할 수 있는 멘토-멘티 프로그램을 활성화하는 것이다. 이 경우 남북한 공동의 멘토가 매칭될 수 있으면 더욱 좋을 것이다. 이제는 보다 체계적이고 안정적인 방식으로 북한 이탈 보건의료인의 자격인정과 재교육을 진행해야 한다. 이 재교육의 안정적 정착 여부가 이후 통일 시기 북한 보건의료인들의 재교육 성패

---

3 http://www.hani.co.kr/arti/society/area/757193.html

4 [신희영, 이혜원, 안경수, 안형순, 임아영, 전지은, 최소영. 통일 의료 – 남북한 보건의료 협력과 통합. 서울. 서울대학교 출판문화원. 2017]에서 재인용

를 가늠할 수 있는 시금석이 될 수 있을 것이다.

남북의 보건의료에 모두 정통한 탈북 보건의료인들이 우리나라의 통상적인 진료의나 개원 약사 등으로만 역할 하게 한다면, 국가적으로 큰 손실일 수 있다. 남북한 보건의료의 통합 및 인력개발과 관련한 수많은 난제가 통일 시기에 제기될 것인데, 이때 그 누구보다도 실사구시적인 대안들을 제시할 수 있는 주체가 바로 탈북 의료인들이기 때문이다. 따라서 탈북 보건의료인들이 통상의 임상의사나 약사 등으로서의 활동을 넘어, 남북한 보건의료 교류협력과 통합을 준비하고 연구하는 중요한 리더십으로 민관의 다양한 기관에서 역할 할 수 있기를 기대해본다.

V. 통일 시대 보건의료 인력개발의 원칙

남북한 보건의료 인력개발은 향후 매우 중요한 이슈가 될 것이다. 예를 들어 북한 보건의료면허를 어느 정도 인정할 것인가? 통일 이전 상호방문을 통한 협력진료는 어떻게 할 것인가? 궁극적으로 한반도 건강공동체의 인력개발, 특별히 면허 취득과 상호인정은 어떻게 할 것인가? 등은 앞으로 해결해야 할 중요 아젠더들이다. 이에 대한 답을 만들기 위해선 관련 전문가들과 유관 보건의료단체들 사이에서 지속적인 소통과 심도 깊은 논의가 필요할 것이다. 따라서 이 글에서는 한반도 통일시대, 건강공동체 인력개발과 관련한 기본 원칙을 제시하는 선에서 논의를 마치려 한다.

1. 상생과 공생의 원칙

어느 일방이 타방을 흡수하여 제도를 일방적으로 이식하거나 혹은 단순히 분리하여 관리하는 방식으로 한반도 건강공동체가 구상된다면 상생과 공생을 보장하기 어려울 것이다. 한반도 건강공동체는 남과 북이 만나 더욱 커지는 일이 되어야 한다. 따라서 서로의 입장을 고려하고 이해하며 함께 더불어 건강한 그런 제도의 준비, 그런 보건의료 인력의 통합이 되도록 노력해야 한다. 예를 들어 면허 통합의 문제에 있어서도, 통일 이후 일정기간은 남북한 보건의료 면허제도의 기본 틀을 유지하되, 궁극적으로 남북한 각 지역의 특수성을 고려하면서 국제적 기준에 어울리는 보건의료인을 양성하고 인증하는 방식으로 재편, 발전시켜 나간다면 그런 상생, 공생이 가능할 수 있을 것이다.

2. 계승과 혁신의 원칙

남과 북의 사상과 철학, 체제, 문화가 상이한 결과, 보건의료인의 양성체계, 책임과 의무, 역할, 자격인정 역시 남북간에 상당한 차이가 있다. 남한의 보건의료인은 첨단의학의 세례 속에 이에 걸맞은 역량을 갖춘 의료인이 더욱 요구되고 있고, 북한의 보건의료인은 제한된 의료자원으로 인해 정성의료와 같은 북한 특유의 고전적 가치가 더욱 강조되어야 할 상황이다. 따라서 남북한 보건의료인력의 통합은 서로의 장점은 계승하고 단점은 혁신하며, 통일한 반도의 미래를 짊어지고 나갈 바람직한 보건의료인상을 제시하는 계기가 되어야 한다. 즉, 남한화된 북한 보건의료인, 북한화된 남한 보건의료인을 넘어서는, 한반도 전체를 아우르는 미래 보건의료인의 자질과 역할, 요건을 고민하고 준비하는 기회로 활용하자는 것이다.

3. 신속성과 유연성의 원칙

오랜 기간 준비된 독일 통일 상황에서도 동독의 보건의료인프라를 회생시키기 위한 긴급지원은 절실하고도 우선적인 과제였으며 상당한 재원과 인력의 투자가 필요했다. 현재 붕괴되다시피 한 북한의 보건의료인프라를 고려할 때 통일 전후 이의 재건을 위한 신속한 지원은 매우 중요한 과제이며, 이를 위한 보건의료인의 면허교류 및 상호인정 등이 세심하게 준비되어야 한다. 궁극적인 면허통합의 원칙을 훼손하지 않는 범위 내에서, 단기적 긴급구호인력의 면허 인정 등이 유연하게 고려되어야 할 것이다.

4. 자기주도와 책임을 전제한 협력

통일 이후 일정기간 남북 주민의 건강은 남북 보건의료인 각각의 주도성과 책임성이라는 원칙하에 접근할 필요가 있다. 통일 후에도 '북한 인민의 건강은 북한 보건의료인의 손으로 지킨다'는 관점이 상당기간 견지될 필요가 있다는 것이다. 이를 통해 북한 보건의료인의 대거 남하를 막고, 그들의 수준 향상을 도와 그들 스스로 북한의 보건의료를 바로 세우는데 기여할 수 있을 것이다. 자기주도와 책임성을 전제하되 남북 지역별, 병원별 자매결연 등을 통해 민관협력의 대북 보건의료지원 및 인력개발을 활성화할 필요가 있다. 이런 노력의 결과 남북간 보건의료격차가 현저히 줄어들면, 그때 궁극적인 남북 보건의료제도의 통합과 보건의료면허의 상호인정, 자유로운 취업 등이 추진될 수 있을 것이다.

5. 교류협력을 통한 사전준비

통독의 교훈에서 보듯이 남북한 보건의료영역의 교류협력을 통한 사전준비는 아무리 강조해도 지나침이 없다. 통일 이후 남한지역 수준의 공적 의료비가 북한에 투입된다고 가정할 때, 그 비용은 매년 6조 7천억(20년간 134조 2천억)에 이를 것으로 추계되고 있다.[5] 이런 막대한 통일비용을 줄이기 위해서는 통일 이전부터 남북한 격차 해소 및 보건의료 이질성 극복을 위한 상호 교류와 협력(인적, 물적 교류, 기술협력, 의료정보 공유, 보건의료사업 지원, 진료협력, 공동연구 등)이 매우 중요하다. 오늘 우리의 준비가 통일 이후, 한반도 보건의료의 미래를 결정한다는 점을 생각하며 사명감과 책임감을 갖고 준비해야 할 것이다.

VI. 결론

앞으로 한반도 건강공동체를 향한 남북한 보건의료 리더십들의 교류협력은 대폭 증가할 것이다. 이때 서로의 차이를 극복하고 한반도 건강공동체에 대한 공동의 비전을 만들어내며 다양한 실천들을 모색해 나가게 될 것이다.

----

5 김유찬, 통일비용 및 재원조달 방안에 관한 연구, 2010.

이런 논의와 실천의 핵심에 준비된 리더십이 자리잡고 있다 해도 과언이 아니다. 과거 사명감과 열정으로 한반도 건강공동체를 향해 노력해왔던 1세대 리더십들의 헌신을 계승하면서도, 2세대 리더십들은 한반도 건강공동체에 대한 비전과 사명감뿐만 아니라, 다양한 장애요인들을 극복할 수 있는 학문적 역량과 전문성, 그리고 기획력과 구체적인 실천능력을 겸비할 수 있어야 한다. 그런 준비된 리더십들이 많아질 때 한반도 건강공동체는 우리 눈앞에 현실로 다가올 수 있을 것이다. 전략적, 거시적 차원에서 통합적 로드맵을 가지고 민·관·학·연을 아우르는 2세대 리더십 그룹들의 활약을 기대해본다.

또한 내일을 준비하는 보건의료 리더십들의 땀과 수고가 일회적, 단편적 성과로 머물지 않고 미래 한반도 건강공동체를 향한 중장기적 투자로 지속될 수 있어야 한다. 그러기 위해선 좋은 리더십들의 발굴과 교육뿐만 아니라, 이들이 시작한 쉽지 않은 길을 지지치 않고 걸을 수 있도록 지원하는 시스템, 그리고 이들의 수고와 땀을 인정해주는 우리 사회의 애정 어린 눈길이 매우 중요할 것이다.

참고문헌

신희영, 이혜원, 안경수, 안형순, 임아영, 전지은, 최소영. 통일 의료 — 남북한 보건의료 협력과 통합. 서울. 서울대학교 출판문화원. 2017.

이혜경. 통일 대비 북한 보건의료인력 실태분석 및 통합 방안. 서울, 통일부. 2014.

Kim SG et al. A peek into the Galapagos of the medical research field. Lancet. 2016 Dec 17;388(10063):2989−2990.

Lee YH et al. North Korean refugee health in South Korea (NORNS) study: study design and methods. BMC Public Health. 2012 Mar 8;12:172.

24

한반도 재난 상황에 대한 보건의료 대응 방안

김소윤·이동현·최지원*

예측하기 어렵고 예상외로 큰 규모로 발상하는 지진, 홍수, 화산활동 등 자연재해와 환경파괴로 인한 신종감염병 발생과 이상 현상들, 인간에 의한 인위적인 재난들이 일어날 가능성은 항상 존재하나, 최근 들어 더 커지고 있다. 재난은 발생 후 사회 모든 분야에 직간접적으로 피해가 발생하고 사회 모든 분야의 적절한 대응이 필요하다.

우리나라처럼 사회체계가 복잡하고 근대화가 짧은 시기에 이루어진 국가는 재난의 위험도가 함께 증가한다.[1] 지난 1995년 6월 서울 삼풍백화점 붕괴로 자연재해뿐 아니라 인위재난 위험성과 재난대응체계 중요성을 인식하게 되었다. 우리나라는 매년 정부주도로 재난관리 대책을 세우고 있다.

한반도 전체에도 이러한 위험이 없다고 할 수 없다. 이러한 재난이 발생하는 경우 이로 인한 피해는 한반도를 넘어서 국제사회에도 매우 클 수 있다. 타 국가에 비하여 정치사회적으로 복잡한 상황들이 존재하기 때문에 효율적 재난대응을 위한 긴급재난지원 기반 및 체계가 필요하다.

재난대응대책은 초기 투입되는 참여자들에 따라 주민중심체계와 응급의료중심체계로 구분된다.[2] 응급의료체계중심은 전문적인 보건의료인들이 현장에 투입되어 현장에서 적극적으로 대처하는 대응으로서 유지에 상당한 물질

* 김소윤: 연세대학교 의과대학 인문사회의학교실 의료법윤리학과 교수
  이동현: 연세대학교 인문사회의학교실 의료법윤리학과 연구조교수
  최지원: 연세대학교 의료법윤리학연구소 연구원

1 Bax, Steijn, and De Witte, 1998: 177

2 유인술, 한국의 재난관리대책, Hanyang Medical Reviews, 2015;35:157-173

적인 투자가 필요한 체계이다. 보건의료는 사회복구 효과를 높일 수 있는 방면으로 재난대응의 효율성을 높일 수 있어서 그 중요성이 높다.

I. 재난보건의료 대응 국제 기준

1. 재난의 정의

일반적으로 정부가 일상적인 절차 및 자원을 통해 관리하기 어려운 불예측적인 대규모 사망자, 부상자, 재산손실을 발생시키고 공적기관 및 개인조직들의 효과적 대응활동과 신속한 복구활동이 필요한 사건을 말한다. 전통적으로 홍수와 지진과 같은 자연재해를 재난으로 여겼으나, 현대사회에서는 인위적으로 발생하는 인위재난도 포괄적으로 포함하고 있다.

대부분의 나라에서는 재산 및 인명의 피해정도, 재난으로 인한 그 지역사회에 미치는 충격과 혼란 상태에 따라 재난으로 정의한다. 유엔에서는 좀 더 광범위하게, 사회의 기본조직 및 정상기능을 와해시키는 갑작스런 사건 또는 대형재난으로서 그 영향으로 사회가 외부의 도움 없이 극복할 수 없고, 정상적으로 능력으로 해결할 수 없는 재산, 사회간접시설, 생활수단의 피해가 발생하는 사건으로 정의한다.

2. 재난의 분류

일반적으로 홍수, 폭풍, 지진과 같은 자연재해와 폭발 사고, 붕괴사고, 위험물 사고와 같은 인위재난으로 분류한다. Jones(1991)의 재난분류에서는 재난의 발생원인과 현상에 따라 자연재해, 준 자연재해, 인위재난으로 분류하며, 장기간 환경변화현상까지 재난으로 포함하며, 위기적 특징이 없는 일반 행정관리대상까지도 재난으로 분류하는 특징이 있다. Moles(1977)의 재난분류에서는 장기간에 걸쳐 전개되고 인명피해를 발생시키지 않는 일반 행정관리 분야의 재난을 제외하고 있으며, 지역재난계획에서 주로 적용하고 있는 분류체계이다.

3. 재난응급의료와 재난보건의료

　재난응급의료는 법적·의학적 재난 상황에서 응급의료를 행하는 것이다. 응급의료에 관한 법률에서 '응급의료'란 응급환자가 발생한 때부터 생명의 위험에서 회복되거나 심신상의 중대한 위해가 제거되기까지의 과정에서 응급환자를 위하여 수행하는 상담·구조·이송·응급처치 및 진료 등의 조치를 말한다.

　재난응급의료는 재난의 특수성과 응급의료의 보편성이 통합된 개념으로, 통상적인 응급의료체계를 재난이란 특수한 상황에 적용될 수 있도록 구성한 것이다. 자연적 재난이 주된 문제일 경우에는 주로 신속한 구조 및 이송을 중

표 1 Jones (1991)의 재난 분류체계

자 연 재 해				준자연재해	인위재난
지구물리학적 재해			생물학적 재해	스모그현상 온난화현상 사막화현상 염수화현상 눈사태 산성화 홍수 토양침식 등	공해 광화학연무 폭동 교통사고 폭발사고 태업 전쟁 등
지질학적 재해	지형학적 재해	기상학적 재해			
지진 화산 쓰나미 등	산사태 염수토양 등	안개, 눈 해일, 번개 토네이도 폭풍, 태풍 이상기온 가뭄 등	세균질병 유독식물 유독동물		

자료원: 정기성 (2003). 재난관리 행정체계의 합리적 개선에 관한 연구. 정치정보연구, 6(1), 213-247

표 2 Moles (1977)의 재해분류[3]

대분류	세분류	재해의 종류
자연재해	기후성 재해	태풍
	지진성 재해	지진, 화산폭발, 해일
인위재해	사고성 재해	– 교통사고(자동차, 철도, 항공, 선박사고) – 산업사고(건축물붕괴) – 폭발사고(갱도, 가스, 화학, 폭발물) – 화재사고 – 생물학적 재해(박테리아, 바이러스, 독혈증) – 화학적 재해(부식성물질, 유독물질) – 빙사능재해
	계획적 재해	테러, 폭동, 전쟁

자료원: Moles, T.M. (1977). Planning for major disaster, British Journal of Anaesthesia.49, 643

3 Moles, T.M. Planning for major disaster, British Journal of Anaesthesia, 1977;49:643

심으로 재난응급의료의 역할이 부여되었다. 인위적인 재난 혹은 화학적 생물학적 방사능 오염이 문제가 되는 재난현장에서는 적절한 중증도 분류, 제염 및 제독, 응급처치, 적절한 병원으로의 이송 등 보다 포괄적인 응급의료를 제공하여야 할 필요성이 증가한다.

　　재난보건의료는 재난의료나 재난응급의료보다 광범위한 분야로, 재난 시 보건의료측면에서 인간의 신체적 정신적으로 직간접적인 피해를 주는 범위를 다룬다. 재난보건의료는 재난의료보다 통합적인 체계로서, 재난 대응 및 복구에 있어 상승적인 효과를 기대할 수 있다.

II. WHO의 해외재난의료지원 기준4

1. 초기 응급의료제공(재난초기 48시간)5

　　초기 48시간 동안의 응급처지는 생명을 구하는 데 목적이 있으며, 인명구조를 위해 재난발생 24시간 이내 재난 현지에서 활동 가능하도록 해야 한다. 의료지원팀은 재난이전 수준의 의료서비스를 제공하며, 재난발생 48시간 이내에는 최소한의 현지 자원으로만 활동 가능하다. 뿐만 아니라, 스스로 필요물품 및 숙식도 해결 할 수 있어야 한다. 현실적으로 초기 24시간 이내의 활동 가능한 인력은 언어나 문화가 동일한 이웃나라에서 지원될 가능성이 높지만, 가능한 피해국가의 보건의료현황 및 문화에 익숙한 인력이 투입되는 것이 좋다.

2. 외상 및 내과질환 후속처치(3일-15일)6

　　응급치료는 이미 시작되었을 시기이지만, 피해지역의 긴급한 의료수요를

---

4 WHO/PAHO, Guidelines for the use of foreign field hospital in the aftermath of sudden–impact disasters, 2003. Prehospital Disast Med, 2006;18(4):278–290

5 WHO–PAHO Guidelines for the use of Foreign Field Hospitals in the aftermath of sudden impact disasters, 2003, p.4

6 WHO–PAHO Guidelines for the use of Foreign Field Hospitals in the aftermath of sudden impact disasters, 2003, pp.5–6

충족시키기 위해 3~5일 이내에 활동을 시작해야 한다. 물과 전력의 복구 이전에는 현지지역의 도움은 최소한으로 받으며 현장병원은 자급자족을 가능케 해야 한다. 의료지원팀은 피해당국의 보건상황, 언어에 대한 기본지식과 문화에 대한 존중을 가지고 대하여야 한다. 의료 시설 및 장비는 연령 및 성별에 관계없이 진단과 치료 가능하여야 하고, 지속성을 위해 추후 현지 의료수준이 감당할 수 있는 수준의 진료를 해야 한다.

3. 해외의료지원팀의 준수 원칙(WHO/PAHO)[7]

첫째, 책임, 질 관리, 보고

둘째, 파견 전 조율, 파견 후 현지 의료시스템과 통합

셋째, 파견시작 전부터 조화의 노력을 해야 하며, 해외지원팀의 역할은 피해국의 보건 당국이나 현지의 국제기구들과 협의하여 결정

넷째, 보건의료시설 및 인력의 피해에 관한 조사와 필요한 보건의료수요에 관한 조사

다섯째, 자급자족 가능

여섯째, 의료의 질을 담보하기 위한 첫걸음으로 모든 해외의료지원팀은 등록 후 활동

일곱째, 모든 해외 의료팀은 자체인증을 포함하여 인증과정을 거치는 것이 중요

4. 공여국의 사전검토사항[8]

1) 약품의 준비가 의료 봉사기간 및 지역보건상황에 맞게 충분한가? 필요한 약품을 공급할 수 있는 물류공급체계를 갖추었는가?

- 몇몇 단체에서는 유효기간이 지난 약품이나 수원국에 등록되지 않은

---

7 Proceedings of the WHO/PAHO Technical Consultation on Foreign Medical Teams (FMTs) Post Sudden Onset Disasters (SODs), December 7−9,2010, Havana, Cuba

8 WHO−PAHO Guidelines for the use of Foreign Field Hospitals in the aftermath of sudden impact disasters, 2003, pp.9−14

약품을 사용할 수도 있어 주의를 요한다(세계 보건기구 지침 참고).

2) 수원국의 보건부 또는 세계보건기구의 지침에 익숙하며 기꺼이 지침을 준수할 의향이 있는가?
 - 수원국의 보건당국에서 발표한 표준진료지침 등 관련사항을 따라야 한다. 이동형 현장병원의 치료수준은 수원국의 일반적인 치료와 유사해야 한다(경구 수액요법, 표준 결핵치료 등).

3) 의료진의 숫자, 치료 수준, 숙련도는? 언어 및 문화? 보험 및 법적 책임 유무는?
 - 의료진에는 수원국에서 발생하는 가장 흔한 질병들을 치료할 수 있는 전문가가 포함되어야 한다. 설사, 급성호흡기 질환, 유행성 질환, 노인병, 산부인과 및 소아 응급질환 등.

4) 의료진이 인근지역을 찾아갈 수 있는 능력과 장비가 준비되었는가?
 - 의료지원이 미치지 못하는 인근 지역에는 이동형 현장병원의 의료진과 장비가 유일하고 결정적인 역할을 할 수 있다.

5) 이동형 현장병원에 다음의 전문가가 포함되어있는가? 공중보건 전문가, 역학조사자, 식수 및 위생 전문가, 정신과 전문의?
 - 이러한 전문가들이 필수 사항은 아니지만, 어떤 상황에서는 일반의보다 더 도움이 될 수 있다.

6) 상주 기간은?
 - 장기간 상주가 항상 좋은 것은 아니다. 현지의 문화나 보건의료체계에 익숙하지 않은 이동형 현장병원의 요원들이 필요하고 제대로 역할을 수행할 수 있는 기간은 매우 짧다.

7) 비용지불의 구체적인 내용은 무엇이며 누가 부담하는가?
 - 공여국 및 수원국의 책임자들 간에 어떤 상황에서 어떻게 비용을 지

불할 것인지에 대해 구체적인 협의와 동의가 필요하다(장소제공, 이송, 운영비용, 폐기물 처리, 운영 및 보수 등).

8) 이동형 현장병원의 설치장소(도시, 마을 또는 공동체)? 식수, 전력 등 사용 가능한 자원? 가장 가까운 의료기관 또는 병원? 이동형 현장병원의 설치를 위해 미리 준비된 장소의 유무?
- 책임자는 이동형 현장병원을 설치하는데 필요한 요구사항(장소, 배수 등)을 구체적으로 파악해야 한다. 이동형 현장병원은 자급자족이 가능하여야 한다.

9) 수원국이 상호협력자로서(공여자에게 비용 요구 없이) 제공할 수 있는 것은? 장소 준비, 설비, 안전, 추가 인력, 운송, 숙소?
- 이상적으로, 이동형 현장병원은 현지에서 필요한 모든 설비에서 현지 인력 고용까지 제반비용을 부담해야 한다. 하지만 그렇지 못할 경우 수여국에 사전에 구체적으로 요구하여야 한다.

10) 중앙정부와 지방정부의 보고 담당자는 누구인가?
- 이동형 현장병원은 지방/지역 보건 책임자에게 보고를 해야만 한다. 병원 책임자나 또는 다른 담당자를 선정하여 보고 경로를 명확히 한다.

11) 수원국의 보건당국이 이동형 현장병원에 지속적인 연락을 담당할 요원이 선정될 것인지?
- 수원국의 보건당국으로부터 이동형 현장병원 담당 연락관이 선정될 경우 원활한 협력이 가능하다.

12) 지역의 인구? 부상자의 규모와 중증도? 해당 지역사회만의 특별한 보건의료 문제는?
- 이러한 정보들이 매우 중요하지만 활동 기간에는 이러한 정보를 얻을 수 없는 경우가 많다.

13) 가장 가까운 지역 병원 또는 보건소의 상태는? 어떠한 의료 서비스를 제공할 수 있는지? 파괴되거나 기능을 하지 못하는 경우 지역 의료진의 역할은 무엇인가? 지역 의료진들과 함께 활동할 수 있는가?

– 이동형 현장병원이 지역의료시설의 기능을 보완하는 역할을 할 것인지, 대체할 것인지를 결정하는 것은 매우 중요하다. 지역 의료체계가 기능을 하지 못하는 경우 지역의료전문가들과 함께 활동할 수 있는 방안을 모색한다.

14) 수원국에서 어떤 정보 및 보고서를 원하는가? 미리 정해진 해당 지역의 보고 형식을 사용할 것인지 또는 변형하여 적용할 것인가?

– 군사적인 활동을 포함해서 수원국 보건서비스에서 요구하는 형태로 활동내용과 및 질병에 관해 보고하는 것은 이동형 현장병원의 의무사항이다.

III. 각 국가별 재난보건의료 대응 체계

대부분의 선진국은 응급의료체계를 중심으로 재난 대응 대책이 이루어져 있다.9 미국과 일본 등의 경우 재난 관리 및 대응의 1차 책임은 지방자치단체가 지방특색에 맞게 대응을 한다. 우리나라의 경우 중앙정부에 의지가 높은 체계라 할 수 있다.

영미모델(Anglo-american model) – 병원으로 이송

병원 전 단계 처치를 주로 응급 구조사가 담당, 직간접 의료지도와 관리 평가가 이루어진다. 호주, 캐나다, 홍콩, 뉴질랜드, 싱가포르, 대만, 영국과 미국에서 볼 수 있다.

---

9 박춘식, 국가 재해에 대비한 국가의료체계 현황 및 개선체계, 한국과학기술한림원, 2011, pp.70−73

불독모델(Franco-German model) - 현장으로 투입

병원 전 단계의 처치를 의사가 제공한다. 의사가 응급의료체계 일원으로 참가하지만, 경우에 따라 현장에서 의사의 지도하에 전문응급구조사가 처치하기도 한다. 프랑스, 스페인, 남미 등에서는 의사들이 현장의 전화를 응급의료체계에 연결하는 전화상담원 역할도 한다. 세분화된 응급의학과 전문 과목이 없다. 주로 유럽 및 남미 국가에서 볼 수 있다.

1. 미국

국토안전부 산하 연방재난관리청(FEMA)이 전 부처의 재난관련 조직을 통합하여 관리하고 있다. FEMA의 기능과 임무는 행정 계획과 자원동원 총괄, 재해 대비 계획과 복구활동에 대해 주정부와 지방행정기관을 지원하여, 재해 또는 비상사태 선포 후 연방정부의 지원을 총괄한다. 그리고 지방정부의 상설 조직인 비상운영센터(EOC)를 운영하며, 비상지휘센터 역할을 수행한다. 비상지휘센터는 담당공무원, EOC 담당자, 자원봉사자로 구성되며, 수색, 인명구조, 화재진압, 이재민 구호 등의 업무를 지휘한다.

병원 이송 전에는 기본, 중간, 전문 등 세 등급의 응급구조사가 응급의학과 의사의 의료지도에 따라 응급의료를 담당한다. 미국의 응급의료 수준은 전체적으로 높기 때문에 전문응급구조사의 경우 현장에서 전문응급처치가 가능하다. 응급처치 이후 환자의 상태에 따라 응급의료센터 및 1급 외상센터 등으로 이송된다. 응급의료센터에는 응급의학전문의, 응급간호사, 응급구조사, 전문의가 근무하며, 병원 전 통신을 통해 응급의료종사자에게 의료지도가 이뤄진다.

2. 영국

국민재해사무국이 중앙 집행기관으로 역할을 담당하고 있다. 실제로는 비상시 총괄부서 없이 각 부서별로 고유 업무를 수행하고 지역비상위원회나 비상운영센터 등을 통해 실질적인 재난 업무를 수행한다.

응급의료는 NHS를 기반으로 공공의료체계를 중심으로 수행한다. 응급환자 발생 시 필요한 기관에 연락 후 환자의 상태에 따라 구급차 서비스를 제공하여 현장 처치 및 이송을 한다. 교통 혼잡지역을 대비하여 구급장비가 탑재된 모터사이클 운영하기도 한다. 중증환자는 응급의학전문의가 있는 지역병원으로, 경증환자는 일반의가 있는 소규모 병원으로, 환자의 상황에 따라서 특수 응급의료기관으로 이송된다. 대형 사고에 관한 지침이 병원별로 존재하여 모든 직원의 수행업무 및 방침이 정해져 있다.

3. 일본

주요 재난관리 업무는 국토청과 소방청에서 담당하나, 재난의 유형에 따라 담당 부처가 나눠진다. 지정 기관에 각각 재난관련 기구에 두고, 재난방재회의 및 재난대책본부와 협력하여 수행한다.

정부 중심의 하향적 응급의료체계를 운영하고 있다. 현장에서 중증도 분류를 시행하여 1, 2, 3차 응급센터를 구분하여 이송한다. 응급의료정보센터의 권고에 따라 경증환자는 1,2차 응급센터, 중증환자는 3차 응급의료센터로 이송되며 병원 도착 전까지 의료지도와 정보교환을 한다. 소방 상주 지도의사가 있으나, 대부분 민간의사가 봉사로 응급치료필요 여부 및 병원 이송을 결정한다. 이송하기로 결정된 의료기관의 의료진이 자세한 의료지도를 수행한다.

4. 북한

북한은 2014년부터 최고인민회의 상임위원회에서 제정된 '재난 예방, 구호, 복구에 대한 법'에 근거하여, 자연재난 전담기구 "긴급재난관리 국가위원회(SCEMD)"가 재난 관리하는 것으로 알려져 있지만, 자세한 정보는 알려지지 않았다.[10] 재난관리기구의 주요업무는 재난 리스크 관리, 재난 리스크 대비, 기본복구 재난관리를 위한 과학기술적 기초의 공고화 등이 있으며 보건의료

---

10 강택구 외, 통일 대비 북한지역 자연재해 대응을 위한 자료 구축과 남북협력 방안 연구(I), 한국환경정책평가연구원, 2016, pp.65-76

분야의 대응은 유관부처인 IFRC의 북한지부인 조선적십자회에서 하는 것을
알려져 있다.

　　조선적십자회의 최근 조직 구성은 파악이 되고 있지 않지만, 이금순
(2011)연구[11]에 의하면, 전국 차원의 재난 대응조 및 도 단위 재난 대응조를
운영한다고 한다. 이들과 재난지역에 파견되어 구조 활동과 음용 수, 천막, 텐
트, 취사도구, 위생도구, 생수병, 정수기 등을 제공하는 역할을 한다고 한다.
그 외의 보건의료분야의 필요한 대응은 국제기구 등에 북한정부가 요청하는
부분으로 지원이 된다고 한다.

5. 우리나라

　　우리나라의 재난 상황에서 보건의료 대응은 주로 재난응급의료체계를 중
심으로 이루어진다. 재난응급의료체계를 구성하는 요소로는 재난응급의료위
원회, 재난응급의료시설, 재난응급의료장비와 재난응급의료 인력 등이 있다.
정부부처, 119구급대, 시민사회 단체, 기타 전문학회 등으로 위원회가 구성되
며 재난응급의료체계의 운영, 질 관리 및 평가, 재난응급의료의 효율적인 제
공과 운영정책을 마련한다. 재난응급의료시설로는 중앙재난외상센터와 지역
별 거점 재난외상센터가 있다.

1) 각 기관별 대응

　　우리나라에서 발생한 재난에 대한 관련 기관별 대응 역할은 아래와 같이
할 수 있다.[12]

　(1) 보건복지부

　 − 국가단위 재난의료지원 총괄, 재난 발생현황 종합, 필요한 의료지원
　　 규모 결정 등
　 − 부치긴 협력

---

11 이금순, 남북한 재난관리 협력방안 - 통일연구원, 2016, pp43−44.
12 보건복지부 중앙응급의료센터, 재난응급의료 비상대응매뉴얼(초판), 2016, pp6−9.

(2) 중앙응급의료센터

- 재난응급의료상황실 24시간 운영
  · 초기 대응수준결정, 상황전파 및 대응의 유도
  · 유관기관 핫라인 가동, 대응 조치 확인
  · 실시간 응급의료자원정보 수집 및 제공
  · 전국 재난의료 핫라인 구축 및 관리
  · 재난의료 대응자원정보의 실시간 감시
- 재난의료물자의 지원
- 필요 시 중앙 DMAT 파견
- 현장의료에 관한 보건소, DMAT 업무 지원(지역응급의료지원센터)

(3) 시·도

- 시·도 비상진료대응반 구성·운영(의약품, 혈액 등의 수급·지원, 인근 시·군·구간 부상자 이송·치료 조정, 영인실 마련)
- 지역 DMAT파견 결정

(4) 시·군·구(보건소)

- 의료기관 간 부상자 이송·치료 조정
- 사망자의 관리
- 신속대응반 출동
- 현장응급의료소 운영
- 부상자, 사망자 현황 정보 수집 및 관리

(5) 권역응급의료센터 (재난거점병원)

- 재난현장의료(DMAT 파견)
- 중증응급환자를 중심으로 진료 제공 및 환자 수용
- 기타 응급의료기관의 역할

(6) 응급의료기관 및 응급실 운영기관

- 재난 시 영유병상 확보 및 병상정보, 환자현황 등 실시간 정보의 제공
- 재난시 부상자의 진료

- 요청 시 구급차, 응급의료전용헬기 등 이송수단 출동
- 현장 의료지원 요청 시 의료인력 파견(지역 DMAT 등)

(7) 민간이송업

- 요청 시 구급차 출동
- 현장응급의료소의 지시에 따른 이송

2) 신속대응반 및 재난의료지원팀(DMAT) 체계

신속대응반 및 재난의료지원팀의 체계는 아래와 같이 운영할 수 있다.[13]

(1) 신속대응반

- 보건소에서 구성하는 현장 활동팀

(2) 중앙 DMAT

- 중앙응급의료센터에 2팀 구성, 보건복지부 및 중앙응급의료센터가 출동 결정함

(3) 권역 DMAT

- 재난거점병원마다 3팀씩 구성 재난응급의료상황실에서 출동 요청하며, 지자체, 소방에서도 출동 요청 가능
  * 팀당 2~5명 이내, 의사 1~2명, 간호사 또는 응급구조사 2명, 행정보조인력 1명으로 구성

(4) 지역 DMAT

- 재난거점병원 외 응급의료기관 등에서 운영하는 DMAT로 보건복지부 구성 외에도 필요 시·도나 의료기관에서 지자체로 구성할 수 있음
  * 시도 DMAT: 평균 4팀 편성, 팀당 의료인 5~6명과 의료보조원 2~3명으로 구성

----

13 보건복지부 중앙응급의료센터, 재난응급의료 비상대응매뉴얼(초판), 2016, p.14.

3) 재난현장의 응급의료지원 체계

재난 현장에서 보건소 신속대응반과 중앙 DMAT, 권역 DMAT 간의 지휘체계와 역할구분이 명확하지 않으면 당황하여 혼란할 수 있으므로 사전에 운영체계를 명확하게 할 필요가 있다. 구체적인 응급의료지원 인력의 구성 및 운영 체계는 [표 3]과 같다.

표 3 재난현장 응급의료인력 운영체계

구분	보건소 신속대응반	중앙 DMAT	권역 DMAT
출동기준	즉시	3시간 이내	1차팀 10분 이내 출동 2차팀 2시간 이내 3차팀 12시간 이내
출동요청	재난응급의료상황실, 소방지자체, 보건소장, 보건복지부	보건복지부	재난응급의료상황실, 소방, 지자체, 보건소, 재난의료책임자
인원 구성	의료인 2~3인, 행정요원 2인 이상	의사, 간호사, 행정요원이 기본으로 사고 유형 및 규모에 따라 구성	팀당 의사 1인, 간호사/응급구조사 2인, 행정요원 1인
운영	현장상황이 12시간 이상 길어지면 추가 1개 팀 구성 파견(인근 보건 인력 구성 가능)	중앙응급의료센터장이 판단하여 후발대 파견 가능	현장상황이 12시간 이상 길어지면 인력 교체를 위한 팀 파견
물품	신속대응반 물품	DMAT bag 현장응급의료소물품	1차팀 DMAT bag 2차팀 현장응급의료소물품
이동	긴급자동차	긴급자동차	1차팀 긴급자동차 2차팀 이동응급의료세트

자료원: 보건복지부 중앙응급의료센터. 재난응급의료 비상대응매뉴얼(초판). 2018. p.34

4) 우리나라의 해외재난긴급구호 체계

해외에서 재난으로 인해 대규모 피해가 예상되는 경우에는 상황 발생 후 72시간 내 현장 도착 가능한 지역에 구조 및 탐색 위주의 1차 긴급구호대 파견한다. 72시간 내 현지 도착이 힘들 경우, 가급적 의료팀 위주의 긴급구호대를 파견을 추진한다.

동북아, 동남아 15개 국가(중국, 몽골, 일본, 대만, 필리핀, 베트남, 브루나이, 파푸아뉴기니, 캄보디아, 싱가포르, 인도네시아, 태국, 라오스, 미얀마) 등에 긴급구호대 파견 및 구호품 지원 시에는 군수송기를 이용가능하며, 군수송기 이용 시

표 4 해외긴급구호대 편성체계

해외긴급구호대장 (총괄) 외교통상부 인도지원과장/차석			
의료팀장 (의료 총괄) 보건복지부 지명	방역팀장 (방역 총괄) 소방청 지명	지원팀장 (지원 총괄) 한국국제협력단 조정관	
의료반 18명 의사(6) 간호사(8) 약사(2) 의료행정(2)	방역소독반 6명	물류반 4명	홍보반 3명
본부 진료반 의사(4) 간호사(6) 약사(2) 행정(1)	이동 진료반 의사(2) 간호사(2) 행정(1)	구조대 방역요원(6)	한국국제협력단(1) 의료재단(1) 포장요원(1) 조리사(1)
이재민 진료 구호대 진료	모바일 클리닉 운영	방역 실시	물자 관리 인력 관리 이동 수단 예산 관리 식사 준비

본부 보고 / 정보 수집 / 취재 협조 / 대외 홍보 / 통신 장비 (홍보반)
한국국제협력단(1) / 의료재단(1) / 구조대(1) (홍보반)

자료원: KOFIH·대한응급의학회. 해외재난 긴급구호 의료지원 현장 매뉴얼(최종보고). 2011. p.41

에는 48시간 이내에 현장에 도착할 수 있도록 준비해야 한다.

의료진 중심의 긴급구호대 표준편성은 의료팀, 방역팀, 지원팀으로 나눠 구성한다. 구체적인 인력 구성 및 역할은 [표 4]와 같다.

IV. 한반도 재난 시 보건의료 공동대응 방안

2007년 [남북관계발전과 평화번영을 위한 선언] 이행에 관한 제1차 남북 총리회담합의서에 농업, 보건의료 분야별 협력, 기상협력을 위한 접촉 합의, 자연재해 발생 시 적극 협력하기로 하였다. 원론적인 입장은 합의하였고, 실질적 논의사항은 이루어지지 않았지만, 한반도의 경우 지역적인 특성으로 인해 그 피해 및 영향은 남북한 한곳에 국한되지 않기에 한반도 전체 지역상황을 고려하여 대응 매뉴얼이 필요하다. 한반도의 재난 상황에서 보건의료 대응 방안은 재난의료지원팀이 국내 파견된 것인지 국외 파견인지에 따라 그 체계, 운영방안, 인력자원, 필요물품, 대응 매뉴얼 등 차이가 크게 난다.

1. 북한의 재난상황에 대한 우리나라의 대응

과거 긴급 지원 사례를 보면, 북한의 보건의료분야 재난대응은 국제기구에 의존도가 높은 편이었으나, 재난의료지원팀 파견요청 보단 주로 의약품 지원으로 하는 경우가 많았다. 국제적십자연맹(IFRC)은 2013년 10월 22일과 23일에 진행된 북한 평안남도 덕천시의 수해복구 작업참여 평가워크숍에서 잦은 전화통신 불통으로 지역상황 파악이 어려워 신속한 구호활동이 어려웠으며, 적십자사가 보유하고 있는 구호물자의 비축량도 부족하다고 보고하였다.[14] 북한의 법안 및 과거 사례를 보았을 때, 재난 구호분야 전체적으로 제도와 장비가 미비하며, 외국의 의존도가 높으며, 보건의료분야에서는 그 의존도가 더 높다.

보건의료 긴급지원의 구체적 사항들은 북한에서 필요로 하는 요구사항과 남한에서 예상 및 준비하는 지원세부사항들이 다를 수 있다. 2004년 용천역 폭발사고 긴급의료지원을 위하여 범 의료계와 정부 및 민간단체가 "범보건의료계 용천의료지원단"이라는 이름으로 긴급 의료지원 사업단을 준비하였다. 당시 의료기관의 협회 차원에서 권고 및 부탁으로 인력지원을 준비하였으나, 북한의 거부로 시행되지 않았었다. 효과적인 재난대응을 위하여 남한에서는 지리적 이점 및 영향을 생각하여 인적 자원 투입을 고려한 대응 방안이 필요할 것이다.

2. 한반도 재난 시 보건의료 공동대응 방안(안)

남한과 북한의 사회기반체계의 차이는 현저하게 크고 특히 보건의료분야에서는 기반뿐 아니라 그 인적자원에서 차이도 크다. 기본적인 큰 틀은 해외재난보건의료의 체계를 사용한다. 다만, 지속가능성을 확보를 위하여 지역 간 존재하는 보건의료의 차이로 인한 어려움을 대비하고 지역자체의 복구 및 민간단체의 자원 활용 동원이 가능하도록 민관협력체계를 강화하는 것이 필요하다. 우리나라의 재난 시스템을 참고하여 대응방안을 만들면 그 효율성을 더

---

14 IFRC. DREF (Disaster relief emergency fund) final report DPRK; floods. Jan 31, 2014.

높일 수 있을 것으로 생각된다.

1) 대응 원칙

- 재난 발생 지역의 재난응급의료체계를 기준으로 재난대응을 한다.
- 재난 지원할 경우 지원규모는 국가 수준, 시도 수준으로 구분하여 준비
- DMAT 파견 체계 : 출동 인력과 시설 및 장비 기준은 해외재난의료지원 체계를 따른다.

표 5 국가 및 시도의 DMAT 비교

	국가 DMAT	시도 DMAT
출동 인력	80~120명	15~30명
출동시설 및 장비	이동병원수준	이동형 응급실 수준
선발대 반응시간	발생 후 12시간 이내	발생 후 12시간 이내
활동목표	2주 동안 이동형 병원 지원	2주 동안 이동형 병원 지원
인력 및 장비 수송	군의 해외재난의료지침에 따라 군 수송장비 및 의료지원팀 이용 가능	민간 인력 및 수송 장비를 이용
연계	2주 후 민간 의료지원가동	2주 후 민간의료지원 가동

자료원: 박춘식 외 (2011). 국가 재해에 대비한 국가의료체계 현황 및 개선책. 한국과학기술한림원, 105

2) 약품의 제공 기준

- 모든 약품의 무상제공은 명확한 요구에 기반하며, 수혜지역의 질병패턴과 관련 있어야 한다.
- 무상 제공된 약품은 수혜지역에서 사용승인 된 것 품목으로 국제적 필수약품항목 또는 WHO 필수약품 리스트에 있어야 한다.
- 무상 제공된 약물은 수혜지역의 일반적으로 사용되는 약물의 것과 비슷해야 하며, 수혜지역 의료수준에서 의료인들의 치료원칙에 따라 준비한다.

3) 재난 지원의료물품(의료물품 외 활동물품 및 치장물품)

- 의료 지원단의 의식주에 관련된 소모성 물품과 비소모성 물품 해당
- 창고에 상시 비축하는 비축물품 및 동원지정물품, 재난 유형에 따라 변하는 수시 동원 물품등을 준비 구성하여 물품을 수혜지역의 비축 상황을 파악하여 추가 지원

4) 환자의 이송

- 재난 발생 72시간 이내의 환자이송은 비슷한 수준의 보건의료 환경 지역 및 근거리 병원으로 이송
- 재난 발생 5일 이내 현지에서 외상의 및 2차 진료 등 보건의료 시스템 역할을 할 수 없을 경우 응급의료센터와 소통으로 후방 의료기관으로 환자 이송 및 치료 가능 제반을 마련

5) 공동생활시설

- 긴급구호대의 자급자족 기능을 보장, 최대한 쾌적한 환경에서 활동가능 하도록 개인위생시설 및 숙식해결 가능 시설을 제공
- 대형 텐트가 아닌 1~2인용 텐트를 인원수 맞게 준비하여 생화시설 구성하는 것도 고려하여 준비
- 오폐수 처리 시설을 갖추어야 함
- 보급품과 식품들은 오염구역과 떨어진 곳에 보관

6) 시기와 현장상황에 따라 장기간 운영되는 수혜지역에 필요에 따라 이동형 현장병원형태를 판단하고 유관기관과 협의하여 운영하도록 한다.

3. 남북 보건의료 협력체계 상설화 필요

남북한 당사자들 사이의 긴밀한 사전 협의를 통하여 재난보건의료체계의 구체적인 사항들에 대해서 미리 상세한 지침을 만들어 놓는 것이 좋다. 특히, 남북한 의료의 질적, 양적 차이도 차츰 줄이기 위해서 지속적으로 교류하고 협력해서 재난 시 상호 협조체계가 잘 이루어질 수 있도록 준비해 놓은 것이 다른 어떤 분야보다도 중요하다. 또한, 남북한 의료인들 간의 의학용어의 차이와 환자들의 표현의 차이 등에 대해서 사전에 파악하여 이러한 격차를 줄이기 위한 꾸준한 노력이 필요하다.

향후 남북한 간의 인적 교류가 활발해지는 경우 남한 사람이 북한에서, 북한 사람이 남한에서 의료를 받아야 하는 경우가 생길 수 있다. 이러한 것을 대비해서라도 남북한 간의 보건의료에 대한 협력체계를 상설화하여 놓을 필요가 있다.

참고문헌

강택구 외, 통일 대비 북한지역 자연재해 대응을 위한 자료 구축과 남북협력 방안 연구(Ⅰ), 한국환경정책평가연구원, 2016.

권영희. 한반도 통일에 대비한 남북협력 재난안전관리 구축에 관한 연구 - 독일통일 과정에서의 동독 사례를 중심으로. 가천대학교 박사학위논문. 2018.

박춘식, 국가 재해에 대비한 국가의료체계 현황 및 개선체계, 한국과학기술한림원, 2011

보건복지부 중앙응급의료센터, 재난응급의료 비상대응매뉴얼(초판), 2016.

이금순, 남북한 재난관리 협력방안 - 통일연구원, 2016.

유인술, 한국의 재난관리대책, Hanyang Medical Reviews, 2015;35:157-173

KOFIH·대한응급의학회. 해외재난 긴급구호 의료지원 현장 매뉴얼(최종보고), 2011.09

Bax, E. H., Steijn, A. J. &de Witte, M. C. Risk management at the shopfloor: the perception of formal rules in high risk work situations, Journal of Contingencies and Crisis Management, 1998, pp. 177-188

Moles, T.M. Planning for major disaster, British Journal of Anaesthesia, 1977;49:643

Jones, D.K.C. Environmental hazards, 1991: 35

IFRC. DREF (Disaster relief emergency fund) final report DPRK; floods. Jan 31, 2014

Proceedings of the WHO/PAHO Technical Consultation on Foreign Medical Teams (FMTs)

Post Sudden Onset Disasters (SODs), December 7-9,2010, Havana, Cuba

WHO-PAHO Guidelines for the use of Foreign Field Hospitals in the aftermath of sudden impact disasters, 2003, pp.4-14.

WHO/PAHO, Guidelines for the use of foreign field hospital in the aftermath of sudden-impact disasters, 2003. Prehospital Disast Med, 2006;18(4):278-290

한반도 사람들의
건강 증진을
위한 준비

25

건강증진행동 준비

신현영·신보경*

Ⅰ. 시작하는 말

북한 보건의료체계는 예방의학제도, 의사담당구역제도를 기본으로 하여 담당 의사가 할당된 지역주민들에게 포괄적인 의료서비스를 제공하는 방식을 추구하고 있다. 하지만 고난의 행군 이후 북한 주민들의 생활고로 인해 건강에 대해 관심이 크게 감소하였고, 예방의학의 주된 사업은 위생방역사업 및 예방접종사업으로 국한되어 금연, 절주, 운동 등의 건강증진행동에 대한 관리가 충분히 이루어지지 못하는 것으로 알려져 있다.

고령화로 인한 전세계적인 질병 부담의 증가는 북한 사회도 예외일 수는 없다. 2002년 북한은 고령화 사회(노인인구 7% 기준)로 진입하였고, 만성 질환으로 인한 질병부담의 증가는 북한의 주요 보건문제로 대두되고 있다. 또한 북한이탈주민의 경우에도 남한에 거주하는 동안 대사적 취약성, 불규칙한 생활습관 등으로 인해 비만과 대사질환이 증가하고 있어, 건강증진행동을 위한 보건의료 지원체계가 필요한 상황이다. 북한이탈주민들을 대상으로 금연, 절주, 영양, 신체활동, 비만예방 및 관리, 건강검진 참여 등 건강한 생활습관의 정도를 파악하고 이를 개선하려는 노력은, 한반도 건강 공동체 준비를 위한 일차의료체계 구축에 있어 기본 토대가 될 것이다.

---

* 신현영: 21대 국회의원, 가정의학 전문의
　신보경: 연세의대 인문사회의학교실 통일국제의료영역 기초연구조교수

II. 건강행동 준비

1. 금연

2015년 세계보건기구의 세계흡연실태보고서에는 북한의 남성 흡연율은 2012년 52.3%에 비해 2014년 43.9%로 감소되었고, 여성은 0%라고 보고하였다. 2015년 *The Tobacco Atlas*, World Lung Foundation의 보고에 의하면 북한의 남성 흡연율은 42.09%, 여성 흡연율은 0.99%이며, 소년은 2.47%, 소녀는 0.17%라고 발표되었다. 남한의 경우 저소득층에서 흡연율이 높은 것에 반해 북한은 사회적 지위 및 경제적 수준에 상관없이 흡연율이 높다고 알려져 있다. 이는 북한의 상위 계층에서 외제 여과 담배를 선물로 주고 받는 문화와, 저소득층에서는 담배를 직접 재배함으로 인해 담배의 접근성이 높은 특성 및 여과 담배에 대한 선망이 강하기 때문으로 설명된다.

북한의 담배 규제정책은 2005년 '담배통제법'이 도입되어, 병원과 교육기관, 대중교통 시설을 금연구역 지정하고 담배 가격 인상, 외국산 담배 수입 금지, 위생선전 활동(텔레비전과 신문, 담당 의사를 통한 홍보) 등이 이루어지고 있지만 법적 제한의 미비와 실질적인 현장 적용에 한계가 있는 것으로 알려져 있다. 진료실에서도 호흡기 질환으로 내원시 금연이 유해하다는 정도의 교육만 시행되고 있고, 실제 공공장소나 집안에서 흡연이 이루어지고 있으며 금연은 선진국에서 하는 것이라는 인식 등 금연에 대한 사회적 분위기가 아직은 형성되어 있지 않은 것이다. 이로 인해 흡연에 대한 조기 노출, 장기간 흡연으로 인한 담배사용장애 비율이 높고 흡연으로 인한 만성질환 및 합병증의 위험성이 높을 것으로 예상된다. 술과 담배 모두 집에서 조제가 가능하고 담배에 대한 대체재나 금연 보조제 등이 부재하므로 금연을 위한 보건의료지원 시스템은 아직 취약한 상태이다.

북한이탈주민 대상의 연구에서도 남성의 경우 44.6~84.2%의 흡연율을 보이고, 흡연자의 81%가 중증도 이상의 니코틴 의존도를 가진다는 보고가 있는 반면, 다른 연구에서는 67.4%가 금연의지가 있고 니코틴 의존도가 3.35점으로 예상보다 높지 않은 것으로 보고되는 등 아직까지 북한이탈주민에 대한 흡연 현황 및 담배사용장애에 대한 연구는 부족한 상황이다. 북한이탈주민 청소년들 또한, 어린 나이에 흡연을 시작하여 니코틴 중독률이 높은 상태로 파악되어 스스로 금연을 유도하는 것은 쉽지 않을 것으로 보인다.

특히 한반도 공동체 형성과정에서의 새로운 사회적, 환경적 변화는 북한 주민들의 스트레스 등 정서적 안정에 부정적인 영향을 줄 수 있어 흡연 등 중독 현상이 더 악화될 가능성이 있어 이에 대한 대비가 필요하다. 그러므로 금연 정책은 일반적인 금연 홍보와 금연 규제 정책을 넘어서 담배사용장애, 니코틴 의존성, 중독 및 금단 증상에 대한 포괄적 접근 및 동반된 다른 중독 치료, 우울, 불안, 외상 후 스트레스 장애, 기타 스트레스에 대한 정신과적 영역에 대한 평가 및 중재 프로그램이 필요하다. 또한 금연진료 시작에 앞서 흡연과 관련된 합병증 조기발견을 위한 건강검진 프로그램 제공도 고려되어야 할 것이다. 이러한 포괄적 프로그램을 제공이 흡연율 감소로 연결된다면 추후 한반도 건강공동체 형성과정에 있어 전체 질병부담 감소에 큰 기여를 할 수 있을 것이다.

2. 절주

세계보건기구에 따르면 북한 남성의 알코올 섭취율은 44%로 아시아 10개국 중 1위이다. 북한 주민들은 집에서 제조한 술을 마시는 경우도 흔하고, 90년대 경제위기 이후 흡연과 함께 음주 섭취량이 증가했다고 보고되고 있다. 북한에서도 금연이나 절주에 대한 보건 교육은 존재하지만, 큰 효과를 보지 못하는 것으로 알려져 있다. 북한 이탈주민 대상 연구에서는 음주자가 37.7%로 문제 음주 행동과 알코올 의존도가 남한의 음주자에 비해 높은 것으로 알려져 있다. 흡연과 음주는 동시 중독의 가능성이 높고 북한에서는 직접 재배로 인한 접근성의 증가, 북한이탈주민에서는 사회환경의 변화로 인한 정신적 스트레스 해소요법으로 활용될 수 있는 위험성이 높으므로 금연교육과 함께 절주에 대한 건강행동 관리가 필요하다. 특히 하나원에서 출소 후 음주의 비율이 증가한다는 보고가 있는 만큼 하나원의 사회적응교육에 있어 지속적인 건강행동을 위한 교육프로그램의 강화 및 출소 후에도 지속적인 건강행동 모니터링 시스템의 구축 등도 한반도 건강공동체 형성과정에 있어 고려해 볼 수 있겠다.

3. 신체활동

북한의 주민들은 일반적으로 평소에 많이 걷고 움직이기 때문에 충분히 운동을 하고 있다고 생각하고, 일부러 건강을 위한 운동을 별도로 하는 일은 적으며, 일부에서는 몸을 움직이지 않는 것이 건강에 좋다는 개념을 가지고 있다고 한다. 북한이탈주민의 신체활동에 대한 연구에서 운동 영역의 점수가 다른 건강 행동보다 가장 낮은 것으로 평가되고 있고 북한이탈주민의 67.2%에서 규칙적인 운동을 하지 않으며, 권고 운동량에 충족하는 비율이 남한 주민의 18.8%에 비해 11.5%로 낮은 것으로 보고 되었다. '귀찮고 싫어서'가 운동을 하지 않는 가장 흔한 사유로 북한 주민들을 대상으로 운동에 대한 인식 개선이 필요함을 알 수 있다. 그럼에도 불구하고 운동 시도 및 운동을 하려는 의지는 북한에서보다 남한 입국 이후에 증가하였다는 보고를 통해 한반도 건강공동체 형성 과정에 있어 운동에 대한 중재 프로그램은 건강 증진 행태 개선에 큰 도움이 될 수 있을 것으로 보인다.

4. 영양

2015년 유엔 보고서에 의하면 41.6%의 북한 주민들은 충분한 음식공급을 받지 못하고 있고, 산모와 아동의 영양 결핍으로 인해 여전히 발육부전, 성장지연, 각종 감염 질환에 노출되어 있다고 한다. 5세 미만의 영양결핍 아동 비율은 점차 감소하는 추세이나, 2012년 기준 급성 영양결핍 아동 비율이 4.0%, 저체중 15.2%, 만성영양결핍이 27.9%로 보고되고 있어 세계보건기구 기준상 영양불량 위험국가에 해당 된다. 청소년의 신체 발육 또한 북한이 남한보다 70~80% 수준으로 떨어져 있으며 대부분 한 가지 이상의 영양결핍이 있어 충분한 영양 섭취를 위한 보건의료지원은 필수적인 요소이다.

북한이탈주민 98.4%가 편식 경향과 함께 단백질, 비타민, 칼슘 섭취가 저조한 것으로 보고되고 있고 청소년 북한이탈주민 대상연구에서 하루 필수 에너지 및 영양 섭취가 요구량에 못 미치는 깃으로 알려져 있다. 북한이탈주민 어린이들 중에서 아침과 저녁을 거르는 비율이나 혼자 먹는 아침과 저녁의 비율도 남한 주민에 비해 높은 상태로 이에 대한 개선과 함께 기존 북한의 식품에서 새로운 식품으로 이행하는 과정에서 건강하고 규칙적인 식사 패턴을 유지하기 위한 영양 식단의 지지 프로그램이 필요하다. 북한이탈주민과 관련한 영양습관은 북한에서의 거주 당시와 비교해 볼 때 남한에서 거주 기간 동안 음식의 양과 그 다양성의 개선을 보이는 것으로 보고되지만 체계적인 영양 교육이 아직 부족하며 국제이주기구에서도 북한이탈주민들에게 양보다는 질적인 영양관리가 필요하다고 권고하고 있어, 한반도 공동체 준비에 맞는 영양보건정책 수립을 위한 연구와 지원이 필요하겠다.

5. 비만 예방 및 관리

세계보건기구에 따르면 북한의 비만도는 증가 추세인 것으로 보고되고 있다. 북한이탈주민의 비만 정도를 측정한 결과 정상체중, 과체중, 비만, 저체중 순으로 높은 빈도를 차지하고 있었고, 남한에 정착한 이후 정상체중과 저체중의 비율은 줄고 과체중과 비만의 비율이 크게 증가하는 것으로 확인되었다. 북한이탈주민들은 북한 거주시 영양이 결핍한 상태에 적응되어 있다가 남한에서의 서구식 고칼로리 음식들에 노출이 되면서 상대적으로 작은 체구로 인해 남한 주민보다 더 심한 체중 증가의 위험성이 있다. 특히 본인의 체형에 대한 인지에도 왜곡된 경향이 있어 과체중의 65%, 저체중의 50%에서 본인의 체형이 보통이라고 대답하는 등 건강체중과 관련한 올바른 인식이 선행될 필요가 있다. 또한 북한이탈주민의 1/3 이상이 하루 2끼 이하로 불규칙한 식사를 하는 것으로 보고되어 건강체중 유지를 위한 규칙적인 생활습관에 대한 교육과 지원이 필요할 것으로 판단된다. 북한이탈주민은 '과체중', '생활습관병', '식품 영양 성분표 해석' 등의 의학관련 용어에 대한 이해도가 50% 미만으로 파악되고 있고, 이는 남한의 정착 기간이 길어진다 해도 개선되지 않는 것으로 보고되고 있다. 그러므로 한반도 공동체 준비에 있어 건강 영역의 문해 영역 개선과 함께 체계적인 건강프로그램의 중재가 제공되어야 진정한 보건의료영역에서의 일차예방의 효과를 얻을 수 있을 것으로 사료된다.

6. 건강검진

북한이탈주민의 최근 2년간 건강검진 수검률은 남한 주민의 50.0%에 비해 58.7%로 오히려 약간 높은 경향성을 보인다. 그럼에도 불구하고 암검진의 경우에는 위암, 유방암, 자궁경부암 검진을 받은 경험이 없는 북한이탈주민의 비율이 남한 주민에 비하여 1.5~2배로 높고, 대장암을 제외하고 모든 암에서 북한 주민의 검진율이 낮은 것으로 보고되고 있다. 자궁경부암 검사에서도 북한이탈주민의 수검율이 남한여성에 비해 현저히 낮으나(42% vs 70%), 유방암 자가 검진 교육을 받았던 새터민 여성에서 검진율이 높고 교육을 받지 않은 군에서 자가검진 미수행이 10.5배로 높았다. 북한이탈주민들의 건강검진에 대한 거부감, 가격적 부담감에 대한 오해를 줄이고 검진의 필요성과 효용성에 대한 인식도 제고를 통하여 질병의 조기 발견 및 건강한 생활습관 관리를 가능하도록 하는 일차의료영역에서의 포괄적 시스템 구축이 필요할 것으로 보인다.

7. 중독 관리

남한 사회에서 북한이탈주민이 보이는 중독의 문제는 알코올, 마약 사용, 약물남용 등에서부터 인터넷 중독 등에 이르기까지 그 종류와 심각성은 매우 다양하다. 특히 1990년대 '고난의 행군'시기를 거치면서 북한 내 마약 사용과 그 중독이 일반 주민들에게까지 급격히 확산된 것으로 보고되고 있다. 최근 남한 사회에 입국한 북한이탈주민을 대상으로 한 심층 면접조사 결과에 따르면 최소 30% 이상의 북한 주민들이 메스암페타민과 아편 등의 마약을 소비할 정도로 북한사회에 마약이 광범위하게 퍼져 있는 상황으로 추정된다. 더 큰 문제는 북한 주민들의 마약의 유해성과 중독성이 야기하는 신체적, 정신적 건강의 손상에 대한 인지가 낮았던 90년대에 비해, 최근 들어서는 마약이 건강에 해롭다는 인식수준이 높아졌다는 변화이다. 이는 마약에 대한 위험성을 충분히 인식하고 있음에도 불구하고 마약 사용자의 수와 빈도가 증가하고 있다는 것은 북한 사회에서의 마약 중독이 심각한 사회문제 단계에 이르렀음을 보여주는 대목이기 때문이다. 북한 사회에서 마약 사용으로 인한 중독을 경험했고 그것이 남한사회에서의 삶에까지 이어져 북한이탈주민들의 가정생활이나 사회생활 등에 문제가 발생하는 것을 대응하고 예방할 수 있도록 필요한 약물치료(금단 갈망 완화)와 면담 치료(중독행동예방)가 병행될 수 있는 지원 시스템이 촘촘히 구축되어야 할 것이다.

뿐만 아니라, 북한이탈 청소년들에게서 주로 나타나고 있는 인터넷 중독 문제 역시 사회문제로 부상하고 있다. 인터넷 중독은 인터넷 사용에 몰입하여 일상생활의 기능의 문제가 발생하며 심리적, 사회적으로 문제를 일으킬 수 있는 상태로 정의된다. 북한이탈 청소년들이 북한 내, 탈북 과정 그리고 남한사회 적응 과정 속에서 다양한 심리·정신적 어려움을 겪게 되면서 발생하는 우울감과 그러한 힘든 현실을 도피하고자 하는 욕구가 인터넷 중독으로 이어지고 있다. 북한이탈 청소년들의 우울 증상 문제는 개인의 영역에서 발생하는 문제에 그치지 않고 비행 등의 행동 문제와 신체화 증상 등으로 인한 사회관계형성의 어려움 등을 발생시킬 수 있다. 따라서, 북한이탈 청소년의 인터넷 중독 등의 문제를 발생시키는 원인을 그들의 전반적인 정신건강 문제와 함께 다각도에서 지원하고 관리되어져야 할 것이다.

8. 스트레스 관리

북한이탈주민에게서 나타나는 외상 후 스트레스(PTSD) 증상과 우울 및 불안장애 등의 높은 유병률은 그들이 경험한 여러 외상 경험과 긴밀한 관계가 있다. 이와 같은 스트레스 상태는 일상생활에도 상당히 부정적인 영향을 끼치기 마련이다. 집단치료, 인지행동치료, 안구운동 민감소실 및 재저리요법(EMDR) 등과 같은 다양한 PTSD 치료 방법들을 활용하여 외상기억으로 인한 회피 또는 과각 상태 등을 호전시킬 수 있다. 그러나 북한이탈주민들이 보다 쉽게 배우고 익혀 일상생활 속에서 적용하고 예방할 수 있는 스트레스 관리 방법이 제공된다면 더 큰 긍정적 효과를 기대해 볼 수 있을 것이다. 다양한 방법 중 마음 챙김(mindfulness)[2] 훈련에 기반한 마음 안정화를 위한 근육이완

---

2 마음챙김은 마음의 현상을 또렷이 관찰함을 의미하는데, 마음의 현상에는 감각, 느낌, 정서, 사고, 의지 등 여러 가지 유형이 포함되며, 마음챙김에서의 관찰은 이러한 마음의 현상을 판단, 비교, 평가, 분석, 추론을 하지 않고 비판단적으로 바라봄을 의미한다(김정호, 1995).

운동,3 바디스캔(Body Scan) 등이 있으며 이러한 방법들은 북한이탈주민뿐 아니라 외상 경험 등의 충격적 사건으로 인해 자동화된 습관적 반응으로 발생하는 스트레스의 악순환을 막아주는 효과적인 대처로 사용되고 있다. 이와 같은 치료 방법들이 다양한 심리치유 프로그램들과 함께 체계적으로 제공되게 함으로써 북한이탈주민들의 남한사회 생활에서 속에서의 정서 안정 및 적응력 향상에 도움이 될 수 있도록 노력해야 할 것이다.

III. 마치는 말

북한이탈주민의 건강행동의 현황을 이해하고 이에 대한 대안을 마련하는 것은 한반도 공동체 구성 이후의 보건의료시스템 구축 방향을 설정하는 데 있어 중요한 경험이 될 것이다. 북한이탈주민의 미충족 보건의료 수요와 건강증진행위와 관련된 요소들을 찾아보고 이에 대한 효율적인 중재, 사회적 지지체계를 구축하는 것은 미래를 대비하는 보건의료 영역에서 필수적인 과제라고 할 수 있다. 또한 예방의학을 중시하는 북한의료체제의 강점을 이용하여 지역사회 주민의 참여와 거버넌스 역량을 강화할 수 있는 지원체계를 구축하고 재원의 합리적인 배분을 통해 남북주민의 건강형평성 유지할 수 있는 방향도 모색되어야 한다.

한반도 공동체 형성 과정에서의 보건의료 시스템의 재건은 궁극적으로 예방과 교육을 강조하고 정성의학을 바탕으로 한 의사와 환자의 신뢰관계 재고를 통해 남북한 주민들의 건강행동을 이끌어 나갈 수 있는 사회 통합의 기틀이 마련되는 방향으로 추진되어야 할 것이다.

---

3 근육이완요법은 근육을 이완시켜 긴장을 완화시키는 자기 관리 기법으로, 특별한 장비가 요구되지 않으며 배우기 쉽고 습득 후 손쉽게 실시 할 수 있어 적용 및 활용이 용이한 장점이 있다 (Smith & Womack, 1987).

참고문헌

강영실, 하영미, 은영, 북한이탈주민의 주관적 건강인식과 건강증진 생활양식, 지역
　사회간호학회지 23(3);231－243, 2012.

김석주, 이왕재, 박상민, 이혜원, 최희란, 북한주민의 질병관과 질병행태, 서울, 서울
　대학교 출판문화원, 2016.

김정호. 마음챙김명상의 소집단 수행에 관한 연구. 학생생활연구, 11:1－35, 덕성여
　자대학교 학생생활연구소. 1995.

김윤경, 일 지역 북한이탈주민의 건강실태, the journal of the Korean society of
　emergency medical technology 13(1);5－18, 2009.

류지숙. 바디스캔 및 호흡명상 프로그램이 신체화장애 여성의 통증감소에 미치는 효
　과 －단일사례연구－. 한국명상심리학회 8권 0호: 7－72. 2012.

문옥륜, 북한의 보건의료 현황과 욕구, 보건복지포럼 통권 제104호; 17－27, 2005.

박경민, 박수빈, 이지원, 구경숙, 전진용. 대안학교 탈북 청소년의 인터넷 중독과 정
　신건강과의 관련성. J Korean Academy of Addiction Psychiatry 23(2):94－99,
　2019.

박상민. 정착시기별 북한이탈주민의 미충족 의료 및 건강 문해 현황, 북한이탈주민
　지원재단, 2012.

신현영, 최희란, 북한 보건의료인 대상 교육컨텐츠 개발, 금연교육, 통일보건의료학
　회 추계학술대회, 2016.

신희영, 이혜원, 안경수, 안형순, 임아영, 전지은, 최소영. 통일 의료 － 남북한 보건
　의료 협력과 통합, 서울, 서울대학교 출판문화원. 2017.

양옥경, 윤여상, 이관형, 김성남. 북한주민의 마약 사용 및 중독: 실태와 대책, 동아
　연구 37권 1호(통권74집);233－270, 2018.

이요한, 통일후 북한지역주민 건강변화 예측, 통일보건의료학회 추계학술대회, 2017.
　최명애, 이명선, 최정안, 신기수. 북한이탈주민의 건강지식, 건강증진행위 및 건강
　증진행위에 영향을 주는 요인, J Korean Acad Nurs 42(5);622－631, 2012.

현미열, 송효정, 이은주, 홍성철, 김성엽, 이창현. 새터민여성의 유방자가검진 수행

관련요인, Korean J Health Promot 15(1):9−15, 2015.

Choi SK, Park SM, Joung H. Still life with less: North Korean young adult defectors in South Korea show continued poor nutrition and physique. Nutr Res Pract 4:136−41, 2010

Food and Agriculture Organization of the United Nations; International Fund for Agricultural Development; World Food Programme. The State of Food Insecurity in the World: Meeting the 2015 International Hunger Targets: Taking Stock of Uneven Progress. Rome: Food and Agriculture Organization of the United Nations; 2015.

International Organization for Migration. International Organization for Migration. Handbook on Direct Assistance for North Korean Migrants. Geneva, 2014.

Jeong HY, Lee SK, Kim SG. Changes in body weight and food security of adult North Korean refugees living in South Korea. Nutrition Research and Practice 11(4):307−318, 2017.

Kim HR. Multi−cultural families of health problems and counter policies in Korea. Health Welf Issue Focus 185:1−8, 2013.

Kim SW, Lee JM, Lee SH. Smoking habits and nicotine dependence of North Korean male defectors Korean J Intern Med 31:685−693, 2016.

Kim Y. A survey on the health status of North Korean refugees in a region. J Korean Soc Emerg Med 13(1):5−18, 2009.

Lee SK, Nam SY. Comparison of food and nutrient consumption status between displaced North Korean children in South Korea and South Korean children. Korean J Community Nutr 17:407−18, 2012.

Park J, Kim HS, Yang W, Lee HW, Park SM. Cervical Cancer Screening and its associated factors among North Korean Defectors Living in South Korea. J Immigrant Minority Health Volume 20(1): 66-77, 2018

Smith, M. S., Womack, W. M. Stress management techniques in childhood and adolescence. Clin Pediatr, 26(11): 581−585. 1987.

Young KS. Internet addiction: The emergence of a new clinical disorder. CyberPsychol Behav 1998;1:237−244

26

남북한 진료실에서
문화적 차이 적응방안

전 진 용*

Ⅰ. 시작하면서 : 문화적 차이 극복의 중요성

1990년대 이전까지는 탈북민을 만난다는 것은 멀게 느껴지는 일이었다. 간간히 TV 등 언론 매체를 통해 귀순용사라고 불리던 탈북민에 대한 소식을 간간히 접하는 정도였다. 1990년대 중후반 북한의 국제적 고립, 자연재해 등으로 북한 경제가 어려워지면서 북한은 고난의 행군을 겪게 된다. 그 후 고난의 행군을 피해 북한 주민들이 중국으로 탈북을 하면서 탈북민들의 국내입국이 증가되기 시작했으며, 정부에서도 1997년 '북한이탈주민의 보호 및 정착지원에 관한 법률'을 제정하고 탈북민의 사회적응을 돕는 기관인 '하나원'을 만들면서 우리 사회의 탈북민들의 정착에 대해 관심을 가지게 되었다. 최근까지 국내에 입국한 탈북민은 33,000명이 넘었으며 우리는 이들과 직접, 간접적으로 소통하고 있다. 또한 한반도의 여러 상황들의 변화에 따라서 남북 교류나 더 나아가 통일에 대한 논의도 필요할 수 있다. 통일이 언제, 어떤 방식으로 이루어질지 알 수는 없지만 향후 남북교류는 더 활발해지고 통일에 대한 논의도 더 활발해질 것으로 기대된다. 이러한 시점에서 남북한의 문화적 차이에 대해 논의하는 것은 매주 중요하다.

남북한은 70년간 떨어져 생활하였다. 분단을 겪는 동안 남북은 언어나 문화에서 차이를 가지게 되었고 이러한 차이는 곳곳에서 나타나게 되었다. 탈

---

* 국립정신건강센터 정신건강사업과장

북민들이 남한 사회에 적응하는데 어려움 중의 하나로 언어나 문화적 차이를 이야기하고 있다. 이러한 문화적인 차이는 의료에서도 나타난다. 탈북민들은 남한 의료시스템에 대해 낯설어하고, 남한 출신 의사와의 의사소통에서 많은 어려움을 겪게 된다. 마찬가지로 남한 출신 의료진들도 탈북민 환자를 대할 때 설명이나 의사소통에 많은 어려움을 겪게 된다. 이러한 문화적 차이가 극복되지 않는다면 남북한 교류, 더 나아가 통일을 준비하는 데 많은 걸림돌로 작용할 가능성이 크다.

여기서는 탈북민들의 진료 경험을 바탕으로 진료실에서 접할 수 있는 남북한의 문화적 차이를 알아보고 이를 극복할 수 있는 방안에 대해 이야기해 보고자 한다.

II. 문화적 측면에서 바라본 북한의 의료

북한의 의료 제도나 사회주의 의료에 대해서는 여러 문헌들을 통해 많은 논의가 되어왔다. 하지만 북한의 의료를 경험한 사람들에 대해서는 많은 논의가 이루어지지 못했다. 북한의 의료제도에 대해 알아보는 것도 중요하지만, 이러한 제도를 경험한 사람들의 특성에 대해 알아보는 것 역시 의료 체계를 잘 아는 것은 추후 남북한 교류나 통일을 위해 중요하다고 할 수 있다. 예를 들어 한국에 살던 사람이 영국이나 호주에 간다면 일반의 진료나 영국식 의료전달체계와 같은 영국식 모델의 의료를 따라야 한다. 영어로 의사소통하는 어려움을 제외하더라도 이러한 차이는 병의원 이용에 혼란을 가져오게 된다. 탈북민들도 마찬가지다. 언어의 차이는 논외로 하더라도 남북한의 서로 다른 의료 체계는 진료실에서의 남북한의 차이를 가져오게 된다. 여기서는 주로 탈북민들이 경험한 의료를 바탕으로 진료실에서 발생할 수 있는 문화적 차이에 대해 이야기해 보려고 한다.

1. 사회주의 의료의 측면

많이 알려져 있듯이 북한은 무상의료, 예방의학 중심의 사회주의 의료체계를 따르고 있다. 또한 북한 주민들은 국가가 정해주는 곳에서 일을 하게 된다. 최근 경제난으로 북한의 의료제도가 붕괴가 되었지만 이러한 점은 남북한의 의료 이용에서 문화적 차이를 가져오게 된다.

1) 전문과목 중심의 진료의 어려움

현재 남한의 의료는 전달체계에서 많은 문제점이 있다고 지적하는 사람들이 많이 있다. 한국 사회의 특별한 점의 하나는 1차 의료에서도 전문 과목의 진료가 존재한다는 것이다. 이 때문에 일반의를 먼저 찾아가지 않고 스스로 알아서 전문 과목 진료를 보게 되는 것이다. 물론 가정의학과나 1차 의료를 표방하는 병의원이 있긴 하지만, 한국 사회의 의료는 1차 의료 단계에서세부터 전문의를 찾는 경우가 많다. 예를 들어 배가 아프다면 위장의 문제일 수도 있으며, 부인과의 문제일 수도 있고, 비뇨기계통의 문제가 있을 수도 있다. 보통 이런 경우 자신이 선택을 해서 원하는 진료과를 찾아가는 경우가 많다.

탈북민들은 이런 경우 혼란을 겪을 가능성이 많다. 필자가 만난 탈북민들은 진료 과정에서 무슨과를 가야 하는지에 대해 어려워하고 이에 대해 질문하는 경우가 많았다. 탈북민들의 진료의 빈도가 높은 국립중앙의료원에서는 '북한이탈주민 병의원 이용안내서'를 통해 이러한 탈북민의 어려움에 대해 설명을 하고 있다.[1] 책 중 일부에서는 '소화가 안 되면 어느 진료과를 찾아 가야 할까요?'라는 질문과 함께 내과 외과 피부과 안과 등의 진료과목이 나와 있으며 이에 대해 소화기내과를 올바로 선택하도록 설명하는 내용이 포함되어 있다. 향후 남북한의 교류가 활발해지고 추후 상호 진료를 하게 된다면 전문의 중심의 한국의 1차 진료와 호담당 의사 등 일반의사 중심의 북한의 진료체계에서 문화적 혼란이 발생할 가능성이 있다.

따라서 이러한 혼란을 해결하기 위해서는 남한에서도 1차 의료가 더 활성화 될 필요가 있으며, 향후 교류를 통해 남북한 의료 전달 체계의 차이점을 줄여나가려는 노력이 필요할 것이다.

---

1 북한이탈주민 병의원 이용안내서, 국립중앙의료원 2016.

2) 지불제도의 혼란

현재는 붕괴되었다고 해도 북한은 기본적으로 무상 의료로 이루어져 있다. 반면에 한국은 국민건강보험에 따라 진료비를 지불하게 되며, 사회취약계층을 위해서는 의료급여제도와 같은 기초수급의 혜택이 주어지게 된다. 향후 개선이 되겠지만 남한에는 의료 보험에 해당하지 않는 비급여 진료가 있으며, 또한 개인적으로 암보험이나 실비 보험 같은 사보험을 가입하는 사람들도 있다. 탈북민들을 진료하다 보면 이러한 다양한 보험 제도에 대해 어려움을 느끼는 경우를 많이 보게 된다. 탈북민들은 진료를 볼 때 어떤 경우 의료보험이되고 어떤 경우 의료 보험이 되지 않는지 혼란을 많이 겪게 된다. 예를 들어 피부과에 가서 미용을 목적으로 피부 시술을 할 때와 기침이 심해 내과에 가서 진료를 받을 때 의료 보험 적용이 차이가 있다는 것을 탈북민이 이해하는 데에는 많은 시간이 걸린다. 그렇기 때문에 병원에 내원을 하면 혼란을 겪기도 하며, 의료보험 적용을 놓고 의료진이나 병원 행정 직원과 갈등이 일어나기도 한다. 또 사보험에 대한 이해가 부족하고, 막연한 걱정으로 인해 불필요하게 사보험에 많이 가입하는 경우도 있으며, 사보험 청구에도 이해가 부족하여 어려움이 생기기도 한다. 근본적으로 무상의료를 경험했던 탈북민들은 병원의 접수나 수납에서 혼란을 겪는 경우가 많이 있다. 이 역시 남북한 의료제도의 차이에서 발생하는 문제로 설명 없이 진료가 이루어진다면 혼란을 줄 가능성이 많이 있다.

2. 고난의 행군 이후 의료 붕괴

1) 장마당 의료

고난의 행군이후 북한 의료체계의 많은 변화가 있었지만 큰 변화 중 하나가 '장마당'에서 의약품을 구입하게 되면서 생긴 변화이다. 탈북민들과 상담하다 보면 병원에서 진단을 받고 약을 받아야 하는데, 병원에 있는 약이 충분하지 않으니 장마당에 가서 약을 구입해서 치료했다는 보고가 많으며, 어차피 병원에 가도 약을 안주니 장마당에 가서 상담 후 약을 구입하거나 자신이 아픈 부위를 말하고 약을 받아서 복용했다는 이야기를 많이 들을 수 있다. 마치 한국에서 의약분업 이전에 약국에서 증상을 말하고 약을 구입했던 것과 유사할 수도 있다. 이러한 경험은 의료 이용에서 문제를 일으키게 된다. 실제로 탈북민들 중에는 북한에서 향정신성의약품이나 항생제 등을 장마당에서 의사의 처방 없이 구입했던 경험이 있는 사람들이 많이 있다. 이러한 경험을 바탕으로 의사의 처방 없이 전문 의약품을 구입하려고 하거나 의약품을 오남용 하게 되는 경우가 있는데 이 경우 약국에서 약을 구입하면서 갈등이 생기거나 허가받지 않는 약품을 구입하는 등의 문제가 생기게 되기도 한다. 실체 탈북민과의 인터뷰에서 의사의 처방을 받지 않고 한국의 전문 의약품에 해당하는 약을 장마당에서 구입했다고 이야기하는 경우를 종종 보게 된다.

2) 민간요법의 활용

탈북민들을 진료하다 보면 자가 진단이나 자가 치료에 몰두하는 경우를 많이 보게 된다. 북한에서 의약품이 부족했던 경험이 있어 민간요법에 의존하는 경우가 많다. 탈북민을 진료하다 보면 북한에서 건강보조식품을 섭취한 예도 많으며, 자가로 뜸을 뜨는 경우도 많이 있다. 안은미 등의 하나원 진료에 대한 질적 연구2를 보면 해열을 위해 몸에 술 바르기, 화상에 바르는오소리 기름, 담석증에 비둘기 뇌수(뇌척수), 산후바람에 고슴도치와 '곰열'(웅담), 맹장염에 멧돼지 '열'(담낭), 랭돌을 풀어준다는 '쑥수자', 펠라그라에 쓰이는 팥, 오리피와 개고기 그리고 강장제로 쓰이는 태반 등 민간요법을 활용하는 경우가 많았다고 이야기하고 있으며, 필자의 진료에서도 대다수의 탈북민들이 의약품의 부족 등으로 민간요법을 경험하였다는 이야기를 많이 들을 수 있었다. [표 1]은 탈북민들이 주로 이야기하는 민간요법에 대해 나열하였다.

이러한 민간요법의 활용은 북한의 의약품 부족에서 나타났을 가능성이 크다. 하지만 이러한 민간요법을 많이 경험한 탈북민의 진료할 때 이점에 대한 이해가 없다면 혼란을 겪을 가능성이 크다. 북한의 의료 사정이 나아지면 민간요법이 향후 줄어들 수 있겠지만, 탈북민의 이러한 의료 이용 형태에 대한 이해는 추후 남북한 의료 교류나 소통에서 도움이 될 수 있다.

---

2 안은미·송종임·강현석·박정준·유상호·허봉렬. 북한이탈주민의 증상표현과 질병행태: 효과적인 치료적 관계를 형성하기 위하여. 가정의학회지 2007;28:352−358

표 1 탈북민의 의약품 오남용과 민간요법 사용의 예

의약품 오남용
머리를 부딪친 후 두통이 심해 병원에 가지 않고 만니톨을 맞았다.
결핵약인 이소니지드(Isoniazid)를 밥맛 도는 약으로 먹었다.
심장이 자주 뛰어 장마당에서 디아제팜(Diazepam)을 복용했다.
민간 요법의 활용
다리가 아파 자가로 매일 무릎에 뜸 치료를 했다.
자주 놀라는 증상이 있어 돼지 심장을 자주 먹었다.
소화 장애가 있어서 녹두를 먹었다.

3. 양한방 진료

남한과 북한의 차이 중 하나는 한방 진료의 협진 여부이다. 남한의 경우 의학과 한의학이 별도의 영역에서 존재하지만 북한은 의학과 고려의학(동의학)이 혼재되어 존재한다. 또한 고난의 행군 이후 의약품 부족에 따라 침과 뜸 치료가 더 활성화 되었던 것으로 추정된다. 이 때문에 탈북민들은 진료를 받을 때 의학과 한의학 진료의 경계가 분명한 남한에서 혼란을 겪기도 한다. 따라서 추후 남북 의료 교류나 통합에 있어서 양한방 문제에 대한 접근 역시 필요하다.

Ⅲ. 진료중에 경험하는 문화적 차이

흔히 많은 사람들은 남북한이 똑같은 한글을 사용하기 때문에 의사소통의 어려움이 적을 것으로 생각한다. 하지만 70년의 세월은 남북한의 언어에서 많은 차이를 가져오게 했으며 이러한 차이는 진료실에서도 나타나게 된다.

1. 남북한 용어의 차이

남한 의사가 북한 의사에 비해 외래어를 많이 쓴다는 것은 우리가 쉽게 상상할 수 있다. 탈북민들과 이야기하다 보면 원룸, 셀프서비스와 같이 한국에서 널리 쓰이는 외래어에 있어서도 어려움을 겪었다는 이야기를 많이 듣는다. 마찬가지로 탈북민을 진료하다 보면 전문적인 의학 용어가 아니더라도 예를 들면 가글이나 엑스레이와 같은 외래어를 잘 몰라서 탈북민들이 혼란스러워 하는 경우가 많이 있다. 흔히 많은 사람들은 남북한이 똑같은 한글을 사용하기 때문에 의사소통의 어려움이 적을 것으로 생각한다. 하지만 70년의 세월로 인해 남과 북의 의료 현장에서도 많은 언어의 차이가 발생하게 되었다.

우선 영어를 기반으로 하는 한국의 의학 용어와 우리말과 러시아어가 많이 쓰이는 북한의 의학 용어는 많은 차이가 있을 것이다. 탈북 의사들과 이야기하다 보면 남한의 면허 취득 과정에서 용어의 혼란으로 어려움을 겪는다는 이야기도 많이 듣는다. 이러한 차이는 의료인들간의 교류를 통해 추후 극복해야 할 과제이다. 또한 항문(남), 홍문(북)이나 이빨(남), 이발(북) 등 해부학 용어나 신체 기관을 나타내는 말도 차이가 있으며, 이 또한 남북한의 교류를 통해 극복해야 할 과제이다. 하지만 이보다 더 중요한 문제는 남북한 상호간에 환자들이 사용하는 언어에 대해 이해하는 것이다. 환자들이 사용하는 언어에 대한 이해가 없다면 잘못 진료를 하거나 아픈 증상에 대해 재대로 표현할 수 없을 것이며, 이는 진료의 질 저하로 이어질 가능성이 크다고 할 수 있다. 아래 표는 진료 현장에서 사용하는 남북한의 용어 차이의 예를 보여주고 있다. 아래의 예에서 알 수 있듯이 얼핏 보기에는 이해할 수 있지만 자세한 설명이 없다면 이해를 못하는 용어들도 많이 있다. 따라서 이러한 차이를 좁혀 나가는 것이 향후 남북 교류에 있어서 중요한 과제라고 할 수 있다.

표 2   병의원에서 사용하는 남북한 용어 차이의 예

북 한	남 한
고려약	한약
고약	연고
고리	루프
교갑약	캡슐약
깔따	차트
동약	한약
렌트겐	X-ray
밀차	휠체어
점적주사	링거주사
짝다리, 짝지발	목발
피형	혈액형

2. 신체 기관 표현의 차이

진료에 있어서는 단어 하나도 중요하지만 질병에 대한 표현은 더 중요한 요소이다. 예를 들어 한국 사람이 미국에 가서 진료를 받는데 '체했다'는 표현이나 '담이 결린다'라는 표현을 한다면 이를 미국 의사가 이해하기는 쉽지 않을 것이다. 남한과 북한은 같은 문화권이라고 생각할 수 있지만 표현에 있어 문화적인 차이는 단어의 차이 만큼이나 크다고 할 수 있다. 진료실에서 탈북민들의 진료하면서 나타나는 몇 가지 표현의 차이는 다음과 같다. 이를 이해한다면 진료실에서의 남북한의 증상 표현의 차이를 이해하는 데 도움이 될 것으로 생각된다.

1) 언어나 문화에 따른 증상에 대한 표현 차이

탈북민들의 증상 표현을 통해 살펴보면 증상 표현에 있어서도 언어의 뉘앙스나 문맥의 차이를 보인다. 진료에 있어서는 단어 하나도 중요하지만 질병에 대한 표현은 더 중요한 요소이다. 예를 들어 '병 보러 왔다(진료보러 왔다)', '일 없다(괜찮다)'는 등 표현의 차이는 탈북민들의 진료에 있어 사용하는 언어는 차이가 있어, 이러한 차이는 향후 남북한의 교류에 있어서도 혼란을 줄 가능성이 크다. 반면에 '체했다' 등 우리 문화권에서 사용하는 표현을 사용하기도 한다. 따라서 탈북민 진료에 있어 혼란을 방지하기 위해서는 의사는 문맥상 이해가 가더라도 다시 한 번 자세히 물어보고 환자도 마찬가지로 다시 한 번 자세하게 증상을 설명하는 것이 필요하다. 아래는 문화적 차이를 보이는 몇몇 증상 표현의 예이다.

표 3 남북한 문백상 차이를 보이는 말들의 예

북 한	남 한
눈이 깔깔하고 피진다.	눈이 건조하고 충혈이 되었다.
속에서 (음식물이) 올려민다.	속에서 (음식물이) 올라온다.
병 보러 왔다.	진료하러 왔다.
일 없다	괜찮다.
냉이 있다.	소화 기관이 차다. 소화 장애가 있다.

2) 신체 기관 중심의 표현

탈북민들은 증상을 표현할 때 조금 더 직설적으로 표현한다. 일반적인 남한 사람이 배가 아프다고 표현한다면 탈북민들은 '간이 아프다', '담낭이 아프다' 등 조금 더 직설적으로 표현한다. 하지만 이들이 생각하는 간이나 담낭이 우리가 생각하는 간이나 담낭과는 차이를 보인다. 아마도 북한 내부에서 내려오는 민간요법이나 양한방이 혼재되어 있는 북한의 의료제도 때문으로 추정된다. 따라서 탈북민이 증상을 표현할 때 이에 대해 조금 더 자세하게 신체 검진을 하고 문진을 하는 것이 필요하다.

3) 질병이 잘 낫지 않고 만성화 되었다고 생각

탈북민을 진료하다 보면 질병이 오래 되었다고 생각하는 비율이 매우 높다. 필자의 진료 중에서도 병력 청취를 하면 증상이 5년, 10년 되었다는 이야기를 듣게 되는 경우가 많다. 또한 '만성 위염', '만성 담낭염' 등 만성 질환을 앓고 있다는 이야기를 하는 경우도 많이 있다. 이는 최근 열악한 북한의 의료의 반영일 수 있으며, 심리적 원인의 신체화 증상에 대해 탈북민들이 신체적 증상으로만 받아들였기 때문일 수도 있다. 따라서 병력 청취 과정에서는 이러한 점에 대한 고려가 필요할 수 있다.

4) 과도한 신체화 증상 표현

탈북민을 진료하다 보면 과도한 신체 증상을 호소하는 경우가 많이 있다. 물론 탈북민들은 오랜 기간 탈북하면서 심리적인 어려움을 겪고 우울이나 불안 증상이 신체화 증상으로 나타나는 경우가 많아, 이를 남북한의 차이로 보기에는 무리가 있다. 하지만 탈북민들이나 탈북 의사들에 따르면 북한에서 심장신경증 환자가 많으며, 두통이나 소화장애를 호소하는 환자들이 많다고 이야기하는 경우가 많다. 또한 북한 사회가 억압되어 있으며, 북한 내에서 신체적인 증상이 있어도 제대로 된 검사를 받지 않는 경우도 많아 심리적인 증상을 신체화로 표현하는 경향성이 많을 것으로 추정할 수 있다. 필자가 진료한 탈북민들 중에서도 탈북 과정 뿐만 아니라 북한 내에서부터 신체화 증상을 경험했던 경우도 많았다.

3. 의료 기술이나 정보에 대한 이해 차이

1) 전자 차트나 검사에 대한 이해 부족

북한에서의 의료는 의료 기기의 부족으로 검사에 의존하기보다는 문진, 시진, 촉진, 청진과 같은 고전적인 신체 검진을 통한 진단을 하는 경우가 많다. 또한 수기 차트를 사용하는 비중이 높을 것으로 생각된다. 하지만 남한은 최신 의료 기기의 도입이 많으며, 의료진들이 수가 문제 등으로 짧은 시간 동안 많은 환자를 보는 것에 익숙하다 보니 신체 검진보다 검사를 내고 결과를 확인하는 것에 익숙하다. 탈북민들이 초반에 이해를 하지 못하는 것은 예를 들면 자신은 배가 아픈데 의사가 청진이나 촉진 시간을 길게 하지 않고, 피검사나 X-ray 결과에 많은 시간을 쓴다는 점이다. 이는 의료 기기의 사용에 익숙하지 않은 탈북민들에게는 낯선 모습일 수 있다. 또한 남한은 전자 차트와 전자 처방 전달 시스템을 이용해 기록을 하다 보니 의사가 신체 검진을 하는 시간보다는 컴퓨터 화면을 보고 업무를 처리하는 시간이 많을 때가 있다. 이러한 진료 상황은 의료기기의 도입에 따른 남북한의 차이로 볼 수 있으며, 형후 교류 과정을 통해 상호 이해가 필요한 것 중 하나이다.

2) 의료 정보 이용에 있어서의 차이

탈북민의 진료하다 보면 잘못된 의료 지식을 가지는 경우가 많이 있다. 남한의 경우 인터넷이나 각종 정보를 통해 의학 정보를 쉽게 접하는 경우가 많은데, 탈북민들은 한국에 오기 전까지 인터넷이나 각종 매체를 통한 의료 정보의 취득이 제한된다. 또한 탈북민들이 얻는 정보는 주로 동료들을 통한 의학 정보이거나 책을 통한 정보가 많은데, 북한의 의료 체계는 양한방이 혼재되어 있고, 민간요법이 활성화되어 있기 때문에 잘못된 정보를 접하게 되는 경우가 많이 있다. 또한 북한의 경우 감염병에 대한 관심이 많다 보니 질제 탈북민들을 접하다 보면 고혈압이나 당뇨 등에 대해 잘못 알고 있거나 잘못된 민간 요법을 믿는 경우가 남한 주민보다 많다. 따라서 의학 정보나 질병에 대한 교육 영역 역시 상호 이해에 있어 중요한 영역 중의 하나이다.

IV. 문화적 차이 극복방안

지금까지 진료실에서 일어날 수 있는 문화적 차이에 대해 알아보았다. 지금부터는 이를 극복하기 위한 방안에 대해 이야기 해보려고 한다.

1. 다르다는 점을 인지해야 한다

남북한 진료실에서의 문화적 차이를 극복하기 위해 우선 생각해야 할 점은 남북한이 다르다는 것을 이해하는 것이다. 물론 많은 사람들이 70여 년의 생활동한 남북한이 떨어져 있으면서 많은 문화적인 차이가 있을 것이라고 생각은 하고 있다. 하지만 같은 언어를 쓰고 있기 때문에 환자도 의사도 진료실에서 만나면 이러한 차이를 잊게 되는 경우가 많다.

진료실에서 남북한이 만났을 때 문화적 차이가 있는 것은 당연하고 서로 못 알아듣는 말이 있는 것은 당연하다. 향후 교류를 통해 이러한 점이 극복되어야 하겠지만, 우선은 다르다는 점을 인지하는 것이 중요하다.

탈북민과 이야기를 하다 보면 남한 의사는 알아들었을 것이라고 생각하고 남한 환자들에게 설명하는 방식으로 설명을 하고, 탈북민은 자신이 못 알아들었을 수 있지만, 문맥상 뜻을 짐작하고 질문을 하지 않는 경우를 흔히 보게 된다. 앞서 기술하였듯이 남북이 진료실에서 만나면 생각보다 많은 차이가 존해하고 오해가 발생할 가능성이 있다. 따라서 조금 더 시간을 가지고 설명하고, 질문하고 서로에 대해 이해하는 태도가 필요하다고 할 수 있다.

2. 남북한의 상호 이해와 참여가 필요하다

상호 이해를 위해서는 적극적으로 참여하는 것이 필요하다. 의료진은 의료진대로 진료실에서의 남북한 상호 소통에 있어 어려운 점들에 대해 기록으로 남기고 공유해야 한다. 그래야만 다른 의료진들이 향후 같은 실수나 혼란을 반복하지 않을 것이다. 탈북민들 역시 자신들의 혼란이나 어려움을 공유하고 기록으로 남기는 것이 필요하다. 그래야만 향후 남북한 의료 교류에서 남북한이 만났을 때 생길 수 있는 어려움에 대해 조금 더 심도 있는 논의가 이루어질 수 있다. 추후 남북한의 교류가 활발히 이루어진다면 남북 의료진들이 만나 남북한 상호 진료에서 일어날 수 있는 문화적인 혼란에 대해서 이야기하고 대비하는 것이 필요할 것이다. 이러한 과정에서 통일을 위한 준비가 이루어질 수 있을 것이다.

3. 지속적인 교류가 필요하다

우리가 외국어를 배울 때 그 나라 사람과 이야기 없이 책으로만 외국어를 배운다면 그 외국어는 더 이상 살아있는 외국어가 아닐 것이다. 지속적인 교류 없이 문화적인 차이가 어떻다고 이야기하는 것은 현실에서 장벽으로 부딪칠 가능성이 있다. 현재 진료실에서의 문화적 차이를 극복하기 위해 탈북민을 많이 진료한 의료진이나, 탈북한 의료진의 도움을 받아 하지만 시간이 변화함에 따라 그들이 이야기하는 지식도 낡은 지식이 될 가능성이 크다. 언어와 문화는 계속 변화하는 것이다. 대화 없이 문헌이나 매체에만 의존해서 문화적인 이해를 가져올 수는 없다.

남북한의 의료진이 서로 만나서 이야기하고 의견을 공유하는 것은 질병에 대한 공동 대응이나 학술 교류 등 의학적 측면에서도 중요하지만 70년간 따로 떨어져 있으면서 차이가 발생한 진료실 내에서의 문화적 차이를 줄이기 위해서도 필요하다.

참고문헌

북한이탈주민 병의원 이용안내서, 국립중앙의료원 2016.

박상민, 박상민, 전정희, 전진용, 전연숙, 정은주, 이영석, 조재희. 북한이탈주민 지원 실무자를 위한 핸드북. IOM 국제이주기구, 2011.

신희영, 이혜원, 안경수, 안형순, 임아영, 전지은, 최소영. 통일 의료 – 남북한 보건의료 협력과 통합. 서울. 서울대학교 출판문화원. 2017.

안은미, 송종임. 강현석, 박정준, 유상호, 허봉렬. 북한이탈주민의 증상표현과 질병행태: 효과적인 치료적 관계를 형성하기 위하여. 가정의학회지 2007;28:352–358

전우택. 사람의 통일 땅의 통일. 서울. 연세대학교 출판부. 2007.

정병호, 전우택, 정진경 편저. 웰컴투 코리아. 서울. 한양대학교 출판부. 2006.

하나원 10주년 의료세미나 자료집, 하나원, 2009.

27

남북한 의료인 및 의료대상자를 위한 10대 지침서

박상민·신현영·이혜원*

남북한의 교류가 시작되고, 사람 간 왕래가 잦아지게 되었을 때, 서로 다른 보건의료시스템에서 다른 교육과 수련을 받은 의사를 만날 수 있게 되었을 때, 우리가 마주하게 될 낯섦과 생소함이 있을 것이다. 우리는 이 날들을 어떻게 준비해야 할 것인가?

너무 다른 시스템, 문화, 가치관, 행태 등으로 인해 그 생소함은 갈등으로 표출될 수 있을 것이다. 이를 준비하기 위해 우리는 서로를 이해하고 소통하기 위한 노력을 지금의 현실에서부터 찾아보았다. 한국에서 새로운 삶을 시작하고 적응해가는 북한이탈주민들의 보건의료시스템을 적응해 가는 것을 돕는 것부터 그 노력을 기울여 보려한다. 통일보건의료학회와 남북하나재단은 이러한 취지를 가지고 '남북한 의료인 및 의료대상자를 위한 10개 지침서'를 개발하였다. 지침서가 개발된 과정과 지침서가 담고 있는 의미에 대해 본 장에서 풀어보려 한다.

Ⅰ. 지침서 개발과정

지침서에 담을 내용의 범위를 시계열적으로 의료기관 방문 전, 진료실, 진료 이후 질병관리 및 치료라는 세 개의 범주로 구분하였고, 주제는 상호이해, 소통, 예방교육 및 질병관리 세 개의 영역을 초기에 설정하였다.

* 박상민: 서울대학교 의과대학 건강데이터사이언스랩 / 가정의학교실 교수
　신현영: 21대 국회의원, 가정의학 전문의
　이혜원: 연세대학교 의과대학 인문사회의학교실 객원교수

국내 북한/통일, 그리고 보건의료 관련 문헌들을 검색하여 최종 선정된 23편의 문헌들이 검토되었다. 문헌검색은 기간은 1980년에서 2017년 10월까지로 정하여 6개의 국내 논문검색 DB인 KoreaMed, DBPIA, RISS, KISS, KMbase, KoreaMedSynapse에서 주요 논문 검색어[1] 15개를 선정하여 검색하였고, 국내 보고서검색 DB인 NDSL, PRISM, 국가정책연구포털에서 북한, 통일, 북한보건, 통일보건이라는 4개의 검색어를 사용하여 총 198개의 문헌을 검색[2]하였다. 198개의 문헌 중, 초기에 설정한 지침서에 담을 내용의 범위(상호이해, 소통, 예방교육)를 고려하여 최종 23편의 문헌을 선정하였다. 23편의 문헌을 분석하면서 시계열적으로 구분된 시점에서 환자에게 영향을 미치는 요인들을 구체화하였다.

문헌고찰 결과는 다음과 같았다. 시계열적 순서에 따라 환자의 건강행태 및 치료 순응도에 영향을 미친 요인들을 나열하였다.

1. 의료기관 방문 전 영향요인: 문화이해(질병관), 시스템 차이(정보부족)

- 정보부족과 시스템의 차이에 대한 이해 부족으로 인한 어려움(경제적 문제, 접근성 문제)
- 증상위주의 질병인식으로 인한 건강검진, 조기검진에 대한 이해 부족

2. 진료 과정에서 영향요인
  : 문화이해(질병관, 증상표현, 의사-환자 관계, 동의학의 영향)

- 유물론적 가치관으로 인하여 신체 외적 요인에 대한 이해 부족: 정신적, 환경적 요인 간과
- 사회체제의 영향과 건강 외 타목적(진단서 발급)으로 인한 과장된 표현, 극단적 표현
- 동의학을 중시하는 북한의 진료특성으로 인해 의사와의 소통 및 신체 계측 중요시

---

1 북한, 통일, 북한보건, 통일보건, 의료, 건강, 질병, 대북, 전환, 진료, 병원, 의학, North Korea, Democratic people's republic of Korea, Pyongyang.

2 서울대학교 의과대학 통일의학센터로부터 자료 협조를 받음.

3. 진료방식의 차이로 인한 의사와의 신뢰 형성에 어려움

– 진료 이후 치료 및 관리에 영향을 주는 요인: 문화이해(질병행태)
– 증상위주의 질병인석으로 인한 만성질환 치료에 대한 낮은 순응도
– 약의 불규칙적 복용, 오남용, 과용의 문제점

문헌고찰의 결과를 포괄하는 공통영역을 찾아 중요한 4개의 핵심주제를 선정하였다.

4개의 주제는 정보, 증상, 문화, 그리고 약이다. 각 주제별 다뤄야 할 소주제를 분류하여 최종 10개의 소주제를 아래와 같이 정리하였다.

영역	소주제
정보	정보부족으로 인한 장애요인
증상	조기 진단을 위한 정기검진
	신체화 증상에 대한 이해
	치료 순응의 중요성과 치료 경과에 대한 인지
문화	질병예방 및 만성질환에 대한 이해
	병의 영향요인에 대한 이해
	과장되거나 왜곡된 표현
	의사에 대한 신뢰
약	약물치료 순응의 중요성
	약물 남용

10개의 소주제을 담은 10대 지침서를 북한이탈주민 대상, 남한의 보건의료인 대상으로 구체화시킨 문구를 정리하였고, 10대 지침서 초안은 6회에 걸쳐 통일보건의료학회 전체 회원과 임원진에게 회람되어 2개월의 기간 동안 수정되고 보완되었다. 2회의 전체 회원 대상 온라인 회람과 의견 수렴, 2회의 이사회 안건상정 및 이사진 의견 수렴, 2회의 이사진 및 임원진 대상 온라인 회람과 의견 수렴, 그리고 최종적으로 남북하나재단 간담회를 통한 지침서 공유와 보완 작업이 이루어졌다. 최종적으로 확정한 북한이탈주민 및 남한 보건의료인 대상 10대 지침서는 다음과 같다.

II. 보건의료기관을 이용하는 북한이탈주민을 위한 10대 가이드라인

1. 정기적으로 건강검진을 받읍시다.
증상이 없다고 질병이 없는 것이 아닙니다.

북한이탈주민의 건강검진 수검률은 남한 주민보다 약간 높은 경향을 보이나 암검진의 수검률은 낮은 것으로 보고되고 있다. 북한이탈주민을 대상으로 건강검진에 대한 거부감을 줄이고 조기 검진의 필요성을 알리기 위한 노력이 필요하다.

2. 올바른 건강습관을 유지합시다.
단백질, 채소, 과일을 포함한 균형 있는 식사를 하시고 이틀에 한번은 땀이 날 정도로 운동을 합시다. 과도한 술과 담배는 건강을 크게 해칩니다.

북한이탈주민 남성의 흡연율은 44.6~84.2%로 보고되고 있고, 어린 나이에 흡연을 시작한 청소년들이 니코틴 중독률이 높다고 알려져 있다. 북한 남성의 알코올 섭취율은 44%로 아시아 10개국 중 1위에 해당되어 북한의 흡연과 음주율은 매우 높은 것으로 알려져 있다.

북한의 주민들은 일반적으로 평소에 많이 걷고 움직이기 때문에 충분히 운동을 하고 있다고 생각하여 일부러 건강을 위한 운동을 별도로 하는 일이 적은 것으로 알려져 있다. 북한이탈주민의 98.4%가 편식 경향과 함께 단백질, 비타민, 칼슘 섭취가 저조한 것으로 보고되고 있고 청소년도 필수에너지 및 영양 섭취가 요구량에 못 미치는 것으로 알려져 있다.

북한이탈주민에서는 사회 환경적 변화로 인한 정신적 스트레스 해소요법으로 술, 담배가 활용될 위험성이 높으므로 금연교육, 절주에 대한 건강행동 관리 및 체계적인 영양교육이 필히 필요하다.

3. 몸이 아픈 것은 삶의 여건이나 주변 환경에 큰 영향을 받습니다.

몸이 아플 때 마음과 환경에 대해서 함께 생각하고 진료실에서도 이에 대해 이야기하여 주세요.

북한이탈주민 중 여성의 비율이 높기 때문에 시집살이, 남편의 폭력과 외도로 인한 가정불화 등에 기인한 정신 신체 증상을 호소하는 경우가 많다. 북한이탈주민은 자신의 증상을 본질적으로 신체적인 이유에 기인한 것이라 생각하는 경향이 있기 때문에 낮은 사회적 지지가 신체적 증상을 유발할 수 있음을 인식시키고, 주변에 불편한 환경요소가 있다면 의료진에게 이야기하도록 격려가 필요하다.

4. 마음이 아프면 몸에 병이 없어도 몸이 아플 수 있습니다.

마음을 잘 치료받으면 신체증상도 좋아질 수 있습니다.

북한이탈주민은 우울, 불안, PTSD, 스트레스가 상대적으로 높지만 이러한 질병 발생 기전에 대한 이해도가 낮아 정신건강의학과 진료를 기피하며, 북한에서 정신과 질환에 대한 부정적인 낙인의 기억으로 인해 더욱 진료를 피하는 경향이 강하다.

또한 높은 신체화 증상(검사에서 뚜렷한 이상이 발견되지 않는 두통이나 비뇨·생식기계 증상, 실신, 과호흡)과 정신·심리적 문제를 신체적 증상으로 표현하는 경향이 있어 본인이 느끼는 증상 위주로 병을 판단하지 않도록 교육할 필요가 있다.

5. 정확한 정보가 빠르고 확실한 치료를 이끌어 냅니다.

의료진에게 병과 증상에 대한 이야기를 할 때는 더도 말고, 덜도 말고 있는 그대로만 이야기하도록 합시다.

북한이탈주민은 증상을 강하게 호소하여 환자역할을 계속하려는 경향이 있다. 이는 증상이 심해야 질병으로 인정받고 치료를 우선으로 받게 되는 북한의 사회적 분위기와 한국에서의 정착과정에서 질병 유무가 경제적 지원의 결정요인이기 때문에 강화되는 경향이 있다. 이 외에도 북한에서 자가치료 및 비의료인을 통한 의료정보를 습득하는 경우가 종종 있어 자의에 의한 약의 오남용과 근거가 명확치 않은 민간요법을 사용하는 경향이 있다.

> ### 6. 신뢰할 수 있는 같은 의사에게 꾸준히 치료를 받는 것이 좋은 치료결과를 이끕니다.
> 여러 병원을 돌아다니는 것은 병을 악화시킬 수 있습니다.

북한이탈주민은 자가진단능력과 북한체류 당시 신념체계를 신뢰하는 경향이 강하다. 그러나 북한이탈주민의 남한 의료인 만족도는 상대적으로 높은 편이기 때문에 의사-환자 간 신뢰관계가 형성 및 유지될 수 있도록 꾸준히 치료를 받을 수 있는 환경을 제공하는 것이 필요하다.

> ### 7. 증상이 바로 없어지지 않는다고 치료 효과가 없는 것이 아닙니다.
> 치료 효과는 꾸준히 치료를 받은 후에 나타납니다.
> 조급해 하지 말고 의료진의 치료지시를 잘 따르는 것이 중요합니다.

북한이탈주민들은 의료진에 대한 불신, 자가 진단, 자의 처방 경향으로 인해 의료진의 지시를 따르지 않거나, 후속검사를 위한 병원 방문을 하지 않는 경향이 있다. 또한 자신들이 받은 치료가 느리고 비효과적이라고 생각하는 경우가 있다.

> ### 8. 약이 효과를 나타내려면 시간이 필요합니다.
> 약을 먹고 바로 효과가 없다고 마음대로 약 용량을 늘리거나 약을 바꾸면 병이 더 나빠질 수 있습니다.

북한이탈주민의 재북 시절 약 확보 방법은 병원에서 약 수령(18%), 병원 진료 후 장마당 시장에서 구입(12.5%), 병원 진료를 받지 않고 장마당 시장에서 구입(17.5%)으로 보고되고 있다. 또한 약을 한꺼번에 복용한 적이 있다고 답변한 경우도 21.3%로 올바른 약물복용에 대한 교육이 필요하다.

9. 보약도 많이 먹으면 독이 됩니다.

약은 의사가 지시한 처방 내용 그대로만 먹어야 합니다.
잘 모르는 약을 먹거나, 약을 무조건 많이 먹는 것은 위험합니다.

북한이탈주민은 남한 입국 후에도 중국에서 복용한 약물을 그대로 복용하는 경우가 흔하며, 복용약물은 주로 우황청심환, 전통편으로 알려져 있다. 이외에도 민간요법, 고려의학, 자가처방이 이루어지고 있다.

10. 의료 이용 정보에 대해서 확인해 보세요.

나에게 맞는 의료기관 이용 및 지원혜택에 대해 하나센터와 종합복지관에서 유용한 정보를 얻으실 수 있습니다.

북한이탈주민은 건강보험을 포함한 건강서비스에 대한 지식부족, 비급여에 대한 등 경제적 부담을 이유로 병의원 방문에 어려움을 겪고 있다. 사회복지혜택에 대한 적극적인 정보활용 방법에 대한 안내 및 교육이 필요하다.

III. 북한이탈주민을 진료하는 보건의료인을 위한 10대 지침

1. 북한이탈주민은 증상의 정도로 질환의 경중을 판단하곤 합니다.

증상이 없으면 병이 없다고 생각할 때가 많습니다.
지속 관리의 중요성과 합병증에 대해서 강조하여 주세요.

북한에서는 의료장비를 이용한 검사가 어려운 상황이 많으므로, 환자의 증상호소가 질환의 진단과 심각성을 판단하는 데 중요한 요소일 경우가 많다. 북한이탈주민은 고혈압, 당뇨, 고지혈증 진단을 받았어도 증상이 없기 때문에 실제 병이라고 인지하지 못할 수 있으므로, 만성질환의 합병증 예방을 위해서 지속적인 관리의 중요성을 강조해야 한다.

2. 신체의 증상이 심리적 어려움과 관련 있는지 확인해 주세요.
내면의 아픔으로 인해 신체증상을 호소할 수도 있습니다.

북한이탈주민은 남한에 와서야 스트레스라는 용어를 처음 접하는 경우가 많으며, 스트레스나 심리적인 이유로 질환이 생긴다는 개념을 접한다. 불안, 우울의 증상을 신체 증상으로 생각하는 신체화 경향이 많으므로, 설명되지 않는 신체 증상을 호소하는 경우에는 심리적인 어려움이 있는지 확인하는 것이 필요하다.

3. 삶의 이야기를 들어주세요.
신체 증상 뒤에는 경제적 어려움, 가족 내 갈등, 사회문화적 고립감 등 다양한 환경적, 심리적 요인들이 있을 수 있습니다.

북한이탈주민은 북한을 떠나 제3국을 거쳐서 남한이라는 새로운 사회와 문화에서 적응하는 이주, 정착의 과정을 거친다. 이러한 과정에서 겪게 되는 경제적 어려움, 가족 내 갈등, 사회문화적 고립감 등 다양한 환경적, 심리적 요인들을 이해하며 몸과 마음의 건강을 함께 돌보는 것이 필요하다.

4. 증상 호소 표현을 잘 이해해 주세요.
남북한의 용어나 억양 차이로 인해 다소 낯설거나 과장되게 들릴 수 있습니다.
이 경우에는 구체적인 설명을 요청하여 주십시오.

북한은 외래어보다는 한글 용어를 사용하며, 70여 년의 분단 과정에서 건강이나 질병 증상을 표현하는 용어도 다른 경우가 많다. 북한이탈주민의 억양과 표현 중 낯설게 들리는 경우에는 언어문화적인 차이를 이해하며 필요한 경우 구체적인 설명을 정중하게 요청하는 것이 필요하다.

5. 꼼꼼한 문진과 신체검사(P/E)를 하여 주세요.
친절하고 천천히 문진을 하고 환자의 말에 경청하여 주십시오.

북한이탈주민은 북한에서 의료진으로부터 문진과 신체검사 위주의 진료에 익숙하다. 따라서 남한에서 꼼꼼한 문진과 신체검사 없이 채혈 및 영상검사 위주의 진료 경험에 대해서 만족하지 못하는 경향이 있다.

6. 의사-환자 사이의 신뢰관계가 치료과정에 큰 영향을 줍니다.
좋은 치료 결과를 위하여 환자와의 좋은 신뢰관계(rapport) 형성을 배려해 주세요.

북한이탈주민과 좋은 의사-환자 관계를 수립하기 위해서 앞에서 제시한 1~5번 지침의 내용을 반영하여 진료를 수행하는 것이 필요하다. 이를 위해서는 북한이탈주민의 질병관과 건강행태를 고려하여 다양한 사회문화적 경험을 배려해야 한다.

7. 올바른 생활습관을 가질 수 있도록 구체적인 행동지침을 주세요.
건강에 대한 관심이 상대적으로 낮기 때문에 건강하지 않은 생활습관-지나친 음주나 흡연 등-을 지속할 가능성이 높습니다.

금연, 절주에 대한 보건교육이 북한에도 있으나, 실천은 부족한 것으로 알려져 있으며, 북한이탈주민 남성의 경우 44.6~84.2%의 흡연율과 44%의 음주율을 보인다. 북한이탈주민은, 과체중' 및 '당뇨병과 생활습관병'과 관련된 건강 정보 이해도가 상대적으로 부족하며, 남한에 이주한 후 정착 기간이 길어질수록 과체중과 비만의 유병률이 증가한다. 북한이탈주민에서는 남한에서도 사회환경의 변화로 인한 스트레스 해소요법으로 술, 담배가 활용될 위험성이 높으므로 금연교육, 절주 등 올바른 생활습관 지침을 강조해야 한다.

8. 약의 효능과 효과발현 시점 등을 환자의 눈높이에 맞춰 구체적으로 설명해 주세요.
복약 순응도를 높이기 위해, 특히 효과가 서서히 나타나는 약물인 경우 더 자세한 사전 설명이 꼭 필요합니다.

북한이탈주민은 재북 시절 주관적 증상 여부에 따라서 약 복용 여부를 정하는 경험이 있다. 증상이 호전되면 스스로 약을 중단하는 경향이 있으므로, 효과가 서서히 나타나는 약물인 경우 더 자세한 사전 설명이 필요하다.

9. 약물 오남용 및 과용의 위험성을 설명해 주세요.
약의 효과와 용법에 대한 정확한 설명이 약물의 잘못된 사용을 예방할 수 있습니다.

북한이탈주민은 항생제, 진통제, 수면제, 소화제 등 즉각적인 효과가 나타나지 않으면, 바로 증량하거나 다음 처방 시간 전에 스스로 추가 복용하기도 한다. 일부 북한이탈주민의 경우 이주의 과정 중에서 체류했던 중국에서 복용한 우황청심환, 전통편 등의 약물을 남한에서도 구입하여 복용한 적 있는 경우가 있다.

10. 건강보험 자격을 확인해 주세요.
건강보험 자격과 의료비지원 혜택에 대해 환자분이 확인할 수 있도록 권유해 주세요.

북한이탈주민은 일정기간 동안 의료급여 혜택을 받지만, 정착 시기에 따라 건강보험 자격이 바뀔 수 있으며, 경제적인 부담으로 의료 접근도에 어려움을 호소하는 경우 있다. 북한이탈주민의 건강보험 자격을 고려하고, 필요한 경우 의료비지원 등 사회복지혜택에 대한 적극적인 정보활용 방법에 대한 안내 및 교육이 필요하다.

28

대북 보건의료 활동을 위한 일곱 가지 제안*

전우택·박용범**

I. 시작하는 말

1990년대 중후반, 북한의 소위 '고난의 행군 시기'를 기점으로 하여 많은 남한의 기관, 단체들과 국제기구, 국제민간단체들의 헌신적인 대북 보건의료 지원 활동이 있었다. 2000년대까지 이어진 이런 활동을 통하여 많은 북한 주민들의 생명과 건강을 지킬 수 있었고, 그것은 그 시대의 매우 의미있었던 일로서 기록되었다(편의상 이 시기를 대북 보건의료지원 1기라 부를 수 있겠다). 대북 보건의료 활동은 2010년대에 들어와 남북관계의 악화에 따라 급속히 줄어들었지만, 2018년을 기점으로 남북관계가 복원될 미세한 가능성을 보이면서 다시 대북 보건의료 활동의 활성화가 기대되는 시점에 왔다(2018년 이후부터의 대북 보건의료 활동을 편의상 2기라고 부를 수 있겠다). 아직도 남북 관계의 미래는 매우 불명확하다. 그러나 1기 대북 보건의료 활동 경험과 교훈을 토대로, 향후 2기 대북 보건의료 활동을 어떻게 할 것인가를 사전에 검토하고 논의하는 것은 이 시점에 중요한 의미를 가진다.

대북 보건의료 활동에는 매우 다양한 참여 주체들이 있게 된다. 우선 정부 내에서도 의견 조율이 필요한 많은 관련 부처들이 있다(보건복지부, 통일부,

* 본 글은 2018년 12월 27일에 있었던 남북보건복지협력포럼 1차 회의에서 기조 강연으로 발표한 내용을 수정, 보완한 것이다.
** 전우택: 연세대학교 의과대학 의학교육학교실, 인문사회의학교실, 정신건강의학교실 교수
박용범: 연세대학교 의과대학 내과학교실 류마티스내과, 인문사회의학교실 교수, 연세의료원 통일보건의료센터 소장

기획재정부, 외무부, 국방부, 국정원, 청와대 등). 또한 다양한 시각과 주장을 가지고 있는 관련 학계 인사들과 전문가들이 있다. 직역별 대표 기구들도 있으며 (의사협회, 치과의사협회, 한의사협회, 간호사협회, 약사협회 등), 분과 전문학회들도 있다(내과학회, 소아청소년과학회, 예방의학회 등). 관련 공공기관들(대한적십자사회, KOICA, KOFIH, 결핵협회 등)도 있고, 다양한 경험과 자원, 열정을 가진 국내 NGO들도 있다. 공적 기관들로서 대학 등의 교육기관, 대형병원 등의 의료기관, 그리고 종교기관들도 있다. 또한 17개 지방자치단체들도 있고 제약회사 등 많은 국내 관련 기업들도 있다. 여기에 더하여 외국 정부, 대북 지원의 경험들을 많이 가지고 있는 국제기구들(WHO, UNICEF, GAVI, Global Fund 등)도 있고, 다양한 국제 NGO(독일 카리타스 등)들도 있다. 이 수많은 기관들은 모두 고유의 큰 장점과 경험들, 자원들을 가지고 있다. 따라서 이들 기관들이 북한 정부와 함께 어떻게 "북한 주민들의 생명 보호 및 건강 증진"이라는 최종적 목표에 함께 기여할 수 있도록 할 것인가는 이제 중대한 공동의 과제가 되었다.

    본 글은 1기 활동 경험과 교훈을 토대로, 향후 이루어져 나갈 2기 활동을 향한 필자들의 개인적 제안 일곱 가지를 정리한 것이다. 그동안 이 일에 헌신해 오면서 많은 경험을 가지셨던 분들의 지혜가 모아져서, 이 글이 더욱 수정, 보완되기를 기대한다.

II. 일곱 가지 제안

    향후 대북 보건의료 활동을 위한 제안은 다음과 같다.

    제안 1. 북한과 '통일'에 대한 변화된 개념 점검이 필요하다.

    아직도 여전히 매우 불투명한 상태이기는 하지만, 북한의 비핵화 논의 과정은 북한이 국제사회에 정상국가로 진입하는 것과 밀접한 연관을 가진다. 그리고 언젠가 정말로 북한이 국제사회의 정상국가로 진입하게 된다면, 그것은 남한이 그동안 전통적으로 생각해 오던 소위 "북한 붕괴에 따른 흡수 통일"의 가능성은 멀어지게 되었음을 의미하게 될 것이다. 그리고 동시에, 북한이 전통적으로 생각해 오던 "미(未)해방 지역 남한에 대한 적화 통일" 가능성도 멀어지게 될 것이다. 결국 한반도에는 역사와 문화, 언어를 공유하는 최인접 국가 두 개가 공존하게 되는 시대로 들어서게 될 것이다.

그러나 이것이 우리 민족의 최종적인 통일을 부정하는 것은 아니다. 그 것은 여전히 우리 민족의 최종적인 목표가 되어야 한다. 그러나 그 통일에 이르기까지의 중간 과정이 과거 우리가 전통적으로 예상하고 기대하였던 것보다는 더 길어지며, 다른 형식이 될 수도 있음을 의미한다. 즉 남한과 북한은 공동의 역사, 문화, 언어를 공유한 상태에서, 평화와 상호 번영을 위한 공동의 협력을 하는 "한반도 공동체 시대"로 들어가기 때문이다.

"한반도 공동체 시대"에는 여러 가지의 한반도 공동체를 형성하려는 노력들을 하게 될 것이다. 먼저 양국의 가장 큰 공동 관심사인 한반도 경제공동체 구성에서부터 시작하여, 한반도 문화공동체, 한반도 교육공동체, 한반도 복지공동체 등이 추진될 것이며. 그것이 더 나아가면 한반도 외교공동체, 한반도 안보공동체로까지 나아갈 것이다. 그래서 마침내 한반도 정치공동체로까지 나아가게 되면, 그것이 바로 통일이 될 것이다.

이 과정에서 우리가 추구할 것 중 하나가 "한반도 건강공동체"이다.[1] 이 것은 분단 70년의 긴 세월 동안, 이데올로기의 대립과 전쟁 경험으로 인하여 만들어진 상호 적대감과 의심을 극복하고, 진정한 한반도 공동체를 이루어 나가는 데 있어 매우 독특한 의미와 위치를 가지는 것이다. 한반도 경제공동체가 남북한 공히, "돈"을 향하여 움직이는 것이라면, 한반도 건강공동체는 남북한 공히, 자신들이 그동안 그렇게도 증오하고 의심하였던 "사람"을 향하여 움직이는 것이기 때문이다. 이것은 한반도 공동체, 그리고 궁극적인 통일을 이루어 나가는 가장 기본적이고도 선도적인 역할을 할 수 있는 공동체 형성이다.

---

1 전우택 외. 한반도 건강공동체 준비. 2018. 박영사

제안 2. 대북 보건의료 활동을 하는 원칙과 가치에 대한 성찰이 필요하다.

1기 기간 중 이루어져 왔던 많은 대북 보건의료 지원 활동의 경험들은 우리에게 많은 보람과 함께 질문도 남겼었고, 그것은 이제 다시 남북 관계를 활성화시켜야 하는 이 시점에도 그대로 남아있는 질문이다.

예를 들면 다음과 같은 질문들이다. 북한이 가진 진정한 필요(true need)와 북한이 남한에 하는 요구(demand)하는 내용 사이에 큰 간격이 있다고 판단될 때 어떻게 할 것인가? 북한의 낙후된 1차 의료를 지원하여야 하는가, 아니면 북한이 요구하는 3, 4차 전문 의료기관을 지원하여야 하는가? 취약 인구 집단인 가난한 사람들, 어린이나 여성들을 대상으로 하는 활동을 하여야 하는가 아니면 상대적으로 더 나은 조건을 가지고 있는 평양시민과 당 간부를 위한 의료를 지원하여야 하는가? 극심한 도시와 농촌 간의 차이를 어떻게 하여야 하는가? 국제기준으로서도 가장 중요하다고 간주되는 전문 인력의 개발능력 함양에 돈을 써야하는가? 아니면 북한이 요구하는 병원 건물 건설에 돈을 써야 하는가? 일을 추진하는 데 있어서 모니터링, 효과 평가 등과 관련된 북한의 협조와 투명성에 의문이 생겼을 때 어떻게 하여야 하는가? 북한에 지원을 하는 과정에서 국제 파리협약(2005)의 원칙(수혜국의 주인의식, 수혜국의 우선순위와의 일치, 공여자 간의 원조 조화, 성과의 관리, 상호책무성)을 얼마나 충실히 지켜야 하는가?

물론 이러한 질문에 대한 절대적인 정답은 있을 수 없을 것이다. 그리고 세계정세, 남북관계, 북한 내부 상황에 따라 그 답은 계속 바뀌어 갈 수도 있다. 그러나 여기서 중요한 것은, 이러한 질문들을 대북 보건의료 활동을 하는 개인들과 기관들이 혼자서 각자 고민하고 나름대로 대처하며 그 내용을 숨겨 버리는 것이 아니라, 그 고민의 내용을 가능한 최대한으로 내놓고 공동으로 그에 대한 진지한 토론과 성찰을 하는 것이 필요하다는 것이다. 각 개인과 기관에 따라 그들이 가진 원칙과 철학은 얼마든지 다를 수도 있다. 그것은 인정될 수 있다. 그러나 그럼에도 이런 공동의 논의는 필요하다. 그렇게 함으로써 자신이 가진 원칙과 철학을 다시 성찰할 수 있고, 그에 의하여 더 크고 넓은 시야를 가질 수 있어, 궁극적으로 북한 주민들의 생명과 건강을 더 안전하게 만들어 갈 수 있는 공동의 지혜를 만들 수 있기 때문이다.

제안 3. 북한과 남한 상황의 변화에 대한 대응이 필요하다.

1기 기간 중 북한은 다양한 형태와 규모의 보건의료 지원을 남한과 국제사회로부터 받았었다. 그러나 이제, 북한은 그 당시의 그런 북한이 아니며, 그들의 의견 역시 지금은 달라졌다. 우리가 향후 북한을 향한 보건의료 협력활동을 할 때는 그러한 변화된 북한의 의견과 입장을 고려하여야 할 것들이 있게 된 것이다.

북한은 긴급구호적인 일회성 인도지원을 받는 것으로부터 지속가능한 개발협력 추진으로 자신들의 정책 기조를 바꾸겠다는 것을 2005년 공식적으로 천명한 바 있다. 그리고 그에 따라 다수의 기관으로부터 다양한 소규모의 직접적 지원을 받는 것으로부터, 대규모의 체계적 개발협력 사업을 추진하기를 원한다고 하였다. 그리고 특히 김정은 시대에 들어서면서 핵보유국으로서의 자신들의 국가 위상을 의식하며, 과학과 교육을 국가 건설의 주요 도구로 내세우게 되었다. 즉 직접적으로 돈과 물자를 받는 것에서 부터 인력개발과 시스템 구축을 더 중시하게 된 것이다.

이런 북한의 변화는 여러 가지 고려할 측면을 가지지만, 전체적으로는 타당한 요청의 변화라고 할 수 있다. 그렇게 함으로써 북한도 보건의료 시스템 전체의 개선을 위한 좀 더 체계적 요청을 할 수 있게 될 것이고, 우리도 그것에 맞춘 논의와 협력을 좀 더 장기적 계획 하에 할 수 있게 될 것이기 때문이다. 이렇게 되면 1기 동안 남한의 각 기관들이 각자 북한과 접촉하여 사업 내용을 각자 선정하고 일을 해 나가던 방식은 일정 부분 한계를 가지게 될 것이고, 어떤 형태로든 남한의 관련 기관들 및 관련 국제기구들이 함께 논의하고 협력하고, 조정하는 일들이 필요하게 될 것이다. 그리고 사업의 규모가 커짐에 따라 북한의 요구에 대하여 좀 더 객관적이고 체계적인 검토 및 북한과의 협의가 필요하고 또 가능하게 된다는 점에서, 긍정적인 측면을 가지게 될 것이다.

남한에서도 많은 변화가 있었다는 것이 고려되어야 한다. 과거에는 최악의 독재자 통치 하에서 극도로 가난하고 불쌍하게 굶어 죽어가는 북한 어린이들과 인민에 대한 인도주의적 긴급지원의 필요성에 대다수의 국민들이 공감하는 측면이 있었다. 그러나 그 사이에 국민들의 대북인식에서는 거대한 변

화가 있었다. 이제 북한은 스스로 핵개발을 완료한 핵보유국으로서의 국가 위
상을 주장하게 되었다. 그리고 화려한 평양의 거리들을 전 세계에 보여주었
다. 과거의 이미지와는 조금 다르게, 북한의 지도자가 인민들의 생활에 어느
정도 관심을 가지고 있을 수도 있다는 생각을 하게도 되었다. 실제로는 여전
히 북한의 일반 인민들이 극심한 가난과 열악한 인권 상황 아래서 고통을 받
고 있고, 보건의료 시설은 지극히 낙후되어 있다 할지라도, 남한의 일반 국민
들이 보는 북한이라는 나라는, 정권이 마음만 먹으면 언제든지 자기들의 인민
들을 위한 보건의료 상태를 일정 부분 호전시킬 수 있는 국가라고 보게 된 것
이다.

따라서 1기에 세계 최빈곤국에 대한 긴급 구호를 호소를 하였던 것처럼,
이제 그런 내용으로 남한 국민들에게 북한에 대한 도움을 호소한다면, 이것은
국민들의 일반적 생각과는 매우 큰 격차가 있는 것이 될 가능성이 있다. 그리
고 그것은 예상치 못한 역풍을 만들어 낼 수도 있고, 새로운 남남갈등을 만들
어 낼 수도 있다. 따라서 달라진 국민 의식에 맞춘 새로운 대북 지원 논리가
필요하다. 그중 하나는 북한이 이제 국제사회에 정상국가로 진입하도록 큰 틀
에서 돕는 개발협력이 필요하며, 그것이 한반도의 평화와 공동번영, 그리고
북한 인민들의 인권과 건강을 빠르게 증진 시킬 수 있는 중요한 지렛대가 될
수 있다는 것을 이야기하는 것이다.

제안 4. 개발협력을 위한 새로운 정책과 새로운 참여 기관들이 필요하다.

그동안 대북 보건의료 활동을 한다고 하면, 대부분 인도적 지원을 목적
으로 활동하는 기관들과 단체들이 주를 이루었다. 앞으로도 일정 기간은 이런
현상이 계속될 것이다. 그러나 점차 개발협력을 전문적으로 할 수 있는 기관
들과 기업들의 참여 증가가 필요하게 될 것이다. 북한이 이 부분에 대한 적극
성을 띠게 되면, 그것은 더 가속화될 것이다. 장기적으로 보아 이것은 북한으
로 하여금 타인의 도움이 아닌, 스스로의 힘으로 자국민들의 보건의료를 담당
할 수 있도록 만드는 데 더 효과적인 방법일 수 있다. 보건의료에서의 대북
개발협력은 연관된 특정 사업 하나에만 영향을 끼치는 것이 아니다. 그것을
통하여 북한 당국이 보건의료 전반에 대한 관심을 높이 가지도록 할 수 있고,

그에 따라 국가의 자원을 보건의료 영역에 더 많이 배정하도록 하는 효과를 만들어 낼 수 있기 때문이다. 그런 의미에서 향후 대북 보건의료 활동은 일정 기간 전통적인 인도지원적 성격의 활동과 개발협력적 성격의 활동이 공존하는 일종의 새로운 하이브리드형 활동이 될 가능성이 크다. 따라서 기존 대북 보건의료 활동을 하여 왔던 기관들은 내부적으로 이를 위한 새로운 활동 부서를 만들 수도 있고, 또는 이러한 활동을 전문적으로 할 수 있는 다른 기관들과의 협력 체제를 만들어 가는 것을 강화할 수도 있을 것이다.

그러나 개발협력 능력을 가진 기관이나 기업들은 지금까지의 인도지원적 성격을 가진 기관들의 대북 활동 참여와는 조금 다른 생각, 기준, 가치, 원칙을 가질 수 있다. 즉 인도주의적 활동 기관들은 일방적으로 돈과 자원을 북한에 제공하는 것에 초점이 두어졌다면, 개발협력 기관들은 인도적 지원 성격과 함께 공동의 개발 협력 사업을 통하여 북한과 함께 돈을 벌 수 있는 기회로서의 활동으로도 볼 수 있다는 것이다. 신약개발, 원격진료 시스템 구축, 정밀진단 기기 개발과 같은, 북한도 관심을 가지고 참여를 할 수 있는 사업들은, 향후, 남한과 북한이 공동으로 세계시장에 진출할 수도 있는 아이템이 될 수도 있다. 따라서 정부 역시, 큰 틀에서 이것이 하나의 새로운 북한과의 개발협력 모델이 될 수 있도록 지원 방식을 강구할 필요가 있다.

제안 5. 북한이 국제적 기준에 맞추어 활동할 수 있도록 하는 역할을 할 수 있어야 한다.

북한의 보건의료 체제가 제대로 만들어져서 실제적으로 북한의 모든 인민들을 안전하고 건강하게 살아가도록 만들어 주려면 사회의 전반적 인프라를 개조하는 것을 포함하기 때문에 엄청난 재원이 필요로 된다. 그리고 그것은 남한 정부나 여러 기관들, 국내외 NGO들이 동원할 수 있는 자원과 능력을 훨씬 넘어선다. 남한이 도울 수 있는 것은 매우 제한적이고 분명한 한계를 가진다. 그리고 이 문제를 해결할 수 있는 것은 특정 외국들의 지원을 받는 것도 필요할 수 있지만, 결국은 양자간, 그리고 다자간의 국제공적자금(세계은행, IMF, 아시아개발은행 등)이 움직이는 것이 핵심이 된다.

그동안 북한은 자신들의 "특수성"을 내세워 해외원조활동(ODA)에서 요구되는 국제적 여러 기준들이나 평가와 상관없이 그들의 요구를 남측 기관들에게 일방적으로 전달하고, 남측 기관들은 그것을 들어주는 방식으로 많은 일들이 이루어져 왔다. 그러나 이런 "특별한 방식"으로는 국제공적자금을 움직이지 못한다. 북한이 국제공적자금을 사용하여 국가 개발을 할 수 있으려면 국제기준에 맞는 활동을 할 수 있어야 한다. 북한이 이렇게 변화되기 위해서는 일종의 중간이행기가 필요로 될 것이다. 그런 의미에서 남한은 북한이 국제기준에 맞는 국가로 변화해 가는 중간이행기의 파트너로서 최적의 조건을 가지고 있다고 할 수 있다. 남한은 북한의 "특수성"을 나름 이해하고 있으며, 어떻게 국제적 기준에 맞추어 일을 추진할 수 있는지도 알고 있고, 그런 것들을 통하여 진심으로 북한의 보건의료가 발전하기를 원하며, 일정 부분 먼저 선도적으로 지원을 할 의사를 가진, 전 세계의 유일한 국가이기 때문이다.

선도(先導)하는 것은 주도(主導)하는 것과는 다르다. "선도"는 그야말로 먼저 길을 내는 것이다. 그리고 "주도"는 이미 난 길을 따라 주력(主力)이 크게 움직이는 것이다. 이 선도적 활동을 남한이 북한과 함께 만들어 낼 수 있다면, 그 이후에는 국제사회의 자원들이 주도적으로 북한의 개발협력을 도울 수 있게 될 것이다. 그것이 남한과 국제사회가 함께 공동의 목표를 향하여 일할 수 있는 최선의 방법이 된다. 이것은 하나의 프로젝트를 하느냐 안 하느냐의 문제를 넘어서서, 그보다 훨씬 더 크고 중요한 의미를 가진다.

제안 6. 전체 남북협력 활동과 연계된 보건의료 활동이 되도록 하여야 한다.

과거 1기 대북 보건의료 지원 사업의 경험을 통하여 얻은 교훈이 하나 있다. 보건의료 지원이란, 우리가 생각하였던 것보다 훨씬 더 복합적인 성격을 가지고 있다는 것이다. 병원을 지어주고, 의료 기자재나 약품을 공급하는 것만으로는, 기대하였던 북한 주민들의 건강 증진이 제대로 이루어지지 않았다. 지어준 병원에 추가하여 안정된 전기, 난방, 영양 식사, 깨끗한 식수, 하수도 처리 능력, 안정된 소모품 공급과 고장 수리, 관련 보건의료 인력 훈련과 재정적 지원까지가 보장되지 않으면, 얼마의 시간이 흐른 뒤에는 아무것도 남지 않는 경험들을 하였다. 그리고 동시에 병원 밖의 지역 사회가 좋은 상하수도 시설, 병원까지 올 수 있는 도로, 전화나 인터넷 망, 제대로 된 보건행정

시스템 운영, 지역민 보건교육, 약품 유통 구조, 안정된 인권보장 등을 가지고 있어야 된다는 것도 알 수 있었다. 너무도 상식적인 이야기이지만, 병원 안과 병원 밖의 상황이 모두 안정적으로 함께 발전하여야만, 비로소 주민들의 건강 개선이 이루어진다는 것이었다. 따라서 의미 있는 대북 보건의료 활동이 되려면, 사회 전체를 아우르는, 즉 정치, 경제, 사회, 문화 모두를 아우르는, 큰 프로그램을 생각하고, 그것의 한 영역으로서의 보건의료 활동을 바라보고 시행할 수 있는 시각, 능력, 태도가 필요하다는 것이었다.

따라서 2기 대북 보건의료 활동은 매우 큰 거시적 시각을 가지고 임해야 한다. 보건의료는 정치, 경제, 사회의 큰 움직임 뒤에 따라가는 하위적 개념의 영역인 것을 인식하고 인정하는 것, 그러나 때로는 보건의료를 상징적이고 선도적인 요소로 사용할 수 있는 시점도 있다는 것, 때로는 외국 정부와 우리 정부의 시각, 외국 전문가와 국내 전문가의 시각, 국내 NGO와 외국 NGO의 시각 그 모든 것이 서로 다를 수 있다는 것을 인정하고, 함께 논의하고 협력하여, 보건의료적 측면에서 뿐만 아니라, 더 큰 의미에서의 북한 주민들의 삶의 질 향상을 만들어 낼 수 있도록 공동의 노력하는 큰 틀의 개념을 가져야 할 것이다.

이와 같은 대북 보건의료 활동을 하는 데 있어 종합적이고 통합적인 사고를 하는 것에는 몇 가지 단계가 있어 보인다.

1단계 : 자기 기관 중심 단계

오직 자기 기관의 단기적 대북 프로젝트 활동에만 초점을 둔다. 자기 기관의 제한된 재정, 관심 사항, 주어진 시간에 맞추어 특정 프로젝트 성공 여부에만 집중하는 경향이 있다. 그에 따라 전체적으로 타 기관들과의 협력, 조정, 지원은 필요하지 않다고 생각한다. 일반적으로 일회성 프로젝트를 수행하는 경우가 많고, 지속적이라 할지라도 작은 규모로 단기간 이루어지게 되는 경우가 많다. 따라서 경우에 따라서는 북한의 일방적 요구와 의사 결정에 매우 의존석이며 휘둘리는 성우들이 생기고, 최종 설과에서 북한 주민들에게 도움을 주는 정도가 약한 경우들이 있을 수 있다.

2단계 : 전문 영역 연계 단계

자기 기관의 수준을 넘어서서, 관심을 가지고 있는 북한 보건의료 영역의 지속적 발전에 관심을 가진다. 그에 따라 같은 전문 영역의 관계 기관들과의 공동 연합 활동에 관심을 가진다. 중기적 프로젝트를 추진할 수 있으며, 부분적으로 프로젝트적 성격을 넘어서서 지속적으로 이루어질 수 있는 프로그램화가 시도될 수 있다. 이럴 경우, 북한의 요구와 일방적 결정에 상대적으로 덜 휘둘리게 되며, 북한과 좀 더 객관적이고 합리적인 협상과 논의가 가능해진다. 일의 추진을 위하여, 전문 영역이나 협력 기관들 간의 부분적인 협력, 조정, 지원에 관심을 가진다.

3단계 : 전체 보건의료 협력 단계

북한의 보건의료 전체 구성과 장기적 발전에 대한 관점을 가지고 일에 임한다. 그리고 그런 일이 일어날 수 있도록 자기단체 중심적 사고를 좀 더 높은 목표로 수정할 수 있다. 따라서 보건의료계 전체와의 협력, 조정, 지원이 매우 중요하다고 생각한다. 그리고 그 가운데서 자신의 기관, 전문영역이 어떤 위치에서 어떤 역할을 하여야 할지를 생각하고 받아들인다. 단기적 프로젝트 보다는 장기적이고 실질적인 북한 변화를 이룰 수 있는 프로그램에 관심을 가지고 지속적 활동을 하게 되는 경우가 많다. 그러나 일반적으로는 보건의료 이외의 타 영역과의 공동 활동이나 의견 조율에는 크게 적극적이지 않은 경우들이 있다.

4단계 : 통합적 접근 단계

통일과 북한에 대한 전체적인 구조를 보고, 그 중 한 영역으로서의 보건의료를 바라볼 수 있는 넓은 시각을 가지고 있다. 따라서 정치, 경제, 외교, 안보, 사회, 복지 등 대북 및 통일 관련 전체 흐름 속에서 보건의료 이외의 자원을 보건의료 활동과 어떻게 연계시켜 시너지 효과를 만들지에 대하여 관심을 가진다. 프로그램의 성격이 더 포괄적이고 지속가능한 성격을 가지게 되며, 그에 따라 북한 주민들에게 실제적인 도움을 지속적으로 줄 수 있는 결과를 만들 수 있다. 보건의료 영역을 넘어선 국가, 세계 차원에서의 협력, 조정, 지원이 매우 중요하다고 생각한다.

각 기관마다 대북 보건의료 활동을 할 때는 위에서 이야기한 어느 한 단계에 속할 때도 있고, 때로는 여러 단계가 복합적으로 구성되어 진행되는 경우도 있다. 그것에는 북한의 태도가 일정 부분 영향을 끼칠 수도 있다. 그러나 점차 각 단계에 대한 균형 잡힌 시각과 태도를 가지게 될수록, 북한 주민들의 생명과 건강은 더 나은 방향으로 나갈 것이다. 어떤 의미에서 이러한 변화들은 북한을 상대로 하는 일이기 앞서, 기관 내부의 과제가 된다.

제안 7. 대북 보건의료 활동에 대한 협력, 조율, 지원을 하는 기구가 필요하다.

대북 보건의료 활동을 하기 위해서는 필요한 정보와 자료들이 있다. 예를 들어 정확한 북한 사회에 대한 이해와 최신 보건의료 통계, 국제 기준에 맞춘 북한의 보건의료 상황에서의 진정한 필요(need) 목록이 필요하다. 또한 북한이 국제사회와 남한의 다양한 기관들에게 요청한 전체 목록도 필요하다. 그리고 남한 기관들이나 국제기구, 국제 NGO에서 진행하고 있는 모든 대북 프로젝트들과 프로그램에 대한 정보들이 필요하다. 그래야만 별로 시급하지 않으며 우선순위도 낮은 일을 하지 않을 수 있고, 불필요한 중복 활동을 피할 수 있으며, 북한의 보건의료에 있어 비본질적인 것에 자원이 낭비되는 것을 예방하고 본질적인 변화를 위한 의미 있는 활동을 할 수 있고, 북한과의 접촉과 논의 속에서도 더 분명한 원칙을 가지고 임할 수 있기 때문이다. 더구나 앞으로 북한이 요구하는 대북 보건의료 활동들은 지금까지와 비교하여 매우 큰 규모의 일들이 될 가능성이 있어 단일 기관의 전문성과 재원 규모를 넘어설 때가 많게 될 것이다. 따라서 활동을 위하여 필요로 되는 정보를 얻고, 활동할 내용을 선정하며, 그 일을 추진해 나가는 데 있어 자기 기관을 넘어선 더 큰 공동의 역할이 필요하다. 이것이 향후 대북 보건의료 활동을 하는 데 있어 그 일을 전문적으로 수행할 기구가 필요한 이유이다.

북한이 남한의 각 기관들 각각과 접촉을 하고 협상을 하게 되면, 남한은 북한을 위해 돈과 인력, 정성을 쓰면서도 "기형적인 영원한 수퍼 을(乙)"이 된다. 정말 북한이 필요로 하는 활동들을 국제적인 기준에 맞추어 객관적이고 합리적으로 북한과 논의할 수가 없기 때문이다. 그리고 북한도 국제 공적기금을 사용할 수 있는 훈련이 기회를 잃게 된다. 그러나 만일 예를 들어, 남한이 돕는 데 사용할 수 있는 모든 기관들의 모든 자원들을 정리한 후, 북한이 남한에 요구하는 모든 것을 정리한 목록을 가지고 남한 기관들이 함께 논의를 시작할 수 있다면, 그때는 북한과의 관계에서 갑을(甲乙) 관계가 아닌, 진정한 파

트너로서의 대화가 가능해질 것이다. 그리고 우선순위에 맞고, 안정적이며, 단
계적이고, 큰 목표를 이룰 수 있는 활동들을 함께 해 나갈 수 있을 것이다. 즉
남북 사이에 일종의 효율적인 매칭 시스템(matching system)이 작동될 것이다.

그러나 이런 일이 이루어지려면 몇 가지 필요한 조건들이 있다. 서로 다
른 자원과 경험, 철학과 원칙 등을 가지고 있는 국내, 국제기관들 간의 충분
한 대화와 상호 인정, 상호 이해가 필요하다. 큰 기관이 모든 것을 주도하는
분위기가 만들어져서 열성적인 작은 기관들이 상대적으로 소외되는 일들이
있어서도 안 될 것이다. 각 기관이 가진 자발성과 장점들, 자원들이 합리적이
고 효율적인 조합으로 만들어질 수 있도록 하는 조정 활동이 필요하며, 그것
에 동의하고 참여하는 결단도 필요하다. 이러한 내용들은 각 기관이 가진 고
유한 전문적 활동능력과는 전혀 별개인, "함께 일할 수 있는 능력"을 필요로
한다. 이것은 쉬운 일이 아니다. 그러나 이러한 기구가 얼마나 효율적으로 그
일을 잘 할 수 있는가는, 진정한 의미에서 대한민국이 지금 어느 정도의 수준
을 가진 국가인지를 평가받을 수 있는 가장 본질적인 지표가 될 것이다.

Ⅲ. 마치는 말

남북갈등 극복보다 남남갈등 극복이 더 어렵다는 이야기가 있다. 어쩌면
그것은 맞는 이야기이다. 시간적 순서로 볼 때 먼저 남남갈등을 극복하는 일
이 있어야 하고, 그것을 해결해 나가는 과정의 체험과 학습을 통하여 추후 있
게 될 남북갈등을 해결해 나가게 될 것이기 때문이다. 공동의 목표를 향하여,
국내외 서로 다른 기관들이 함께 최고의 조합을 만들어 앞으로 나아가는 것
은 보건의료 영역뿐만 아니라, 다른 모든 영역의 대북 활동에서도 거의 그대
로 필요로 되는 것이다. 보건의료 영역에서 만들어지는 좋은 사례들이 향후
다른 모든 영역에서 따를 수 있는 가장 바람직한 모델이 될 수만 있다면, 보
건의료는 그 전문 영역을 넘어서서 한반도 공동체 형성과 궁극적 통일을 이
루는 데 매우 의미 있는 역할을 하는 영역이 될 것이다. 그것이 2기 대북 보
건의료 협력 사업에서의 가장 중요한 과제일 것이다.

참고문헌

전우택 외. 한반도 건강 공동체 준비. 서울: 박영사. 2018

신희영 외. 통일 의료 – 남북한 보건의료 협력과 통합. 서울: 서울대학교 출판문화원.
   2017.

전우택·박명림. 트라우마와 사회치유. 서울: 역사와 비평사. 2019.

저자소개

대표 편저자

전우택

연세대학교 의과대학 의학교육학교실, 인문사회의학교실, 정신건강의학교실 교수로 재직 중이다. 사회정신의학자로서 통일, 북한, 남남갈등, 사회통합에 대한 연구를 하여 왔다. 한반도평화연구원 원장, 통일보건의료학회 이사장, 대통령 직속 통일준비위원회 민간위원, 한국자살예방협회 이사장, 연세의료원 통일보건의료센터 소장 등을 역임하였으며, 현재 한국의학교육학회 회장, 통일부 정책자문위원으로 활동하고 있다. 주요 저서로는 <사람의 통일, 땅의 통일>(연대출판부, 2007), <트라우마와 사회치유>(역사비평사, 2019), <평화와 반평화>(박영사, 2021) 등이 있다.

김신곤

고려대학교 의과대학 내과학교실(내분비내과) 및 대학원 통일보건의학 협동과정 교수로 재직 중이다. 내분비학뿐만 아니라 북한과 한반도 건강공동체를 향한 연구를 수행해왔으며, 2008년부터 북한이탈주민 코호트를 구축하여 최근에는 생활습관 중재 연구를 주도하고 있다. 대한내분비학회와 대한당뇨병학회에서 학술이사, 기획이사, 사회공헌이사 등으로 일해 왔으며, 남북보건의료교육재단 상임이사, 한국국제보건의료재단 비상임이사, 통일보건의료학회 이사장으로 활동하고 있다. 저서로는 <한반도건강공동체 준비>(박영사, 2018), <통일과 사회복지>(나남, 2019)가 있으며, Lancet 등 국제학술지에 북한 관련 논문을 꾸준히 발표해오고 있다.

공동 저자

강민아

이화여자대학교 행정학과 교수로 현재 감사원 감사위원으로 재직 중이며 2018년부터 G20 자문그룹인 W20 한국대표이다. 주요 연구분야는 정책평가와 감사, 보건의료 시스템과 거버넌스, 국제개발협력과 젠더 등이다. 2010년에는 미국 하버드 대학 보건대학원의 Takemi Fellowship에 선정되었고, 2014년에는 보건복지부 산하 국제보건의료재단 총재상을 수상하였다. New England Journal of Medicine, Health Affairs, Asia Pacific Viewpoint, Medical Care, Health Policy, JAMA 등의 저널에 다수의 논문을 출간하였으며 현재는 Journal of Health Systems & Reform의 편집위원, BMC Health Service Research의 Health policy, reform, governance and law 섹션의 Associate Editor이다.

고상원

헬스케어 리서치 & 컨설팅 회사 '마케시안'의 대표 컨설턴트로 재직 중이다. 20년간 대한민국을 대표하는 종합병원, 글로벌 제약회사, 정부 중앙부처 등 헬스케어와 관련된 주요 기관들의 중장기 전략 수립, 시장조사 분야의 업무를 수행하여 왔다. 키 의과학대학교 의학교에서 박사학위를 받았으며 '의료서비스 전달체계의 질적개선 방안'과 '환자경험관리'를 주요 연구의 관심사로 두고 있다. 미국 콜로라도 주립대에서 경영학 석사를 받았으며 동 기간에 콜로라도 주립대학교 의과대학 소속 RA로 일하며 소수인종을 위한 B형 간염 백신접종 프로그램에 대한 연구에 기여하였다.

김석주

성균관대학교 의과대학 삼성서울병원 정신건강의학교실 교수로 재직 중이다. 수면장애와 트라우마-스트레스를 주로 연구하며, 북한이탈주민 정신건강에 대한 연구를 계속해 왔다. 가천길병원 정신건강의학과 교수, 서울대학교 병원 정신건강의학과 교수, 서울대학교 의과대학 통일의학센터 교수를 역임했다. 주요 저서로는 <북한주민의 질병관과 질병행태>가 있으며 북한이탈주민의 정신건강에 대해 15편 이상의 논문을 국제 학술지에 게재하였다.

김석향

이화여대 일반대학원 북한학과 교수로 재직 중이며 북한 사회 내 소수자 문제와 마약 남용 현상부터 지도부의 권력 이동과 대남 도발, 장마당 경제, 북한 주민의 인권 문제 및 국내의 탈북민 정착 실태 조사와 탈북 여성의 인권 문제 등 다양한 영역에 걸쳐 연구를 진행하고 있다. 이화여대에서 사회학으로 문학사 학사를, 조지아대학교에서 사회학 석사, 철학 박사를 취득했다.

김소윤

연세대학교의과대학 인문사회학교실 의료법윤리학과 교수로써 보건대학원 국제보건학과장, 연세의료원 통일보건의료센터 보건학 기획단장, 의료법윤리학연구원 원장으로 재직중이다. 보건복지부 보건의료정보 기술서기관, WHO WPRO Legal staff를 역임하였으며 한국의료법학회 회장, 국제보건학회 편집위원장으로 활동하고 있다. 저서로는 <노인보건학>(계축문화사,2018), <환자안전을 위한 의료판례분석>(박영사, 2017), <남북한 보건의료 제11권 국제개발협력관점에서의 대북보건의료지원: 감염병관리를 중심으로>(재단법인, 아주 남북한 보건의료연구소, 2017), <예방의학과 공중보건학(제3판)>(계축문화사, 2017) 등이 있다.

김영훈

고려대학교 의무부총장 겸 의료원장, 의과대학 내과학교실 순환기내과 교수로 재직 중이다. 교육을 매개로 한 남북한 보건의료 교류협력을 위한 플랫폼으로 남북보건의료교육재단을 설립하여 운영위원장으로 일하고 있다. 한반도 건강공동체를 향한 visionary로 활동하며, 남북한의학용어사전 편찬 평양과기대 의학부 지원을 주도해오고 있다. 국내최초로 부정맥센터를 설립하였으며 현재 대한부정맥학회 회장으로 일하고 있다. 고려대학교 안암병원장 및 아시아태평양부정맥학회 회장을 역임하였다.

김재송

연세의료원 세브란스병원 약무국 임상지원파트장으로 재직 중이며, 연세대학교 약학대학 강사 및 동국대학교 약학대학 외래교수이다. 사회약학자로 현재 통일보건의료학회 이사, 연세의료원 통일보건의료센터 위원, 대한약사회 국제위원회 부위원장(남북교류 부문) 및 한국병원약사회 홍보위원장으로 활동 중이다. 저서로는 <세상에서 제일 좋은 직업 약사>(범문에듀케이션, 2016>, <사회·행동학적 측면에서의 약료>(신일북스, 2017)가 있다.

김지은

북한 청진의학대학 고려의학부를 졸업하고 청진시 구역병원에서 내과, 소아과 의사, 의학연구소 연구사로 재직하던 중 탈북 했다. 한국에서 세명대학교 한의과대학을 졸업하고 한방병원 재직 중이다. 남한과 북한의 의학대학 정규과정을 모두 이수한 '남북한 통합 1호 한의사'로 불리고 있으며 남북한 의학대학교육과 보건의료정책, 의료시스템 및 체계에 대하여 비교할 수 있는 지식과 경험을 바탕으로 하여 남북한 보건의료 통합에 많은 관심을 가지고 있다. 남북한의료통합을 위하여서는 의료분야의 법적규제가 중요하다고 생각하고 있으며 북한의료법과 남한의료법의 차이와 장, 단점을 연구하여 남북의료통합에 도움을 줄 수 있는 보건의료법 완성을 위해 공부하고 있다. 서울대학교 의과대학 인문의학과 석사과정을 수료했고 국민대학교 법무대학원 법학석사 학위를 취득했으며 지금은 '법학박사' 과정 재학 중이다.

김진용

차의학전문대학원 의료인문학 교실을 맡고 있으며 일산 차병원 소화기내과와 노년내과 교수로 재직 중이다. 3년간의 몽골 KOICA 경험 및 스리랑카, 네팔, 중동 등의 해외 재난 의료 지원, 6년간의 외국계 제약 회사 근무 등의 다양한 경험을 바탕으로, 의과대학 학생들이 고학년이 되면서 점점 사회에 대한 이해와 공감지수가 저하되는 현상을 늦추는데 많은 관심을 가지고 차의전원에서 다양한 인문사회의학적 교육법을 시도하고 있다. 또한 북한, 몽골 및 아프리카 지역 등 resource limited setting의 의학교육에 오랜 관심을 가지고 현지의 의료인들을 돕고자 애쓰고 있다. 고대 구로병원, 삼성의료원 소화기내과 교수, 차움 원장, 차의과학대학교 통합의학대학원장을 역임하였으며, 존스홉킨스 보건대학원에서 보건학 석사를 취득하였다.

김희숙

동남보건대학교 간호학과 교수로 재직 중이다. 여성건강간호학자로서 통일과 간호, 북한의 모자보건, 탈북여성건강문제, 탈북대학생 멘토링 프로그램, 통일교육에 대한 연구를 하였다. 현재 통일부 통일교육위원, 경인통일교육센터 운영위원, (사)남북보건의료교육재단 이사, 통일과 간호연구회 회장, 통일보건의료학회 이사로 있으며, 남북하나재단 웹진편집위원, 전국대학통일문제연구소협의회 운영위원, 하나원 여성건강 교육전문강사로 활동하였다. 주요저서로는 <통일과 건강간호>(현문사, 2018), <국제간호>(학지사 메디컬, 국제한인간호재단, 2018) 등이 있다.

민하주

연세대학교 보건행정학과 대학원에서 보건학박사를 취득 후 현재 국민건강보험공단 연구원으로 재직 중이다. 탈북하여 국내에서 간호학위를 취득한 뒤 임상 현장에 참여하였고, 보건학박사 과정 및 박사후 과정 중에도 북한과 통일, 그리고 남북한보건의료통합에 대한 연구를 계속 했으며, 지금도 간호사로서 보건학박사로서 「1차의료 관리체계의 구축」 등 보건의료분야의 다양한 활동에 참여하고 있다.

박상민

서울대학교 의과대학 가정의학교실, 의과학과 건강데이터사이언스랩 교수로 재직 중이며 현재 통일의학센터 부소장을 맡고 있다. 한국보건의료연구원 연구기획단장, 국회 대북정책 거버넌스 자문위원회 보건의료 자문위원, 한국과학기술한림원 과학인권위원회 위원 및 대통령직속 4차산업혁명위원회 디지털 헬스케어 특별위원회 위원을 역임하였다. 미국의학협회지(JAMA), 미국임상종양학회지(JCO), 유럽심장학회지(EHJ) 등 주요 의학저널에 건강상태 및 행동 변화와 환경요인이 질병에 미치는 영향을 고찰한 논문을 발표하였다. 의료-사회 취약대상자의 건강증진, 효과적 남북 보건의료 교류협력 방안, 보건의료-환경 융합 DB를 활용한 데이터사이언스와 설명가능 인공지능에 대한 연구를 수행하고 있다. 대한의학회 분쉬의학상 젊은의학자상, 서울시의사회 유한의학상, 대한민국의학한림원 화이자의학상 등을 수상하였다.

박용범

연세대학교 의과대학 내과학교실, 인문사회의학교실 겸무교수로 재직 중이며, 연세의료원 통일보건의료센터 소장으로 활동하고 있다.

박철휘

가톨릭의과대학 내과학교실 교수로 재직 중이며, 대한민국 의학한림원 정회원, 한국가톨릭의료협회 의료봉사위원장 및 북한의료봉사단 위원으로 활동하고 있다.

배그린

이화여대 약학대학 특임교수를 거쳐 연구교수로 재직중이다. 보건의료정책학자로서 보건의료시스템, 보건의료 의사결정에서 시민참여, 의약품 정책 평가, 보장성확대에서 우선순위 선정, 건강불안정성에 대한 연구를 해왔다. 건강보험심사평가원 심사평가연구소 연구원, 하버드보건대학원 방문연구원, 이화사회과학원 전임연구원을 거쳐 보건사회약료경영학회 이사와 Journal of Health and Environmental Research편집위원으로 활동하고 있다.

백유상

경희대학교 한의과대학 원전학교실 교수로 재직 중이다. 한의학 원전학 분야에서 기초 이론과 문헌 DB, 한의인문학 등을 연구하여 왔다. 현재는 경희대학교 한의과대학 통일민족의학센터 소장, 한의학고전연구소 소장을 맡고 있다. 주요 저서로 <아낌과 용기>(염근당, 2021)가 있다.

서원석

연세대학교 보건대학원 국제보건학과, 글로벌보건안보학과 연구교수 및 의과대학 인문사회의학교실 겸직교수로 재직하였다. 한국국제보건의료재단(KOFHI) 사무총장, 한국누가회 사무총장, 국제기아대책기구 부총재, 몽공연세친선병원 행정원장을 역임하였다. 저서로는 <세상은 넓고 아픈 사람은 많다>(청년의사, 2017) 등이 있다.

신나미

미국 Eastern Michigan University의 조교수로 시작하여, 현재 고려대학교 간호대학 교수로 재직 중이다. 성인간호학 전공 주임교수이자 일반대학원의 임상전문간호사 과정 주임교수이다. 미국에서의 오랜 임상실무 경력과 다이아스포라의 삶에 기반한 다양성과 다문화에 대한 통찰력으로 대학생들을 인솔하여 국내외 봉사활동(고려대 사회봉사단, 대사협 등)에 참여해왔고 탈북청소년 대상의 건강교육캠프를 직접 기획하여 시행하였으며, 탈북자 간호대생들을 위한 영어교실도 제공하였다. 미국의 RFA(자유아시아방송)과 KBS 한민족방송 '통일백세'에 출연하였고 통일 주제 학술대회에서 주제강연 등도 하였다. 통일보건의료학회 대외협력이사로 활동하며 고려대학교 통일보건의학 협동과정 교수로 참여하고 있다. 한국간호과학회 학술이사와 한국성인간호학회 편집이사 및 법제이사를 역임하였다. 다수의 역서 중 <성인간호학: 임상적 추론의 적용>(학지사-메디칼)의 대표역자이다.

신보경

연세대학교 의과대학 인문사회의학교실 통일국제의료영역 기초연구조교수로 재직 중이다. 보건학자로서 주요 연구 분야는 집단 폭력(collective violence), 트라우마(trauma) 치유(healing), 갈등·화해학, 통일 의료이다. 연세의료원 제중원보건개발원 산하 통일보건의료센터 연구위원, 통일보건의료학회 총무간사로 활동하고 있다. 주요 저서로는 <트라우마와 사회치유>(역사비평사, 2019 공저)가 있다.

신현영

대한민국 21대 국회의원으로 '남북보건의료 교류협력 증진법'을 발의하는 등 코로나 시기에 보건의료 교류협력의 필요성을 주장해 왔다. 가정의학과 전문의로서 통일을 대비한 일차 의료의 역할 중 '건강증진', '만성질환 관리 및 대사질환 예방' 영역에서의 남북한 주민들의 차이점과 이를 극복하기 위한 연구들을 수행해왔었다. 통일보건의료학회 홍보이사, 대한의사협회 홍보이사 겸 대변인, 한국여자의사회 이사, 방송통신심의위원회 자문위원 등 다양한 영역에서 활동해왔다.

오영주

국립외교원 외교안보연구소장으로 재직중이다. 현직 외교관으로서 외교부 유엔과장, 개발협력국장, 개발협력대사, 다자외교조정관 및 유엔대표부 차석대사를 역임하면서 유엔 및 개발협력관련 외교분야에서 활동하여 왔다. 현재 유엔경제사회이사회 산하기구인 유엔지역간범죄 및 정의연구소(UNICRI) 집행위원으로 활동하고 있다.

윤석준

고려대학교 의과대학 예방의학교실 교수 겸 보건대학원장으로 재직 중이다. 보건정책 전문가로서 건강보험제도, 정신건강정책, 통일을 비롯한 제반 보건의료제도 및 한국인의 질병부담측정 연구를 활발하게 진행하고 있다. 건강보험심사평가원 기획상임이사를 역임하였으며 중앙정신건강복지사업지원단장, 국민건강보험공단 재정운영위원회 위원, 보건복지부 건강보험정책심의위원회 위원으로 활동하고 있으며 대한민국 의학한림원 정회원이다. 주요 저서로는 <복지논쟁시대의 보건정책>(범문에듀케이션, 2011), <가까이에서 보면 누구나 정상은 아니다>(범문에듀케이션, 2019) 등과 여러 공저가 있다.

이동현

연세대학교 의과대학 인문사회의학교실 의료법윤리학과 연구조교수 및 의료법윤리학연구원 전문연구원으로 재직 중이다. 보건학을 전공하였으며 건강보험제도, 보건의료수가 지불체계, 정신건강관리정책, 장기이식 관리정책에 대한 연구를 진행하고 있다. 현재 연세대학교 글로벌사회공헌원에 파견근무 중이며 질병관리청 정책연구심의위원, 한국보건복지인력개발원 출제위원, 한국의료법학회 이사 등으로 활동하고 있다.

이소희

국립중앙의료원 정신건강의학과 과장, 서울중부해바라기센터 소장으로 재직 중이다. 정신건강의학과 전문의로서 북한이탈주민, 트라우마, 소아청소년 정신의학에 대한 연구를 하여 왔다. 국립중앙의료원 통일보건의료센터장, 통일부 북한인권기록센터 북한인권조사 자문위원 등을 역임하였으며, 현재 통일부 납북피해자보상및지원심의위원회 위원, 국가트라우마센터 자문위원, 한국트라우마스트레스학회 소아청소년이사로 활동하고 있다. 주요 저서로는 <재난과 정신건강>(학지사, 2015) 공저, <폭력, 그 절망에서 희망을 외치다>(국립중앙의료원, 2017) 공저, <한반도 건강공동체를 위한 길잡이>(국립중앙의료원, 2018) 공저 등이 있다.

이수경

인하대학교 식품영양학과 교수로 재직중이며 응용영양연구실을 운영하고 있다. 2011년부터 인천지역 어린이급식관리지원센터를 운영하며 어린이 급식과 영양상태 개선에 노력하고 있다. 고난의 행군시기부터 북한영양문제에 관심을 가지고 연구해왔으며 현재는 탈북자 식생활과 건강도 연구하고 있다. 국제영양관련 연구나 파견업무, 정책조언도 하고 있다. 대한지역사회영양학회에서 국제협력이사, 학술이사, 총무이사 등으로 활동하고 있으며 통일보건의료학회에서 연구이사로 활동하고 있다.

이재훈

연세대학교 치과대학 보철과 교수로 재직 중이다. 치과 의료분야에서의 남북의료통합, 통일 후 의료체계 등에 관해 연구 하여 왔다. 연세대학교 치과대학 내 통일 보건 치의학 위원회장, 연세의료원 통일보건의료센터 치의학 기획단장을 맡고 있으며 연세의료원에서 매년 시행하는 통일의 밤 행사를 수차례 기획하였다. 현재 탈북민의 치과치료 경험이 구강위생에 미치는 영향이라는 주제로 연구를 수행하고 있다.

이정임

1990년부터 백병원과 삼성서울병원에서 내·외과 중환자실 및 암병원 간호사로 26여 년간 활동하였다. 추후 남북한 보건의료 및 협력병원에 기여하고자 꿈을 가지고 있다. 2016년에 1년간 KOICA 봉사단으로 Nephal pokhara Western regional hospital 신생아 중환자실에서 활동하였으며, 연세대학교-Africa Ghana UHAS 대학 보건의료교육 역량강화 사업에 2년 6개월 간 참여하였다. 현재 연세대학교 의료법윤리학연구소 연구원이며 의료법윤리학 박사과정 중으로 남북 보건의료 관련법, '남북 보건의료협력증진을 위한 법' 등에 관하여 연구 중이다.

이혜원

연세대학교 의과대학 인문사회의학교실 객원교수로 재직 중이다. 가정의학과 의사이자 보건학을 공부한 연구자로서 서울대의대 통일의학센터, 서울특별시 의료원 공공의료팀에 소속되어 통일보건 연구 및 지역사회 보건정책 및 사업에 대한 다양한 실무에 참여해 왔다. 통일부 정책자문위원회 위원, 남북보건의료 협력 협의체 전문위원, 보건복지부 남북 보건복지 민관협력 포럼 위원 등으로 현재 활동하고 있다.

전진용

국립정신건강센터 정신건강사업과장으로 재직 중이다. 정신건강의학과 전문의로 임상적으로는 우울, 불안, 심리적 외상에 대해 연구하였으며 사회문화정신의학에 관심을 가지고 통일, 탈북민, 이주민에 대한 연구를 하여 왔다.
현재 통일보건의료학회, 한국트라우마스트레스학회, 대한불안의학회 등에서 활동하고 있으며 국립정신건강센터에서 탈북민 정신건강 사업을 총괄하고 있다. 통일부 하나원에서 정신건강의학과 전문의로 근무하였으며 현재에도 통일부 하나원, 하나센터와 협력하여 지역사회 탈북민 진료를 하고 있다.

정형선

연세대학교 소프트웨어디지털헬스케어(SWDH)융합대학 보건행정학부 교수로 재직 중이다. 1983년 행정고시(27회)를 통해 보건복지부에 근무했고, 1995년 동경대학교에서 박사학위를 취득했으며, 1997년-2000년 OECD 대표부에, 2000년-2002년 OECD Health Policy Unit에 근무했다. 건강보험심사평가원 심사평가연구소장(2007-2009), 국민건강보험공단 재정운영위원회 위원장(2013-2016), 보건경제정책학회 회장(2012-2013), 사회보장학회 회장(2015), 보건행정학회 회장(2019)을 역임했으며, 현재는 장기요양학회 회장을 맡고 있고, 건강보험정책심의위원회(건정심) 부위원장 겸 소위원회 위원장으로 건강보장정책의 현장에 있다. 주요 저서로는 「사회정책의 제3의 길」(공저), 「OECD국가의 의료제도」(편역), 「Health at a Glance: Asia/Pacific」(공저), 「東アジアの高齢者ケア」(공저) 등이 있다.

최지원

연세의료원 제중원보건개발원 산하 통일보건의료센터 간사, 통일보건의료학회 간사로 재직하였으며 지금은 연세대학교 의료법윤리학협동과정 통합과정 재학 중이다.

추상희

연세대학교 간호대학 교수로 재직 중이다. 약리학을 전공한 간호학자로 북한이탈주민의 심혈관계 건강과 트라우마, 바이오마커, 사회적 회복 요소에 대한 연구를 하고 있으며, 전공선택교과목인 '통일과 간호'를 운영하고 있다. 통일보건의료학회 이사, 연세의료원 통일보건의료센터 위원으로 활동하고 있다. 주요 저서로는 <북한 간호의 현재와 미래과제>(아주남북한보건의료연구소, 2019)가 있다.

하신

고려대학교 의료원에서 교직원으로 재직 중이며 연구에 있어서는 통일보건의료학회 연구원으로 활동하고 있다. 영문학과 문헌정보학 이해를 기반으로 북한의 보건의료에 집중, 보건학 석사와 박사학위를 취득하였다. 주로 북한의 의료, 보건 영역을 대상으로 하는 연구를 지속 하고 있다. 한국 의학도서관협회에서 기획위원을 역임한 바 있으며 대한의학학술지편집인위원회 홍보위원, 남북장애인치료지원협의체 자문위원으로 활동하고 있다.

함석찬

차의과학대학교 통합의학대학원, 일반대학원 의학과 교수로 재직 중이다. 통일보건의료에 대한 관심을 가지고 한반도 건강공동체 준비 2판의 북한의 통합의학 현황과 전망 챕터 집필에 참여하였다.

황나미

국립암센터 국제암대학원대학교 객원교수 재직 중이다. 한국보건사회연구원에서 보건의료정책 및 모자보건 학자로서 통일, 남북 교류협력, 일차보건의료, 국제개발협력에 대한 연구를 하였으며 의료보장연구실장을 역임하였다. 주요 연구저서로는 <북한 보건의료백서: 모자보건>(보건복지부·국제보건의료재단, 2019),<통일한국의 여성.아동 건강 정책과제와 추진전략>(보건사회연구원, 2015) 등이 있다.

제2판
한반도 건강공동체 준비

초판발행   2018년 9월 10일
제2판발행   2021년 8월 1일

지은이   전우택·김신곤 외 35인
펴낸이   안종만

편 집   전채린
기획/마케팅   조성호
표지디자인   이미연
제 작   고철민·조영환

펴낸곳   (주)박영사
          서울특별시 금천구 가산디지털2로 53, 210호(가산동, 한라시그마밸리)
          등록 1959. 3. 11. 제300-1959-1호(倫)

전 화   02)733-6771
f a x   02)736-4818
e-mail   pys@pybook.co.kr
homepage   www.pybook.co.kr
ISBN   979-11-303-1302-3 93510

copyright©전우택·김신곤 외 35인, 2021, Printed in Korea

정 가   25,000원